防癌抗癌食物与中药

选用手册

王占彬 编著

全国百佳图书出版单位

中国中医药出版社

·北京·

图书在版编目（CIP）数据

防癌抗癌食物与中药选用手册／王占彬编著．——
北京：中国中医药出版社，2023.2
ISBN 978 - 7 - 5132 - 7862 - 1

Ⅰ.①防… Ⅱ.①王… Ⅲ.①癌－食物疗法－手册②
抗癌药（中药）-手册 Ⅳ.①R247.1-62②R286.91-62

中国版本图书馆 CIP 数据核字（2022）第 199873 号

中国中医药出版社出版

北京经济技术开发区科创十三街 31 号院二区 8 号楼
邮政编码 100176
传真 010 - 64405721
三河市同力彩印有限公司印刷
各地新华书店经销

开本 710×1000 1/16 印张 46.25 字数 713 千字
2023 年 2 月第 1 版 2023 年 2 月第 1 次印刷
书号 ISBN 978 - 7 - 5132 - 7862 - 1

定价 178.00 元
网址 www.cptcm.com

服 务 热 线 010 - 64405510
购 书 热 线 010 - 89535836
维 权 打 假 010 - 64405753

微信服务号 zgzyycbs
微商城网址 https://kdt.im/LIdUGr
官 方 微 博 http://e.weibo.com/cptcm
天猫旗舰店网址 https://zgzyycbs.tmall.com

如有印装质量问题请与本社出版部联系（010 - 64405510）

强化癌症防与治

促进人类寿而康

壬寅季春 占彬

同一般的顽疾，现今社会"谈癌色变"者仍大有人在，因此在癌症治疗过程中，必须特别关注患者的心态。癌症的形成，大多与七情内伤有关。在确诊为癌症之后，往往会让患者如临大敌，几乎所有癌症患者都存在着不同程度的心理障碍，如焦虑、恐惧、失望、悲伤、烦躁、愤怒等。因而，较之一般疾病的治疗，癌症的治疗则更需要关注患者的心态，也更需要患者以良好的心态来配合。此时，医生既要"治病"又要"治人"，需要给患者做思想开导工作。同时，也需要患者家人和亲朋的积极协助，以便促使患者能够坦然面对现实，缓解紧张情绪，振作起精神，以最佳的心态配合医生治疗。在癌症临床上，常会遇到要不要对患者病情"保密"和要不要预测患者"存活期"一类与患者心态密切相关的问题。有人根据"保护性医疗制度"，因担心患者得知自己病情后经受不住"打击"，故主张对其进行病情"保密"。但事实证明，由于种种原因，这种"保密"很难做到，往往会事与愿违、适得其反，甚至更有可能加重患者的思想负担，影响其心态的改善。因此，现在大部分人认为除了个别特殊患者外，对大多数癌症患者均应当尊重其"知情权"，对其无须病情"保密"，只是在告知病情时，要根据个人具体情况，在适当的时候以适当的方式、方法进行告知。这样做可以让患者在了解自己病情的基础上，与医生配合得更默契，有利于治疗。世界卫生组织专家委员会曾指出，任何隐瞒癌症真相的做法都是有害而无益的。至于对患者"存活期"的预测，可以说是不科学的，也是不人道的，于患者心态的调整十分不利。因此，无论在何种情况下，这种做法都是不可行的。总的来说，在对癌症患者进行治疗的同时，始终都要密切关注患者心态。要通过患者良好的心态，充分发挥其主观能动性和精神力量，从而促进疗效的提高。

五、关于癌症的中医辨证论治与验方

以辨证论治为前提，同时参考应用验方：现今有关癌症防治的验方甚多，其组成有食物、有中药；有复方、有单方；有的为经方一类的古方今用、有的为今人临床实践创新之方。这些验方，一般都有较好的疗效，其应用价值不可被低估，值得人们好好学习和借鉴。但是，辨证论治是中医学的一大特点，也是中医认识疾病和治疗疾病的基本原则，对于癌症的中医诊治，自然也应按照这一基本原则进行。癌症患者各有各的具体情况，治疗也应视其具体情况而定。有时可以同病异治，有时则可异病同治，一切须从实际出发，不能千篇一律，有道是"一把钥匙，开一把锁"。任何一个治癌验方，都是献方者在特定环境下，从特定癌症患者的临床实践中所获得的，并不是所有癌症患者都能适用。我们学习和借鉴这些验方时，还是要根据所治患者的现状，灵活运用，绝不能生搬硬套，当在辨证诊治的前提下参考应用，以便让这些治癌验方充分发挥其重要作用。

六、关于癌症的中医防治法则与选食用药

肯定中医防治法则正确与否是影响合理选食用药的主要因素，但也不能忽视其他因素：随着人们在癌症防治中对中医药的日益重视，有关食物与中药抗癌机制研究的不断进展，越来越多的食物与中药被证明具有不同程度的抗癌作用。中医辨证论治是由理、法、方、药组成，其中"法"是在"理"的基础上确立的，"方"是由"药"组成的，最后落实的是"药"，可见选食用药是中医辨证论治中直接关系到疗效好坏的重要环节。俗话说，"药医有缘人""用药不投方，哪怕用船装"。影响合理选食用药的因素有很多，但因其是在防治法则指导下进行的，故防治法则的正确与否，是影响合理选食用药的主要因素。但这并不是唯一的因素，其他因素也不可被忽略，如组方配伍是否得当、用量用法是否准确、炮制加工是否规范、品种质量是否优良、医者临床经验是否丰富以及抗癌作用是否明显

等。作者曾在一次学术研讨会上听到过下列一事：有个患者曾先后服用过几位医生开具的方药，但疾病一直不见好转。后来，他找到一位临床经验丰富的老中医。该老中医在对其病情和前医治疗情况做了分析之后，认为前医的治疗法则并没有错，随后只在前医的处方上加了一味中药（莱菔子30g），结果患者的病就好了。可见，有时即使防治法则正确，但若是选食用药欠妥，也难收到良好疗效。古代中医名家如医圣张仲景等人，往往只用数味，甚至一两味食物、中药组方，就能治愈复杂的病证。原因在于，他们不仅精通医理，辨证立法正确，而且对食物与中药的功能特性已经非常熟悉，以致使用起来得心应手。同时，也与他们均是一些在中药品种质量识别和炮制加工方面的行家密切相关。作为普通人，我们当然不能与这些中医名家相比，但还是应当以他们为榜样，努力学好中医药知识，练好中医药的基本功。在对癌症的防治中，一方面要不断提高自己的辨证立法水平，另一方面要加强对食物与中药有关知识的学习，更好地熟悉其功能特性，做到合理应用，从而让中医药在防治癌症中的重要价值得到更充分的发挥。

七、关于癌症的中医疗法与西医疗法

取长补短，有机结合：癌症是一种甚为难治的慢性疾病，需要综合各种疗法进行治疗。无论中医疗法还是西医疗法，在癌症的治疗中均非常重要，但又都不是完美无缺，而是各有所长，各有所短。我们对两种疗法应一视同仁，不能厚此薄彼。然而在现今社会，并非人人都持这一观点，有的人重西轻中，认为在癌症治疗中，中医疗法只是西医疗法的陪衬和辅助，甚至认为中医不能治疗癌症。事实证明，这完全是一种偏见。实际上，不论是从中医传统理论和经验来讲，还是从现代药理实验研究及中医药治疗癌症的临床疗效来看，中医疗法在癌症防治方面的重要性不但不能被轻视，而且其还

具有一定的优势。用中医疗法治疗癌症的过程中，辨证施治是重点。而辨证施治在临床上可有多种治疗法则，按照这些治疗法则处方用药，往往会起到西医疗法所起不到的作用，如扶正培本治法。前文提到，人体正气不足、内在虚损是癌症形成的根本原因，而中医历来强调治病求本、整体调节，故扶正培本治法只要使用得当，就可让癌症患者脏腑功能维持正常，气血调和旺盛，正气不再虚损，从而促使疾病得以改善，这一点在西医治疗中就难以体现。在中医成功治疗癌症的验案中我们往往会发现，有的案例从现代药理角度分析，用的均是些抗癌作用并不明显或者根本无抗癌作用的中药，但却在临床上取得了令人信服的良好疗效，其机制显然难以用西医所谓的消除局部癌灶来解释，而只能从中医整体观念和辨证施治的特点中找到答案。现代药理实验研究也已表明，中医药抗癌机制可有以下表现：干扰癌细胞的正常代谢；抑制癌细胞的生长；改善血液理化特性，防止癌细胞转移；调节人体免疫功能，增强机体抗癌能力；抑制致癌物的致癌作用等。至于中医药治疗癌症的临床疗效，从很多有关中草药治癌验方的疗效和中医成功治疗癌症的案例中即可找到证据。大致说来，中医药治疗癌症的临床疗效主要表现在以下方面：改善了患者的症状和体征，提高了患者的生活质量；促进了患者手术后的康复；增强了患者放、化疗的疗效，减轻了放、化疗对患者产生的不良反应；控制或延缓了癌症的复发；延长了患者的生存期等。由上述内容可知，中医疗法在癌症治疗中的重要性与西医疗法至少等同，只是由于不同患者的具体情况有别，故在其身上应用的中医疗法和西医疗法也各有所侧重。其中，有的治疗可能要以西医疗法为主，有的治疗可能要以中医疗法为主，有的治疗可能两种疗法难分主次。总之，我们只有消除包括"门户之见"在内的一切偏见，像海、陆、空三军联合作战那样，在癌症的治疗中，实行中医疗法与西医疗法的有机结合，充分发挥两种疗法各自的优势，才能更好地提高治癌的临床疗效。

八、关于癌症病愈后的康复治疗与护理调养

不能忽视康复治疗，更要重视护理调养：一般疾病在病愈之后，可以不再进行治疗，护理调养也不是很重要。有的疾病在病愈之后还可产生对应"抗体"，这种情况更无继续治疗和做特别护理调养的必要。而癌症则与其不同，癌症病愈之后并非"万事大吉"，往往仍有复发的可能，甚至会发生在其他部位新生癌症，形成"二重癌""三重癌"的情况。同时，经过癌症病魔及其治疗手段，特别是放、化疗与手术的"折腾"，患者的身体和精神都受到了不同寻常的伤害。因此对于癌症患者而言，在临床治愈之后，他们还需要通过康复治疗和护理调养来严防复发和新癌症的出现。同时，康复治疗和护理调养还能预防癌症后遗症，改善患者体质，巩固疗效。只不过这时的康复治疗与病愈前的治疗侧重点有所不同，此时的侧重点在于对患者扶正培本。于是，中医药的应用成了首选，"食疗"也显得特别重要，能够提高机体免疫功能的西药也较适宜使用。这时的护理调养也比病愈之前更为重要，而且在重要程度上超过了康复治疗。尽管癌症病愈患者的护理调养涉及多个方面，诸如医生的指导、家人的关爱、亲朋的鼓励、社会的支持等，但最重要的还是患者本人的主动配合。首先，患者应从当初患癌的原因中好好吸取教训，要"吃一堑，长一智"，应下定决心，改掉自己在饮食、生活、精神等方面的不良习惯，不能重蹈覆辙。其次，患者应加强有关健康知识的学习和实践，切实按照自己所患癌症病后特定的护理调养要求办事。另外，患者还应积极参加一些社会团体组织的文化娱乐活动，多与那些"抗癌明星"交流心得体会。总之，对于癌症病愈患者的调护而言，既不能忽视对其做必要的康复治疗，更要在充分发挥患者主观能动性的基础上，利用多方力量，综合各种措施，做好护理

调养工作，以期达到癌症不再复发、身体和精神得以恢复健康的目标。

本书之所以能够面世，得益于作者亲友和家人的鼎力相助。作者的亲家汤长华副主任医师为了帮助作者，曾忍痛割爱，将他有关中医药抗癌的藏书，慷慨地送给作者。作者的长子王秦川、大儿媳汤茜牺牲了很多休息时间，在本书的编写过程中做了大量的辅助工作。作者的三儿子王怀祖、三儿媳张熙悦和时常跟随作者临床学习的杨勇医生，都先后给本书编著工作帮过大忙。同时，也承蒙中国中医药出版社领导和有关编辑的大力支持和协助。另外，本书参考文献原作者们的艰苦创新，也是促成本书面世的重要因素。在此，谨对他们一并深表谢忱。

由于作者水平有限，本书难免会有缺点和错误，敬请诸位读者批评指正。

王占彬

2022 年 10 月于重庆

全书分为上、下两篇，共收载了在 50 种癌症中经现代药理学研究或有抗癌文献记载证明具有不同程度抗癌效果的食物、药物及药食两用物品和临床常用中药 873 味（含附药）。其中，属于菜、果与谷部者 182 味，草部者 439 味，木部者 120 味，虫、鳞与介部者 75 味，禽与兽部者 36 味，金石与其他部者 21 味。同时，本书还收载了癌症食疗及药疗的各种验方（包括药膳、口服和外用制剂）约 900 首。其中，见于上篇对应各种癌症的精简验方约 600 首；其他或因内容较多，或因含大毒成分，而散见于下篇抗癌食物与中药介绍中的验方 200 余首。下篇对本书上篇所收录的食物与中药（包括食疗及药疗精简验方中的食物与中药）做了较全面的介绍。

上篇根据癌症的常见程度，分为两章。第一章收纳了较常见的 36 种癌症，每种癌症各编为一节。同时，将每节内容细分为扶正培本、补虚强体类；活血化瘀、理气散结类；化痰软坚、祛湿逐水类；清热解毒、以毒攻毒类和食疗及药疗精简验方 5 部分，又将前 4 部分的每一部分分为食物、药物及药食两用物品和临床常用中药。第二章由 14 种癌症组成，由于这些癌症相对少见，所含内容也比较少，故将每节分为食物、药物及药食两用物品，临床常用中药和食疗及药疗精简验方 3 部分。由于一般食物和中药都是多种功能相兼，加上本书篇幅所限，因而上述分类比较概略，其中有的只是相对而言或者近似而已，仅供读者参考。

由于中医学认为"药食同源"，加上有不少食物和中药在功能上都属"药食相兼"之品，因而在癌症防治中，中医食疗的应用范围日渐广泛。为了突显中医药独具的"食疗"特色，本书除了收录可防癌抗癌的一般食物外，还特别收录了那些既具有不同程度的抗癌作用，又能够通过药膳、单方等方式作"食疗"应用的中药。作者参考有关文献，将此类中药命名为"药食两用物品"。其中，有的"药食两用物品"虽偏食用，但也是常用中药之一；有的"药食两用物品"虽偏药用，但也常被用于日常饮食或药膳之中；有的"药食两用物品"基本属于中药，但在用法上却可直接泡茶、绞汁、捣汁、熬膏或与一般饮食物同煮、同炖服用；还有的"药食两用物品"仅是某些物体的某一部分，或是必须经过特殊加工方可食用的中药等。

　　书中的精简验方是尽量按照有食疗含义、取材不多、用药简单、操作方便、疗效较好、无毒或毒小、患者容易接受的原则，从诸多参考文献中筛选出来的，旨在让读者在对癌症辨证用药的同时，也适当取精简验方之长，以增强疗效。在收录这些验方时，为了尽量避免资料重叠，利于读者选用，作者在不影响其总体疗效的前提下，对那些所含成分完全相同，但在不同文献中用量、用法和所治癌症略有差别的验方，做了一些适当的调整组合工作。另外，为了节约篇幅，本书省略了各精简验方的具体出处。需要特别告知的是，本书的精简验方均出自已正规出版的医书，其中含有大毒成分者，均未被收录。尽管如此，为了确保绝对安全，读者不可自行使用此类验方，必须要在肿瘤专业执业中医师指导下合理用药，以免发生意外。

　　本书下篇参照《本草纲目》，将所收录的食物与中药大致分为六部，每部列为一章，分别是：菜、果与谷部；草部；木部；虫、鳞与介部；禽与兽部；金石与其他部。并将其中属于同科植物但品种不同者、功能基本相同或相似者、源于同一物体但药用部位不同者、名称接近而容易混淆者、具有相同别名者，尽量靠近编写，以便读者更好选用。

对于每味食物与中药的具体介绍，本书则参照常见的中草药文献编写格式，在其正名之下，按照以下八项编写：别名、药用部分、性味功效、传统主治、抗癌参考、补充说明、用法用量和使用注意（若无别名、使用注意等资料者，该项从略）。

本书涉及的抗癌食物与中药的正名和别名，是尽量以全国高等中医药院校规划教材《中药学》及《中药大辞典》《本草纲目》为准，同时适当参考其他书目。对于那些别名相同而正名有异的食物与中药，本书均根据各自的基源和拉丁名对其做了鉴别。为了避免混淆，在"别名"项中只列举了该食物或药物特有的别名，非专属者则未被采用。

书中的抗癌参考一项，与本书的主旨密切相关。因此，在此项内容的编写过程中，作者投入精力最大。此项主要介绍了所录食物与中药主治的一些癌症名称、抗癌机制研究以及临床应用简况，这些均是作者从大量有关抗癌食物、抗癌中草药和其他抗癌文献中收集整理而来的。与此同时，作者还在自己长子等人的协助下，对本书所录食物与中药在抗癌过程中的新经验、新成果，一一进行检索，从而或多或少地充实了本项内容，使之更加趋于完善。

补充说明一项重点介绍了该食物与中药的其他主要现代药理作用和可兼治的其他疾病，旨在让读者在辨证抗癌的过程中，能够做到中西医结合，治癌症的同时也可兼治其他疾病。此外，本项还对本书所介绍的食物与中药，在别名、功能等方面的特殊情况做了简要的注明。

本书在编写过程中，始终将读者的需求放在首位，在重视质量和实用性的同时，也力求能有较多的内容和较广泛的应用范围。同时，作者也尽量沿着欲让本书能体现中医与西医、防癌与治癌、食疗与药疗、辨证用药与精简验方相结合，融知识性、科学性和专业性为一体，涵盖中药学、肿瘤学和食疗学3方面内容的思路来编写。让读者一方面可按癌症名称，选用较适宜的食物和中药，另一方面也可按食物或中药名称及其抗癌情况，选择其可防治的癌症。通过这一"双选"，使本书既可作为一般民众防癌的科普读物，又可作为医护人员治癌的参考文献。本书的主要适用人群为：①重视保健养身、欲远离癌症者；②癌症患者及其家属；③从事抗癌临床、教学和科研工作的年轻医药工作者。本书亦可供其他各科中西医结合医师临证参考。

王占彬

2022 年 10 月于重庆

目　录　>>>

下篇　可防治癌症的食物与中药介绍

上篇
对应各癌较适用的食物与中药

第一章 常见癌症

第一节 脑 瘤

一、扶正培本、补虚强体类

（一）食物、药物及药食两用物品

花椒、生姜、海参、鳖、西洋参、黄芪、绞股蓝、枸杞子、淫羊藿、艾叶、石斛、鸡血藤、月见草、女贞子、枳椇子、鸡内金。

（二）临床常用中药

附子、熟地黄、补骨脂、骨碎补、山茱萸、巴戟天、白首乌、吴茱萸、杜仲、辛夷、十大功劳叶、牡蛎、海螵蛸。

二、活血化瘀、理气散结类

（一）食物、药物及药食两用物品

魔芋、三七、蒲葵子、长春花、苦杏仁、王不留行、益母草、水红花子、僵蚕、僵蛹、土鳖虫、蜈蚣、水蛭、壁虎、穿山甲。

（二）临床常用中药

郁金、三棱、莪术、乳香、没药、丹参、枳实、马钱子、桔梗、桃仁、木瓜、急性子、路路通、鬼箭羽、倒吊蜡烛、血竭、珍珠母、蕲蛇、鼠妇、麝香、乌梢蛇、冰片。

三、化痰软坚、祛湿逐水类

（一）食物、药物及药食两用物品

紫菜、茯苓、车前、菠葜、威灵仙、夹竹桃、天南星。

（二）临床常用中药

半夏、狼毒、川乌、石菖蒲、泽泻、紫杉、千金子、禹白附、白芷、苍耳子、远志、金剪刀、炮弹果、桃儿七、蚕沙。

四、清热解毒、以毒攻毒类

（一）食物、药物及药食两用物品

黑豆、荸荠、田螺、大青叶、夏枯草、生地黄、土茯苓、蒲公英、石见穿、白花蛇舌草、半枝莲、半边莲、白英、天葵子、重楼、马蔺子、黄药子、青蒿、仙人掌、菊花、八角莲、肿节风、珍珠草、苍耳草、地龙、蜂房、蜗牛。

（二）临床常用中药

山豆根、黄芩、大黄、柴胡、知母、茜草、野菊花、龙葵、雷公藤、喜树、美登木、三尖杉、钩藤、贯众、白头翁、松萝、龙胆、猫爪草、仙鹤草根芽、金纽扣、火鱼草、木鳖子、皂角刺、马勃、雷丸、蝉蜕、牛黄、蟾酥、芒硝、雄黄、轻粉。

五、食疗及药疗精简验方

1. 半枝莲、石见穿各15g，水煎代茶饮（此方亦治肺癌、肝癌）。

2. 海螵蛸40g、茜草10g，共研为细末，混匀，口服，每次6～10g，每日2～3次。亦可水煎服用。

3. 黄药子300g，白酒900～1500mL，浸泡2周后，每日服50～100mL，分数次少量勤饮（此方亦治食管癌）。

4. 魔芋30g，煎3小时，分3次服。

5. 蜈蚣、全蝎各等量，研为细末，口服，每次3～5g，每日2～3次（此方亦治鼻咽癌、鼻窦癌、鼻腔癌）。

6. 夹竹桃小叶3片、铁落100g，水煎，每日分3次口服。

7. 蜈蚣1条、冰片0.6g，共研为细末，每日适量吸入。

8. 鲜仙人掌不拘量，洗净，捣烂，敷于肿瘤部位，稍厚，每日换鲜。

9. 鲜金剪刀根适量，清水洗净，放少许食盐，捣烂外敷患处，稍厚如分币，24～36小时取下换鲜，一般敷1～2次即可。

10. 吴茱萸 100g，研为极细末，用镇江米醋调成糊状，贴敷于两足心，用麝香风湿膏固定。用前应用热水洗净双足，2 天 1 换。

11. 七叶一枝花 30g、田螺肉 10 枚，捣如泥，加冰片 1g，贴敷肝区，每日 1 次，连用 3 日。

第二节　口 腔 癌

一、扶正培本、补虚强体类

（一）食物、药物及药食两用物品

胡萝卜、芫荽、番茄、苹果、黄豆、海参、虾、大枣、甘草、绞股蓝、黄精、乌梅、麦冬、莲子、香榧子。

（二）临床常用中药

五倍子。

二、活血化瘀、理气散结类

（一）食物、药物及药食两用物品

莴苣、姜黄、蜈蚣。

（二）临床常用中药

乳香、没药、枳实、蟑螂。

三、化痰软坚、祛湿逐水类

（一）食物、药物及药食两用物品

车前、天南星。

（二）临床常用中药

半夏、穿山龙。

四、清热解毒、以毒攻毒类

（一）食物、药物及药食两用物品

柑橘、橙子、荸荠、无花果、枇杷叶、半枝莲、半边莲、佛甲草、桑叶、连翘、箬竹、田基黄、鸭趾草、紫草、蜗牛。

（二）临床常用中药

黄柏、钩藤、桃叶、木通、蟾蜍、白矾、雄黄、砒石、轻粉。

五、食疗及药疗精简验方

1. 胡萝卜150g、苹果1个、橘子1个，共压榨取汁服（此方亦治皮肤癌）。

2. 胡萝卜、荸荠各60g，荒蒌30g，煎水代茶饮（此方亦治皮肤癌）。

3. 半边莲30～120g，水煎服，每日1剂；或煎水当茶饮，连喝1个月（此方亦治食管癌、肾癌）。

4. 箬竹不限量，水煎熬至膏状，每日服50～90g。

5. 马齿苋水煎浓缩为丸，每丸重10g，口服，每次1丸。

6. 无花果60g、蜜枣2枚，水煎服（此方亦治喉癌、肺癌）。

7. 半枝莲、白花蛇舌草各60～90g，水煎服；或当茶饮用（此方亦治鼻咽癌、肺癌、食管癌、胃癌、直肠癌、肝癌、乳腺癌、宫颈癌、恶性淋巴瘤）。

8. 砒石粉3g、大枣（去核）3枚，将砒石粉装入去核大枣内，入恒温箱烤干，研末，以麻油调敷（此方亦治唇癌、皮肤癌）。

第三节　舌　癌

一、扶正培本、补虚强体类

（一）食物、药物及药食两用物品

刀豆、蜂蜜、北沙参、南沙参、西洋参、太子参、党参、黄芪、当归、甘草、绞股蓝、肉桂、枸杞子、山药、黄精、仙鹤草、天冬、麦冬、鸡内金。

（二）临床常用中药

石斛、白术、菟丝子、牡蛎、五倍子、秋石。

二、活血化瘀、理气散结类

（一）食物、药物及药食两用物品

陈皮、香附、僵蚕、僵蛹、土鳖虫、壁虎、蛇蜕、穿山甲。

（二）临床常用中药

郁金、莪术、丹参、川芎、急性子、珍珠母、全蝎、冰片。

三、化痰软坚、祛湿逐水类

（一）食物、药物及药食两用物品

茯苓、猪苓、昆布、海藻、车前、虎杖。

（二）临床常用中药

半夏、川乌、草乌、紫杉、砂仁、藜芦。

四、清热解毒、以毒攻毒类

（一）食物、药物及药食两用物品

苦瓜、茄子、白茅根、生地黄、石榴皮、淡竹叶、夏枯草、土茯苓、赤小豆、蒲公英、白花蛇舌草、半枝莲、猪殃殃、重楼、佛甲草、千金藤、望江南、金银花、连翘、田基黄、瓦松、一枝黄花、地龙、蜂房。

（二）临床常用中药

山豆根、瓜蒌、赤芍、青黛、柴胡、知母、玄参、龙葵、浙贝母、土贝母、漏芦、山慈菇、喜树、黄连、黄柏、大黄、苦参、马尾连、水杨梅根、茵陈、龙胆、野菊花、牡丹皮、紫花地丁、栀子、升麻、蟛蜞菊、木通、莲子心、薄荷、水飞蓟、儿茶、马勃、牛黄、雄黄、硼砂。

五、食疗及药疗精简验方

1. 千金藤叶 15g，冲水作茶饮（此方亦治食管癌、乳腺癌、宫颈癌、白血病）。

2. 千金藤研末，炼蜜为丸如黑豆大小，每次服 7 丸，每日 2 次（此方亦治食管癌、乳腺癌、宫颈癌、白血病）。

3. 土茯苓、土贝母各 30g，每日 1 剂，水煎服。

4. 蛇蜕、全蝎、蜂房各等量，共研为细末，口服，每次 3~9g，每日 3 次（此方亦治鼻咽癌、耳癌）。

5. 甘草适量，煎成浓汤，趁热含漱，随后吐出液汁，每日 3~6 次。

6. 猪殃殃煎汤含漱，不拘时、量（此方亦治牙龈癌）。

7. 仙鹤草、蒲公英水煎剂漱口，1 日数次。

8. 七叶一枝花、白茅根水煎剂漱口，1 日数次。

9. 僵蚕 3g、黄连 6g（蜜炒），为末，掺之，涎出为妙。

10. 蚯蚓 1 条，以盐化水后涂之。

11. 土鳖虫 5g 研末，生薄荷 30g 研汁，2 味混匀，外涂患处。

12. 漏芦、藜芦各 150g，用 95% 乙醇 500mL 浸泡 72 小时后过滤，用棉花球或软布浸药液后涂洗疮面。

13. 一枝黄花 15g，加水 500mL，煮沸，每日漱口（此方亦治喉癌）。

第四节　唇　癌

一、扶正培本、补虚强体类

（一）食物、药物及药食两用物品

大枣、南沙参、人参、太子参、党参、黄芪、当归、甘草、墨旱莲、黄精。

（二）临床常用中药

白术、何首乌、女贞子、白芍、蒲黄、牡蛎。

二、活血化瘀、理气散结类

（一）食物、药物及药食两用物品

僵蚕、僵蛹、蜈蚣、蛇蜕。

（二）临床常用中药

莪术、乳香、没药、丹参、鼠妇、麝香、冰片。

三、化痰软坚、祛湿逐水类

（一）食物、药物及药食两用物品

茯苓、广藿香、商陆。

（二）临床常用中药

巴豆、防风。

四、清热解毒、以毒攻毒类

（一）食物、药物及药食两用物品

茄子、生地黄、淡竹叶、土茯苓、蒲公英、白花蛇舌草、半枝莲、天葵子、重楼、佛甲草、瓦松、紫草、蛞蝓。

（二）临床常用中药

山豆根、板蓝根、青黛、知母、黄连、黄芩、大黄、苦参、紫花地丁、栀子、牡丹皮、皂角刺、儿茶、雄黄、轻粉、砒石。

五、食疗及药疗精简验方

1. 紫草、当归各45g，2药入芝麻油中熬，去渣出火气装瓶，用棉签蘸药少许，频频涂于患处，不拘次数。

2. 蛞蝓（鼻涕虫）、鼠妇（地虱）等分，烘干，加冰片少量，研为极细末，撒布癌肿溃烂处，每日涂药4次。初涂痛重，坚持即缓。

附注：另见口腔癌方8。

第五节 喉 癌

一、扶正培本、补虚强体类

（一）食物、药物及药食两用物品

番茄、刀豆、小米、糯米、石榴、红薯、梨、刺梨、草莓、蜂蜜、蜂王浆、花粉、鸡肉、猪肉、猪肝、牡蛎肉、银鱼、生姜、大枣、北沙参、甘草、蛹虫草、绞股蓝、天冬、麦冬、女贞子。

（二）临床常用中药

山茱萸、棉花根、红景天、诃子、秋石。

二、活血化瘀、理气散结类

（一）食物、药物及药食两用物品

油菜、三七、山泽兰、榼藤子、僵蚕、僵蛹、蜈蚣。

（二）临床常用中药

桔梗、牛膝、麻黄、血竭、全蝎、麝香、冰片。

三、化痰软坚、祛湿逐水类

（一）食物、药物及药食两用物品

越橘、薏苡仁、茯苓、猪苓、昆布、海藻、车前、鹅不食草、菝葜、威灵仙、老鹳草、地桃花、猫眼草、紫藤。

（二）临床常用中药

巴豆、千金子、红毛五加皮、槐白皮。

四、清热解毒、以毒攻毒类

（一）食物、药物及药食两用物品

葱叶、苤蓝、菱角、荸荠、菠萝、香蕉、柿子、柑橘、橙子、猕猴桃、青果、余甘子、木薯、苦瓜、茶叶、无花果、白茅根、罗汉果、淡竹叶、生地黄、鱼腥草、夏枯草、白毛夏枯草、大青叶、白花蛇舌草、半边莲、白英、苦茄、蛇莓、重楼、佛甲草、败酱草、望江南、望江南子、马蔺子、木棉花、川贝母、射干、石上柏、金银花、连翘、天名精、白药子、木蝴蝶、鸭趾草、喉咙草、地钱、小升麻、一枝黄花、胡桃枝、地龙、蜂房。

（二）临床常用中药

山豆根、牛蒡子、赤芍、板蓝根、青黛、黄柏、黄芩、大黄、栀子、柴胡、知母、玄参、薄荷、天花粉、龙葵、升麻、浙贝母、胡黄连、乌骨藤、金果榄、千里光、蟛蜞菊、野梧桐、虎掌草、儿茶、马勃、蝉蜕、牛黄、芒硝、雄黄、硼砂。

五、食疗及药疗精简验方

1. 石上柏 30～60g（鲜品 90～180g）、瘦猪肉 30～60g，清水 6～8 碗，煎至 1 或半碗，分 2 次服下，每日 1 剂，15～30 天为 1 疗程，剂量可酌情增减（此方亦治鼻窦癌）。

2. 薏苡仁 30～50g，研碎，与粳米或糯米同煮粥，常年服用（此方亦治胃癌）。

3. 无花果 30g，水煎代茶饮（此方亦治肺癌、肠癌）。

4. 鲜车前草压汁饮用，不拘量时饮用。

5. 柑橘 2 个、生姜 3 片，水煎服（此方亦治肺癌）。

6. 望江南 10～15g，水煎服，每日 1 剂（此方亦治鼻咽癌、肺癌、胃癌、肝癌）。

7. 望江南种子 15～30g，研末，口服，每次 1.5～3g，每日 2 次（此方亦治鼻咽癌、肺癌、肠癌、肝癌）。

8. 将山泽兰干品 15～25g 用水煎服，每日 1 剂。

9. 石上柏 60～120g，水煎服（此方亦治肺癌、绒癌）。

10. 三面刀（小升麻）3g，口中嚼含，逐渐咽下，每日 2 次（此方亦治扁桃体癌）。

11. 白毛夏枯草 15～30g，水煎服，每日 1 剂（此方亦治鼻咽癌、肺癌、乳腺癌）。

12. 佛甲草不拘量捣汁，加陈京墨磨汁，和匀漱喉，咽下，每日 4～5 次。

13. 牛蒡子 1.8g、马蔺子 2.4g，共研细末，空腹温开水送服，每日 2 次。

14. 白药子、芒硝各等分为末，以小管吹入患处。

附注：另见口腔癌方 6；舌癌方 13。

第六节　眼　癌

一、扶正培本、补虚强体类

（一）食物、药物及药食两用物品

芦笋、蜂蜜、当归、枸杞子、仙鹤草。

（二）临床常用中药

白术、女贞子、山茱萸、牡蛎。

二、活血化瘀、理气散结类

（一）食物、药物及药食两用物品

莴苣、陈皮、香附、月季花、僵蚕、僵蛹、蜈蚣、穿山甲、蛇蜕。

（二）临床常用中药

郁金、三棱、莪术、乳香、没药、川芎、延胡索、桔梗、牛膝、血竭、全蝎、蕲蛇、麝香、冰片。

三、化痰软坚、祛湿逐水类

（一）食物、药物及药食两用物品

薏苡仁、茯苓、车前、天南星。

（二）临床常用中药

半夏、羌活、竹节香附、白芷、防风、七叶莲。

四、清热解毒、以毒攻毒类

（一）食物、药物及药食两用物品

南瓜蒂、绿豆、白茅根、生地黄、夏枯草、白花蛇舌草、半枝莲、半边莲、白英、重楼、败酱草、忍冬藤、菊花、连翘、猕猴桃根、川贝母、石豆兰、决明子、金钱草、蜂房。

（二）临床常用中药

山豆根、赤芍、柴胡、薄荷、玄参、白及、山慈菇、黄连、黄芩、大黄、栀子、野菊花、牡丹皮、马兜铃、千里光、龙胆、木通、蔓荆子、牛黄、蟾蜍、芒硝、雄黄、砒石、白矾。

五、食疗及药疗精简验方

1. 莴苣叶，每天食用 200g。

2. 羊肝 50g，煮汤 200mL，冲服蛇胆陈皮末 2g，每日 2 次。

3. 夏枯草 30g、白及 9g、南瓜蒂头 3 个，水煎服，每日 1 剂。

4. 鲜广东石豆兰捣烂外敷，每日换 2 次。

第七节　腮 腺 癌

一、扶正培本、补虚强体类

（一）食物、药物及药食两用物品
野胡葱、蜂蜜、鳖甲。
（二）临床常用中药
牡蛎。

二、活血化瘀、理气散结类

（一）食物、药物及药食两用物品
魔芋、王不留行、僵蚕、蚕蛹、壁虎。
（二）临床常用中药
丹参、桃仁。

三、化痰软坚、祛湿逐水类

（一）食物、药物及药食两用物品
昆布、海藻、大叶藻。
（二）临床常用中药
瓜蒌仁。

四、清热解毒、以毒攻毒类

（一）食物、药物及药食两用物品
茶叶、生地黄、夏枯草、黄毛耳草、石见穿、半枝莲、重楼、黄药子、仙人掌、金银花、八角莲、马兰、蜂房。
（二）临床常用中药
山豆根、牛蒡子、板蓝根、青黛、浙贝母、山慈菇、苦参、天花粉、蜇蜞菊、猫爪草、蟾皮、雄黄。

五、食疗及药疗精简验方

1. 海草（大叶藻）15g，水煎服，每日1剂，可连服6个月。

2. 金银花、山豆根各15g，板蓝根、魔芋各30g，水煎，分2次服，每日1剂。

3. 马兰头根、野胡葱头各适量捣烂外敷，每日换1次。

4. 八角莲、山豆根各30g，加凡士林制成软膏，外涂腮腺部。

第八节　甲状腺癌

一、扶正培本、补虚强体类

（一）食物、药物及药食两用物品

萝卜、四季豆、扁豆、豌豆、核桃仁、芋头、花椒、猪骨髓、文蛤肉、大枣、人参、灵芝、当归、绞股蓝、刺五加、墨旱莲、女贞子、艾叶、山海螺、紫河车。

（二）临床常用中药

补骨脂、骨碎补、云芝、诃子、牡蛎。

二、活血化瘀、理气散结类

（一）食物、药物及药食两用物品

魔芋、长春花、月季花、王不留行、陈皮、僵蚕、水红花子、僵蛹、蜈蚣、壁虎、蛇蜕、穿山甲。

（二）临床常用中药

三棱、莪术、丹参、马钱子、桔梗、桂枝、预知子、路路通、天仙藤、博落回、珍珠母、全蝎、红娘子。

三、化痰软坚、祛湿逐水类

（一）食物、药物及药食两用物品

紫菜、昆布、海藻、猫眼草、天南星。

（二）临床常用中药

半夏、巴豆、大戟、远志、甜瓜蒂、白芷、白芥子、狼毒。

四、清热解毒、以毒攻毒类

（一）食物、药物及药食两用物品

裙带菜、冬凌草、丝瓜络、鱼腥草、夏枯草、土茯苓、白英、蛇莓、蛇葡萄、猪殃殃、天葵子、重楼、大蓟、小蓟、黄药子、箬竹、珍珠菜、川贝母、射干、忍冬藤、连翘、白药子、八角莲、肿节风、一枝黄花、小檗、苍耳草、王瓜根、紫草、核桃皮、胡桃枝、蛤壳、料姜石。

（二）临床常用中药

赤芍、大黄、知母、玄参、野菊花、牡丹皮、升麻、白及、鸦胆子、浙贝母、土贝母、山慈菇、龙胆、白头翁、猫爪草、马勃、蝉蜕。

五、食疗及药疗精简验方

1. 紫草根 30 ~ 45g，水煎服，每日 1 ~ 2 次；或煎汤代茶饮（此方亦治鼻咽癌、胃癌、绒毛膜上皮癌、扁桃体癌）。

2. 夏枯草 30g，大枣 10 个，煎汤代茶。另用壁虎 3 条，烘干研末，分 3 次吞服。

3. 蛇蜕 2g，鸡蛋 1 枚，将蛋破一小孔，装入蛇蜕末，封口煮食，每次 1 枚，每日 2 次，连服 60 天（此方亦治鼻窦癌）。

4. 蛤肉带壳 60g、紫菜 30g，水煮熟后，吃肉吃菜喝汤，每日 1 剂，连服 1 个月为 1 疗程，1 疗程结束后休息 7 天，可连用 3 个疗程（此方亦治鼻窦癌）。

5. 猪殃殃 30g，水煎，加红糖适量冲服；或鲜品 25g，洗净绞汁加红糖，每日 3 ~ 5 次分服（此方亦治乳腺癌、子宫癌）。

6. 鲜小檗根 15 ~ 30g，水煎服（此方亦治恶性淋巴瘤）。

7. 水红花子鲜品 30g，水煎服。同时用鲜品适量，捣烂外敷。

8. 昆布、海藻等量为丸，口服，每次 3g，每日 2 次。

9. 芋头适量，用姜汁和水泛制成丸剂，口服，每次 9g，每日 2 次（此方亦治乳腺癌）。

10. 猫爪草120g，土贝母、土茯苓各30g，水煎，分2次服，每日1剂。

11. 取未经炮制的黄药子炖服，每日15g，连服5～8周。

12. 黄药子500g，浸入1000mL粮食酒中，浸1个月后饮用，每日100mL，分3～4次服完。

第九节 鼻窦癌

一、扶正培本、补虚强体类

（一）食物、药物及药食两用物品

鸡蛋、猪肉、文蛤肉、牡蛎肉、党参、黄芪、甘草、绞股蓝、女贞子、山药。

（二）临床常用中药

白芍、蒲黄、牡蛎、龟甲。

二、活血化瘀、理气散结类

（一）食物、药物及药食两用物品

陈皮、僵蚕、蜈蚣、壁虎、斑蝥、蛇蜕、穿山甲。

（二）临床常用中药

三棱、莪术、丹参、桔梗、桂枝、桃仁、血竭、全蝎、麝香。

三、化痰软坚、祛湿逐水类

（一）食物、药物及药食两用物品

紫菜、薏苡仁、茯苓、昆布、海藻。

（二）临床常用中药

半夏、白芷、苍耳子。

四、清热解毒、以毒攻毒类

（一）食物、药物及药食两用物品

荸荠、菱角、芦根、生地黄、淡竹叶、夏枯草、大青叶、枇杷叶、败酱草、土茯苓、蒲公英、石见穿、白花蛇舌草、半枝莲、半边莲、白英、重楼、猪殃殃、黄药子、猕猴桃根、川贝母、石上柏、垂盆草、菊花、金银花、忍冬藤、连翘、箬竹、苍耳草、蜂房、蛤壳。

（二）临床常用中药

山豆根、牛蒡子、板蓝根、青黛、黄连、黄柏、黄芩、大黄、栀子、玄参、茜草、野菊花、牡丹皮、龙葵、升麻、土贝母、山慈菇、天花粉、薄荷、木鳖子、拳参、马勃、雄黄。

五、食疗及药疗精简验方

1. 生薏苡仁煮粥，常服。

2. 鲜荸荠、鲜菱角各 30g，去皮内服，服 6 天，休息 1 天，连服 100 天为 1 疗程。

3. 猕猴桃根 20g、猪肉 60g，炖服。

4. 鲜石见穿 60g，捣成汁服，每日 2 次（此方亦治鼻腔癌）。

5. 猪殃殃鲜品 250g，绞汁加红糖服。

6. 猪殃殃 50g，水煎，加红糖适量，分 3～6 次服，每日 1 剂。

7. 石见穿 30g，水煎，分 3 次服，每日 1 剂（此方亦治鼻腔癌）。

8. 拳参 30g，加水 500mL，文火煎 2 小时，每日服 3 次。

附注：另见脑瘤方 5；喉癌方 1；甲状腺癌方 3、方 4。

第十节　鼻 咽 癌

一、扶正培本、补虚强体类

（一）食物、药物及药食两用物品

芦笋、南瓜、胡萝卜、萝卜、四季豆、刀豆、扁豆、豌豆、红薯、杏子、梨、草莓、葵花子、番木瓜、山楂、花粉、海参、醋、蜂蜜、牛奶、猪肉、鹅血、鳖、银鱼、北沙参、南沙参、人参、西洋参、黄芪、灵芝、甘草、冬虫夏草、蛹虫草、绞股蓝、大蒜、肉桂、山药、百合、枸骨叶、开口箭、五味子、仙鹤草、莲子、桑椹、鸡血藤、女贞子、天冬、麦冬、石斛、玉竹、鸡内金、白蚁、蜂胶、河豚。

（二）临床常用中药

附子、补骨脂、仙茅、菟丝子、云芝、红景天、白首乌、吴茱萸、诃子、十大功劳叶、胡芦巴、辛夷、牡蛎、龟甲、血余炭。

二、活血化瘀、理气散结类

（一）食物、药物及药食两用物品

莴苣、油菜、魔芋、三七、蒲葵子、苏铁叶、山泽兰、长春花、红花、卷柏、娑罗子、瑞香花、瑞香根、红木香、两面针、蝮蛇、僵蚕、僵蛹、蜈蚣、壁虎、斑蝥、蜣螂、蛇蜕、穿山甲。

（二）临床常用中药

郁金、木香、莪术、没药、泽兰、枳壳、穿破石、马钱子、前胡、桔梗、桂枝、桃仁、天仙子、罗汉松根皮、木瓜、急性子、木防己、蒺藜、亚乎奴、博落回、骆驼蓬、珍珠母、全蝎、蟑螂、蕲蛇、红娘子、麝香、冰片、硇砂。

三、化痰软坚、祛湿逐水类

（一）食物、药物及药食两用物品

薏苡仁、茯苓、昆布、石蒜、鹅不食草、菝葜、杨梅核仁、落马衣、灯心草、老鹳草、天南星、西番莲、肾子草。

（二）临床常用中药

半夏、川乌、狼毒、独角莲、石菖蒲、泽泻、防己、红豆杉、紫杉、甜瓜蒂、巴豆、千金子、甘遂、大风子、瞿麦、砂仁、佩兰、白芷、皂荚、葫芦、苍耳子、山桃叶、丁公藤、眼镜蛇、黄缅桂。

四、清热解毒、以毒攻毒类

（一）食物、药物及药食两用物品

黄花菜、荠菜、甜瓜、柑橘、荸荠、青果、苦瓜、茶叶、苦丁茶、蚌肉、无花果、白茅根、芦根、罗汉果、生地黄、鱼腥草、夏枯草、白毛夏枯草、土茯苓、蒲公英、黄毛耳草、石见穿、白花蛇舌草、半枝莲、半边莲、白英、苦茄、蛇莓、毛冬瓜、天葵子、天胡荽、重楼、佛甲草、大蓟、小蓟、望江南、葶苈子、黄药子、木棉花、川贝母、青蒿、射干、仙人掌、石上柏、紫草、荔枝草、石豆兰、半边旗、垂盆草、菊花、金银花、连翘、槐花、槐角、天名精、苦地胆、白药子、粘毛卷耳、千金藤、王瓜根、鸭趾草、红车轴草、酸浆、梍木皮、苍耳草、羊蹄草、红根草、木蝴蝶、八角莲、金荞麦、肿节风、凉粉草、水龙骨、地龙、蜂房、坧瑁、蟾蜍、蜗牛。

（二）临床常用中药

山豆根、赤芍、板蓝根、青黛、黄连、黄柏、黄芩、栀子、柴胡、知母、玄参、茜草、马尾连、野菊花、牡丹皮、穿心莲、乌骨藤、芙蓉叶、龙葵、升麻、白及、地骨皮、土贝母、茅莓、白屈菜、雷公藤、漏芦、山慈菇、金果榄、千里光、喜树、美登木、毛冬青、十大功劳根、三尖杉、钩藤、天花粉、灰叶、铁筷子、假酸浆、胡黄连、龙胆、茵陈、椿皮、白蔹、薄荷、蔓荆子、桃叶、木鳖子、贯众、水飞蓟、马利筋、秦皮、盐肤木、莱菔、猫爪草、皂角刺、儿茶、马勃、雷丸、蝉蜕、牛黄、白矾、雄黄、砒石。

五、食疗及药疗精简验方

1. 薏苡仁 50g，水煎服，每日 1 剂，连服 2 个月。

2. 土茯苓 30g，水煎，代茶饮。

3. 绞股蓝 20～30g，水煎服或开水冲泡，代茶饮，每日 1 剂（此方亦治软组织肉瘤）。

4. 蒲葵子 60g，水煎服，每日 1 剂；或加猪精肉 30～90g，加水炖熟吃，每日 1 次（此方亦治食管癌）。

5. 鲜无花果 120g（或干品 60g）、瘦猪肉 120g，加水及调料适量，煮至肉烂，喝汤吃肉；或鲜无花果 500g、猪精肉 100g，加水炖半小时，服汤食肉（此方亦治食管癌）。

6. 石上柏、瘦猪肉各 60g，加清水 6～8 碗，煎至 1 碗半，分 1～2 次服之，每日 1 剂，20 天为 1 疗程。

7. 干卷柏 30～60g（或鲜品 90～120g），加猪精肉 50～100g，清水 6～8 碗，煎至 1 碗或 1 碗半，分 1～2 次服，每日 1 剂，一般 15～20 天为 1 个

疗程，用药量可酌情增减。

8. 鲜百合60g或百粉（干百合研粉）30g，同粳米100g煮粥作为晚餐或午后点心服食，服时可调入冰糖或蜂蜜适量（此方亦治肺癌）。

9. 夏枯草75g、黄糖25g、川贝母10g，水煎服，每日1剂。此方亦可作茶而时时饮之（此方亦治肠癌）。

10. 白花蛇舌草120g、紫草根30g，水煎代茶。

11. 川贝母研细末，开水冲服，每次10g，每日3~4次。

12. 白僵蚕研细末，用开水调服，每次1.5~2.5g，每日2~3次（此方亦治淋巴瘤）。

13. 黄药子为末，每服6~10g，每天3次；或黄药子50g，水煎服。

14. 全蝎15g，研极细末，每次2.5~5g，每日3次。

15. 炙天龙末，口服，每次5g，每日2次；或每次2~3g，每日3次，开水送服（此方亦治白血病）。

16. 山泽兰干品10~15g，水煎服（此方亦治白血病）。

17. 瞿麦根30~60g，水煎服，每日1剂（此方亦治胃癌）。

18. 凉粉草50~100g，水煎服，分2~3次服完，可长期服用。

19. 水龙骨鲜品250g（或干品100g），将之捣碎，加水煎浓汁，滤去渣，分早、中、晚3次服下（此方亦治食管癌）。

20. 皂角树刺或枝50~100g，煎汤成黄酒色，1日服3次，每次服1~2茶杯。

21. 射干60g，水煎服，或捣敷，或醋磨搽敷患处。

22. 半边莲、鲜老鹳草各60g，水煎服（此方亦治鼻腔癌）。

23. 半枝莲、独角莲各50g，水煎服，每日1剂。

24. 石见穿、前胡各10g，水煎，分2次服，每日1剂。

25. 猫爪草30~60g，葶苈子9g，水煎，分2次服，每日1剂。

26. 牛黄0.3~0.5g、夏枯草30~50g，夏枯草煎水去渣，冲服牛黄，每日1剂，可长期服用。

27. 鲜马利筋、苦瓜子各30g，水煎服。

28. 防风草30g、附子5g、天龙3条，水煎服，每日1剂。

29. 金银花适量，焙干研末，取适量从患鼻吸入，每2小时1次（此方亦治鼻腔癌）。

30. 新鲜铁筷子根压榨出汁，汁液和牛奶各半，混合后滴鼻。

31. 白矾（煅枯）6g、硇砂 1.5g，共为细末，每用少许吹于鼻孔。

32. 山桃叶嫩心，杵烂塞之，经常更换。

附注：另见脑瘤方 5；口腔癌方 7；舌癌方 4；喉癌方 6、方 7；甲状腺癌方 1。

第十一节　肺　癌

一、扶正培本、补虚强体类

（一）食物、药物及药食两用物品

芦笋、南瓜、胡萝卜、芫荽、番茄、卷心菜、黄豆、小米、糯米、米糠、香菇、蘑菇、松蕈、杏子、番石榴、梨、葡萄、柚子、草莓、枇杷、核桃仁、葵花子、茼蒿、甜杏仁、银耳、海参、花粉、牛奶、蜂蜜、蜂王浆、鸡肉、鸭肉、牡蛎肉、银鱼、鳖、鲫鱼、鲨鱼、青鱼、狗肉、生姜、大枣、北沙参、南沙参、人参、人参花、西洋参、太子参、刺参、黄芪、灵芝、当归、甘草、冬虫夏草、蛹虫草、绞股蓝、刺五加、大蒜、肉桂、枸杞子、山药、墨旱莲、天冬、麦冬、石斛、玉竹、黄精、百合、款冬花、火麻仁、五味子、乌梅、艾叶、枸骨叶、开口箭、槲寄生、白果、仙鹤草、龙牙草根、响铃草、白术、山海螺、向日葵茎髓、葵花盘、淫羊藿、女贞子、紫河车、白蚁、鳖甲、蛤蚧、乌贼鱼腹中墨、荡皮参、阿胶。

（二）临床常用中药

附子、熟地黄、补骨脂、山茱萸、仙茅、巴戟天、菟丝子、云芝、棉花根、棉花子、红景天、白首乌、百部、紫菀、吴茱萸、诃子、十大功劳叶、蒲黄、珍珠、龙骨、牡蛎、五倍子、海螵蛸、海龙、血余炭。

二、活血化瘀、理气散结类

（一）食物、药物及药食两用物品

构菌、魔芋、三七、姜黄、沉香、蒲葵子、山茶花、苏铁叶、槐耳、王不留行、山泽兰、勾儿茶、雀梅藤、长春花、卷柏、莱菔子、银杏叶、苦杏仁、佛手、蜘蛛香、紫苏、水红花子、两面针、僵蚕、僵蛹、土鳖虫、蜈蚣、水蛭、壁虎、斑蝥。

（二）临床常用中药

郁金、木香、青木香、三棱、莪术、没药、丹参、泽兰、川芎、枳壳、枳实、柘木、木瓜、桃仁、桂枝、穿破石、雪上一枝蒿、合欢皮、马钱子、前胡、桔梗、天仙子、荔枝核、罗汉松根皮、杉木、藤黄、倒吊蜡烛、麻黄、九香虫、全蝎、蟑螂、蕲蛇、红娘子、鼠妇、刺猬皮、麝香、山蚤虫、马陆、蚕沙、冰片。

三、化痰软坚、祛湿逐水类

（一）食物、药物及药食两用物品

薏苡仁、茯苓、猪苓、昆布、海藻、石蒜、石韦、车前、樱木、鹅不食草、菝葜、八角枫、杨梅核仁、威灵仙、白果、泽漆、商陆、女金丹、夹竹桃、天南星、地桃花、石龙子。

（二）临床常用中药

半夏、狼毒、川乌、石菖蒲、水菖蒲、泽泻、防己、旋覆花、红豆杉、紫杉、甜瓜蒂、巴豆、千金子、甘遂、羌活、苍术、毛茛、徐长卿、香叶、炮弹果、土荆皮、槐白皮、远志、竹节香附、侧柏叶、寻骨风、蚕沙、芫青。

四、清热解毒、以毒攻毒类

（一）食物、药物及药食两用物品

花椰菜、裙带菜、绿豆、柑橘、柿子、香蕉、菠萝、荸荠、冬瓜仁、木薯、茶叶、海蜇、蚌肉、白茅根、芦根、石榴皮、无花果、罗汉果、生地黄、葛根、丝瓜络、冬凌草、淡竹叶、鱼腥草、夏枯草、白毛夏枯草、大青叶、枇杷叶、赤小豆、土茯苓、蒲公英、黄毛耳草、石见穿、白花蛇舌草、半枝莲、半边莲、白英、苦茄、蛇莓、蛇葡萄根、地榆、猪殃殃、天葵子、凤尾草、羊蹄根、天胡荽、重楼、东风菜、佛甲草、大蓟、小蓟、望江南、望江南子、杏香兔耳风、马蔺子、杠板归、葶苈子、黄药子、猕猴桃根、猕猴梨根、木棉花、木棉根、土大黄、桑叶、桑白皮、岩白菜、川贝母、青蒿、射干、仙人掌、狗舌草、大尾摇、三白草、菵草、臭牡丹、木槿花、石上柏、忍冬藤、朱蕉、荔枝草、人参茎叶、硬骨凌霄、桦木皮、檵木、蓖麻子、石豆兰、半边旗、紫茉莉、番荔枝、垂盆草、八角莲、肿节风、十大功劳根、金荞麦、紫草、萱藻、铁包金、蜜柑草、托盘、核桃皮、胡桃枝、红根草、地龙、蜂房、蛤壳、玳瑁、蛞蝓、蟾蜍。

（二）临床常用中药

山豆根、北豆根、牛蒡子、瓜蒌、赤芍、青黛、柴胡、知母、玄参、钩吻、茜草、龙葵、白及、地骨皮、浙贝母、土贝母、乌骨藤、白屈菜、山慈菇、喜树、美登木、三尖杉、黄芩、大黄、野百合、马尾连、野菊花、牡丹皮、穿心莲、苦参、鸦胆子、芙蓉叶、升麻、茅莓、雷公藤、黄藤、马兜铃、野甘草、漏芦、金果榄、千里光、毛冬青、钩藤、天花粉、贯众、灰叶、铁筷子、假酸浆、猫人参、了哥王、了哥王根、白鲜皮、木槿子、肺形草、蟛蜞菊、白头翁、松萝、三棵针、苦楝皮、牵牛子、柞木、四季青、野梧桐、芒、自消容、文殊兰、无花果叶、白饭树、问荆、王瓜、木通、猫爪草、山芝麻、皂角刺、儿茶、马勃、雷丸、蝉蜕、牛黄、猪胆汁、羊胆、蟾蜍、蟾皮、石燕、卤碱。

五、食疗及药疗精简验方

1. 蜂王浆空腹服用，每次15g，每日1次；或每次3.5g，每日早、中、晚各服1次（此方亦治食管癌、白血病）。

2. 枇杷果50g，顿服，每日1次，常服。

3. 甜杏仁30g，煮熟食用，每日1次。

4. 大蒜9～15g，水煎服（此方亦治大肠癌、宫颈癌）。

5. 鲜韭菜汁、鲜牛乳、鲜胡萝卜汁各300mL，频频饮服，每日1剂（此方亦治食管癌、贲门癌）。

6. 白梨50g、冬虫夏草5g，水煎服，每日1剂，常服。

7. 响铃草全草15～30g，煎汤内服或炖肉服。

8. 白果25g、大枣20枚、糯米50g，煮粥，每日1剂，常服。

9. 山泽兰花冠 30g，煎水，取汁，再炖猪瘦肉，1 次服完。

10. 硬骨凌霄 30～50g，水煎，兑 20mL 蜂蜜服用。

11. 鲜白花蛇舌草 45g、鲜白茅根 15g、乌糖 100g（无乌糖用甘蔗汁 500mL 亦可），水煎服，每日 1 剂，3 个月为 1 疗程（此方亦治胃癌、肠癌、宫颈癌）。

12. 半枝莲 30～250g，水煎服；或代茶饮用（此方亦治食管癌、胃癌、直肠癌、肝癌、横纹肌肉瘤）。

13. 人参茎叶 20g，开水泡 2 小时后当茶饮，每日 1 次。

14. 蛇葡萄根（干品）60g，水煎代茶频服（此方亦治食管癌、恶性淋巴瘤）。

15. 杏香兔耳风 90g，水煎代茶，时时饮之。

16. 田三七粉 3g，早、晚各服一次。

17. 卤碱粉 2g，口服，每日 3 次（此方亦治绒癌）。

18. 南沙参 15～30g，水煎服。

19. 垂盆草 15～30g（鲜品 30～60g），水煎服（此方亦治肝癌）。

20. 白英 18～50g，水煎服，每日 1 剂（此方亦治食管癌、宫颈癌）。

21. 龙葵 30～60g（鲜品 50～150g）煎服，每日 1 剂（此方亦治肝癌、绒癌、骨瘤）。

22. 蛹虫草 4 只（或 5 只），水煎服，或研粉 2 次服，每日 1 剂，30 日为 1 疗程（此方亦治肝癌、贲门癌、胃癌、恶性淋巴瘤）。

23. 汉防己研为细末，每次服 9g，水煎和渣服之。

24. 淫羊藿 50g，加水 1000mL，煎煮，过滤后减压浓缩口服，每次 5g，每日 3 次。

25. 雀梅藤 15～30g，水煎服（此方亦治胃癌、结肠癌）。

26. 野甘草 30～60g，水煎服。

27. 鲜百合 100g，剥取鳞片洗净放入温开水中浸泡 10 分钟，捣成泥糊状即成，上、下午分服。

28. 八角莲末 1.5g，吞服，每日 2 次。

29. 乌骨藤 30～50g，白胡椒 10 粒，水煎，分 2～3 次服完，每日 1 剂（此方亦治骨瘤）。

30. 半枝莲、白花蛇舌草各 60g，水煎服。

31. 半枝莲、白英各 30g，水煎服，每日 1 剂。

32. 半枝莲、蒲葵子各 60g，2000mL 水煎成 500mL（煮约 4 小时），分 3 次口服，每日 1 剂（此方亦治绒癌）。

33. 王不留行 5～15g，水煎服（此方亦治肝癌、乳腺癌）。

34. 白英、垂盆草各 30～50g，水煎服，每日 1 剂。

35. 白花蛇舌草 30g、卷柏 60g，水煎服，每日 1 剂。

36. 白花蛇舌草 60g、山泽兰全草 30g，水煎服，每日 1 剂。

37. 白英、佛甲草各 50g，水煎服，每日 1 剂。

38. 夏枯草、猫爪草各 50g，水煎服，每日 1 剂。

39. 蟾蜍胆，口服，每次 5 个，每日 2 次，连服 2 个月；或蟾蜍胆 7～10 个，分 2 次口服，可连服 1～2 个月。

附注：另见脑瘤方 1；口腔癌方 6、方 7；喉癌方 3、方 5、方 6、方 7、方 9、方 11；鼻咽癌方 8。

第十二节　食管癌

一、扶正培本、补虚强体类

（一）食物、药物及药食两用物品

南瓜、丝瓜、萝卜、番茄、小白菜、大白菜、韭菜、韭菜子、葱叶、黄豆、四季豆、刀豆、扁豆、豌豆、蚕豆、玉米、小米、米糠、香菇、猴头菌、松蕈、石榴、番石榴、梨、刺梨、苹果、葵花子、核桃仁、山楂、醋、胡椒、牛奶、鸡肉、鸡蛋、鸭血、鹅血、猪肉、猪肝、羊肝、牡蛎肉、泥鳅、石首鱼、鱼鳔、鲫鱼、银鱼、生姜、大枣、北沙参、南沙参、人参、党参、太子参、黄芪、灵芝、当归、甘草、绞股蓝、刺五加、大蒜、丁香、肉桂、百合、山药、桑寄生、墨旱莲、天冬、麦冬、石斛、玉竹、黄精、乌梅、火麻仁、薜荔果、鸡血藤、柿叶、白术、向日葵茎髓、葵花盘、鸡内金、白蚁、河豚、蜂胶。

（二）临床常用中药

附子、补骨脂、红景天、白芍、白首乌、何首乌、熟地黄、肉苁蓉、山茱萸、酸枣仁、棉花根、棉花子、诃子、珍珠、牡蛎、五倍子。

二、活血化瘀、理气散结类

（一）食物、药物及药食两用物品

洋葱、油菜、魔芋、三七、姜黄、蒲葵子、长春花、红花、沉香、银杏叶、苦杏仁、槐耳、凤仙花、蝮蛇、僵蚕、僵蛹、土鳖虫、蜈蚣、水蛭、壁虎、蜣螂、穿山甲、斑蝥、猫胞衣。

（二）临床常用中药

郁金、木香、三棱、莪术、乳香、没药、丹参、川芎、川楝子、穿破石、皂角刺、桂枝、桃仁、天仙子、木瓜、急性子、骆驼蓬、乌药、枳实、枳壳、厚朴、槟榔、预知子、路路通、柘木、山油柑、雪上一枝蒿、枸橘、合欢皮、木蹄、藤黄、核桃楸果、阿魏、五灵脂、珍珠母、全蝎、红娘子、狗宝、麝香、冰片、硇砂。

三、化痰软坚、祛湿逐水类

（一）食物、药物及药食两用物品

越橘、薏苡仁、茯苓、猪苓、昆布、海藻、石蒜、菝葜、虎杖、威灵仙、楤木、车前、八角枫、猫眼草、泽漆、天南星。

（二）临床常用中药

半夏、川乌、石菖蒲、防己、巴豆、千金子、甘遂、红豆杉、瞿麦、狼毒、砂仁、佩兰、苍术、禹白附、厚朴、红豆蔻、旋覆花、徐长卿、桑枝、香加皮、皂荚、大戟、白芥子、毛茛、寻骨风、芫青。

四、清热解毒、以毒攻毒类

（一）食物、药物及药食两用物品

苤蓝、甘蓝、荠菜、草菇、柿子、香蕉、菠萝、荸荠、番杏、橙子、猕猴桃、菱角、余甘子、甘蔗、西瓜、青果、木薯、茶叶、苦丁茶、螃蟹、芦笋、白茅根、芦根、罗汉果、生地黄、夏枯草、蒲公英、黄毛耳草、石见穿、白花蛇舌草、半枝莲、半边莲、白英、苦茄、蛇莓、蛇葡萄根、天葵子、天胡荽、重楼、佛甲草、败酱草、杠板归、秋枫叶、黄药子、马齿苋、木棉花、木棉皮、木棉根、仙人掌、金银花、连翘、槐角、千金藤、丝瓜络、葛根、石榴皮、箬竹、玉簪、鬼针草、芙蓉花、大青叶、苣荬菜、地榆、瓦松、猪殃殃、凤尾草、羊蹄根、金荞麦、东风菜、毛冬瓜、猕猴桃根、猕猴梨根、一枝黄花、瓜蒌皮、小檗、黄独零余子、香茶菜、土大黄、珍珠菜、珍珠草、岩白菜、桑白皮、墓头回、冬凌草、肿节风、八角莲、羊蹄草、核桃皮、胡桃枝、水龙骨、地龙、蜂房、蛤壳、蟾蜍、蛞蝓、麦饭石、料姜石。

（二）临床常用中药

山豆根、北豆根、赤芍、青黛、柴胡、知母、茜草、龙葵、钩吻、白及、土贝母、乌骨藤、茅莓、白屈菜、山慈菇、千里光、喜树、美登木、三尖杉、天花粉、黄连、黄柏、大黄、野百合、拳参、苦参、马兜铃、紫花地丁、鸦胆子、芙蓉叶、大叶蛇总管、柞木、自消容、小棕包、木鳖子、皂角刺、儿茶、马勃、雷丸、牛黄、猪胆汁、蟾酥、熊胆粉、石燕、芒硝、卤碱、硼砂、雄黄、轻粉、砒石。

五、食疗及药疗精简验方

1. 鲜橙汁或甜橙经常食用（此方亦治胃癌）。

2. 甘蓝常吃（此方亦治胃癌、大肠癌）。

3. 柿饼 2 枚，细嚼嚓化，常服（此方亦治胰腺癌）。

4. 荸荠 10 个，带皮放在铜锅内煮，每日服食。

5. 含服红人参，每次 3g。

6. 新鲜鹅血，热饮，不拘量。

7. 生鹅血半杯，加少许热黄酒饮服，每日 1~2 次（此方亦治贲门癌、胃癌）。

8. 老刀豆研粉，每次冲服 30g，每日 2~3 次，30 天为 1 疗程（此方亦治胃癌）。

9. 干蚕豆磨成粉，口服，每次 25g，用红糖水调服，每日 2 次（此方亦治胃癌）。

10. 鲜韭菜叶 1000g，捣烂绞汁，每日服 3 次，每次 100mL。

11. 韭菜挤汁 20mL，蒸鸡蛋 2 枚，每日分 2 次服用，常服。

12. 生韭菜 100g、蜂蜜适量，将生韭菜捣烂取汁，用蜂蜜调服，每日

2 次。

13. 韭菜汁 2 杯，入姜汁、牛乳各 1 杯，细细温服。

14. 韭菜、猪肉各 50g，共煮熟食，吃肉喝汤。

15. 生姜不拘多少，压汁服；或用陈姜末 1g，加麝香 0.1g，用白开水送下。

16. 姜汁饴糖水 3 碗，煎至半碗，温后徐徐饮用。

17. 大蒜头 100g，放入 200mL 醋中煮熟，食蒜饮醋，每日 1 次。

18. 八角莲 9g，每日水煎代茶饮用。

19. 香茶菜新鲜全草 90～120g，水煎代茶频服（此方亦治胃癌）。

20. 墨旱莲 250g，绞汁 100mL，分 3 次服，也可取汁炖熟后服。

21. 红花 15g，加 200mL 水，煎服，可长期服用。

22. 槐耳 6～25g，水煎服，每日 1 剂，若无槐耳可用普通木耳代替（此方亦治肝癌、肠癌、宫颈癌、阴道癌）。

23. 苦茄 18～30g，水煎服（此方亦治乳腺癌、宫颈癌）。

24. 新鲜冬凌草 90～120g，水煎代茶，顿服。

25. 佛甲草 250g，先用水泡，再煎服热汁，每日 1 剂（此方亦治胰腺癌、胆管癌）。

26. 芙蓉花研末吞服，每次 3g，每日 2 次（此方亦治胃癌）。

27. 凤仙花 1.5g，晒干研末调饭粒为丸，开水送服，每日 1 次。

28. 大叶蛇总管 30～60g，水煎服，每日 1 剂。

29. 羊蹄草全草鲜品 50g（干品 25g），水煎服，每日 1 剂。

30. 槐角（槐豆）30～100g，水煎服，每日 1 剂，分 2～3 次服（此方亦治肾癌）。

31. 黄独零余子 6～12g，煎汤内服（此方亦治直肠癌、子宫癌）。

32. 鬼针草 15～30g，水煎服。

33. 木棉皮 60～90g（鲜品 150～250g），水煎服，也可加瘦猪肉 60g 同煎，分 3 次服；或木棉根皮 100～160g，水煎服，每日 1 剂，连服 3～6 个月为 1 疗程（此方亦治贲门癌、胃癌）。

34. 薜荔果 2 个、猪脚爪 1 只，同煨食并喝汤（此方亦治大肠癌、乳腺癌、宫颈癌、恶性淋巴瘤）。

35. 鲜瞿麦根 30～60g（干品 24～30g），用泔水洗净水煎，分 2 次服，每日 1 剂（此方亦治直肠癌）。

36. 蜈蚣适量晒干，研成细末，口服，每次 1 ~ 2g，每日 3 次。

37. 桑白皮、米醋各 150g，在锅内煮半小时，可稍加白糖，分 3 ~ 5 次，1 天服完。

38. 威灵仙全草 30 ~ 50g 或威灵仙、白蜂蜜各 30g，水煎服，每日 1 剂（此方亦治贲门癌、胃癌、肠癌）。

39. 威灵仙、石见穿各 30g，水煎，分 2 次服，每日 1 剂。

40. 干草菇、干香菇各 15g，泡发，油盐炒后水煎，连汤食之（此方亦治肝癌）。

41. 胡桃枝 250g、鸡蛋 3 个，共煮 4 小时去汤，吃鸡蛋，每次 1 个，每日 3 次（此方亦治胃癌、乳腺癌、恶性淋巴瘤）。

42. 棉花根、半枝莲各 30g，水煎服，每日 1 剂。

43. 急性子、石见穿各 30g，浓煎成汤，冲入硇砂 1 ~ 2g，呷饮。

44. 猕猴桃根 60 ~ 120g，鸡肉或猪精肉 30g，水煎，吃肉喝汤，每日 1 剂（此方亦治肝癌）。

45. 菱角的果实 30 ~ 60g、薏苡仁 30g，煎汤代茶，连服数月（此方亦治乳腺癌、宫颈癌）。

46. 山豆根 9g、木香 3g，研成细末，不拘时含咽，每日 1 剂。

47. 水蛭 6 ~ 60g、海藻 30 ~ 50g，共研细末，每次 3 ~ 10g，黄酒冲服，每日 2 次（此方亦治直肠癌）。

48. 天葵子 500g，研末，浸入 1500mL 白酒中，7 日后饮用，每次饭前饮 30mL，每日 3 次（此方亦治乳腺癌）。

49. 白花蛇舌草、白茅根各 120 ~ 150g，水煎服，每日 1 剂；或白花蛇舌草 170g、白茅根 75g、冰糖 300g，水煎当茶饮（此方亦治肠癌）。

50. 猫胞衣焙干研面，早、晚各服 6 ~ 10g，黄酒冲服。

51. 木蹄 13 ~ 16g，水煎服，日服 2 次（此方亦治胃癌、子宫癌）。

52. 骆驼蓬研粉，口服，每次 1.5 ~ 4g，每日 2 ~ 3 次（此方亦治贲门癌、胃癌）。

附注：另见脑瘤方 3；口腔癌方 3、方 7；舌癌方 1、方 2；鼻咽癌方 4、方 5；肺癌方 12。

第十三节 贲门癌

一、扶正培本、补虚强体类

（一）食物、药物及药食两用物品

萝卜、韭菜、猴头菌、甘蔗、核桃仁、山楂、鸡肉、鹅血、兔肉、狗肉、泥鳅、生姜、大枣、北沙参、蛹虫草、黄精、桑寄生、麦冬、石斛、鸡内金。

（二）临床常用中药

白术、棉花根、棉花子、吴茱萸、珍珠、海螵蛸。

二、活血化瘀、理气散结类

（一）食物、药物及药食两用物品

魔芋、沉香、枸橘叶、蝮蛇、壁虎、蜣螂、斑蝥。

（二）临床常用中药

木香、莪术、延胡索、急性子、骆驼蓬、预知子、柘木、甘松、核桃楸果、珍珠母、硇砂。

三、化痰软坚、祛湿逐水类

（一）食物、药物及药食两用物品

石蒜、菝葜、威灵仙、八角枫、猫眼草。

（二）临床常用中药

川乌、石菖蒲、防己、瞿麦、徐长卿、甜瓜蒂、毛茛、芫青。

四、清热解毒、以毒攻毒类

（一）食物、药物及药食两用物品

甘蔗、黄毛耳草、石见穿、半枝莲、重楼、佛甲草、秋枫叶、黄药子、木棉皮、木棉根、仙人掌、忍冬藤、槐角、苣荬菜、珍珠菜、冬凌草、核桃皮、胡桃枝、蟾蜍。

（二）临床常用中药

北豆根、乌骨藤、山慈菇、喜树、鸦胆子、大叶蛇总管、穿心莲、钩吻、猫人参、白鲜皮、牛黄。

五、食疗及药疗精简验方

1. 生桑寄生捣汁 1 盏，服之。

2. 鸡内金 10～15g，加 200mL 水煎，分 3 次服（此方亦治胃癌）。

3. 甘蔗汁 1000mL、生姜汁 120mL，混合，分为 3 次徐徐服之（此方亦治胃癌）。

4. 猫人参 20g、半枝莲 30g，水煎 2 次，早、晚分服，每日 1 剂。

5. 猫眼草数棵或干品 15g，煮白皮鸡蛋 3 个，弃汤吃蛋，每日 1～2 个。

6. 大枣 1 枚去核、斑蝥 1 只去头翅，斑蝥入枣内煨熟，去蝥食枣，空腹食之。

7. 大叶蛇总管 50g，威灵仙、白术 20g，水煎服。

附注：另见肺癌方 22；食管癌方 7、方 33、方 38、方 52。

第十四节　胃　癌

一、扶正培本、补虚强体类

（一）食物、药物及药食两用物品

芦笋、南瓜、丝瓜、萝卜、胡萝卜、芫荽、番茄、小白菜、大白菜、韭菜、韭菜子、葱叶、卷心菜、西兰花、芋头、红薯、香菇、猴头菌、松蕈、黄豆、四季豆、刀豆、扁豆、蚕豆、玉米、小米、糯米、马铃薯、杏子、石榴、番石榴、梨、刺梨、葡萄、苹果、柚子、番木瓜、核桃仁、葵花子、芝麻、银耳、山楂、醋、胡椒、花椒、山奈、小茴香、八角茴香、花粉、咖啡、啤酒、海参、蜂蜜、蜂王浆、牛奶、鸡肉、鸡蛋、鸭肉、鸭血、鹅血、猪肉、猪肝、羊肝、牡蛎肉、泥鳅、石首鱼、鱼鳔、银鱼、带鱼、虾、鳖、鲨鱼、生姜、大枣、北沙参、南沙参、人参、人参花、西洋参、太子参、党参、黄芪、红芪、灵芝、当归、甘草、绞股蓝、刺五加、大蒜、丁香、肉桂、冬虫夏草、蛹虫草、枸杞子、山药、墨旱莲、桑椹、天冬、麦冬、石斛、玉竹、白术、火麻仁、乌梅、白果、槲寄生、鸡血藤、薤白、高良姜、艾叶、柿叶、沙棘、薜荔果、枸骨叶、月见草、仙鹤草、五味子、开口箭、女贞子、向日葵茎髓、葵花盘、紫河车、脐带、鸡内金、蜂胶、白蚁、河豚、鳖甲。

（二）临床常用中药

附子、补骨脂、红景天、何首乌、山茱萸、巴戟天、益智仁、菟丝子、云芝、白芍、棉花根、棉花子、吴茱萸、诃子、日本水杨梅、紫菀、蒲黄、鹿茸、鹿角霜、牡蛎、五倍子、海螵蛸、海龙、血余炭、荜澄茄。

二、活血化瘀、理气散结类

（一）食物、药物及药食两用物品

洋葱、莴苣、油菜、魔芋、三七、红花、佛手、陈皮、香附、沉香、玫瑰花、莱菔子、蒲葵子、银杏叶、槐耳、枸橘叶、山茶花、勾儿茶、王不留行、雀梅藤、马鞭草、鸢根、水红花子、蝮蛇、僵蚕、僵蛹、土鳖虫、蜈蚣、水蛭、壁虎、蜣螂、穿山甲、斑蝥、猫胞衣。

（二）临床常用中药

郁金、青木香、木香、三棱、莪术、乳香、没药、丹参、泽兰、川芎、延胡索、川楝子、枳壳、枳实、柘木、苏木、桃仁、桂枝、木瓜、急性子、预知子、乌药、马钱子、穿破石、山油柑、雪上一枝蒿、鬼箭羽、合欢皮、骆驼蓬、枸橘、槟榔、大腹皮、木蹄、罗汉松根皮、藤黄、血竭、五灵脂、全蝎、蟑螂、虻虫、蕲蛇、乌梢蛇、红娘子、狗宝、鼠妇、刺猬皮、麝香、山蛩虫、九香虫、冰片、硇砂。

三、化痰软坚、祛湿逐水类

（一）食物、药物及药食两用物品

薏苡仁、茯苓、猪苓、昆布、海藻、大叶藻、石蒜、菝葜、虎杖、威灵仙、猫眼草、广藿香、红车轴草、楤木、杨梅核仁、常春藤、夹竹桃、落马衣、紫藤。

（二）临床常用中药

半夏、狼毒、川乌、草乌、天南星、石龙子、玉米须、石菖蒲、水菖蒲、泽泻、防己、旋覆花、甜瓜蒂、巴豆、甘遂、红豆杉、瞿麦、砂仁、苍术、禹白附、厚朴、徐长卿、皂荚、白豆蔻、矮地茶、常山、寻骨风、芫青、眼镜蛇。

四、清热解毒、以毒攻毒类

（一）食物、药物及药食两用物品

苦瓜、茄子、苤蓝、甘蓝、荠菜、苦菜、莼菜、花椰菜、黄花菜、黑豆、草菇、柿子、柑橘、橙子、香蕉、猕猴桃、菱角、菠萝、荸荠、番杏、余甘子、甘蔗、青果、甜瓜、木薯、茶叶、苦丁茶、芦荟、白茅根、芦根、石榴皮、无花果、生地黄、冬凌草、淡竹叶、罗汉果、夏枯草、土茯苓、蒲公英、黄毛耳草、石见穿、白花蛇舌草、半枝莲、半边莲、白英、苦茄、蛇莓、蛇葡萄、蛇葡萄根、天葵子、天胡荽、重楼、东风菜、佛甲草、败酱草、小蓟、杠板归、秋枫叶、黄药子、木棉花、木棉皮、木棉根、仙人掌、槐角、桑叶、连翘、葛根、箬竹、玉簪、鬼针草、芙蓉花、大青叶、苣荬菜、地榆、瓦松、猪殃殃、凤尾草、羊蹄根、毛冬瓜、猕猴桃根、猕猴梨根、瓜蒌皮、黄独零余子、香茶菜、土大黄、珍珠菜、岩白菜、桑白皮、川贝母、墓头回、牛蒡根、青蒿、人参茎叶、鱼腥草、木槿花、活血丹、望江南、马蔺子、石上柏、虎耳草、石耳、皂荚蕈、朱蕉、番荔枝、荭草、半边旗、肿节风、紫草、金荞麦、八角莲、核桃皮、胡桃枝、红根草、地龙、蜂房、蟾蜍、蛞蝓、蜗牛、蛤壳、玳瑁、鼹鼠、麦饭石、料姜石。

（二）临床常用中药

山豆根、苦豆子、钩吻、瓜蒌、板蓝根、青黛、柴胡、知母、茜草、龙葵、白及、土贝母、乌骨藤、白屈菜、山慈菇、喜树、美登木、三尖杉、黄连、黄芩、黄柏、大黄、野百合、苦参、鸦胆子、芙蓉叶、柞木、自消容、木鳖子、栀子、升麻、马尾连、胡黄连、牡丹皮、穿心莲、雷公藤、狗牙花、野菊花、野甘草、漏芦、水杨梅、水杨梅根、白鲜皮、肺形草、龙胆、白头翁、金果榄、天花粉、猫人参、茵陈、苦楝皮、牵牛子、朱砂莲、贯众、野梧桐、甜瓜皮、甜瓜茎、千屈菜、马利筋、无花果叶、白饭树、王瓜、吕宋果、银不换、灰叶、莲子心、海芋、象皮木、儿茶、雷丸、蟾酥、蟾皮、熊胆粉、芒硝、卤碱、雄黄、轻粉、砒石、白矾、硼砂。

五、食疗及药疗精简验方

1. 四季豆 100g，煮食或水煎服（此方亦治乳腺癌）。

2. 鲜乌梅，常服。

3. 鲜柑橘汁适量，经常食用。

4. 番木瓜鲜果，生吃或煮食均可。

5. 菱角 5～10 枚，煎水当茶饮；或生菱角肉 20～30 个，加水文火煮成汤液，分 2～3 次，每日饮服，长期服用（此方亦治宫颈癌、子宫体癌）。

6. 菱角的果壳 50～70g，水煎服，每日 1 剂。

7. 无花果 5 个，饭后生食；或干果水煎饮（此方亦治肠癌）。

8. 莼菜 250g，水煮成稠黏液 1500mL，口服，每次 500mL，每日 3 次。

9. 韭菜 30g、大蒜 15g、瘦猪肉 45g，水煮熟食，每日 1 剂，常服。

10. 马铃薯 1～2 个，煮熟或蒸透服食，每日或隔日 1 次。

11. 玉米种子 80g，加水 1000mL，煎煮 20 分钟，煎成赤褐色液体，每日 4～5 次服用。

12. 干燥甜瓜皮 150g，研成细末，每次水调 9～18g 服下，每日 3 次。

13. 薏苡仁 30g，焙焦，研碎，水煎，每日当茶饮；或生薏苡仁、冰糖各 30g，煮粥晨服。

14. 银耳 10g，加冰糖 30g，水煮熟食，每日 1 剂，可常服；或银耳、冰糖各 15g，西洋参 6g，文火浓煎，取汁当茶饮。

15. 鲜山楂适量，常服（此方亦治胰腺癌）。

16. 山楂 500g，加水煮至熟烂，调入蜂蜜 250mL，冷却后装瓶，每次取 1 匙服食，每日早、晚各 1 次。

17. 黄花菜 30g，用水煮熟，加红糖适量服食。

18. 香菇或蘑菇适量煮汤服用（此方亦治宫颈癌）。

19. 鱼鳔用香油炸酥，压碎口服，每次 5g，每日 3 次（此方亦治乳腺癌）。

20. 芡实2~4g，1日3次，水煎服。

21. 雪梨1个去核，入丁香50粒在雪梨内，外用纸包，煨熟食之，每日1个。

22. 甘蔗榨汁半杯（约150mL）、生姜汁1匙（约5mL），炖温饮服。

23. 鲜草菇、猴头菌各60g，切片，油盐炒后水煮，食之（此方亦治大肠癌）。

24. 仙鹤草40g、大枣30g，水煎浓缩，每24小时分6次服完，40日为1疗程。

25. 山茶花30g、猪肉60g，共炖服。

26. 猕猴桃根、猪精肉各80g，水煮3小时以上，吃肉喝汤，1日吃完，10~15日为1疗程。

27. 鲜秋枫叶100~150g、猪肥肉100g，炖服，连服30剂。

28. 菝葜250g，加水1000mL，煎成500mL，去药渣，放肥猪肉100g，煮烂顿服。

29. 鲜莼菜150g、鲜鲫鱼1条，同煮食。

30. 连皮柚子1个，切条块状，白糖15g，水煎汤液后冲鸡蛋服，每日1剂。

31. 苦菜、蒲公英各30g，水煎服，每日1剂（此方亦治胆囊癌、胰腺癌）。

32. 苏铁叶150~200g、大枣10枚，加水适量，慢火煎汤，每日1剂，分3次服完，1个月为1疗程（此方亦治卵巢癌）。

33. 芙蓉花烘干研末，冲服，每次3g，每日2次。

34. 楤木根30g，水煎服。

35. 夏天开花前，采白屈菜全草，每次30g，水煎服。

36. 半边莲、白茅根各30g，水煎代茶饮。

37. 半边莲、赤砂糖各30g，水煎服，每日1剂。

38. 半枝莲30g、猫人参20g，水煎服，每日1剂。

39. 中等大小母鸡1只、猕猴桃根600g、水4.5L，温火煮3小时以上，其汤分3~4次喝，4日为1疗程。

40. 新生儿脱落的脐带阴干研末，1次0.4g，1日3次（此方亦治肠癌、子宫癌）。

41. 白花蛇舌草 90g、白茅根 60g，加白糖适量，水煎服，每日 1 剂。

42. 墓头回 30g、生姜 3 片、红糖 30g，水煎代茶。

43. 矿泉水 50mL、蜂蜜 20g、醋 30～40mL，制成饮料，每日服用。

44. 陈皮 15g，水煎服，每日 3～5 剂。

45. 鲜牛蒡根适量煮食，常服。

46. 向日葵花盘（杆芯亦可）30～50g，水煎代茶饮（此方亦治肝癌、前列腺癌）。

47. 薜荔果 15～30g，水煎频服（此方亦治肠癌、肝癌、宫颈癌、睾丸癌）。

48. 石耳直接食用；或石耳 20g，加 300mL 水煎服，每日 1 剂。

49. 玫瑰花研末，开水冲服，每次 1～1.5g（此方亦治肝癌、乳腺癌）。

50. 鸢根鲜汁 10mL，饮用，每日 1 次（此方亦治大肠癌）。

51. 小茴香 3～10g，水煎服（此方亦治大肠癌）。

52. 急性子研末，每次 15g，每日 3 次。

53. 佛甲草 90g，捣烂冲入冷开水少许，绞汁置杯内，加冰糖少许，隔水炖开，分 2 次服；或鲜佛甲草 90g，水煎（也可加瘦肉同煎服）。

54. 自消容青叶 15g，浓煎，每日 2 次服用。

55. 重楼 50g，水煎 2 次，合并两煎汁，代茶频饮。

56. 皂荚蕈焙研细末，口服，每次 1.5～2g，每日 3 次，红糖汤送服。

57. 千屈菜 15～30g，水煎服（此方亦治肠癌、宫颈癌）。

58. 单味大黄粉，每次 3g，每日 2～4 次，温开水送服。

59. 鬼箭羽 10～15g，水煎服（此方亦治肠癌、乳腺癌、卵巢癌）。

60. 山豆根 10g，水煎服，每日 1～3 次。

61. 鲜蛇葡萄根 60g，水煎，分 2 次服，每日 1 剂。

62. 猕猴桃根 150g，加水小火煮 2 小时以上，每天服 1 次。

63. 喜树根皮研末，口服，每次 3g，每日 3 次；或喜树果实研末，口服，每次 6g，每日 1 次；或喜树叶研末，口服，每次 15g（此方亦治直肠癌、肝癌、膀胱癌）。

64. 乌梢蛇粉（研极细），口服，每次 3g，每日 3 次，温开水送下。

65. 蜣螂去翅和足，研细末，口服，每次 4g，每日 2 次，用温酒调服。

66. 乌梢蛇粉、土鳖虫各等份，共研细粉，口服，每次 3g，每日 2 次，温开水送下。

67. 菝葜 120～200g、黄毛耳草 60～100g，水煎，每日 1 剂。

68. 猕猴桃根 60g、虎杖 30g，水煎，分 2 次服，每日 1 剂。

69. 水杨梅根 120g、凤尾草 30g，水煎服，每日 1 剂（此方亦治肝癌）。

70. 蟾蜍 125g，煮烂，加面粉 60g，拌成糊状，口服，每次 2～3g，每日 2 次。

71. 蟾蜍 7 只，放入锅内煮 6 个小时后，去骨，食肉喝汤（此方亦治肝癌）。

72. 灵芝 10g、麝香 4g，水煎服。

73. 煅白矾末 9g、白醋 180g，共煎，顿服，5 日服 1 次。

74. 苦菜、蒲公英各 30g，水煎服，每日 1 剂（此方亦治胆囊癌、胰腺癌）。

附注：另见口腔癌方 7；喉癌方 2、方 6；甲状腺癌方 1；鼻咽癌方 17；肺癌方 11、方 12、方 22、方 25；食管癌方 1、方 2、方 7、方 8、方 9、方 19、方 26、方 33、方 51。

第十五节 肝 癌

一、扶正培本、补虚强体类

（一）食物、药物及药食两用物品

芦笋、南瓜、丝瓜、萝卜、番茄、葱叶、辣椒、芋头、黄豆、四季豆、扁豆、刀豆、豌豆、玉米、黑小麦、小米、糯米、香菇、猴头菌、松蕈、平菇、番石榴、梨、柚子、杏子、柠檬、榛子、核桃仁、葵花子、茼蒿、山楂、醋、花粉、啤酒、海参、蜂蜜、蜂王浆、酸奶、鸡肉、鸡蛋、鸡血、鹅血、猪肝、羊肝、牛肉、牡蛎肉、泥鳅、虾、鳖、鲨鱼、干贝、文蛤肉、乌龟、大枣、北沙参、南沙参、人参、人参花、西洋参、太子参、党参、珠子参、黄芪、红芪、灵芝、当归、甘草、绞股蓝、刺五加、大蒜、肉桂、冬虫夏草、蛹虫草、枸杞子、山药、墨旱莲、桑椹、黄精、火麻仁、薜荔果、高良姜、仙鹤草、鸡血藤、沙苑子、百合、天冬、麦冬、石斛、景天三七、女贞子、向日葵茎髓、葵花盘、白术、胡桃叶、五味子、枳椇子、紫河车、鸡内金、蜂胶、白蚁、河豚、鳖甲、蛤蚧、乌贼鱼腹中墨。

（二）临床常用中药

土麦冬、补骨脂、何首乌、山茱萸、云芝、红景天、熟地黄、白芍、仙茅、巴戟天、菟丝子、杜仲、棉花根、棉花子、百部、辛夷、白首乌、日本水杨梅、十大功劳叶、牡蛎、五倍子、龟甲、海龙。

二、活血化瘀、理气散结类

（一）食物、药物及药食两用物品

莴苣、洋葱、油菜、构菌、魔芋、三七、姜黄、红花、藏红花、佛手、陈皮、香附、沉香、玫瑰花、银杏叶、槐耳、枸橘叶、王不留行、马鞭草、莺根、蜘蛛香、益母草、紫苏、葱白、卷柏、苏铁叶、长春花、苦杏仁、狗牙根、茉莉花、水红花子、两面针、僵蚕、僵蛹、蝮蛇、土鳖虫、蜈蚣、水蛭、壁虎、蜣螂、穿山甲、斑蝥。

（二）临床常用中药

郁金、木香、三棱、莪术、乳香、没药、丹参、川芎、延胡索、川楝子、枳壳、枳实、柘木、苏木、桃仁、天仙子、天仙藤、桂枝、木瓜、急性子、预知子、乌药、马钱子、鬼箭羽、骆驼蓬、山油柑、枸橘、泽兰、槟榔、大腹皮、合欢皮、罗汉松根皮、青皮、荔枝核、天山雪莲花、蒺藜、缬草、甜果藤、凌霄花、藤黄、血竭、阿魏、核桃楸果、密花美登木、珍珠母、五灵脂、虻虫、蕲蛇、鼠妇、红娘子、全蝎、麝香、山蚤虫、蟾蜍胆、冰片。

三、化痰软坚、祛湿逐水类

（一）食物、药物及药食两用物品

紫菜、薏苡仁、茯苓、猪苓、昆布、海藻、石蒜、车前、菝葜、虎杖、威灵仙、广藿香、楤木、常春藤、夹竹桃、天南星、泽漆、商陆、岗松、薜荔、玉米须、紫藤、石龙子。

（二）临床常用中药

半夏、狼毒、川乌、草乌、旋覆花、泽泻、防己、巴豆、千金子、甘遂、砂仁、禹白附、厚朴、徐长卿、皂荚、红豆杉、紫杉、香叶、土荆皮、竹节香附、矮地茶、侧柏叶、寻骨风、常山、甜瓜蒂、两面针、大戟、葫芦、昆明山海棠、接骨木、蚕沙、芜青、眼镜蛇。

四、清热解毒、以毒攻毒类

（一）食物、药物及药食两用物品

苦瓜、茄子、黄瓜、苤蓝、荠菜、黄花菜、大头菜、冬瓜、绿豆、香蕉、菠萝、猕猴桃、菱角、木薯、无花果、茶叶、苦丁茶、蚌肉、芦荟、白茅根、生地黄、淡竹叶、夏枯草、白毛夏枯草、大青叶、土茯苓、蒲公英、黄毛耳草、石见穿、白花蛇舌草、半枝莲、半边莲、白英、苦茄、蛇莓、蛇葡萄、蛇葡萄根、天葵子、天胡荽、重楼、佛甲草、败酱草、黄药子、仙人掌、槐角、槐花、石榴皮、箬竹、地榆、猪殃殃、凤尾草、羊蹄根、东风菜、毛冬瓜、猕猴桃根、猕猴梨根、瓜蒌皮、香茶菜、土大黄、珍珠菜、珍珠草、墓头回、冬凌草、青蒿、鱼腥草、木槿花、望江南、望江南子、马蔺子、石上柏、虎耳草、朱蕉、半边旗、肿节风、紫草、八角莲、乌蔹莓、马齿苋、赤小豆、大蓟、小蓟、射干、杠板归、蓖麻子、忍冬藤、连翘、田基黄、垂盆草、臭牡丹、活血丹、玉簪、紫茉莉、瓦松、大尾摇、三白草、漆姑草、金钱草、浮萍、爵床、千金藤、十大功劳根、小檗、水龙骨、白药子、猫儿眼睛、桦木皮、金荞麦、狗牙根、核桃皮、胡桃枝、地龙、蜂房、蟾蜍、玳瑁、蛤壳、麦饭石、料姜石。

（二）临床常用中药

山豆根、北豆根、赤芍、板蓝根、青黛、柴胡、知母、钩吻、茜草、龙葵、白及、乌骨藤、白屈菜、山慈菇、喜树、美登木、三尖杉、黄连、黄芩、大黄、野百合、苦参、鸦胆子、芙蓉花、栀子、升麻、马尾连、胡黄连、穿心莲、雷公藤、漏芦、水杨梅、水杨梅根、白鲜皮、龙胆、白头翁、天花粉、茵陈、牡丹皮、苦楝皮、牵牛子、红根草、贯众、野梧桐、无花果叶、王瓜、拳参、红藤、马兜铃、金纽扣、蟛蜞菊、地骨皮、椿皮、千里光、土常山、文殊兰、野菊花、猫人参、相思子、芒、了哥王、了哥王根、茅莓、三棵针、桃叶、自消容、海金沙、木通、关木通、岩黄连、绿绒蒿、银不换、蔓荆子、皂角刺、儿茶、马勃、雷丸、牛黄、蟾酥、蟾皮、熊胆粉、地胆、石燕、卤碱、雄黄、砒石、白矾。

五、食疗及药疗精简验方

1. 刺梨汁 150mL，口服，清晨和临睡前各服 1 次。

2. 芦笋 415g，煮熟食用，每日 1 剂；或芦笋罐头，每日 1 听，每听重约 415g（此方亦治肠癌）。

3. 活乌龟煎汤，连汤带肉食用，隔日 1 次。

4. 将箸竹嫩叶 60g，煎取汁，加粳米适量煮粥，早、晚服用。

5. 鳖 300g、山楂 60g，水煮熟食，3 日 1 剂，常服。

6. 败酱草 50g、鸡蛋 2 枚，加水同煮，吃鸡蛋喝汤，每日 1 次。

7. 鲜猕猴桃根 100g、瘦猪肉 200g，炖熟，吃肉喝汤，隔日 1 剂。

8. 鹅血 30g、三七 10g，水煮熟食，隔日服 1 次，应经常服用。

9. 鸡内金 20g、人参 10g，水煮熟食，隔日服 1 剂，应经常服用。

10. 绞股蓝 30g、玉米须 60g，水煮代茶饮，每日 1 剂。

11. 黄精 50g、冰糖 30g，先将黄精用冷水泡发，放入冰糖，用小火煮 30 分钟，食黄精亦喝汤。

12. 莱菔叶 20g、莱菔子 30g、牛肉 40g，水煮熟食，常服。

13. 墨旱莲 500g、生姜 30g、蜂蜜适量，前两味水煎取汁，入蜂蜜熬膏，每次服 1 匙，每日 3 次。

14. 鲜半枝莲 15g、大枣 5 个，水煎服。

15. 金钱草 15～30g（鲜品 30～100g），水煎服。

16. 玳瑁 15g，浓煎服之，每日 1 剂。

17. 寻骨风全草 25～100g，水煎服，每日 1 剂（此方亦治肠癌）。

18. 胡黄连 3～10g，水煎服（此方亦治胰腺癌、白血病）。

19. 岩黄连 10g，水煎服，每日 1 剂。

20. 土鳖虫 3～6g，水煎服；或炒后研末，口服，每次 0.9～1.5g，每日 1～2 次（此方亦治宫颈癌、骨瘤）。

21. 蜘蛛香 5g，研极细粉，开水吞服；或蜘蛛香 15g，水煎服。

22. 田基黄 30g，研细末，用砂糖开水兑服，每次 3g，每日 3 次。

23. 白芍 100g、生甘草 50g，水煎服，每日 1 剂。

24. 仙茅、白花蛇舌草各 120g，水煎，分 2 次服，每日 1 剂（此方亦治肠癌、乳腺癌）。

25. 十大功劳叶 30g、龙葵叶 30～60g，水煎服，每日 1 剂，分 2 次服。

26. 爵床 60～90g，水煎服，连服数月。

27. 叶下珠（珍珠草）30～60g，猕猴桃根、老鹳草各 30g，水煎服（此方亦治肠癌、胆管癌）。

28. 河豚皮粉 30～50g，分 3 次口服，每日 1 剂。

29. 蜂房 8g，水煎服，每日 1 剂。

30. 生南星 15～45g，水煎服，每日 1 剂；或水煎代茶频饮。

31. 马兜铃全草 40g 研末，每次冲服 4g，每日 2 次，温开水送下；或马兜铃全草 20～40g 水煎服，每日 1 剂。

32. 地胆 1～3 个塞入鸡蛋内，用泥土包好放炭火中煨熟，只吃蛋（去地胆），每日服 1 次，连服 20 次。

33. 五倍子 1.5g、朱砂 0.6g，研细和匀，以水调成糊，每晚睡前外敷脐上。

34. 雄黄 40g、白矾 80g，共研细末，加适量水和白面粉调成膏，厚厚地敷在患处。

附注：另见口腔癌方 7；喉癌方 7；肺癌方 12、方 21、方 22、方 33；食管癌方 22、方 40、方 44；胃癌方 46、方 47、方 63、方 71。

第十六节　胰腺癌

一、扶正培本、补虚强体类

（一）食物、药物及药食两用物品

芦笋、番茄、辣椒、黄豆、玉米、番石榴、杏子、葵花子、山楂、花粉、白术、鸡肉、猪肝、兔肉、牡蛎肉、人参、太子参、甘草、绞股蓝、枸杞子、艾叶、月见草。

（二）临床常用中药

白芍、棉花子、吴茱萸、十大功劳叶、蒲黄、牡蛎、五倍子。

二、活血化瘀、理气散结类

（一）食物、药物及药食两用物品

三七、红花、佛手、香附、姜黄、益母草、水红花子、水蛭、壁虎、蜣螂、穿山甲、斑蝥。

（二）临床常用中药

郁金、木香、莪术、延胡索、川楝子、柘木、预知子、乌药、皂角刺、藤黄、虻虫。

三、化痰软坚、祛湿逐水类

（一）食物、药物及药食两用物品

薏苡仁、茯苓、猪苓、昆布、海藻、菝葜、虎杖、车前、商陆。

（二）临床常用中药

川乌、甘遂、砂仁、徐长卿、紫杉、甜瓜蒂、大戟。

四、清热解毒、以毒攻毒类

（一）食物、药物及药食两用物品

荠菜、苦菜、柿子、香蕉、菠萝、夏枯草、蒲公英、白花蛇舌草、半枝莲、白英、羊蹄根、羊蹄叶、重楼、佛甲草、黄药子、桑白皮、桑叶、箬竹、猕猴桃根、冬凌草、青蒿、活血丹、金钱草、番荔枝、肿节风、八角莲、垂盆草、猫儿眼睛、羊蹄叶、蟾蜍、料姜石。

（二）临床常用中药

牛蒡子、赤芍、青黛、柴胡、黄连、大黄、栀子、马尾连、胡黄连、白屈菜、漏芦、喜树、龙胆、天花粉、茵陈、拳参、红藤、野菊花、牛黄、蟾酥、雄黄、白矾。

五、食疗及药疗精简验方

1. 垂盆草250g、荠菜150g，煎汤，亦可加冰糖少许，每日1剂，代茶多次服，连服 1~3 个月。

2. 鲜佛甲草 60~150g、鲜荠菜 90~180g（干品量各减半），水煎服，每日 1 剂，可长期服用（此方亦治胆管癌）。

3. 将桑白皮 30g 用水洗净，和兔肉 250g（切成小块）一起加水适量煲熟，加食盐、味精少许，食用。

4. 肿节风 15~60g，水煎服，每日 1 剂；或煎水代茶（此方亦治前列腺癌、骨瘤）。

5. 柘树根 50g，水煎服。

附注：另见食管癌方 3、方 25；胃癌方 15、方 74；肝癌方 18。

第十七节　胆 囊 癌

一、扶正培本、补虚强体类

（一）食物、药物及药食两用物品

生姜、大枣、太子参、黄芪、白术、甘草、黄精、淫羊藿、鸡血藤、鸡内金、鳖甲。

（二）临床常用中药

白芍、熟地黄、龟甲。

二、活血化瘀、理气散结类

（一）食物、药物及药食两用物品

三七、陈皮、马鞭草、姜黄、水蛭、壁虎、穿山甲、斑蝥。

（二）临床常用中药

郁金、木香、三棱、莪术、丹参、延胡索、川楝子、枳壳、枳实、桃仁、阿魏、羚羊角。

三、化痰软坚、祛湿逐水类

（一）食物、药物及药食两用物品

薏苡仁、茯苓、昆布、海藻、菝葜、虎杖、楤木、车前。

（二）临床常用中药

半夏、白豆蔻、千金子。

四、清热解毒、以毒攻毒类

（一）食物、药物及药食两用物品

苦菜、生地黄、夏枯草、白花蛇舌草、槐角、小蓟、败酱草、射干、活血丹、金钱草、石见穿。

（二）临床常用中药

赤芍、柴胡、白屈菜、黄连、黄芩、大黄、栀子、马尾连、龙胆、天花粉、茵陈、当药、木通、雷丸、蝉蜕、芒硝。

五、食疗及药疗精简验方

1. 羚羊角粉 0.6g，每天分 2 次冲服。另壁虎 2 条，研粉，亦分 2 次冲服。

2. 马鞭草、金钱草、薏苡仁各 30g，射干 15g，水煎，分 2 次服，每日 1 剂。

附注：另见胃癌方 74。

第十八节　肠　癌

一、扶正培本、补虚强体类

（一）食物、药物及药食两用物品

芦笋、南瓜、丝瓜、胡萝卜、萝卜、番茄、小白菜、大白菜、韭菜、葱叶、卷心菜、西兰花、红薯、黄豆、四季豆、扁豆、蚕豆、小麦、黑小麦、小米、糯米、米糠、马铃薯、香菇、猴头菌、松蕈、蘑菇、白蘑菇、平菇、石榴、番石榴、苹果、梨、刺梨、葵花子、核桃仁、柚子、番木瓜、芝麻、杏子、甜杏仁、落花生、芒果、草莓、柠檬、云耳、小茴香、八角茴香、胡椒、山楂、花粉、咖啡、啤酒、海参、蜂蜜、蜂王浆、鸡肉、鸡蛋、鸭肉、猪肉、猪肝、猪蹄、牡蛎肉、泥鳅、石首鱼、鱼鳔、银鱼、虾、鳖、鲨鱼、鲫鱼、干贝、韭菜子、人参、党参、黄芪、灵芝、当归、甘草、绞股蓝、刺五加、大蒜、丁香、肉桂、火麻仁、乌梅、薜荔果、槲寄生、白术、艾叶、黄精、月见草、仙鹤草、桑椹、淫羊藿、鸡血藤、柿叶、百合、麦冬、玉竹、沙苑子、茼蒿、脐带、鸡内金、蜂胶、白蚁、河豚、鳖甲、鳖血。

（二）临床常用中药

补骨脂、山茱萸、益智仁、云芝、白芍、仙茅、十大功劳叶、吴茱萸、诃子、牡蛎、五倍子、龟甲、海龙、禹余粮、血余炭。

二、活血化瘀、理气散结类

（一）食物、药物及药食两用物品

莴苣、洋葱、油菜、魔芋、红花、沉香、香附、山茶花、雀梅藤、鸢根、姜黄、蜘蛛香、紫苏子、苦杏仁、槐耳、楤藤子、水红花子、壁虎、蛴螬、穿山甲、斑蝥、土鳖虫、僵蚕、僵蛹、蜈蚣、水蛭。

（二）临床常用中药

青木香、木香、三棱、莪术、乳香、马钱子、桂枝、桃仁、木瓜、急性子、丹参、川芎、乌药、延胡索、川楝子、枳实、柘木、预知子、槟榔、鬼箭羽、大麻药、骆驼蓬、血竭、白苏子、蒲黄、五灵脂、蟑螂、鼠妇、刺猬皮、全蝎、麝香、九香虫、硇砂。

三、化痰软坚、祛湿逐水类

（一）食物、药物及药食两用物品

紫菜、芥菜、越橘、薏苡仁、茯苓、猪苓、昆布、海藻、菝葜、威灵仙、广藿香、红车轴草、楤木、常春藤、老鹳草、紫藤、西番莲、柠檬桉叶。

（二）临床常用中药

防己、巴豆、甘遂、瞿麦、厚朴、狼毒、徐长卿、皂荚、泽泻、红毛五加皮、羌活、红豆杉、紫杉、香叶、香加皮、土荆皮、大风子、侧柏叶、寻骨风。

四、清热解毒、以毒攻毒类

（一）食物、药物及药食两用物品

黄瓜、苤蓝、甘蓝、荠菜、莼菜、花椰菜、黄花菜、大头菜、冬瓜、苋菜、芹菜、黄豆芽、绿豆芽、黑豆、草菇、柿子、柑橘、香蕉、菠萝、青果、橙子、猕猴桃、菱角、余甘子、木薯、无花果、裙带菜、竹笋、茶叶、苦丁茶、田螺、白茅根、罗汉果、冬凌草、葎草、夏枯草、蒲公英、黄毛耳草、石见穿、白花蛇舌草、半枝莲、半边莲、白英、苦茄、蛇莓、蛇葡萄根、天胡荽、重楼、黄药子、木棉花、木棉皮、木棉根、仙人掌、槐角、槐花、桑叶、葛根、石榴皮、鬼针草、大青叶、地榆、猪殃殃、凤尾草、羊蹄根、猕猴桃根、猕猴梨根、黄独零余子、土大黄、珍珠菜、珍珠草、墓头回、牛蒡根、川贝母、青蒿、鱼腥草、木槿花、望江南、望江南子、石耳、土茯苓、乌蔹莓、马齿苋、赤小豆、菊花、大蓟、小蓟、败酱草、马蔺子、杠板归、射干、天名精、蓖麻子、苣荬菜、翻白草、簕苋菜、忍冬藤、金银花、苜蓿、田基黄、垂盆草、肿节风、八角莲、核桃皮、胡桃枝、红根草、椴木皮、地龙、蜂房、蟾蜍、蛞蝓、蜗牛、麦饭石、料姜石。

（二）临床常用中药

山豆根、苦豆子、瓜蒌、赤芍、知母、钩吻、茜草、龙葵、白及、土贝母、白屈菜、山慈菇、喜树、三尖杉、黄连、黄柏、黄芩、大黄、野百合、苦参、鸦胆子、芙蓉花、木鳖子、升麻、马尾连、胡黄连、穿心莲、漏芦、水杨梅根、白鲜皮、白头翁、天花粉、牡丹皮、牵牛子、朱砂莲、贯众、野梧桐、千屈菜、马利筋、王瓜、拳参、红藤、马兜铃、鸡蛋花、金纽扣、木槿子、蟛蜞菊、地骨皮、椿皮、千里光、水飞蓟、芫花、钩藤、土常山、文殊兰、番荔枝、秦皮、皂角刺、儿茶、雷丸、蟾酥、蟾皮、雄黄、轻粉、砒石、白矾、硼砂。

五、食疗及药疗精简验方

1. 鲜猕猴桃生吃，每日250g，连服月余。
2. 香蕉1~2根，每日空腹食用。

3. 红薯 1~2 个，煮熟或蒸透食用，每日或隔日 1 次。

4. 麦糠或麸皮 100g，每天用开水调冲，分 2~3 次服。

5. 威灵仙全草 40g，水煎，随时当茶饮。

6. 每天用冬凌草 120g，泡茶服；或煎汤，分 2 次内服。

7. 木槿花 6~10g，水煎服；或焙干研末，温开水冲服，每次 1.5~3g，每日 2~3 次。

8. 石榴皮 20g，水煎汤去渣，药液加白糖调味，空腹顿服。

9. 夏枯草 50g、红糖 90g，加水 1000mL，煎取 300mL，代茶常饮。

10. 凤尾草、荸荠煎汤代茶饮。

11. 桑椹 50g、大枣 10 枚、猪瘦肉适量和盐适量一起熬汤至熟，经常服食。

12. 紫茉莉根（鲜品）、肥猪肉各 60g，加水炖至肉溶化为度，喝肉汤。

13. 笋尖 150g、水发黄花菜 50g、豆腐 100g，蒸炒食之（此方亦治乳腺癌）。

14. 以银鱼 150g 与葱叶熬汤，饮汤吃鱼；或用银鱼 50g、山楂 25g、谷芽 50g，煎浓汤饮用。

15. 菝葜 120g，水煎服，每日 1 剂。

16. 蕺苨菜 30~60g，水煎（此方亦治宫颈癌）。

17. 麦饭石 50g，捣碎，水煎服。

18. 榼藤子适量，烧炭存性，研末，口服，每次 6g，每日 2 次，米汤调服。

19. 蒲葵子 60g、蜜枣 30g，文火久煎，分 2 次服，每日 1 剂。

20. 鱼腥草 10g、莲子肉 30g，水煎，每日 2 次，早、晚服用。

21. 仙鹤草、败酱草各 50g，水煎服，每日 1 剂（此方亦治肛门癌）。

22. 马齿苋 160g、鸡蛋花 20g，加水 4 碗，煎至 1 碗，早、晚空腹服，每日 1 剂。

23. 瞿麦根、大血藤各 50g，水煎，分 2 次服，每日 1 剂。

24. 土常山 10g、白花蛇舌草 60g，水煎服。

25. 鱼腥草 18g、山楂 6g，水煎，蜂蜜调服，每日 1 剂。

26. 茯苓 30g、鸡蛋壳 9g，烘干研末，每日 2 次，每日 1 剂，用温开水送下。

27. 蜂房烧为末，黄酒调服，每次 10～15g，每日 2 次（此方亦治膀胱癌）。

28. 水蛭 3g，焙干，研粉，用开水或黄酒冲服，每日 1～2 次（此方亦治输卵管卵巢癌）。

29. 蜗牛 30～50 只、猪精肉 100g，水煎服，每日 1 次，顿服（此方亦治子宫癌、卵巢癌）。

30. 全蝎 60g、白矾 90g（炒），共研细末，混匀瓶装，每次服 1.5g，每日 2 次。

31. 苣荬菜 60g，煎汤熏洗患处，每日 1～2 次（此方亦治肛管癌）。

32. 鲜野百合全草适量，捣成泥，外敷病灶处，每日更换 2 次，直至疮面愈合（此方亦治阴茎癌、宫颈癌）。

附注：另见口腔癌方 7；喉癌方 3、方 7；鼻咽癌方 9；肺癌方 4、方 11、方 12、方 25；食管癌方 2、方 22、方 31、方 35、方 38、方 47、方 49；胃癌方 7、方 40、方 47、方 50、方 51、方 57、方 59、方 63；肝癌方 2、方 17、方 24、方 27。

第十九节　肛门癌

一、扶正培本、补虚强体类

（一）食物、药物及药食两用物品

醋、党参、仙鹤草。

（二）临床常用中药

何首乌、蛇床子、五倍子、血余炭。

二、活血化瘀、理气散结类

（一）食物、药物及药食两用物品

穿山甲。

（二）临床常用中药

乳香、没药、枳壳、桃仁、马钱子、血竭、冰片。

三、化痰软坚、祛湿逐水类

（一）食物、药物及药食两用物品

薏苡仁、猪苓、昆布、海藻、菝葜、威灵仙、松球。

（二）临床常用中药

厚朴、徐长卿、大戟。

四、清热解毒、以毒攻毒类

（一）食物、药物及药食两用物品

白茅根、夏枯草、白毛夏枯草、黄毛耳草、白花蛇舌草、半枝莲、白英、槐角、猪殃殃、猕猴桃根、鱼腥草、败酱草、苣荬菜、忍冬藤、金银花、芙蓉花、紫草。

（二）临床常用中药

白及、黄柏、苦参、鸦胆子、胡黄连、穿心莲、白头翁、薄荷、木槿子、儿茶、蟾酥、芒硝、雄黄、轻粉、白矾、硼砂。

五、食疗及药疗精简验方

1. 穿山甲 15g、猪苓 6g，共以醋炙研末，口服，每次 6g，每日 2 次。外用穿山甲和麻油、轻粉涂之。

2. 鱼腥草适量，煎汤，熏洗。

3. 马钱子研末，醋调外敷患处。

4. 穿心莲 100g，加水 1000mL，煎煮至 500mL，去渣取药液，趁热加入食醋 15mL，先熏后洗，将温度降至 40℃时，再加食醋 10mL，坐浴 15 分钟，每日 2 次。

附注：另见肠癌方 21。

第二十节 乳 腺 癌

一、扶正培本、补虚强体类

（一）食物、药物及药食两用物品

芦笋、南瓜、丝瓜、萝卜、胡萝卜、芜荽、番茄、小白菜、大白菜、葱叶、卷心菜、西兰花、芋头、红薯、黄豆、四季豆、扁豆、豌豆、蚕豆、玉米、小麦、小米、糯米、糙米、马铃薯、松蕈、平菇、蘑菇、白蘑菇、石榴、番石榴、梨、苹果、橙子、核桃仁、葵花子、杏子、柠檬、榛子、葡萄、芒果、越橘、番木瓜、芝麻、落花生、山楂、醋、胡椒、花椒、花粉、海参、蜂蜜、蜂王浆、牛奶、酸奶、鸡肉、鸡蛋、鹅血、猪肉、猪肝、羊肉、牡蛎肉、泥鳅、鱼鳔、虾、鳖、鲨鱼、鲫鱼、青鱼、大枣、人参、人参花、刺参、党参、黄芪、当归、甘草、绞股蓝、大蒜、肉桂、冬虫夏草、枸杞子、山药、墨旱莲、天冬、玉竹、薜荔果、槲寄生、艾叶、月见草、仙鹤草、龙牙草根、沙苑子、百合、淫羊藿、荷蒂、山海螺、金雀花、胡桃叶、紫河车、蜂胶、白蚁、河豚、荡皮参。

（二）临床常用中药

补骨脂、红景天、熟地黄、何首乌、云芝、白芍、棉花根、棉花子、胡芦巴、十大功劳叶、紫菀、牡蛎、五倍子、鹿角霜、鹿茸、鹿角、龟甲、海龙、海螵蛸、海马、血余炭。

二、活血化瘀、理气散结类

（一）食物、药物及药食两用物品

洋葱、魔芋、三七、姜黄、红花、香附、玫瑰花、蒲葵子、槐耳、枸橘叶、王不留行、益母草、紫苏、长春花、苦杏仁、月季花、瑞香花、瑞香根、凤仙花、亚麻子、僵蚕、僵蛹、蜈蚣、水蛭、壁虎、穿山甲、斑蝥、蛇蜕。

（二）临床常用中药

郁金、木香、三棱、莪术、乳香、没药、丹参、川芎、延胡索、川楝子、枳实、前胡、桔梗、桂枝、木瓜、急性子、预知子、乌药、马钱子、鬼箭羽、枸橘、泽兰、槟榔、合欢皮、青皮、荔枝核、蒺藜、博落回、络石藤、藤黄、血竭、核桃楸果、白苏子、红娘子、全蝎、麝香、冰片。

三、化痰软坚、祛湿逐水类

（一）食物、药物及药食两用物品

紫菜、薏苡仁、茯苓、猪苓、昆布、海藻、石蒜、菝葜、虎杖、六棱菊、八角枫、猫眼草、红车轴草、天南星、泽泻、商陆、女金丹、老鹳草、石龙子。

（二）临床常用中药

半夏、狼毒、川乌、草乌、旋覆花、红豆杉、紫杉、土荆皮、巴豆、千金子、甘遂、瞿麦、砂仁、禹白附、狗脊、羌活、独活、白芷、防风、香加皮、皂荚、远志、白芥子、大戟、葫芦、桃儿七、桃耳七。

四、清热解毒、以毒攻毒类

（一）食物、药物及药食两用物品

南瓜蒂、苦瓜、茄子、苤蓝、黄花菜、大头菜、冬瓜、莼菜、花椰菜、裙带菜、黑豆、香蕉、柑橘、菱角、菠萝、荸荠、番杏、木薯、无花果、茶叶、田螺、螃蟹、生地黄、夏枯草、白毛夏枯草、土茯苓、蒲公英、石见穿、白花蛇舌草、半枝莲、半边莲、白英、苦茄、蛇莓、蛇葡萄、蛇葡萄根、天葵子、天胡荽、重楼、黄药子、败酱草、木棉花、仙人掌、桑叶、菊花、连翘、金银花、忍冬藤、葛根、箬竹、玉簪、鬼针草、大青叶、猪殃殃、凤尾草、羊蹄根、毛冬瓜、猕猴桃根、香茶菜、土大黄、川贝母、冬凌草、青蒿、鱼腥草、望江南、马蔺子、石上柏、肿节风、紫草、八角莲、羊蹄草、光慈菇、大蓟、小蓟、杠板归、垂盆草、瓦松、爵床、千金藤、小檗、杏香兔耳风、一枝黄花、蓖麻子、天名精、鱼鳖金星、王瓜根、石豆兰、粘毛卷耳、淡豆豉、丝瓜络、番荔枝、核桃皮、胡桃枝、地龙、蜂房、蟾蜍、蜗牛、蛤壳、麦饭石、料姜石。

（二）临床常用中药

山豆根、赤芍、板蓝根、青黛、柴胡、茜草、龙葵、白及、土贝母、浙贝母、乌骨藤、山慈菇、喜树、三尖杉、黄芩、大黄、野百合、苦参、

紫花地丁、鸦胆子、芙蓉叶、木鳖子、升麻、穿心莲、漏芦、雷公藤、水杨梅根、肺形草、钩藤、天花粉、牡丹皮、苦楝皮、贯众、拳参、椿皮、野菊花、了哥王根、海金沙、木通、猫爪草、马利筋、水仙根、莲子心、白蔹、秦皮、皂角刺、儿茶、雷丸、牛黄、猪胆汁、蟾酥、蟾皮、海星、雄黄、轻粉、砒石。

五、食疗及药疗精简验方

1. 油炸蚕蛹，食用，每日 10g，常服。

2. 山药粉 50g，每日晨起冲服。

3. 老鹳草 30 ~ 60g，当茶泡或煎服。

4. 王不留行 5 ~ 15g，水煎代茶饮。

5. 红车轴草花不拘量，每日用开水冲，作茶饮用。

6. 枸杞子适量，每次取 20g 嚼食，常服。

7. 鲜天冬 30 ~ 150g，榨汁内服（或用适量黄酒送服），每日 3 次。

8. 杏香兔耳风 90g，水煎代茶，时时饮之。

9. 鲜猪殃殃 60 ~ 90g，捣烂，取汁内服；或猪殃殃 60g，水煎服；或鲜猪殃殃捣烂敷贴，每日换贴 2 次。

10. 蟹壳焙焦研末，每次 10g，每日 2 次，黄酒冲服，不可间断。

11. 将芙蓉叶 200g，晒干，研细末，每次服 6g，用蜂蜜水送服，每日 3 次；或芙蓉叶粉外敷患处，每日 1 ~ 2 次。

12. 鲜木薯榨汁，分多次、少量饮服，每日用量不超过 100g，饭后 1 小时开水冲服。若服后感到不适，可喝些糖水或甜茶。另用鲜木薯适量，捣烂，外敷患处。

13. 胡芦巴 120g，盐水炒干研末，口服，每次 9g，每日 1 次，黄酒冲服。

14. 木瓜、胡芦巴各 15g，共研细末，混匀，每次取 9g，用黄酒送服，每日 1 剂。

15. 蜈蚣 1 ~ 2 条，焙干研细，和鸡蛋 2 枚同炒食，连食 10 余日。

16. 鲜小蓟（连根）120g，洗净打烂绞汁，用陈酒 60 ~ 90g 冲服，每日 2 次。

17. 青橘核 20g，水煎服，每日 1 剂。

18. 马利筋 6～9g，水煎服，每日 1 剂。

19. 光慈菇研末，口服，每次 4～5g，每日 2 次（此方亦治宫颈癌）。

20. 鲜小檗根 30g、猪精肉适量，水酒煎服。

21. 海螵蛸焙干研末，口服，每次 1g，每日 2 次。

22. 凤仙花干品 5g（鲜品 15g），水酒煎服。

23. 牛黄 0.9g、夏枯草 60～90g，水煎服。

24. 山海螺 15g、蒲公英 15g，水煎服。

25. 鲜一枝黄花 120g，浸入黄酒 500mL 中，每日早、晚各服 1 次，每次 20～30mL。

26. 玉簪捣烂，浸酒服，其渣外敷。

27. 鲜大蓟叶与鸡蛋清搅拌后，贴于患处。

28. 益母草切碎，取 2500g，水煎浓液，频频洗之。

29. 南瓜蒂适量，烧炭存性研末，用香油调和，外敷患处。

30. 红薯（白者佳）捣烂外敷，见热即换，可敷数天。

31. 鲜白蔹 15g、红糖 9g，捣烂敷患处。

32. 苦参 1 个、酒糟适量，共捣烂外涂。

33. 鬼臼（桃耳七）鲜品 50g，捣烂外敷。

34. 鲜文殊兰鳞茎，捣烂敷患处。

35. 禹白附捣烂，外敷乳房肿块处。

36. 石龙子研末，贴敷患处。

37. 鲜木薯适量，捣烂，外敷患处（此方亦治皮肤癌）。

附注：另见口腔癌方 7；舌癌方 1、方 2；喉癌方 11；甲状腺癌方 5、方 9；肺癌方 33；食管癌方 23、方 41、方 45、方 48；胃癌方 1、方 49、方 59；肝癌方 24。

第二十一节　子宫颈癌

一、扶正培本、补虚强体类

（一）食物、药物及药食两用物品
芦笋、丝瓜、萝卜、番茄、葱叶、黄豆、四季豆、扁豆、豌豆、糯米、香菇、松蕈、蘑菇、石榴、核桃仁、甜杏仁、柚子、柠檬、葡萄、榛子、云耳、银耳、山楂、醋、胡椒、花椒、山柰、小茴香、花粉、啤酒、海参、鸡蛋、兔肉、大枣、南沙参、人参、太子参、黄芪、灵芝、当归、甘草、绞股蓝、大蒜、冬虫夏草、枸杞子、山药、墨旱莲、黄精、桑椹、鸡血藤、百合、天冬、玉竹、薜荔果、火麻仁、乌梅、桑寄生、槲寄生、白术、仙鹤草、艾叶、开口箭、女贞子、紫河车、白蚁、鳖甲、荡皮参、阿胶。

（二）临床常用中药

补骨脂、山茱萸、云芝、附子、熟地黄、仙茅、杜仲、白首乌、吴茱萸、诃子、十大功劳叶、酸枣仁、骨碎补、蛇床子、五倍子、日本水杨梅、牡蛎、鹿茸、鹿角、秋石。

二、活血化瘀、理气散结类

（一）食物、药物及药食两用物品

魔芋、三七、红花、藏红花、香附、蒲葵子、沉香、槐耳、益母草、苦杏仁、凤仙花、山茶花、勾儿茶、马鞭草、鸢根、苏铁叶、山泽兰、僵蚕、僵蛹、蝮蛇、土鳖虫、蜈蚣、水蛭、壁虎、蜣螂、穿山甲、斑蝥、蛇蜕。

（二）临床常用中药

青木香、三棱、莪术、没药、丹参、延胡索、川楝子、枳实、柘木、牛膝、预知子、乌药、马钱子、青皮、骆驼蓬、山油柑、荔枝核、博落回、蒺藜、大团囊虫草、缬草、木蹄、罗汉松根皮、大麻药、小白薇、虾了花、阿魏、藤黄、蟑螂、虻虫、蕲蛇、红娘子、鼠妇、全蝎、麝香、蟾蜍胆、马陆、硇砂。

三、化痰软坚、祛湿逐水类

（一）食物、药物及药食两用物品

紫菜、小红参、薏苡仁、茯苓、猪苓、海藻、石蒜、菝葜、威灵仙、猫眼草、夹竹桃、天南星、车前、泽漆、商陆、女金丹、老鹳草、紫藤、扁枝槲寄生、石龙子。

（二）临床常用中药

半夏、狼毒、川乌、石菖蒲、水菖蒲、巴豆、禹白附、厚朴、泽泻、香叶、土荆皮、寻骨风、甜瓜蒂、昆明山海棠、羌活、红豆杉、独活、瞿麦、白芷、皂荚、桃儿七、桃耳七、藜芦、苍耳子、山桃叶、娃儿藤、芫花根、七叶莲、蚕沙、芫青、眼镜蛇。

四、清热解毒、以毒攻毒类

（一）食物、药物及药食两用物品

苋菜、苦瓜、茄子、绿豆芽、菱角、番杏、甜瓜、木薯、无花果、茶叶、田螺、白茅根、生地黄、夏枯草、枇杷叶、土茯苓、蒲公英、黄毛耳草、石见穿、白花蛇舌草、半枝莲、半边莲、白英、苦茄、重楼、佛甲草、葶苈子、黄药子、败酱草、仙人掌、槐角、箬竹、玉簪、猪殃殃、凤尾草、东风菜、猕猴桃根、土大黄、川贝母、冬凌草、青蒿、墓头回、人参茎叶、鱼腥草、木槿花、望江南、马蔺子、石上柏、皂荚蕈、肿节风、紫草、八角莲、光慈菇、大蓟、小蓟、射干、蓖麻子、忍冬藤、金银花、菊花、连翘、田基黄、臭牡丹、瓦松、爵床、漆姑草、三白草、千金藤、金边桑、王瓜根、石豆兰、珍珠菜、籀苋菜、金荞麦、桑白皮、决明子、核桃皮、胡桃枝、积雪草、地龙、蜂房、蟾蜍、蛞蝓。

（二）临床常用中药

山豆根、苦豆子、赤芍、柴胡、知母、薄荷、茜草、龙葵、白及、土贝母、浙贝母、乌骨藤、山慈菇、喜树、美登木、黄连、黄芩、黄柏、大黄、野百合、苦参、紫花地丁、鸦胆子、芙蓉叶、自消容、栀子、升麻、马尾连、漏芦、水杨梅、水杨梅根、天花粉、龙胆、白头翁、茵陈、贯众、王瓜、拳参、马兜铃、金纽扣、木槿子、地骨皮、椿皮、千里光、芫花、野菊花、野甘草、了哥王根、甜瓜皮、甜瓜茎、千屈菜、木通、关木通、白蔹、蔓荆子、当药、虎掌草、仙鹤草根芽、皂角刺、溪黄草、儿茶、牛黄、蟾酥、蟾皮、地胆、石燕、雄黄、轻粉、砒石、白矾、卤碱。

五、食疗及药疗精简验方

1. 槐耳60g，水煎代茶，日夜常服；或槐耳烧成灰，研细为散，口服，每次 10g，每日 2 次。

2. 白蚁干粉 200g，口服，每次 1g，每日 3 次，连服 2 个月为 1 疗程。

3. 云耳 10g，水煎服，每日 1 次（此方亦治阴道癌）。

4. 大枣 30g、花椒 30g，共煎水常服。

5. 白英 30g（或 60g）、大枣 10 枚（或 30g），水煎服，每日 1 剂（此方亦治子宫体癌）。

6. 薏苡仁、糯米各 60g，共煮稀粥，早、晚餐服（此方亦治子宫体癌）。

7. 薏苡仁 500g、三七 150g，共研细末，每服 5g，每日 3 次，开水冲服（此方亦治子宫体癌）。

8. 泽漆（或猫眼草）100g，加水适量，与鸡蛋 3 个共煮，煮熟后吃蛋喝汤，每日 1 剂。

9. 薏苡仁 15~30g、野菱角（带壳劈开）60~90g，共煎浓汁，每日 2 次分服，连服 1 个月为 1 疗程。

10. 仙人掌、石榴（带皮和子）各适量，分别捣烂，交替服用，需连续服用（此方亦治子宫体癌）。

11. 苏铁叶 200g、大枣 12 枚，水煎服。

12. 椿皮 1000g、麦糠 500g，加水 3000mL，煎至 1000mL，口服，每次 50mL，每日 3 次。亦可用煎剂局部外敷。

13. 灵芝 30g、槐耳 15g，分别切片，同置锅中，加水煎煮 40 分钟，上、下午分服，饮汤吃灵芝、槐耳。

14. 益母草 10g、生山楂 30g、茶叶 5g，研捣粗末，用开水冲泡代茶饮，每日 1 剂。

15. 佛甲草、白茅根各 30g，水煎加红糖 30g 调服，每日 1 剂。

16. 白花蛇舌草、白茅根、红糖各 50g，水煎服，每日 1 剂。若无白花蛇舌草，可用鼠牙半枝莲或马齿苋代替。

17. 毛花猕猴桃根 250g、猪精肉 200g、鸡蛋 3 枚，一起煮汤服，每日或隔日 1 剂（此方亦治子宫体瘤）。

18. 夏枯草 60g，水煎服，每日 1 剂，分 2 次顿服。

19. 柘木 60~120g，水煎服，每日 1 剂（此方亦治卵巢癌）。

20. 鲜凤尾草 75~150g，水煎服，每日 1 剂，可长期连续服用（此方亦治子宫体癌）。

21. 龙葵 30 ~ 60g，水煎服，每日 1 剂，分 3 次服。

22. 鲜天南星 15g（可渐增至 45g），煎汤代茶，需连服 3 个月。

23. 穿山甲 15g，以砂炒焦黄，研为末，每次 6g，每日 2 次，黄酒送服。

24. 壁虎 1 条，和米适量炒焦，研成细粉，分 2 ~ 3 次以少量黄酒调服，每日 1 剂。

25. 墓头回 18g、红花 4.5g，水煎服。

26. 仙鹤草、败酱草各 50g，水煎服，每日 1 剂；或水煎代茶饮。

27. 凤尾草、石上柏各 30g，水煎服，每日 1 剂。

28. 醋莪术、醋三棱各 10g，水煎，分 2 次服，每日 1 剂。

29. 老鹳草 12 ~ 20g、望江南 15 ~ 25g，水煎服，或代茶饮，每日 1 剂（此方亦治子宫体癌）。

30. 瓦松 30g，水煎，熏洗外阴部，每日 1 ~ 2 次，每次 30 ~ 60 分钟，每剂用 3 ~ 4 日。

31. 猫眼草适量，干燥后研粉，撒在子宫颈癌患处，每 1 ~ 2 日换 1 次。

32. 山桃叶捣烂，绵裹纳阴中，每日 3 ~ 4 次。

33. 仙鹤草根芽 150g，水煎取浓汁，以棉缠紧如茧，浸药后，纳入阴道中，1 日 4 次。

34. 博落回 50g，切碎，煎煮浓缩成膏剂，用棉球涂药于子宫颈处。

附注：另见口腔癌方 7；舌癌方 1、方 2；肺癌方 4、方 11、方 20；食管癌方 22、方 23、方 45；胃癌方 5、方 18、方 47、方 57；肝癌方 20；肠癌方 16；乳腺癌方 19。

第二十二节　子宫体癌

一、扶正培本、补虚强体类

（一）食物、药物及药食两用物品

胡萝卜、番茄、红薯、黑小麦、小米、石榴、越橘、枇杷、山楂、鸡蛋、猪肉、鳖、大枣、人参、黄芪、当归、甘草、绞股蓝、肉桂、山药、龙眼肉、肉豆蔻、五味子、山海螺、向日葵茎髓、葵花盘、脐带、白蚁。

（二）临床常用中药

仙茅、珍珠、海螵蛸。

二、活血化瘀、理气散结类

（一）食物、药物及药食两用物品

红花、槐耳、益母草、长春花、山茶花、马鞭草、蝮蛇、土鳖虫。

（二）临床常用中药

乳香、桂枝、马钱子、槟榔、虾子花、东当归、血竭、虻虫、蟑螂、羚羊角、冰片。

三、化痰软坚、祛湿逐水类

（一）食物、药物及药食两用物品

昆布、虎杖、老鹳草。

（二）临床常用中药

红豆杉、紫杉、大戟、五加皮、大风子。

四、清热解毒、以毒攻毒类

（一）食物、药物及药食两用物品

裙带菜、苋菜、菱角、番杏、猕猴桃、牛蒡根、石榴皮、半枝莲、白英、蛇莓、重楼、猪殃殃、葛根、凤尾草、猕猴桃根、石上柏、大蓟、望江南、杠板归、一枝黄花、金钱草、黄独零余子。

（二）临床常用中药

三尖杉、穿心莲、雷公藤、红藤、白鲜皮、甜瓜皮、茅莓、白矾、硼砂。

五、食疗及药疗精简验方

1. 白英 60g、大枣 30g，水煎服。

2. 山海螺草 60～120g、大枣 60～120g，水煎服，每日 1 剂，连服数剂。

3. 东当归20g、灵芝30g、朝鲜人参6g，水煎服。

4. 益母草茎叶15g，加水300mL，煎服，每日1剂，分2次服完。

5. 蟑螂4个，研末服。

　　附注：另见甲状腺癌方5；食管癌方31、方51；胃癌方5、方40；子宫颈癌方5、方6、方7、方10、方17、方20、方29。

第二十三节　卵　巢　癌

一、扶正培本、补虚强体类

（一）食物、药物及药食两用物品

　　葱叶、红薯、四季豆、豌豆、玉米、黑小麦、小米、平菇、核桃仁、芝麻、榛子、鸡蛋、牛肉、黄芪、当归、大蒜、肉桂、枸杞子、薜荔果、乌梅、槲寄生、艾叶、石斛、仙鹤草、桑椹、沙苑子、蜂胶、鳖甲、阿胶。

（二）临床常用中药

　　云芝、白芍、肉苁蓉。

二、活血化瘀、理气散结类

（一）食物、药物及药食两用物品

　　洋葱、三七、红花、姜黄、益母草、山茶花、苏铁叶、陈皮、香附、苦杏仁、马鞭草、长春花、水红花子、土鳖虫、水蛭、穿山甲、斑蝥。

（二）临床常用中药

　　三棱、莪术、延胡索、川楝子、枳壳、柘木、苏木、桃仁、桂枝、乌药、鬼箭羽、泽兰、牛膝、阿魏、麝香。

三、化痰软坚、祛湿逐水类

（一）食物、药物及药食两用物品

　　薏苡仁、茯苓、猪苓、海藻、石蒜、石韦、菝葜、虎杖、商陆。

（二）临床常用中药

　　半夏、防己、巴豆、厚朴、红豆杉、紫杉、土荆皮、竹节香附、瞿麦、葫芦、泽泻。

四、清热解毒、以毒攻毒类

（一）食物、药物及药食两用物品

黄花菜、冬瓜、裙带菜、菠萝、木薯、葛根、淡竹叶、夏枯草、土茯苓、白花蛇舌草、半枝莲、半边莲、白英、蛇莓、天葵子、重楼、杠板归、箬竹、鬼针草、粘毛卷耳、王瓜根、紫草、八角莲、核桃皮、胡桃枝、蟾蜍、蜗牛、料姜石。

（二）临床常用中药

赤芍、板蓝根、柴胡、茜草、龙葵、山慈菇、喜树、三尖杉、大黄、苦参、漏芦、牡丹皮、贯众、皂角刺、牛黄、羊胆、蟾酥、蟾皮、芒硝、雄黄。

五、食疗及药疗精简验方

1. 陈皮 30g、香附 15g，加水 2000mL，煎半小时去渣，放牛肉 500g，加葱、姜、盐适量，文火炖至酥烂，凉透切片食之。

2. 商陆 10g、粳米 100g、大枣 5 枚，将商陆用水适量煎汁，去渣，然后加粳米、大枣煮粥，空腹服之，微利为度，不可过量。

3. 白花蛇舌草、半枝莲、半边莲各 60g，重楼 6g，水煎代茶饮，每日 1 剂。

4. 龙葵 30g、半枝莲 60g、紫草 15g，水煎服，每日 1 剂，1~3 个月为 1 疗程，续服龙葵 1 个月以巩固疗效。

附注：另见胃癌方 32、方 59；肠癌方 28、方 29；子宫颈癌方 19。

第二十四节 恶性葡萄胎及绒毛膜癌

一、扶正培本、补虚强体类

（一）食物、药物及药食两用物品

四季豆、扁豆、豌豆、葵花子、山楂、带鱼、生姜、大枣、南沙参、黄芪、当归、淫羊藿、绞股蓝、薜荔果、向日葵茎髓、葵花盘、阿胶。

（二）临床常用中药

十大功劳叶、紫菀、蒲黄、血余炭。

二、活血化瘀、理气散结类

（一）食物、药物及药食两用物品

红花、蒲葵子、王不留行、山泽兰、马鞭草、益母草、苦杏仁、卷柏、长春花、山稔根、僵蚕、僵蛹、壁虎、穿山甲、蛇蜕。

（二）临床常用中药

丹参、泽兰、穿破石、预知子、五灵脂、全蝎、蕲蛇。

三、化痰软坚、祛湿逐水类

（一）食物、药物及药食两用物品

薏苡仁、海藻、菝葜。

（二）临床常用中药

皂荚、芫花根。

四、清热解毒、以毒攻毒类

（一）食物、药物及药食两用物品

苦瓜、冬瓜仁、大青叶、枇杷叶、土茯苓、白花蛇舌草、半枝莲、半边莲、白英、败酱草、金银花、凤尾草、鱼腥草、石上柏、紫草、蓖麻子、大尾摇、木蝴蝶、十大功劳根。

（二）临床常用中药

山豆根、北豆根、苦豆子、茜草、野百合、龙葵、白及、喜树、三尖杉、穿心莲、苦参、水杨梅根、天花粉、贯众、茵陈、肺形草、雄黄、轻粉、白矾、卤碱。

五、食疗及药疗精简验方

1. 白花蛇舌草 60～120g，煎水，代茶频饮，每日 1 剂（此方亦治白血病）。

2. 大枣 6 枚、蒲葵子 30g，水煎，分 2 次服，每日 1 剂，连服 20 剂为 1 疗程（此方亦治白血病）。

3. 石上柏全草 25 ~ 50g，加猪精肉 50 ~ 100g 或大枣数枚，清水 6 ~ 9 碗，煎 6 小时成 1 碗左右，口服，每日 1 剂，连服 1 至数月。

4. 穿心莲全草 60g，水煎服，每日 1 剂。

5. 蒲葵子 50g，水煎 1 ~ 2 小时，口服，每日 1 剂。

6. 大尾摇、紫草根各 30g，水煎服。

7. 菝葜根、紫苏各 30g，水煎服，每日 1 剂。

8. 芫花根 90g，炒黄研为末，口服，每次 3g，每日 1 次。另用桃仁 10g，煎汤调服。

9. 龙葵 30g、半枝莲 60g、紫草 15g，水煎服。

10. 葵花盘 90g，凤尾草、水杨梅根全草各 60g，水煎 1 ~ 2 小时，成半胶冻状，口服，每日 1 剂，30 ~ 60 剂为 1 疗程。

附注：另见喉癌方 9；甲状腺癌方 1；肺癌方 17、方 21、方 32。

第二十五节　阴 道 癌

一、扶正培本、补虚强体类

（一）食物、药物及药食两用物品
云耳、花椒、鳖、人参、党参、黄芪、白术、当归、甘草、仙鹤草。

（二）临床常用中药
肉苁蓉、蛇床子、珍珠。

二、活血化瘀、理气散结类

（一）食物、药物及药食两用物品
槐耳。

（二）临床常用中药
莪术、血竭、麝香、冰片。

三、化痰软坚、祛湿逐水类

（一）食物、药物及药食两用物品

薏苡仁、车前、威灵仙。

（二）临床常用中药

泽泻、昆明山海棠、草薢。

四、清热解毒、以毒攻毒类

（一）食物、药物及药食两用物品

黄药子、鱼腥草、马齿苋、决明子。

（二）临床常用中药

青黛、柴胡、黄柏、苦参、栀子、升麻、白鲜皮、牡丹皮、地骨皮、白蔹、山芝麻、仙鹤草根芽、儿茶、雄黄、白矾、硼砂。

五、食疗及药疗精简验方

1. 鲜山芝麻适量，捣烂外敷；或鲜山芝麻煎剂外洗。

2. 地骨皮、蛇床子各30g，水煎，冲洗阴道，每日1次。

3. 仙鹤草根芽150g，水煎取浓汁，以棉缠紧如茧，浸药后，纳入阴道中，1日4次。

4. 雄黄、白矾各30g，麝香2.5g，共研细末，每日适量搽于患处。

附注：另见食管癌方22；子宫颈癌方3。

第二十六节 肾 癌

一、扶正培本、补虚强体类

（一）食物、药物及药食两用物品

刀豆、海参、猪骨髓、人参、黄芪、绞股蓝、肉桂、枸杞子、墨旱莲、黄精、白术、薜荔果、桑寄生、槲寄生、女贞子、仙鹤草、鳖甲。

（二）临床常用中药

熟地黄、肉苁蓉、补骨脂、菟丝子、牡蛎、龟甲、鹿茸、血余炭。

二、活血化瘀、理气散结类

（一）食物、药物及药食两用物品

姜黄、紫苏子、槐耳、王不留行、马鞭草、长春花、苦杏仁、土鳖虫、水蛭、斑蝥。

（二）临床常用中药

莪术、桂枝、桃仁、大腹皮、青皮、蒺藜、白苏子、五灵脂、蟑螂。

三、化痰软坚、祛湿逐水类

（一）食物、药物及药食两用物品

薏苡仁、茯苓、猪苓、石韦、车前、菝葜、商陆、天南星、玉米须、冬葵子。

（二）临床常用中药

泽泻、防己、瞿麦。

四、清热解毒、以毒攻毒类

（一）食物、药物及药食两用物品

黑豆、苦菜、荠菜、茶叶、白茅根、生地黄、赤小豆、土茯苓、石见穿、白花蛇舌草、半枝莲、半边莲、白英、蛇莓、蛇葡萄根、地榆、天葵子、天胡荽、重楼、大蓟、小蓟、杠板归、黄药子、仙人掌、槐角、槐花、箬竹、青蒿、石上柏、紫茉莉、三白草、鸭趾草、黄蜀葵根、蜀葵、蜂房。

（二）临床常用中药

赤芍、知母、茜草、龙葵、白及、黄柏、黄芩、大黄、苦参、漏芦、水杨梅根、白鲜皮、海金沙、木通、马利筋、蟾皮。

五、食疗及药疗精简验方

1. 经常饮用绿茶。

2. 薏苡仁 30~60g，水煎，分 3 次服。

3. 刀豆 30 ~ 60g，赤小豆、黑豆、生薏苡仁各 60g，水煎服，每日 1 剂。

4. 杠板归 30 ~ 60g、天胡荽 60g、白花蛇舌草 60 ~ 100g，可加瘦肉 30g，每日 1 剂，分 2 次服，喝汤吃肉（此方亦治肾盂癌）。

5. 马鞭草 60 ~ 120g，水煎代茶，时时饮之（此方亦治前列腺癌）。

6. 苦菜 50g，水、酒各半煎服，每日 1 剂（此方亦治膀胱癌）。

7. 瞿麦 60 ~ 120g，水煎，每日 1 剂，分 2 次服（此方亦治前列腺癌、肾盂癌）。

8. 菝葜 60 ~ 120g，水煎，每日 1 剂，分 2 次服。

9. 琥珀粉每次 3g，每日 3 次，冲服（此方亦治肾盂癌）。

10. 海金沙（布袋包）6 ~ 12g，水煎服；或海金沙草 15 ~ 30g，水煎服（此方亦治膀胱癌、肾盂癌）。

11. 白花紫茉莉根 30 ~ 60g、茯苓 9 ~ 15g，水煎服。

12. 三白草 100g、半枝莲 60g，水煎，分 2 次服，每日 1 剂（此方亦治膀胱癌、肾盂癌）。

13. 三白草、大蓟根各 100g，水煎，分 2 次服，每日 1 剂，每周服 5 日（此方亦治膀胱癌、前列腺癌）。

14. 三白草 100 ~ 200g（或三白草 100g，龙葵、半枝莲各 30g），水煎服，每日 1 剂，每周服 5 日（此方亦治膀胱癌、前列腺癌）。

附注：另见口腔癌方 3；食管癌方 30。

第二十七节　膀 胱 癌

一、扶正培本、补虚强体类

（一）食物、药物及药食两用物品

芦笋、南瓜、丝瓜、胡萝卜、芫荽、番茄、葱叶、番石榴、梨、刺梨、苹果、葵花子、杏子、越橘、番木瓜、银耳、山楂、醋、花粉、蜂蜜、鸡肉、鸡蛋、猪肝、牡蛎肉、虾、大枣、韭菜子、南沙参、人参、太子参、党参、黄芪、红芪、当归、甘草、绞股蓝、大蒜、山药、墨旱莲、桑椹、麦冬、乌梅、桑寄生、槲寄生、淫羊藿、白术、柿叶、女贞子、仙鹤草、五味子、鸡内金、鳖甲、阿胶。

（二）临床常用中药

补骨脂、山茱萸、云芝、白芍、棉花根、棉花子、百部、蒲黄、牡蛎、血余炭。

二、活血化瘀、理气散结类

（一）食物、药物及药食两用物品

洋葱、油菜、三七、姜黄、槐耳、王不留行、马鞭草、鸢根、益母草、僵蚕、僵蛹、壁虎、蜣螂、穿山甲、斑蝥。

（二）临床常用中药

没药、川楝子、桃仁、乌药、大腹皮、牛膝、野烟叶、鼠妇、刺猬皮、麝香。

三、化痰软坚、祛湿逐水类

（一）食物、药物及药食两用物品

小红参、薏苡仁、茯苓、猪苓、昆布、海藻、石韦、车前、威灵仙、扁枝槲寄生、冬葵子、灯心草。

（二）临床常用中药

泽泻、防己、红豆杉、瞿麦、萆薢、桃儿七、桃耳七。

四、清热解毒、以毒攻毒类

（一）食物、药物及药食两用物品

苦瓜、苤蓝、荠菜、苦菜、花椰菜、柿子、香蕉、柑橘、橙子、猕猴桃、菱角、菠萝、余甘子、青果、甜瓜、木薯、无花果、芦荟、白茅根、芦根、罗汉果、生地黄、土茯苓、蒲公英、白花蛇舌草、半枝莲、半边莲、白英、苦茄、蛇莓、蛇葡萄根、天葵子、凤尾草、冬凌草、淡竹叶、赤小豆、天胡荽、重楼、肿节风、紫草、八角莲、大蓟、小蓟、杠板归、黄药子、败酱草、槐角、桑叶、地榆、猪殃殃、土大黄、葎草、木槿花、忍冬藤、活血丹、三白草、金钱草、爵床、千金藤、酸浆、鸭趾草、黄蜀葵根、蜀葵、蜂房、蟾蜍。

（二）临床常用中药

山豆根、北豆根、知母、茜草、龙葵、山慈菇、千里光、喜树、钩藤、黄柏、黄芩、大黄、苦参、栀子、马尾连、木槿子、牡丹皮、白鲜皮、白头翁、甜瓜皮、甜瓜茎、海金沙、木通、关木通、木鳖子、问荆、胆木、玉米轴、雷丸、蟾酥、石燕、砒石、白矾。

五、食疗及药疗精简验方

1. 银耳20g，火炖服，每天1次。

2. 香蕉、大枣适量，常服。

3. 生薏苡仁30g、赤小豆20~30g，煮粥晨服，常服。

4. 绿茶1g、石韦6g，石韦洗净加水烧沸，冲泡茶服用。

5. 菱角（切开）60g、生薏苡仁30g、绿茶3g，前2味入锅水煎30分钟，入茶叶再煮30分钟，滤渣取汁，分2次代茶饮。

6. 黄芪20g、大枣20枚、阿胶10g，前2味加水煎煮1小时，去渣取汁，入阿胶烊化即成，上、下午分服，每日1剂。

7. 地榆炭100g，加食醋500mL，煎至300mL，每日1剂，分次服完，每次量不限。

8. 干蜀葵40g（或鲜蜀葵全株100g），煎汤口服，每日1剂。

9. 紫花鸢尾根研取天然汁液，每次20mL，顿服，每日1次。

10. 无花果30g、木通15g，水煎，分2次服，每日1剂。

11. 千金藤10g（鲜品25g）、车前子（包）15g，水煎服，每日2次。

12. 龙葵、白英（或加蛇莓）各30g，水煎服，每日1剂。

13. 蛇葡萄根、白花蛇舌草、龙葵各30g，水煎服，每日1剂。

附注：另见肠癌方27；肾癌方6、方10、方12、方13、方14。

第二十八节　前列腺癌

一、扶正培本、补虚强体类

（一）食物、药物及药食两用物品

南瓜、芫荽、番茄、葱叶、黄豆、黑小麦、玉米、小米、糙米、白蘑菇、平菇、石榴、番石榴、苹果、橙子、杏子、枇杷、越橘、葵花子、芝麻、落花生、胡椒、花粉、蜂蜜、鸡肉、鸡蛋、鸡血、猪肉、牡蛎肉、南

沙参、人参、太子参、党参、黄芪、当归、甘草、冬虫夏草、大蒜、肉桂、枸杞子、黄精、桑椹、淫羊藿、薜荔果、沙苑子、麦冬、向日葵茎髓、葵花盘、紫河车、鸡内金、鳖甲。

（二）临床常用中药

附子、熟地黄、肉苁蓉、女贞子、补骨脂、何首乌、山茱萸、仙茅、巴戟天、益智仁、白芍、龟甲、鹿茸。

二、活血化瘀、理气散结类

（一）食物、药物及药食两用物品

洋葱、三七、红花、槐耳、王不留行、马鞭草、长春花、土鳖虫、蜈蚣、穿山甲。

（二）临床常用中药

三棱、莪术、乳香、没药、丹参、泽兰、川楝子、桃仁、桂枝、牛膝、蟑螂、刺猬皮。

三、化痰软坚、祛湿逐水类

（一）食物、药物及药食两用物品

薏苡仁、茯苓、猪苓、昆布、虎杖、石韦、红车轴草。

（二）临床常用中药

砂仁、厚朴、泽泻、红豆杉、瞿麦、皂荚。

四、清热解毒、以毒攻毒类

（一）食物、药物及药食两用物品

黄花菜、冬瓜、柑橘、橙子、香蕉、菱角、菠萝、木薯、白茅根、葛根、土茯苓、白花蛇舌草、半枝莲、蛇葡萄根、天葵子、重楼、败酱草、杠板归、桑叶、大青叶、忍冬藤、鬼针草、虎耳草、番荔枝、肿节风、活血丹、三白草、金钱草、地龙。

（二）临床常用中药

赤芍、知母、黄柏、大黄、牡丹皮、龙葵、雷公藤、木通、水飞蓟、皂角刺。

五、食疗及药疗精简验方

1. 将白花蛇舌草 100g 洗净，加水 1500mL，煮开后用文火煎 15 分钟，去渣取汁，加薏苡仁 60g，煮至薏苡仁裂开，再加菱粉 60g，煮熟为度，食用。

2. 蛇葡萄根 30 ~ 60g，水煎，每日 1 剂，内服。

附注：另见胃癌方 46；胰腺癌方 4；肾癌方 5、方 7、方 13、方 14。

第二十九节　阴 茎 癌

一、扶正培本、补虚强体类

（一）食物、药物及药食两用物品

猪骨髓、大枣、南沙参、党参、黄芪、当归、甘草、枸杞子、白术、山药、墨旱莲。

（二）临床常用中药

附子、白芍、肉苁蓉、女贞子、山茱萸、菟丝子、五味子、牡蛎。

二、活血化瘀、理气散结类

（一）食物、药物及药食两用物品

陈皮、香附、马鞭草、僵蚕、僵蛹、蜈蚣、壁虎、斑蝥。

（二）临床常用中药

三棱、莪术、乳香、没药、丹参、木瓜、藤黄、血竭、蕲蛇、红娘子、冰片、硇砂。

三、化痰软坚、祛湿逐水类

（一）食物、药物及药食两用物品

薏苡仁、茯苓、车前、菝葜、威灵仙。

（二）临床常用中药

草乌、瞿麦、昆明山海棠、苍耳子、桃耳七。

四、清热解毒、以毒攻毒类

（一）食物、药物及药食两用物品

生地黄、淡竹叶、夏枯草、枇杷叶、赤小豆、土茯苓、石见穿、白花蛇舌草、半枝莲、白英、猪殃殃、猕猴桃根、紫草、马齿苋、金银花、蟾蜍。

（二）临床常用中药

赤芍、青黛、柴胡、知母、玄参、龙葵、白及、黄柏、野百合、鸦胆子、栀子、白鲜皮、龙胆、天花粉、木通、儿茶、蟾酥、蟾皮、卤碱、雄黄、轻粉、砒石、白矾、硼砂。

五、食疗及药疗精简验方

1. 猪骨髓60g，香油炸，常服。

2. 生薏苡仁50g、鲜藕30g、冰糖30g，煮粥，适量常服。

3. 枇杷叶50g，水煎代茶，每日1剂。

4. 淡竹叶60~100g，水煎，每日1剂。

5. 菝葜120g，水煎服，每日1剂。

6. 醋莪术、醋三棱各9g，水煎服，每日1剂。

7. 马齿苋120g，水煎服，每日1剂。药渣可包敷患处，每2天1次，每次30~60分钟。

8. 昆明山海棠15~50g，水煎服，每日1剂。可同时应用马齿苋鲜草捣烂外敷患处。

9. 猪殃殃煎汤外洗，不拘时、量。

附注：另见肠癌方32。

第三十节 睾 丸 癌

一、扶正培本、补虚强体类

（一）食物、药物及药食两用物品

丝瓜、四季豆、红薯、小米、小茴香、八角茴香、蜂蜜、生姜、太子参、党参、黄芪、当归、甘草、枸杞子、山药、桑寄生、黄精、莲子、薜荔果、鸡内金、白蚁。

（二）临床常用中药

白术、熟地黄、女贞子、补骨脂、肉苁蓉、山茱萸、菟丝子、白芍、棉花根、胡芦巴、龟甲。

二、活血化瘀、理气散结类

（一）食物、药物及药食两用物品

红花、陈皮、王不留行、勾儿茶、长春花、苦杏仁、壁虎、穿山甲。

（二）临床常用中药

郁金、三棱、莪术、乳香、没药、延胡索、川楝子、枳壳、枳实、桔梗、桃仁、桂枝、乌药、预知子、皂角刺、青皮、荔枝核、血竭、刺猬皮、麝香。

三、化痰软坚、祛湿逐水类

（一）食物、药物及药食两用物品

薏苡仁、茯苓、猪苓、昆布、海藻、菠葜、天南星、薜荔。

（二）临床常用中药

半夏、泽泻、防己、白芥子。

四、清热解毒、以毒攻毒类

（一）食物、药物及药食两用物品

淡竹叶、生地黄、夏枯草、大青叶、土茯苓、蒲公英、白花蛇舌草、半枝莲、白英、杠板归、瓜蒌皮、大尾摇、蛤壳、蟾蜍。

（二）临床常用中药

瓜蒌、赤芍、柴胡、土贝母、浙贝母、黄芩、大黄、龙胆、紫花地丁、天花粉、牡丹皮、儿茶、牛黄、蟾蜍、蟾皮、雄黄、轻粉。

五、食疗及药疗精简验方

1. 细叶勾儿茶嫩茎叶 15~30g、鸭蛋 1 个，水、酒各半煎服。

2. 老丝瓜皮、老生姜皮各 50g，一起入锅内炒热，每次以白酒送服 5 ~ 10g。

3. 土贝母 30 ~ 60g，水煎服，每日 1 剂。

4. 棉花根 60 ~ 120g，水煎服，每日 1 剂。

5. 大尾摇根 60g，水煎服，每日 1 剂。

附注：另见胃癌方 47。

第三十一节 骨肉瘤

一、扶正培本、补虚强体类

（一）食物、药物及药食两用物品

韭菜、四季豆、扁豆、核桃仁、胡椒、鹅血、鲫鱼、鲨鱼、乌龟、生姜、西洋参、甘草、冬虫夏草、绞股蓝、刺五加、枸杞子、山药、墨旱莲、五味子、天冬、麦冬、白术、淫羊藿、薜荔果、桑寄生、槲寄生、鸡血藤、女贞子、艾叶、月见草、蜂胶、白蚁、鳖甲。

（二）临床常用中药

熟地黄、肉苁蓉、补骨脂、山茱萸、巴戟天、菟丝子、杜仲、骨碎补、珍珠、牡蛎、龟甲、鹿茸、鹿角霜。

二、活血化瘀、理气散结类

（一）食物、药物及药食两用物品

三七、红花、王不留行、长春花、马鞭草、益母草、红木香、天麻、土鳖虫、蜈蚣、壁虎、蜣螂、穿山甲、斑蝥、蛇蜕。

（二）临床常用中药

郁金、三棱、莪术、乳香、没药、丹参、桃仁、桂枝、木瓜、马钱子、路路通、山油柑、鬼箭羽、大麻药、血竭、牛膝、全蝎、蕲蛇、乌梢蛇、麝香、冰片、硇砂。

三、化痰软坚、祛湿逐水类

（一）食物、药物及药食两用物品

小红参、薏苡仁、茯苓、昆布、海藻、菝葜、虎杖、威灵仙、六棱菊、常春藤、商陆、天南星。

（二）临床常用中药

半夏、川乌、防己、红豆杉、徐长卿、大风子、竹节香附、昆明山海棠、独活、白芷、寻骨风、五加皮、桃儿七、眼镜蛇。

四、清热解毒、以毒攻毒类

（一）食物、药物及药食两用物品

生地黄、淡竹叶、夏枯草、大青叶、土茯苓、石见穿、半枝莲、半边莲、白英、猪殃殃、苍耳草、凤尾草、羊蹄根、重楼、仙人掌、鬼针草、土大黄、蓖麻子、马蔺子、菊花、八角莲、肿节风、地龙、蜂房。

（二）临床常用中药

赤芍、知母、钩吻、龙葵、白及、乌骨藤、山慈菇、美登木、黄连、黄柏、黄芩、大黄、野百合、核桃皮、牡丹皮、鸦胆子、茅莓、漏芦、钩藤、天花粉、白鲜皮、皂角刺、儿茶、雷丸、蝉蜕、蟾酥、蟾皮、卤碱、雄黄、砒石。

五、食疗及药疗精简验方

1. 白蚁干粉 100g，口服，每次 1g，每日 3 次，连服 1 个月为 1 疗程。

2. 六棱菊全草 25g，水煎服，每日 1 剂；亦可泡饮，不拘时用之。

3. 绞股蓝 30g，水煎服，每日 1 剂；或绞股蓝 10～15g，置于保温杯中，冲开水泡服。

4. 九节茶（肿节风）10～25g，水煎服，每日 1 剂；或泡茶时时饮用。同时也可用九节茶鲜品适量捣烂敷在患处，1 日 1 换。

5. 新鲜鹅血 200mL，韭菜 250g 挤汁约 100mL，两者混合，边搅匀边喝，每日或隔日 1 次（此方亦治恶性淋巴瘤）。

6. 狗脊 6～10g，水煎服。

7. 刺五加根皮 15～30g，水煎服。

8. 眼镜蛇（去内脏）200g、粮食白酒 1500mL，将蛇置酒中浸泡 7 日以上，药酒口服，每次 10mL，每日 1 次。

9. 补骨脂、寻骨风、骨碎补各 30g，水煎，分 2 次服，每日 1 剂。

10. 新鲜商陆根捣烂加盐少许，外敷，每日 1 次。

11. 硇砂 120g、冰片 5g，泡在高粱酒内 1 周，外搽肿块。

12. 鲫鱼肉、鲜山药各 30g，麝香 0.6g，共捣如泥，外敷患处，5～7 天换药 1 次。

13. 雄黄 9g、生姜 2 个，将生姜挖洞，放入雄黄，焙至生姜由黄变焦后，研成细面，每次 0.6～0.9g，贴敷患处，外用胶布固定，每 2 日 1 换。

附注：另见肺癌方 21、方 29；肝癌方 20。

第三十二节　软组织肉瘤

一、扶正培本、补虚强体类

（一）食物、药物及药食两用物品

番茄、小白菜、大白菜、糙米、刺梨、蜂蜜、猪肝、大枣、北沙参、南沙参、党参、黄芪、当归、甘草、绞股蓝、枸杞子、山药、天冬、麦冬、仙鹤草、鳖甲、乌贼鱼腹中墨。

（二）临床常用中药

石斛、白术、熟地黄、何首乌、女贞子、白芍、牡蛎、血余炭。

二、活血化瘀、理气散结类

（一）食物、药物及药食两用物品

魔芋、三七、藏红花、陈皮、沉香、山茶花、王不留行、白花丹、僵蚕、僵蛹、土鳖虫、蜈蚣、穿山甲。

（二）临床常用中药

郁金、木香、三棱、莪术、丹参、川芎、枳壳、枳实、桃仁、木瓜、皂角刺、桔梗、槟榔、路路通、山油柑、牛膝、青皮、藤黄、东当归、阿魏、珍珠母、全蝎、刺猬皮。

三、化痰软坚、祛湿逐水类

（一）食物、药物及药食两用物品

薏苡仁、茯苓、猪苓、昆布、海藻、菠荬、商陆、天南星。

（二）临床常用中药

半夏、川乌、石菖蒲、禹白附、紫杉、巴豆、徐长卿、皂荚、寻骨风。

四、清热解毒、以毒攻毒类

（一）食物、药物及药食两用物品

草菇、橙子、猕猴桃、余甘子、青果、白茅根、罗汉果、生地黄、丝瓜络、冬凌草、夏枯草、蒲公英、白花蛇舌草、半枝莲、白英、蛇莓、天葵子、重楼、葶苈子、黄药子、猕猴桃根、瓜蒌皮、川贝母、忍冬藤、白药子、肿节风、紫草、核桃皮、胡桃枝、蜂房。

（二）临床常用中药

山豆根、瓜蒌、赤芍、柴胡、龙葵、浙贝母、土贝母、山慈菇、美登木、三尖杉、牡丹皮、苦参、天花粉、猫爪草、蝉蜕。

五、食疗及药疗精简验方

1. 寻骨风 30～60g，水煎服，每日 1 剂。
2. 海藻、川贝母、青皮、陈皮各等份，共研细末，日服 6g。

附注：另见鼻咽癌方 3；肺癌方 12。

第三十三节　白　血　病

一、扶正培本、补虚强体类

（一）食物、药物及药食两用物品

胡萝卜、芜菁、番茄、小白菜、大白菜、韭菜子、葱叶、甜菜、四季豆、扁豆、豌豆、玉米、小米、糯米、荞麦、香菇、松蕈、平菇、梨、刺梨、苹果、柠檬、葡萄、越橘、草莓、番木瓜、核桃仁、芝麻、落花生、银耳、胡椒、花椒、花粉、啤酒、海参、蜂王浆、鸡肉、鸡蛋、鸭血、鹅血、猪血、猪肝、猪骨髓、牡蛎肉、带鱼、文蛤肉、生姜、大枣、北沙参、南沙参、人参、西洋参、太子参、党参、珠子参、黄芪、灵芝、当归、甘草、冬虫夏草、蛹虫草、绞股蓝、刺五加、大蒜、肉桂、枸杞子、山药、龙眼肉、墨旱莲、桑椹、天冬、麦冬、玉竹、薜荔果、黄精、火麻仁、乌梅、五味子、桑寄生、槲寄生、柿叶、沙棘、仙鹤草、响铃草、沙苑子、石斛、百合、鹿衔草、白术、景天三七、金雀花、淫羊藿、女贞子、香榧子、血榧、肉豆蔻、赤楠、紫河车、脐带、蜂胶、鳖甲、鳖血。

（二）临床常用中药

附子、熟地黄、补骨脂、何首乌、山茱萸、仙茅、巴戟天、云芝、白芍、红景天、杜仲、胡芦巴、白首乌、百部、紫菀、吴茱萸、肉苁蓉、酸枣仁、诃子、珍珠、牡蛎、阿胶、五倍子、龟甲、鹿茸、鹿角、鹿角霜、秋石。

二、活血化瘀、理气散结类

（一）食物、药物及药食两用物品

洋葱、油菜、魔芋、三七、姜黄、红花、藏红花、陈皮、沉香、蒲葵子、槐耳、山泽兰、勾儿茶、长春花、苦杏仁、马鞭草、鸢根、益母草、楤藤子、瑞香花、瑞香根、白花丹、水红花子、两面针、僵蚕、僵蛹、土鳖虫、蜈蚣、水蛭、壁虎、蜣螂、穿山甲、斑蝥。

（二）临床常用中药

郁金、三棱、莪术、没药、丹参、川芎、延胡索、苏木、桃仁、马钱子、前胡、天仙子、木瓜、急性子、山油柑、鬼箭羽、槟榔、骆驼蓬、罗汉松根皮、罗汉松实、博落回、藤黄、血竭、牛膝、野烟叶、甘松、山荷叶、小白薇、木防己、密花美登木、五灵脂、蟑螂、虻虫、蕲蛇、乌梢蛇、全蝎、麝香、山蛩虫、马陆、羚羊角。

三、化痰软坚、祛湿逐水类

（一）食物、药物及药食两用物品

小红参、紫菜、薏苡仁、茯苓、猪苓、昆布、大叶藻、石蒜、车前、鹅不食草、菝葜、虎杖、常青藤、六棱菊、八角枫、杨梅核仁、松球、泽漆、夹竹桃、岗松、紫藤、西番莲、海茜。

（二）临床常用中药

半夏、狼毒、川乌、草乌、石菖蒲、泽泻、防己、旋覆花、甜瓜蒂、昆明山海棠、巴豆、千金子、甘遂、羌活、红豆杉、紫杉、毛茛、砂仁、徐长卿、皂荚、香叶、土荆皮、大风子、桑枝、远志、竹节香附、侧柏叶、矮地茶、红毛五加皮、白芷、萆薢、桃儿七、桃耳七、苍耳子、山桃叶、娃儿藤、芫花根、金剪刀、炮弹果、蛇百子、绵萆薢、眼镜蛇。

四、清热解毒、以毒攻毒类

（一）食物、药物及药食两用物品

苦瓜、苤蓝、荠菜、苦菜、黄花菜、冬瓜、绿豆、绿豆芽、草菇、柑橘、猕猴桃、青果、木薯、蚌肉、芦荟、白茅根、无花果、罗汉果、生地黄、冬凌草、淡竹叶、夏枯草、土茯苓、蒲公英、黄毛耳草、石见穿、白花蛇舌草、半枝莲、半边莲、蛇莓、猪殃殃、天葵子、凤尾草、羊蹄根、天胡荽、重楼、东风菜、大蓟、小蓟、杏香兔耳风、马蔺子、黄药子、猕猴桃根、土大黄、珍珠菜、墓头回、桑叶、青蒿、射干、仙人掌、槐角、狗舌草、忍冬藤、金银花、连翘、玉簪、蓖麻子、苣荬菜、苜蓿、半边旗、紫茉莉、番荔枝、垂盆草、八角莲、肿节风、紫草、光慈菇、鬼针草、大尾摇、漆姑草、千金藤、苦地胆、白药子、猫儿眼睛、金边桑、王瓜根、鸭趾草、酸浆、羊蹄草、羊蹄叶、地钱、马兰、地龙、蜂房、蟾蜍、蛞蝓、蜗牛、蛤壳、料姜石、麒麟菜、萱藻、韩信草、臭草、密蒙花、核桃皮、胡桃枝、红根草。

（二）临床常用中药

山豆根、北豆根、苦豆子、赤芍、板蓝根、青黛、柴胡、钩吻、知母、玄参、茜草、龙葵、白及、地骨皮、土贝母、乌骨藤、白屈菜、山慈菇、喜树、美登木、三尖杉、黄连、黄柏、黄芩、大黄、野百合、牡丹皮、穿心莲、苦参、紫花地丁、鸦胆子、大叶蛇总管、芙蓉叶、木鳖子、栀子、升麻、胡黄连、茅莓、雷公藤、漏芦、水杨梅、水杨梅根、龙胆、茵陈、椿皮、千里光、芫花、钩藤、天花粉、贯众、假酸浆、了哥王、白鲜皮、蟛蜞菊、白头翁、三棵针、苦楝皮、野梧桐、桃叶、自消容、文殊兰、马利筋、水仙根、白饭树、木通、猫爪草、吕宋果、银不换、蔓荆子、蓬子菜、苦木、象皮木、赛番红花、马勃、蝉蜕、牛黄、蟾蜍、蟾皮、熊胆粉、雄黄、砒石、白矾。

五、食疗及药疗精简验方

1. 胡萝卜汁长期应用，成人至少要每天饮用 2000mL。

2. 草莓生食，每日 250g 左右，需连吃 15 日。

3. 柿叶 60g，水煎服。

4. 大枣 20 枚、柿叶 7 片，水炖服。

5. 荠菜、粳米各 90g，将荠菜洗净切碎，同粳米煮粥，每日 1 剂，常服。

6. 藕粉、糯米各 250g，白糖适量，加水拌成团，蒸熟，分顿随意煮食。

7. 龙眼肉干 10～15g，每日早、晚各嚼食 1 次。

8. 龙眼肉 9g、花生米（连红衣）15g，水煎服。

9. 甜菜、胡萝卜、韭菜各 50g，榨汁口服，每日 1 剂。

10. 鲜地黄 50g、鲜白茅根 50g、白糖适量，前 2 味洗净，放温开水中浸泡 10 分钟，取出捣汁调入白糖，上、下午分服。

11. 乌梅 3 个，水煎服，每日 1 剂。

12. 马齿苋 100g、阿胶 15g，水煎服，每日 1～2 剂。

13. 灵芝 30g，水煎 2 小时，滤渣取汁，分 3 次服，每日 1 剂，同时服蜂王浆增强疗效。

14. 穿心莲 50g，水煎，分 2 次服，每日 1 剂。

15. 鸡血藤 30g，水煎服，每日 1 剂，长期服用。

16. 虎杖 15g，水煎服，每日 1 剂。

17. 狗舌草 15～30g，水煎服；或 10～15g，水煎与等量米汤和匀分 2 次服下，每日 1 剂。

18. 土大黄 50～100g，水煎，分 2 次服。

19. 长春花 15g，水煎服。

20. 野烟叶根 9～30g，水煎，每日 3 次分服。

21. 青黛粉每次 0.9 ~ 2.5g，吞服或冲服，每日 3 次。

22. 苦豆子根或全草 1.5 ~ 3g，水煎服，每日 2 ~ 3 次；或苦豆子种子研细末，口服，每次 1g，每日 3 次。

23. 苴藬 15g，水煎，早、晚各服 1 次。

24. 西番莲 30g，水煎，送服六神丸，每次 20 粒，每日 2 次。

25. 漆姑草 90 ~ 250g，水煎服，每日 1 剂。

26. 漆姑草 250g、甘草适量，水煎服，每日 1 剂。

27. 大尾摇新鲜全草 25 ~ 60g（干品减半），水煎服；或鲜品绞汁，调白蜜服，每日 3 次。

28. 六棱菊、猪殃殃鲜品各 60g，捣汁饮服，每日 1 剂。

29. 何首乌、白芷各 10g，水煎服。

30. 鲜地黄 25g、鲜小蓟 50g，水煎服。

31. 勾儿茶 30g、土大黄 15g，水煎服。

32. 墓头回 15g、羊蹄根 30g，水煎服，每日 1 剂。

33. 岗松 20g、紫草 30g，水煎，分 2 次服，每次送服六神丸 25 ~ 30 粒，每日 1 剂。

34. 干蟾粉成人 1g，小儿 0.25g，内服，每日 2 ~ 3 次。

35. 壁虎适量，焙干研末为粉，口服，每次 2 ~ 3g，每日 3 次，开水送服。

附注：另加舌癌方 2；鼻咽癌方 15、方 16；肺癌方 1；肝癌方 18；恶性葡萄胎及绒毛膜癌方 1、方 2。

第三十四节　恶性淋巴瘤

一、扶正培本、补虚强体类

（一）食物、药物及药食两用物品

芦笋、萝卜、芫荽、韭菜、芋头、香菇、核桃仁、醋、山奈、蜂蜜、鸡蛋、鹅血、猪肉、银鱼、带鱼、鳖、生姜、人参、人参花、当归、甘草、冬虫夏草、大蒜、肉桂、山药、墨旱莲、天冬、麦冬、玉竹、百合、薜荔果、艾叶、桑寄生、白术、山海螺、香榧子、女贞子、紫河车、蜂胶、鳖甲。

（二）临床常用中药

熟地黄、何首乌、云芝、白芍、杜仲、棉花根、百部、日本水杨梅、牡蛎、五倍子、鹿角霜、鹿茸、鹿角、龟甲、海螵蛸。

二、活血化瘀、理气散结类

（一）食物、药物及药食两用物品

魔芋、红花、玫瑰花、长春花、苦杏仁、凤仙花、马鞭草、鸢根、银线草、水红花子、蝮蛇、僵蚕、僵蛹、蜈蚣、水蛭、壁虎、穿山甲、斑蝥。

（二）临床常用中药

郁金、三棱、莪术、没药、丹参、桃仁、桔梗、木瓜、急性子、马钱子、山油柑、骆驼蓬、枸橘、藤黄、血竭、全蝎、蕲蛇、乌梢蛇、红娘子、马陆、冰片。

三、化痰软坚、祛湿逐水类

（一）食物、药物及药食两用物品

紫菜、薏苡仁、茯苓、猪苓、昆布、海藻、石蒜、菝葜、泽漆、商陆、天南星、薜荔。

（二）临床常用中药

半夏、狼毒、川乌、防己、旋覆花、巴豆、禹白附、厚朴、红豆杉、徐长卿、竹节香附、昆明山海棠、白芥子、桃儿七、娃儿藤、藜芦。

四、清热解毒、以毒攻毒类

（一）食物、药物及药食两用物品

苦瓜、荸荠、猕猴桃、无花果、生地黄、冬凌草、夏枯草、土茯苓、蒲公英、白花蛇舌草、半枝莲、半边莲、蛇莓、蛇葡萄、蛇葡萄根、地榆、猪殃殃、天葵子、羊蹄根、重楼、大蓟、小蓟、金银花、望江南、望江南子、杏香兔耳风、马蔺子、杠板归、黄药子、木棉花、连翘、玉簪、鬼针草、土大黄、珍珠菜、川贝母、射干、狗舌草、臭牡丹、石上柏、人参茎叶、蓖麻子、紫茉莉、漆姑草、墓头回、钩吻、八角莲、肿节风、紫草、光慈菇、苦地胆、小檗、核桃皮、胡桃枝、地龙、蟾蜍、蛤壳。

（二）临床常用中药

山豆根、牛蒡子、瓜蒌、赤芍、板蓝根、柴胡、薄荷、玄参、龙葵、浙贝母、土贝母、乌骨藤、白屈菜、山慈菇、喜树、美登木、三尖杉、黄柏、大黄、野百合、牡丹皮、苦参、大叶蛇总管、自消容、紫花地丁、升麻、雷公藤、马兜铃、漏芦、金果榄、天花粉、了哥王、了哥王根、水杨梅、水杨梅根、白鲜皮、肺形草、龙胆、松萝、野梧桐、拳参、木通、猫爪草、芫花、文殊兰、玉米轴、皂角刺、管仲、儿茶、马勃、蟾酥、蟾皮、地胆、雄黄、轻粉、砒石、硼砂。

五、食疗及药疗精简验方

1. 猕猴桃适量，经常服用。

2. 大蓟根 90g、瘦猪肉 30g，一起炖服，每天 1 次，病愈后止。

3. 光慈菇 30g 和猪肾及睾丸同煮，为副食常服。

4. 乌骨藤 30g，水煎服，每日 1 剂。

5. 狗舌草 12g，水煎服，每日 1 剂。

6. 干小蓟全草 15g，每日煎汤饮服。

7. 杠板归 20～30g（鲜品可用至 60g），水煎服。

8. 半枝莲 30～200g、蒲公英 30～50g，水煎服；或两药各 30g，水煎代茶饮，每日 1 剂。

9. 八角莲 30～60g、黄酒 60g，加水适量煎服，每日 1 剂。

10. 水红花子不拘多少，微炒一半，余一半生用，共为末，好酒调服 6g，每日 3 次。

11. 天冬、白花蛇舌草各 250g，每次加水 750mL，浓煎 3 次，得汤 750mL，1 日内分多次服完，每日 1 剂，连服 10～20 天，若无不良反应，可长期服用。

12. 漆姑草 15～30g，水煎服。外用鲜草捣烂敷患处。

13. 炙天龙研末，每日服 2 次，每次 5g。

14. 禹白附捣烂，外敷。

15. 穿山甲 21 片，烧研细末，外敷。

16. 土贝母研细末，陈米醋调和，搽患处。

17. 生马钱子适量，醋磨后，调涂患处，每日1次。

18. 玉簪花头500g，捣烂，白醋煮成流膏，外涂，每日5~7次。

19. 生天南星大者1枚，研烂，滴好醋少许；若无鲜者，以干者为末，醋调，贴敷患处。

附注：另见口腔癌方7；甲状腺癌方6；肺癌方14；食管癌方34、方41；骨肉瘤方5。

第三十五节　恶性黑色素瘤

一、扶正培本、补虚强体类

（一）食物、药物及药食两用物品

马铃薯、云耳、海参、牛奶、南沙参、人参、太子参、党参、黄芪、当归、甘草、绞股蓝、肉桂、枸杞子、山药、墨旱莲、麦冬、黄精、仙鹤草、鸡血藤、沙棘、荡皮参、紫河车。

（二）临床常用中药

石斛、白术、熟地黄、补骨脂、山茱萸、巴戟天、白芍、棉花根、棉花子、淫羊藿、吴茱萸、诃子、珍珠、牡蛎、五倍子、鹿角霜、血余炭。

二、活血化瘀、理气散结类

（一）食物、药物及药食两用物品
构菌、三七、红花、陈皮、长春花、土鳖虫、穿山甲。

（二）临床常用中药

丹参、川芎、延胡索、马钱子、前胡、桂枝、密花美登木、麻黄、珍珠母、麝香。

三、化痰软坚、祛湿逐水类

（一）食物、药物及药食两用物品

薏苡仁、茯苓、猪苓、昆布、海藻、菝葜、虎杖、威灵仙、杨梅核仁。

（二）临床常用中药

泽泻、狼毒、红豆杉、紫杉、白芷、甘遂、砂仁、苍术、毛茛、香叶、常山、桃儿七、藜芦、防风。

四、清热解毒、以毒攻毒类

（一）食物、药物及药食两用物品

绿豆、苦瓜、菠萝、芦荟、蚌肉、白茅根、生地黄、夏枯草、土茯苓、蒲公英、白花蛇舌草、半枝莲、蛇莓、羊蹄根、马蔺子、重楼、黄药子、猕猴桃根、土大黄、川贝母、青蒿、大尾摇、紫草、八角莲、金银花、连翘、决明子、桦木皮、积雪草、金荞麦。

（二）临床常用中药

赤芍、青黛、玄参、茜草、龙葵、白及、白屈菜、喜树、美登木、三尖杉、黄柏、黄芩、大黄、栀子、狗牙花、龙胆、千里光、天花粉、牡丹皮、野梧桐、金纽扣、山芝麻、仙鹤草根芽、土常山、儿茶、雷丸、牛黄、蟾皮、猪胆汁、雄黄、轻粉、白矾。

五、食疗及药疗精简验方

1. 刀豆60～120g，水煎，分2次服，每日1剂。

2. 连翘、金银花各50g，浓煎代茶饮，每日1剂，疗程长短不限。

3. 藜芦研成粉末，以脂调膏外敷，数日1换（此亦治皮肤癌）。

4. 茯苓、雄黄、白矾各等份，共研细粉，混匀，在患处皮肤消毒后外敷，每日换药1～2次。若患处流血较多时，可撒少许三七粉。如用散剂后感到干痛，可制成软膏或用熟麻油调化外敷。

第三十六节　皮　肤　癌

一、扶正培本、补虚强体类

（一）食物、药物及药食两用物品

芦笋、南瓜、胡萝卜、芫荽、番茄、红薯、黄豆、小米、米糠、香菇、蘑菇、梨、葡萄、苹果、番木瓜、核桃仁、葵花子、榛子、落花生、茼蒿、山楂、醋、胡椒、花椒、花粉、蜂蜜、鸡肉、虾、生姜、大枣、太子参、党参、黄芪、当归、甘草、大蒜、墨旱莲、女贞子、桑椹、黄精、百合、款冬花、乌梅、高良姜、鸡血藤、响铃草。

（二）临床常用中药

补骨脂、益智仁、菟丝子、云芝、白芍、十大功劳叶、蛇床子、蒲黄、牡蛎、五倍子、海螵蛸、血余炭。

二、活血化瘀、理气散结类

（一）食物、药物及药食两用物品

油菜、魔芋、三七、红花、藏红花、佛手、陈皮、两面针、山茶花、王不留行、蝮蛇、僵蚕、僵蛹、蜈蚣、水蛭、穿山甲、斑蝥、蛇蜕。

（二）临床常用中药

三棱、莪术、乳香、没药、丹参、急性子、马钱子、青皮、博落回、藤黄、血竭、甘松、山荷叶、全蝎、蕲蛇、乌梢蛇、麝香、马陆、冰片、硇砂。

三、化痰软坚、祛湿逐水类

（一）食物、药物及药食两用物品

茯苓、石蒜、威灵仙、六棱菊、商陆、玉米须。

（二）临床常用中药

半夏、草乌、巴豆、千金子、白芥子、毛茛、甘遂、独活、防风、红豆杉、香叶、土荆皮、禹白附、厚朴、香加皮、大戟、大风子、桃儿七、桃耳七、藜芦、苍耳子、娃儿藤、蛇百子。

四、清热解毒、以毒攻毒类

（一）食物、药物及药食两用物品

苦瓜、荠菜、苦菜、莼菜、黄花菜、柑橘、香蕉、木薯、茶叶、苦丁茶、石榴皮、无花果、生地黄、夏枯草、枇杷叶、土茯苓、蒲公英、半枝莲、蛇莓、天胡荽、重楼、猕猴桃根、猕猴梨根、川贝母、仙人掌、狗舌草、木槿花、石上柏、菊花、连翘、金银花、玉簪、蓖麻子、粘毛卷耳、八角莲、紫草、小升麻、核桃皮、胡桃枝、苍耳草、蟾蜍、麦饭石。

（二）临床常用中药

山豆根、瓜蒌、赤芍、板蓝根、青黛、柴胡、薄荷、钩吻、白及、白屈菜、山慈菇、黄连、黄芩、黄柏、大黄、野百合、牡丹皮、穿心莲、苦参、鸦胆子、芙蓉叶、木鳖子、升麻、漏芦、天花粉、白鲜皮、自消容、文殊兰、相思子、猫爪草、水飞蓟、芫花、白蔹、小棕包、皂角刺、儿茶、马勃、蝉蜕、牛黄、蟾酥、芒硝、雄黄、轻粉、砒石、白矾、硼砂。

五、食疗及药疗精简验方

1. 天胡荽鲜草绞汁，不拘量内服，同时以之外敷。

2. 醋莪术、醋三棱各 10g，水煎服，每日 1 剂。

3. 香菇适量，泡酒外贴患处。

4. 大蒜头适量，捣烂，放在纱布上，外敷于患处，每 1～2 天换 1 次。

5. 枇杷叶火烤后贴患处，每日 3 次。

6. 鲜无花果捣烂敷于患处；或用干燥果实磨粉，撒于疮面。

7. 山荷叶捣烂敷患处。

8. 鲜白屈菜叶，揉汁涂于患处。

9. 六棱菊鲜品适量，捣烂，外敷患处，每日 1～2 次。

10. 相思子种子捣烂，外敷。

11. 三面刀（小升麻）30g，捣烂外敷，每日 1 换，每周用 5 日。

12. 新鲜响铃草 60g，捣成糊状，外敷患处，每日 1～2 次。

13. 鲜文殊兰叶 30g，捣烂外敷，每日 1 换。

14. 鲜自消容适量，捣烂敷患处。

15. 将患处用生理盐水清洗，再涂博落回汁，每日 6 次。

16. 麦饭石适量，研为细末，米醋调涂患处。

17. 取鲜山慈菇适量，捣烂，用米醋调涂患处。

18. 农吉利（野百合）适量，研末，油调外敷病灶处。

19. 山豆根适量，研细末，用香油调成糊，外涂病灶处。

20. 鲜粘毛卷耳全草加桐油适量捣烂，外敷患处。

21. 补骨脂100g，泡入高度适量白酒中，每日振摇2次，15日即成，每次取适量外涂病灶，每日1次。

22. 高良姜适量，粉碎，和凡士林混合成膏，外敷患处。

附注：另见口腔癌方1、方2、方8；乳腺癌方37；恶性黑色素瘤方3。

第二章　其他癌症

第一节　耳　癌

一、食物、药物及药食两用物品

墨旱莲、蒲公英、金银花、蛇蜕、蜂房。

二、临床常用中药

熟地黄、前胡、泽泻、白芷、皂荚、赤芍、知母、玄参、黄连、黄芩、黄柏、野菊花、牡丹皮、马勃、全蝎、蕲蛇、猪胆汁、羊胆、冰片、雄黄、白矾。

三、食疗及药疗精简验方

黄连30g、白矾15g，共研为细末，加入猪胆汁30g，阴干后再研为细末，每取适量吹入耳内，每日1~2次。

附注：另见舌癌方4。

第二节　牙龈癌

一、食物、药物及药食两用物品

银线草、淡竹叶、夏枯草、蒲公英、白花蛇舌草、猪殃殃、地龙、蜂房。

二、临床常用中药

紫花地丁、蟛蜞菊、麝香、白矾。

三、食疗及药疗精简验方

1. 银线草 15g，水煎，取汁，用药液频频漱口。

2. 干地龙末 3g、白矾灰 3g、麝香末 1.5g，共研细末，于湿布上涂药，贴患处。

附注：另见舌癌方 6。

第三节　硬腭肿瘤

一、食物、药物及药食两用物品

甘草、苦杏仁、土茯苓、蒲公英、射干、连翘、金银花。

二、临床常用中药

山慈菇、大黄、木鳖子、升麻、天花粉。

三、食疗及药疗精简验方

蒲公英、金银花、山慈菇各 30g，土茯苓、连翘各 15g，天花粉 9g，水煎服。

第四节　鼻 腔 癌

一、食物、药物及药食两用物品

猪肉、枸骨叶、魔芋、三七、昆布、老鹳草、白茅根、夏枯草、土茯苓、半枝莲、天葵子、金银花、石上柏、天南星、苍耳草、蜈蚣。

二、临床常用中药

半夏、葫芦、山豆根、白及、桃叶、五倍子、全蝎、麝香、血余炭、冰片、白矾。

三、食疗及药疗精简验方

1. 白茅根 60g、白及 15g，水煎服，每日 1 剂。
2. 白茅根、鲜藕节、血余炭各 30g，水煎服，每日 1 剂。
3. 血余炭 30g，三七、白矾各 10g，共研细末，每次服 3g，每日 2 次。
4. 桃叶嫩心，杵烂塞之，经常更换。
5. 陈葫芦 20g，烧灰存性研末，加适量麝香、冰片混匀，适量吹入鼻内，每日数次。

附注：另见脑瘤方 5；鼻窦癌方 4、方 7；鼻咽癌方 22、方 29。

第五节　声 带 癌

一、食物、药物及药食两用物品

蜂蜜、麦冬、大青叶、黄毛耳草、石见穿、白英、苦茄、蛇莓、金荞麦。

二、临床常用中药

龙葵、马勃。

三、食疗及药疗精简验方

白英、龙葵各 30g，石见穿、蛇莓、野荞麦根各 15g，水煎服，每日 1 剂。

第六节　扁桃体癌

一、食物、药物及药食两用物品

草莓、蜂蜜、当归、苦杏仁、大青叶、川贝母、马蔺子、杠板归、连翘、瓜蒌皮、鸭趾草、小升麻、紫草、土鳖虫、壁虎、穿山甲、地龙。

二、临床常用中药

莪术、乳香、没药、急性子、蒲黄、山豆根、瓜蒌、山慈菇、黄芩、升麻、胡黄连、皂角刺、儿茶、马勃、五灵脂、蟾酥。

三、食疗及药疗精简验方

马蔺子60g、升麻30g，共研细末，每次服9g，蜜水调服，每日2次。

附注：另见喉癌方10；甲状腺癌方1。

第七节　胆　管　癌

一、食物、药物及药食两用物品

姜黄、车前、虎杖、老鹳草、荠菜、白英、佛甲草、槐角、猕猴桃根、珍珠草、金钱草、白蚁。

二、临床常用中药

蒲黄、莪术、柘木、红豆杉、山豆根、黄连、黄芩、黄柏、栀子、白屈菜、山慈菇、白鲜皮、朱砂莲、木通、雷丸。

三、食疗及药疗精简验方

佛甲草120～150g，加水久炖煎，每日1剂，配合荠菜120～150g，作辅助治疗。

附注：另见食管癌方25；肝癌方27。

第八节　纵隔肿瘤

一、食物、药物及药食两用物品

蜂蜜、三七、生地黄、夏枯草、蛇莓、天葵子、桑白皮、僵蚕、僵蛹、壁虎、斑蝥、地龙。

二、临床常用中药

石斛、合欢皮、桃仁、甘遂、瓜蒌、青黛、白及、浙贝母、雷公藤、牛黄。

三、食疗及药疗精简验方

1. 青黛 6~12g，分 2 次吞服，或装入胶囊内吞服。

2. 三七粉 3g、白及粉 6g，每日 2 次，吞服。

3. 壁虎 15g、地龙 9g、僵蚕 6g，共研细末，炼蜜为丸，每丸 1.5g，口服，每次 1 丸，每日 2 次。

第九节　腹腔肿瘤

一、食物、药物及药食两用物品

小茴香、蜂蜜、当归、肉桂、桦木皮、水红花子、斑蝥、地龙。

二、临床常用中药

三棱、莪术、丹参、泽兰、川芎、牛膝、狗牙花、茵陈、马利筋、皂角刺、海马、麝香。

三、食疗及药疗精简验方

1. 桦木皮 15~30g，研碎，水煎，每日当茶饮用。

2. 马利筋根 25~40g，切片，炒瘦猪肉，调红酒炖服。服后若发现小便泔色，应停药，3 日后再服 1 次。

3. 白颈蚯蚓 3g，捣汁服之。

4. 狗牙花根茎 20~30g，水煎服；或加适量蜂蜜，同煎服用。

5. 莪术、肉桂、小茴香各等份，研为细末，口服，每次 1.5g，每日 2 次。

6. 水红花子不拘量，熬膏，入麝香少许，外贴患处。

第十节　阑尾肿瘤

一、食物、药物及药食两用物品

薏苡仁、白花蛇舌草、败酱草、金银花。

二、临床常用中药

三棱、莪术、紫花地丁。

三、食疗及药疗精简验方

鱼腥草、紫花地丁、白花蛇舌草各 30g，薏苡仁 15g，水煎，分 2 次服，每日 1 剂。

第十一节　肾盂癌

一、食物、药物及药食两用物品

猪肉、石韦、车前、白花蛇舌草、半枝莲、半边莲、天胡荽、三白草、杠板归、女贞子、鸭趾草。

二、临床常用中药

瞿麦、海金沙。

三、食疗及药疗精简验方

见肾癌方 4、方 7、方 9、方 10、方 12。

第十二节　胸膜肿瘤

一、食物、药物及药食两用物品

山楂、蜂蜜、大枣、党参、黄芪、甘草、陈皮、苦杏仁、薏苡仁、茯苓、昆布、海藻、鱼腥草、蒲公英、白花蛇舌草、半枝莲、桑白皮、射干、僵蚕、僵蛹、蜈蚣、蛇蜕、地龙、蜂房、蛤壳。

二、临床常用中药

桃仁、瓜蒌、赤芍、板蓝根、黄芩、全蝎。

三、食疗及药疗精简验方

1. 半枝莲 120g、蒲公英 30g，每日水煎当茶饮。

2. 地龙、全蝎、蜈蚣、蜂房、蒲公英、板蓝根各 30g，蛇蜕 20g，白花蛇舌草 250g，共研细末，炼蜜为丸，每丸重 6g，每日早、晚各服 1 丸。

第十三节　脊髓肿瘤

一、食物、药物及药食两用物品

蜂蜜、当归、甘草、艾叶、三七、白花蛇舌草、蓖麻子、蜈蚣、壁虎、穿山甲、斑蝥。

二、临床常用中药

白芍、川芎、马钱子、白芷、防风、山豆根、赤芍、大黄、珍珠、麝香、蟾酥、雄黄、白矾。

三、食疗及药疗精简验方

1. 白花蛇舌草 30g，水煎服，每日 1 剂。

2. 甘草、芍药各 6g，煎汤冲服山豆根末 2g，每日 1 次。

第十四节　神经系统肿瘤

一、食物、药物及药食两用物品

生姜、茯苓、昆布、海藻、天南星、夏枯草、白花蛇舌草、半枝莲。

二、临床常用中药

白芍、蒺藜、半夏、赤芍、柴胡、钩藤、苍耳草、牡蛎。

三、食疗及药疗精简验方

天南星、生半夏各 30g，苍耳草、白蒺藜各 15g，生姜适量，水煎服，每日 1 剂。

下篇
可防治癌症的食物与中药介绍

第一章 菜、果与谷部

第一节 食物、药物及药食两用物品

芦 笋

【别名】石刁柏，小百部。

【药用部分】嫩茎或块根。

【性味功效】甘、苦，平。归肺、胃、肾经。健脾益气，滋阴润肺，止咳散结，利尿通淋，清热解毒，杀虫止痒。

【传统主治】肺痨咳嗽，肺痈，肺痿，小便不利，皮肤疥癣。

【抗癌参考】肺癌、鼻咽癌、食管癌、胃癌、肠癌、肝癌、胰腺癌、乳腺癌、宫颈癌、膀胱癌、恶性淋巴瘤、白血病、眼癌、皮肤癌等。

现代药理研究表明，本品在体内、外均有抗肿瘤作用。在体外，芦笋对人肝癌细胞株、人胃癌细胞株 MGC803、人白血病细胞株（巨噬细胞型）U937 均有一定的抑制作用。其提取物在体外可抑制肉瘤 S180 的 DNA 和 RNA 合成。在体内，小鼠灌服芦笋汁，能够抑制小鼠肉瘤 S180 生长，延长艾氏腹水癌小鼠生存时间。从芦笋中分离出的芦笋皂苷 C 和芦笋皂苷 D，可抑制小鼠乳腺癌、胰腺癌和子宫颈癌的生长。芦笋提取物能抑制人宫颈癌 JTC26 细胞生长，同时对小鼠白血病 P388 细胞有细胞毒作用。有资料称，本品对小鼠肺癌 CA7015、人鼻咽癌 CMF、人宫颈癌 Hela 和人食管癌 ECA109 的癌细胞有杀伤作用。从芦笋根中提取的多糖和皂苷及从其茎中提取并合成的含硫化合物，对体外培养的腹水型肝癌细胞的杀伤率分别为 10.7%、82.6% 和 69.2%。芦笋之所以能抗癌，与它所含的芦笋苷结晶富含组织蛋白；与它富含多种维生素和纤维素；与它含有微量元素硒等因素有关。早在 1974 年，美国生物化学家就对当时有人用芦笋治好了眼癌和霍

奇金淋巴瘤一事进行了深入研究，得出并公布了芦笋可以抗癌的结论，从此能够防癌抗癌的芦笋疗法开始盛行。国外已将芦笋归为抗癌食品。国内对芦笋的研究也取得了可喜成果，如《中国医药报》曾报道湖北一位刘姓直肠癌患者及《福建中医药》曾报道漳州一位黄姓肝癌患者，都因食用芦笋罐头而取得良好的抗癌效果。

【补充说明】 芦笋所含营养物质极其丰富。本品在西方被誉为"十大名菜"之一，是欧美国家人民广泛喜爱的珍品佳肴。它所含多种维生素和微量元素的质量优于普通蔬菜，如天门冬酰胺能够增强机体免疫力，使细胞恢复正常生理状态。芦笋对高血脂、高血压、动脉硬化、肾结石具有良好的预防及治疗功效；对慢性胃炎、胃溃疡等疾病的作用也常有报道。芦笋还有助于消化。禾本科植物芦根的嫩苗也叫"芦笋"，但与属百合科植物的本品不同。

【用法用量】 内服：煎汤，15～30g；亦可炒、蒸、煲、凉拌或做罐头等。外用：适量，根煎水熏洗或捣汁涂于患处。

南　瓜

【别名】 番瓜。

【药用部分】 果实。

【性味功效】 甘，温。归脾、胃经。补中益气，润肺养肝，解毒杀虫，利尿止痛，化痰排脓，止喘通便。

【传统主治】 脾虚气弱，咳嗽哮喘，肺痈，水肿，小便不利，大便秘结，烧伤烫伤。

【抗癌参考】 肺癌、食管癌、胃癌、肠癌、肝癌、鼻咽癌、乳腺癌、宫颈癌、膀胱癌、前列腺癌、皮肤癌等。

通过灌胃给予模型鼠南瓜多糖，按10mg/mL每日0.4mL的剂量，连续给药7日，结果表明南瓜多糖对肉瘤S180、艾氏腹水癌的抑制率分别为37.3%和33.3%。南瓜含有大量的胡萝卜素（维生素A源），其可降低机体对致癌物质的敏感程度，稳定上皮细胞，防止癌变，对肺癌、胃癌、肠癌、肝癌、鼻咽癌、膀胱癌、皮肤癌等能够起到一定的预防作用。本品所含的维生素C，可防止硝酸盐在消化道中变成致癌物质亚硝胺，从而可以预防食管癌和胃癌的发生；所含的甘露醇具有较好的通便作用，可减少粪便中毒素对人体的危害，从而有助于预防结肠癌的发生；所含的硒和苯酚也均已被证实具有防癌作用。南瓜还含有芦丁，虽然含量很少，但其防癌作用并不比胡萝卜素差。日本学者称，芦丁能抑制皮肤、肺、乳房、大肠以及宫颈等部位的癌症发生。有资料称，南瓜是预防癌症最有效的食物之一。有些养生专家表示，秋季抗癌饮食首选南瓜。

【补充说明】研究证明，南瓜有提高机体免疫功能、促进生长发育、解毒、保护胃黏膜、帮助消化、提高智力、降血糖以及美容等作用，同时南瓜对糖尿病、高血压、肝炎、肥胖症等疾病也有明显的治疗作用。南瓜还能中和食物中某些农药及亚硝酸盐等有害物质，增强肝肾功能受损者的细胞再生能力，因而对肝硬化、肾脏病也有良效。南瓜可防治支气管哮喘、慢性支气管炎、夜盲症，还可预防血管硬化、心脏病、阿尔茨海默病、近视和眼内的各种感染性疾患。在饮食方面，南瓜可为主食，可为配菜，还可酿酒。本品营养丰富，民间将其称为"素火腿"。近年来，日本各城市相继出现南瓜食品店和南瓜餐厅。

【用法用量】内服：适量，蒸、煮、炖、炸均可，也可生捣汁或加工成粉、蜜饯、糕点等食用。外用：适量，捣敷。

【使用注意】食用时去皮越少越好。

南 瓜 蒂

【药用部分】瓜蒂。

【性味功效】苦、微甘，平。归肺、肝经。清热解毒，利水安胎。

【传统主治】痈疽肿毒，疔疮，水肿腹水，胎动不安，烫伤。

【抗癌参考】乳腺癌、眼鳞状上皮癌等。

【补充说明】对丁乳腺癌的治疗，《常见抗癌中草药》载：南瓜蒂烧灰存性研末，每服2个，用黄酒60g（能饮酒者，可加大酒量）调和送下，每日早晚各服1次；已溃烂者，亦可用香油调南瓜蒂灰外敷。本品可兼治慢性骨髓炎、急性乳腺炎、子宫脱垂、习惯性流产等疾病。

【用法用量】内服：煎汤，15～30g；或研末。外用：适量，研末调敷。

苦 瓜

【别名】 凉瓜。

【药用部分】 果实。

【性味功效】 苦，寒。归心、肝经。清热解毒，祛暑利尿，润脾补肾，清心明目，养血滋肝，凉血活血。

【传统主治】 热病烦渴，中暑痢疾，目赤痈肿，丹毒少尿。

【抗癌参考】 绒毛膜癌、恶性黑色素瘤、乳腺癌、皮肤癌、舌癌、喉癌、鼻咽癌、肝癌、胃癌、淋巴癌、白血病、膀胱癌等。

苦瓜粗提物及从苦瓜中分离得到的 α-苦瓜素、β-苦瓜素、苦瓜素 I、苦瓜素 II、苦瓜蛋白 MAP30 等物质均具有较强的抗癌活性。它们能选择性杀伤绒毛膜癌、恶性黑色素瘤、乳腺癌、皮肤癌、舌癌、喉癌、淋巴癌、白血病、膀胱癌等癌细胞。苦瓜素可以抑制恶性肿瘤细胞分泌蛋白酶，阻止癌细胞的生长和扩散。有研究报道，用苦瓜素 $50\mu g/mL$ 浓度，就可使人的舌癌、喉癌、鼻咽癌以及大鼠肝细胞瘤 H35、小鼠黑色素瘤 B16 的生长受到抑制。同时，苦瓜素对患有淋巴癌和白血病的小鼠亦有治疗作用。苦瓜所含的苦瓜蛋白及大量维生素 C 能提高机体的免疫功能。苦瓜汁含有类似奎宁的蛋白成分，该成分能加强巨噬细胞的吞噬能力，临床上对淋巴肉瘤和白血病有效。有些科学家预言，从苦瓜中提取的某种蛋白质，有可能成为防癌抗癌的新药。

【补充说明】 现代药理研究表明，苦瓜还具有抗菌、抗病毒、增强机体免疫功能、降血糖、降血脂、预防动脉粥样硬化、减肥、避孕、增进食欲等作用。本品可兼治糖尿病、艾滋病、肥胖症等疾病，而且营养丰富，既是良药，也是佳蔬。

【用法用量】 食用：适量，吃法甚多，可生吃、凉拌，也可煎、炒、烧、酿、做蜜饯等。

【使用注意】 孕妇不宜食用。

黄 瓜

【别名】 胡瓜。

【药用部分】 果实。

【性味功效】甘，凉。归脾、胃、大肠经。清热解毒，生津止渴，除烦解暑，消肿利尿，安神定志。

【传统主治】热病烦渴，咽喉肿痛，风热眼疾，湿热黄疸，小便不利，热痢便血。

【抗癌参考】肝癌、肠癌等。

黄瓜所含的葫芦素 C 具有提高人体免疫功能的作用。动物试验证明，该物质具有明显的抗肿瘤作用，尤其是对原发性肝癌，且能延长肝癌患者的生存期。本品所含的纤维素，可促进胃肠蠕动，加速肠道内腐败物质的排泄，可预防大肠癌。

【补充说明】现代药理研究表明，黄瓜具有减肥强体、抗氧化、抗衰老、防治酒精中毒、降血糖、降胆固醇、改善大脑和神经系统功能等作用，还可预防冠心病，兼治艾滋病、慢性肝炎、迁延性肝炎、酒精性肝硬化和失眠等疾病。外用本品，可治烧伤烫伤、痱子、白癜风、蜂蜇伤。将本品捣汁涂擦皮肤，能够起到润肤、舒展皱纹的功效。

【用法用量】食用：适量，最佳吃法为凉拌或生吃，也可炒食，但高温会使其维生素含量损耗过半。

【使用注意】为防维生素 C 受损，本品最好不与菠菜、辣椒、油菜混炒，或与水果同吃。

胡 萝 卜

【别名】黄萝卜，红萝卜。

【药用部分】根。

【性味功效】甘、辛，平。归脾、胃、肺经。健脾和胃，滋肝明目，宽中下气，清热解毒。

【传统主治】夜盲症，食欲不振，饱闷气胀，咳嗽，便秘。

【抗癌参考】肺癌、胃癌、肠癌、口腔癌、鼻咽癌、皮肤癌、膀胱癌、乳腺癌、子宫癌、白血病等。

本品含有丰富的胡萝卜素（维生素 A 源），其可以保护上皮组织，增强机体免疫能力，抑制自由基生长，防止癌细胞形成。有研究表明，大量进食含有胡萝卜素的食物，可降低肺癌、胃癌、肠癌、鼻咽癌、皮肤癌的发病率，还可预防膀胱癌和乳腺癌的发生。胡萝卜含有较多的叶酸，该物质亦具有抗癌功效。胡萝卜所含的木质素，也有提高机体抗癌能力和间接消灭癌细胞的功能；所含的大量植物纤维，可以促进肠道蠕动，预防肠道癌症的发生。意大利医学专家的调查表明，吸烟人群中不吃胡萝卜与每周吃 1 次以上胡萝卜的人相比，前者发生肺癌的危险是后者的 2.9 倍，故有人称胡萝卜是肺癌的天敌。另据《妙药奇方》介绍，大量的胡萝卜汁对治疗遗传性白血病有独特疗效。

【补充说明】研究表明，胡萝卜还有调节新陈代谢、促进生长发育、补血、增加冠脉血流量、降血脂、促进肾上腺素的合成、降血压、强心、降血糖、利尿、杀菌、保护视力和润肤美容等作用。胡萝卜可兼治高血压、高血脂、糖尿病、急性黄疸型肝炎、维生素 D 缺乏性佝偻病、麻疹、百日咳等疾病。外用本品，还可防治色素沉着、消除雀斑、除去粉刺。胡萝卜营养丰富，功用较多，故被西方视为菜中上品，荷兰人将其列为"国菜"之一。在国内，胡萝卜也有"土人参""小人参"之称。

【用法用量】食用：适量，可生吃、凉拌，但以炖食最佳，炒食次之。外用：适量。

【使用注意】胡萝卜素属脂溶性物质，故最好用食用油烹调。本品若与酒同食，易致肝病。胡萝卜与白萝卜有主补、主泻之别，不宜同食。食用本品时，以不加醋或少加醋为好，否则胡萝卜素易被破坏。

萝 卜

【别名】莱菔，白萝卜。

【药用部分】根。

【性味功效】甘、辛，凉。归肺、胃经。开胃健脾，消食导滞，止咳化痰，顺气治喘，润燥生津，清热止渴，止血醒酒，清利二便。

【传统主治】脾胃不和，宿食不消，脘腹胀满，咳嗽失声，肺燥咯血，胸闷气喘，伤风感冒。

【抗癌参考】食管癌、贲门癌、胃癌、肠癌、肝癌、肺癌、甲状腺癌、乳腺癌、鼻咽癌、宫颈癌、恶性淋巴瘤等。

萝卜可以防治多种癌症。研究表明，萝卜中含有一种抗肿瘤、抗病毒的活性物质，叫作"干扰素诱生剂"。实验证明，此物质对人的离体食管癌、胃癌、鼻咽癌、子宫颈癌等癌细胞均有显著的抑制作用。同时，萝卜还含有其他防癌抗癌物质，如其含有的大量维生素 C（含量是梨和苹果的10倍），可抑制癌细胞生长；含有的粗纤维，能够在保持大便通畅的同时，增大粪便体积，冲淡致癌物浓度，从而预防肠癌的发生；含有很多的木质素，可使人体内巨噬细胞活力提高 2～3 倍，从而有效抑制肿瘤的发生；含有被称为是秘密抗癌武器的"吲哚"，能将一些准备"闹事"的致癌物质解除"武装"或"押送出境"，从而降低癌症的发病率。据报道，非洲农村结肠癌的发病率每年只有 3.5/10 万左右，而欧美农村则高达 51.8/10 万，其重要原因可能在于非洲人萝卜的摄入量比欧美人多 6 倍。

【补充说明】现代药理研究表明，萝卜还有促进新陈代谢、增进食欲、帮助消化、降低血脂、稳定血压、软化血管等作用。萝卜可以防治冠心病、高血压、糖尿病、扁桃体炎、气管炎、硅肺、肺结核、菌痢、流感、白喉、百日咳、麻疹、猩红热等疾病。本品切片烘热，睡前外擦，可治冻疮。

【用法用量】食用：适量，食法很多，可生吃、凉拌、炒食、红烧、做汤、拌馅等。外用：适量。

【使用注意】萝卜忌与人参、西洋参同食。萝卜缨所含营养素水平较高，食萝卜时不应将其扔掉。

莱菔子

【别名】萝卜子。

【药用部分】成熟种子。

【性味功效】辛、甘，平。归肺、脾、胃经。消食除胀，降气化痰。

【传统主治】食积气滞，嗳气吞酸，脘腹胀痛，便秘泻痢，咳喘痰多，胸闷食少。

【抗癌参考】肺癌、胃癌、肝癌等。

本品所含的莱菔子素具有抗癌的作用。国外对该物质的提取分离、药理作用途径等方面的研究较多。有资料称，本品对于治疗肺癌或肿瘤伴有慢性支气管炎者疗效较佳，亦可用于治疗胃癌。

【补充说明】现代药理研究表明，本品还具有助消化、镇咳、祛痰、降压、抗菌、抗病毒、改善排尿功能、降低胆固醇、防止动脉硬化等作用。本品可兼治高血压、肠梗阻、习惯性便秘等疾病。

【用法用量】内服：煎汤，10~15g。

芫荽

【别名】胡荽，香菜。

【药用部分】全草。

【性味功效】辛，温。归心、肺、胃、脾经。发表透疹，芳香开胃，消食通气，醒脾和中，祛风解毒。

【传统主治】麻疹不透，积食纳差，风寒感冒，头痛牙痛，脱肛痔疮。

【抗癌参考】肺癌、乳腺癌、前列腺癌、膀胱癌、白血病、霍奇金淋巴瘤、成骨肉瘤、口腔癌、皮肤癌、消化系统恶性肿瘤等。

一项加拿大研究显示，大量香菜的 Flavones 可能会降低人们得激素相关癌症（如乳腺癌和前列腺癌）的概率。另有研究表明，香菜中的聚乙炔有抗烟草致癌物质的功效。香菜富含维生素 C 和胡萝卜素，这些物质均有显著的抗癌防癌作用。有资料称，由芫荽与排骨熬制的"排骨芫荽冻"，适用于防治慢性白血病、霍奇金淋巴瘤、成骨肉瘤及消化系统的恶性肿瘤；芫荽与白屈菜、川贝母，水煎服，每日1剂，对治疗肺癌有一定疗效。

【补充说明】现代药理研究表明，芫荽还具有促进外周血液循环、利尿、维持血糖、调整激素水平、促使排卵、祛斑美容等作用。芫荽可兼治高血压、消化不良、野菌中毒、产后无乳、眼角膜生翳等疾病。将本品揉汁搽面，可祛黑斑。外用本品，能使化脓创面干净，促进肉芽形成。香菜还被誉为治疗女性不孕症之良药。同时，香菜也是常见的提味蔬菜。

【用法用量】内服：煎汤，3~6g，可生吃，也可熟食。外用：适量。

【使用注意】胃溃疡、生疮者少吃。

小茴香

【别名】谷茴香。

【药用部分】果实。

【性味功效】辛，温。归肝、肾、脾、胃、心、膀胱经。散寒止痛，理气和胃。

【传统主治】寒疝腹痛，睾丸偏坠，少腹冷痛，痛经，脾胃虚寒，脘腹胀痛，食少吐泻。

【抗癌参考】胃癌、肠癌、宫颈癌、睾丸畸胎瘤等。

从小茴香中提取的植物聚多糖有抗肿瘤作用。小茴香对实体瘤有抑制作用。其所含的挥发油能促进胃肠蠕动，排出肠内气体，对患胃癌、肠癌表现为脘腹冷痛、虚寒内结者有良效。

【补充说明】现代药理研究表明，小茴香具有调节胃肠功能、保肝、利胆、抗溃疡、松弛气道平滑肌、祛痰、镇痛、杀菌、升白细胞等作用，同时还具有己二烯雌酚样作用。小茴香可兼治睾丸鞘膜积液、消化不良、胃肠下垂、风湿性关节痛等疾病。

【用法用量】内服：煎汤，3～20g。外用：适量。

茄　子

【别名】茄瓜。

【药用部分】果实、叶。

【性味功效】甘，寒。归脾、胃、大肠经。清热解毒，活血祛瘀，消肿止痛，祛风通络，凉血止血，利尿宽肠。

【传统主治】痰热咳嗽，腹痛腹泻，小便不利，痔疮便血，热毒疮痈，冻疮，口疮，蛇伤，蜈蚣伤。

【抗癌参考】胃癌、肝癌、舌癌、唇癌、颧骨癌、宫颈癌、乳腺癌等。

据研究表明，茄子含抗癌物质龙葵碱，虽其含量甚微，但对癌细胞敏感，且不会引起机体产生不良反应，既抗癌又安全。经动物试验证明，龙葵碱可以抑制消化系统癌症的发生。茄子也含有维生素 C 和胡萝卜素等物质，这些物质均具有防癌抗癌功效。茄子是茄属植物。印度科研人员曾从茄属植物中研制出了一种无毒药物，实验证明该药物对治疗胃癌、唇癌、颧骨癌和子宫颈癌都有良好效果。民间也有用茄子鲜叶晒干研末治疗乳腺癌溃烂的偏方。

【补充说明】研究证明，茄子（特别是紫茄子）的营养价值很高，其中糖类含量比番茄多 1 倍，矿物质含量多 2～3 倍。茄子富含维生素 P，该物质能够保护心脏和血管，提高微血管的抵抗力，防止出血；还能降低胆固醇，防治高血压、冠心病、肝脏肿大、痛风、脑出血、咯血、紫癜等疾病。茄子还富含维生素 E，该物质可防治男性不育症和习惯性流产，被称为"抗不育维生素"；还可增强体内抗氧化物质活性，具有美容、抗衰老的功效。上班族食用茄子，能消除高压工作下的紧张情绪。鲜茄外敷，尚有消炎镇痛作用，可治无名肿毒。

【用法用量】果实食用：适量，生食、凉拌、烹、干制、盐渍均宜。外用：适量。

辣　椒

【别名】海椒。

【药用部分】果实。

【性味功效】苦、辛，大热。归脾、胃、肝、大肠经。温中散寒，除湿开胃，消食化滞，开郁化痰，杀虫解毒。

【传统主治】食欲不振，胃寒饱胀，呕逆泻痢，风湿冻疮。

【抗癌参考】肝癌、胰腺癌等。

研究表明，辣椒能防治癌症。它富含维生素 C，且含量是各种蔬菜之首，被称为"维 C 之王"。辣椒还含有胡萝卜素。这些物质均已被证明有抗癌防癌功效。同时，辣椒中钴元素的含量很高。钴能加强人体新陈代谢，促进造血功能，参与人体维生素 B_{12} 的合成，抑制恶性肿瘤细胞的生长。辣椒所含的辣椒素也能加速癌细胞死亡。研究表明，辣椒素可以使小鼠体内的胰腺癌细胞凋亡。相关调查资料表明，少量服用辣椒地区的居民，其肝癌发病率远低于不食辣椒地区的居民。但另有学者认为，辣椒具有抗癌和致癌的双向调节功能。如果人体摄入辣椒量多，使其不仅被消化道吸收，还被肝脏吸收，则具有致癌性；但若摄入辣椒量少，使其仅被消化道吸收，则具有抗癌效果。

【补充说明】现代药理研究表明，辣椒能促进唾液分泌并提高淀粉酶活性，进而增加食欲。同时，辣椒还具有促进血液循环、降脂减肥、保护心脏、降低血压、解热镇痛和促进体内激素分泌等作用。辣椒营养丰富，素有"红色药材"之美称，既可入药，又可为菜。如今，其已成为仅次于大白菜的"中国第二大蔬菜"。

【用法用量】食用：适量，可煎炒、煮食、腌渍、干制、研末服或生食，其中以生吃效果更好。外用：适量。

【使用注意】不宜久食、多食。患溃疡病、食管炎、咽喉炎、痔疮和疮疖之人，慎食。

花 椒

【**别名**】蜀椒，秦椒。

【**药用部分**】果皮。

【**性味功效**】辛，热。归脾、胃、肾经。温中散寒，燥湿止痛，杀虫止痒，健胃止泻。

【**传统主治**】脘腹冷痛，寒湿吐泻，肺寒咳嗽，风寒湿痹，虫积腹痛，湿疹阴痒。

【**抗癌参考**】白血病、胃癌、乳腺癌、宫颈癌、阴道癌、甲状腺肿瘤、脑垂体瘤、皮肤癌等。可缓解癌性疼痛。

花椒宁碱可抗肿瘤，特别是对人白血病有极强的防治作用。其作用机制可能是花椒宁碱对人白血病 K562 细胞的增殖有抑制作用。有报道称，从花椒中提取出的一种生物碱，对白血病 L1210、P388 有很强的抑制性。花椒对小鼠肉瘤 S180 的抑制率达 80%，对黄曲霉毒素 B_1 的抑制率为 81%。《癌症秘方验方偏方大全》载：鲜花椒 30g、橘皮 10g、生姜 6g、猪精肉 40g，熬熟食用，常服，可治疗胃癌。

【**补充说明**】现代药理研究表明，花椒还具有抗炎、镇痛、镇静、杀虫驱虫、免疫调节等作用。花椒亦是常见的调味品之一。

【**用法用量**】内服：煎汤，3~6g；作调味品用：适量。外用：适量。

胡 椒

【**别名**】黑胡椒，白胡椒。

【**药用部分**】果实。

【**性味功效**】辛，热。归胃、大肠经。温中散寒，醒脾健胃，解毒止泻，下气消痰。

【**传统主治**】胃寒腹痛，呕吐泄泻，宿食不化，食欲不振，癫痫痰多，肺寒咳嗽。

【**抗癌参考**】乳腺癌、食管癌、结肠癌、白血病、前列腺癌、宫颈癌、骨癌、皮肤癌等。

有研究发现，胡椒中所含的"胡椒碱"具有防治乳腺癌的功效。胡椒与姜黄配伍，抗癌功效更强。另有研究称，胡椒素可以抑制前列腺肿瘤细胞的增殖。还有资料表明，胡椒碱能诱导人红白血病细胞株 K562 的分化。口服黑胡椒提取物，能够显著延长艾氏腹水癌小鼠的存活时间。实验表明，黑胡椒对于 1,2 - 二甲基肼所引起的结肠癌有抑制作用。

【补充说明】现代药理研究表明，胡椒还有抗惊厥、抗抑郁、镇痛、保肝、预防心肌缺血、增强机体耐缺氧能力和抗炎等作用。胡椒作为调味品，小剂量使用能够增进食欲。外用本品，可治疗阴囊湿疹等疾病。

【用法用量】内服：煎汤，2~4g；或研末服，每次 0.6~1.5g。外用：适量。

番　茄

【别名】西红柿。

【药用部分】果实。

【性味功效】甘、酸，微寒。归肝、脾、胃经。生津止渴，健胃消食，养阴凉血，养心平肝，护眼利尿，清热解毒。

【传统主治】热病伤暑，口干口渴，食欲不振。

【抗癌参考】食管癌、胃癌、肠癌、肝癌、胰腺癌、前列腺癌、肺癌、喉癌、口腔癌、乳腺癌、宫颈癌、子宫体癌、膀胱癌、白血病、纤维肉瘤、皮肤癌等。

番茄含有多种营养成分，其中以胡萝卜素及维生素 C 含量最多。胡萝卜素是维生素 A 的前体，具有稳定上皮组织细胞，阻止其过度增生，从而引起癌变的作用。故胡萝卜素可预防肺癌、胃癌、肠癌、乳腺癌、肝癌、胰腺癌、前列腺癌等上皮组织癌变的发生。维生素 C 能阻碍诱癌物质——亚硝胺的合成，同时能够增强机体的免疫功能、促进胶原物质生成、提高环磷酸腺苷（cAMP）在人体内的含量，故被称为"防癌的锐利武器"。番茄所含的番茄红素和谷胱甘肽，也都有抗癌防癌作用。临床试验表明，当人体内谷胱甘肽的浓度上升时，癌症的发病率就会明显下降。有些欧美医学专家认为，富含番茄红素的饮食能降低前列腺癌的发生风险。有资料称，每周吃 4 次配有番茄的膳食，患前列腺癌的概率可能会减少 20%；每周吃 8 次这种膳食，患前列腺癌的概率可降低 50%。番茄所含的纤维素，也可促进肠道内腐败食物的排泄，有助于预防肠癌的发生。

【补充说明】番茄甘甜爽口，其含水量与西瓜相近，堪称"蔬菜中的水果"。它还含有丰富的维生素和矿物质。据统计，成人每天食用 300g 左右的番茄，就可基本上满足机体对维生素和矿物质的需要。番茄还具有软化血管，促进钙、铁元素吸收，降胆固醇，降血压，抗菌，调节胃肠功能，促进人体骨骼生长，延缓衰老等作用。番茄可以防治高血压、眼底出血、牙龈出血、口疮、佝偻病、眼干燥症、夜盲症等疾病。

【用法用量】食用：适量，可生吃，也可油炒、做汤、做罐头等。

【使用注意】未成熟的番茄不要吃；熟食也应将番茄烧透，加点醋更好，但不宜长时间高温烹饪。忌与虾蟹类或石榴同食。

四季豆

【别名】菜豆。

【药用部分】豆荚及种仁。

【性味功效】甘，平。归脾、肾经。健脾和中，滋阴清热，利尿消肿。

【传统主治】水肿，脚气病。

【抗癌参考】白血病、食管癌、肝癌、胃癌、肠癌、鼻咽癌、乳腺癌、甲状腺癌、宫颈癌、卵巢癌、恶性葡萄胎、绒毛膜上皮癌、睾丸癌、骨肉瘤等。可防治癌性溃疡，癌性胸、腹水。

四季豆中所含的植物凝血素（PHA），体外试验能抑制人体食管癌、肝癌细胞株及小鼠白血病淋巴母细胞的 L5198Y 细胞株的生长；腹腔注射能明显延长白血病 L1210 小鼠的生存期，且对移植性肿瘤如肉瘤 180、瓦克癌 256、艾氏腹水癌等具有抑制作用。PHA 直接抗肿瘤作用不强，但其能使癌细胞发生凝集，从而改变癌细胞细胞膜的通透性，抑制癌细胞 RNA 及 DNA 的合成，促使癌细胞从静止期进入活动期，进而增加了癌细胞对化学药物治疗的敏感性。同时，PHA 还具有一定的细胞毒作用。在体内，PHA 抑瘤作用与提高机体免疫功能密切相关，它能多方面调动机体的抗肿瘤功能。因此，PHA 与抗癌药同用，常能使原本失效的化疗药物恢复疗效，且能帮助抗癌药更好地发挥药效。PHA 还能刺激骨髓造血功能，保护白细胞或使其水平升高，从而防治肿瘤患者因放、化疗所引起的骨髓抑制及白细胞减少。另外，四季豆所含的胡萝卜素、维生素 C 和粗纤维等物质，也有益于抗癌防癌。在日本民间，有人煮食四季豆以防治胃癌；在欧美民间，有人用四季豆防治睾丸癌、乳腺癌、癌性溃疡等疾病。

【补充说明】四季豆还可兼治流行性出血热、血小板减少性紫癜、粒细胞减少症、肝炎、麻风病、类风湿关节炎、再生障碍性贫血等疾病。

【用法用量】食用：适量，可煮、可炒，也可与鸡、鸭等配伍红烧。PHA注射液，按其说明书使用。

扁 豆

【别名】白扁豆。

【药用部分】种子、嫩荚。

【性味功效】甘，微温。归脾、胃经。健脾和中，益气化湿，消暑解渴，解毒止泻。

【传统主治】脾胃虚弱，食少烦渴，胸闷腹胀，暑湿吐泻，白带过多。

【抗癌参考】白血病、胃癌、肠癌、食管癌、肝癌、鼻咽癌、乳腺癌、甲状腺癌、宫颈癌、卵巢癌、恶性葡萄胎、绒癌、睾丸癌、骨肉瘤等。

本品所含的Ⅰ-小扁豆凝集素（Ⅰ-LCA）对荷人肝癌裸鼠有靶向定位和治疗作用，能明显抑制癌细胞生长，并能使癌细胞出现消退、坏死现象。有报告指出，扁豆体外试验有抑制肿瘤细胞生长的作用。其所含的植物凝血素可使恶性肿瘤细胞发生凝集反应，使肿瘤细胞表面结构发生变化，进而发挥细胞毒的作用。同时，其还可促进淋巴细胞的转化，从而增强机体对肿瘤的免疫能力。扁豆是临床治疗肿瘤常见的药食两用物品，如与薏苡仁、猪骨做成的"扁豆苡仁猪骨汤"，可防治卵巢癌、宫颈癌、滋养叶细胞癌等癌症。

【补充说明】现代药理研究表明，扁豆还具有增强细胞免疫、抗菌、抗病毒、促进消化吸收功能、解酒毒或食物中毒等作用。扁豆也是一种营养成分非常丰富的常用蔬菜。

【用法用量】内服：煎汤，10～30g；食用，适量，可凉拌、可清炒或炒肉、炒鱼，也可煮熟捣烂做点心馅或烤熟做零食吃。

刀 豆

【别名】刀豆子。

【药用部分】种子。

【性味功效】甘，温。归胃、肾、肺经。温中和胃，降气止吐，补肾助阳。

【传统主治】中焦虚寒，呃逆呕吐，疝气腰痛，老年咳喘。

【抗癌参考】食管癌、胃癌、肝癌、肾癌、鼻咽癌、舌癌、喉癌等。

药理实验证明，刀豆所含的刀豆赤霉素、刀豆血球凝集素可提高淋巴细胞转化成淋巴母细胞的效率，从而抑制肿瘤的发生。洋刀豆血球凝集素（为 PHA 的一种）具有抗肿瘤作用，它可激活淋巴细胞转变成淋巴母细胞，从而增加机体免疫功能，还可抑制其他 PHA 引起的细胞毒性，亦可凝集由各种致癌剂引起的变形细胞，并能使肿瘤细胞重新恢复正常细胞的生长状态。

【补充说明】刀豆可治百日咳等疾病，还可增进食欲。

【用法用量】内服：煎汤，10～15g；食用，适量，可炒菜吃，也可做泡菜。

【使用注意】烹制火候不够，会引起食物中毒。

莴　苣

【别名】莴笋。

【药用部分】茎、叶。

【性味功效】苦、甘，凉。归胃、小肠经。通经下乳，泻热利水，利五脏，开胸膈，坚筋骨，白牙齿，去口臭，明耳目。

【传统主治】小便不利，尿血，乳汁不通，咳嗽，食积。

【抗癌参考】肝癌、胃癌、肠癌、鼻咽癌、口腔癌、眼癌等。

研究发现，莴苣中含有一种芳香烃羟化酯，该物质能够分解食物中的致癌物质亚硝胺，预防癌细胞的形成，对肝癌、胃癌、肠癌等消化系统癌症有一定的防治作用。同时，芳香烃羟化酯也可缓解患者放、化疗后的反应。莴苣汁是鼻咽癌、口腔癌等放疗后口干欲饮者的优良饮料。莴苣含有丰富的胡萝卜素，若每人每日食用 200g 的莴苣叶，就能满足机体对胡萝卜素的需求量。由胡萝卜素在人体内转化而来的维生素 A，能刺激机体的免疫系统，维持上皮组织的正常结构，调动机体抗癌的积极因素，抵御致癌物质侵入人体，对防癌抗癌有益。

【补充说明】现代药理研究表明，莴苣还具有利尿，降压，预防心律失常，刺激消化液分泌，促进胃肠蠕动，促进骨骼、毛发、皮肤发育，镇痛，催眠等作用。莴苣可兼治神经官能症、高血压、心律失常。

【用法用量】 内服：适量，炒、烧、烩、拌、腌、泡等均可。外用：适量。

【使用注意】 宜茎叶同食（叶的营养素比茎高），不宜与奶酪、蜂蜜同食。痛风、尿路结石、眼疾患者不宜食用。

生　姜

【别名】 鲜姜。

【药用部分】 新鲜根茎。

【性味功效】 辛，微温。归肺、脾、胃经。解表散寒，温中止呕，化痰止咳，健脾和胃。

【传统主治】 风寒感冒，脾胃虚寒，胃纳不佳，呕吐腹泻，肺寒咳嗽，鱼蟹中毒。

【抗癌参考】 食管癌、贲门癌、胃癌、皮肤癌、肺癌、喉癌、脑瘤、恶性淋巴瘤、白血病、绒癌、睾丸肿瘤等。可防治因放、化疗引起的呕吐、反胃。

生姜汁液可抑制癌细胞的生长。动物实验显示，其对小鼠肉瘤 S180 的抑制率达 82.2%。生姜醇能抵制 12 - 0 - 十四酰佛波醇 - 13 - 乙酸酯所致的小鼠肿瘤。其与辣椒素协同，能够对小鼠癌症有化学抵制作用。生姜可抑制亚硝酸胺的合成。日本研究人员报告，鲜姜中含有多元酸人参萜三醇，这种物质可以抑制癌细胞扩散。在含有人胃癌细胞的 37℃ 试管培养液中加入上述物质后，恶性细胞的增长率减少了 50%。这可能是因为多元酸人参萜三醇可以降低细胞膜的渗透性，从而减少细胞毒素的渗出，抑制细胞的增殖。美国科学家通过动物试验发现，生姜具有防治皮肤癌的功能。

【补充说明】 现代药理研究表明，生姜还具有抗炎、抗过敏、促进胃液分泌、保护胃黏膜、抗溃疡、兴奋肠管、促进消化、护肝利胆、强心、降胆固醇、抗病原微生物、降低氧化活性、解热镇痛、止吐、发汗、抗惊厥、抗血小板聚集等作用。外用本品，可治腋下狐臭、冻疮、斑秃等疾病。生姜同时也是一种很好的调味品。

【用法用量】 内服：煎汤，3～9g；或捣汁服；或食用，既可生食，也可做馅。外用：适量，擦、洗或用汁涂患处。

【使用注意】霉烂变质的生姜会致癌，故勿食用。

干　姜

【别名】均姜。

【药用部分】干燥根茎。

【性味功效】辛，热。归脾、胃、心、肺、大肠经。温中散寒，回阳通脉，温肺化饮，燥湿止血。

【传统主治】脘腹冷痛，呕吐泄泻，肢冷脉微，寒饮咳喘。

【抗癌参考】胰尾癌等。可缓解癌性疼痛。

现代药理研究证明，干姜具有抗肿瘤作用，主要用于防治消化系统肿瘤，对脾胃虚寒者尤为适宜。干姜中含有多种莰烯、姜醇、龙脑等物质，这些物质对癌细胞生长有一定的抑制作用。据日本学者研究发现，用理中汤治疗癌症，同时配合放疗、化疗，可有效增加放、化疗的疗效并减少不良反应的发生。另有试验以本品为主，同时配伍附子、熟地黄、桃仁、红花等药物对癌症患者进行治疗，其中十二指肠淋巴瘤 1 例、胃淋巴瘤 2 例被治愈。本品配伍川椒、白花蛇舌草等药物治疗胰尾癌疼痛者 249 例，结果表明本疗法有显著的止痛效果。

【补充说明】现代药理研究表明，干姜还具有镇静、镇痛、抗炎、促进血液循环、预防心律失常、刺激胃液分泌、促进消化、止呕止泻、增加胆汁分泌、护肝、抗氧化等作用。

【用法用量】内服：煎汤，3～10g；或入丸、散。

莼　菜

【别名】水葵。

【药用部分】全草。

【性味功效】甘，寒。归肝、脾经。清热解毒，利水消肿，厚肠益胃，止呕止痢，养心安神。

【传统主治】热积呕恶，胃痛泻痢，黄疸，消渴，痈肿，疔疮。

【抗癌参考】胃癌、食管癌、肠癌、乳腺癌、皮肤癌等。可防治癌性胸、腹水。

经药理及动物试验证明，莼菜黏液具有抗癌作用。《医学中央杂志》曾报道，莼菜煮食可防治胃癌。也有报道称，本品鲜草捣敷，对防治乳腺癌、皮肤癌有效。胃肠道癌症术后患者，更宜持续适量服用本品。

【补充说明】现代医学研究表明，莼菜营养丰富，含有蛋白质、糖类、多种维生素、矿物质和各类氨基酸。本品能促使胃液分泌，延缓皮肤衰老，具有美容和强身的功效。本品可兼治高血压、胃炎、胃溃疡、急性黄疸型肝炎和慢性肝炎等疾病。莼菜还是一种味道鲜美的佳蔬，深受全世界人民的喜爱。

【用量用法】内服：适量，鲜品煮食；或捣烂吞服；或和鲫鱼做羹。外用：适量，捣烂敷。

苋　菜

【别名】红苋菜。

【药用部分】幼苗及茎叶。

【性味功效】甘，凉。归肺、大肠、小肠经。清热解毒，除湿止痢，补血止血，凉血散瘀，通利二便，明目利咽。

【传统主治】赤白下痢，二便不通，鼻衄尿血，目赤咽痛。

【抗癌参考】子宫颈癌、子宫体癌、肠癌等。

有资料称，红苋菜水煎常服，能辅助治疗宫颈癌、肠癌。红苋菜120g煎水温服，对治疗子宫体癌有一定疗效。

【补充说明】现代医学研究发现，苋菜营养丰富，其所含的蛋白质比牛奶中的蛋白质更容易被人体吸收。苋菜中胡萝卜素的含量，比茄果类蔬菜高2倍以上。苋菜中铁的含量是菠菜的1倍，钙的含量是菠菜的3倍，且本品还不含草酸。苋菜所含的钙、铁元素很容易被人体吸收利用，故对儿童的生长发育具有促进作用。苋菜还可以透发麻疹，兼治白喉、甲状腺肿、尿路感染等疾病。本品煎水外洗，可治油漆过敏引起的皮肤瘙痒。苋菜药食兼优，为大多数人所喜爱。我国民间一向视其为补血佳品，有"长寿菜"之称。

【用法用量】内服：煎汤，适量；或当蔬菜吃，可炒食或与猪肉同煮食用。外用：适量。

【使用注意】不可与鳖同食。

马 齿 苋

【别名】马齿菜。

【药用部分】全草。

【性味功效】酸，寒。归肝、胃、心、大肠经。清热解毒，凉血止血，除湿通淋，止痢疗疮，养肝护眼。

【传统主治】热毒血痢，痈肿疮疡，崩漏便血，湿热淋证，赤白带下，虫蛇咬伤。

【抗癌参考】肠癌、肝癌、食管癌、白血病、阴茎癌、阴道癌等。

马齿苋水提液对荷 S180 小鼠肉瘤有明显的抑制作用，同时能够明显增强小鼠淋巴细胞的功能。马齿苋多糖（POP）及黄酮类化合物均可以增强机体细胞免疫，具有明显的抑瘤效果。马齿苋多糖对肝癌细胞 SMMC7721 的增殖具有抑制作用，还能显著降低腹水瘤的分裂指数，可以明显抑制小鼠 S180 移植性实体瘤的生长。马齿苋中褪黑色素的含量比一般蔬菜高 10～20 倍，褪黑色素是一种能够抑制癌细胞生长的抗氧化剂。

【补充说明】现代医学研究表明，马齿苋还具有抑菌、降脂、抑制动脉粥样硬化（AS）斑块形成、抑制血小板聚集及血栓形成、降血糖、降血压、增强免疫功能、抗氧化、延缓衰老、润肤美容、收缩子宫，促进溃疡愈合及利尿等作用。本品可兼治菌痢、肠炎、肺结核、百日咳、急性膀胱炎、糖尿病、肾结核、肾炎、视神经萎缩等疾病。外用本品，可治疗化脓性皮肤病、蜂窝组织炎。马齿苋可作蔬菜食用，因其具有多种保健功能，故被称为"天然长寿菜"。

【用法用量】内服：煎汤，15～30g；或食用，可凉拌、清炒或炖排骨等，其中以凉拌最具营养价值。

【使用注意】孕妇不宜食用。

芋 头

【别名】芋艿。

【药用部分】球茎。

【性味功效】甘、辛，平。归脾、胃、小肠经。益胃健脾，宽肠通便，解毒消肿，散结止痛，补益肝肾，填精益髓。

【传统主治】肿块，痰核，瘰疬，便秘。外治筋骨病，跌打伤，烫火伤，蛇虫伤，蜂蜇伤。

【抗癌参考】肝癌、甲状腺癌、乳腺癌、恶性淋巴瘤等。

研究表明，芋头有抑制肿瘤细胞生长的作用。芋艿能增强人体的免疫功能，可作为防治癌瘤的常用药膳主食。在癌症患者手术或术后放疗、化疗及其康复过程中，芋头均具有辅助治疗的作用。有研究用芋头服食法治疗乳腺癌、甲状腺癌、恶性淋巴瘤以及其他肿瘤伴有淋巴结肿大或淋巴结转移者百余例，发现该法对防治肿瘤和淋巴结转移有一定作用。以芋艿为主药制成的古方"芋艿丸"，可辅助治疗各种癌症。

【补充说明】现代药理研究表明，芋头含氟量较高，故可洁齿防龋，保护牙齿。芋头系碱性食物，可调节人体酸碱平衡，具有美容养颜、乌黑头发之功。芋头富含黏液皂素及多种微量元素，具有增进食欲，帮助消化等作用。本品可兼治淋巴结结核，抑制胃酸分泌过多。本品外擦，可治赘疣、鸡眼。芋头既可作为主食，还可作为蔬菜，能够用来烹饪多样美味佳肴。广东等地自古就有中秋节吃芋头的习俗。

【用法用量】内服：适量，煮食或作丸、散，素吃、荤食、红烧、白煨均可。外用：适量，捣烂敷或切片擦。

甜 菜

【别名】恭菜。

【药用部分】茎叶及块根。

【性味功效】甘，平（根）；凉（叶）。补益生津，健胃消食，止咳化痰，顺气利尿，清热解毒。

【传统主治】麻疹透发不畅，热毒下痢，胃脘气滞，闭经淋浊，跌打损伤，痈肿。

【抗癌参考】白血病等。可防治肿瘤出血。

据报道，甜菜有一定的抗癌功效，对白血病细胞及实体瘤有抑制作用，并能减少电离辐射对机体的损伤。甜菜含有一种叫 β－花青苷的特殊红色素，动物实验证明 β－花青苷具有明显的抗癌功效。甜菜根所含的叶酸，亦具有一定的抗肿瘤作用，属于天然抗癌维生素。研究发现，甜菜碱与 D－异抗坏血酸配伍用药，在体外能抑制肉瘤37、艾氏癌瘤和淋巴样白血病 L1210（LE）的有丝分裂，且作用较单独用药强。

【补充说明】 甜菜药用价值很高。其可保护甲状腺功能，防治甲状腺肿、动脉粥样硬化、高血压病、贫血、阿尔茨海默病。本品能加速人体对蛋白质的吸收，改善肝功能，防治胃溃疡，并具有通便和美容等作用。本品捣烂外敷，对治疗外伤出血有明显疗效。甜菜富含营养，被称为"宝菜"。

【用法用量】 食用：适量，可榨汁饮用，也可生食、凉拌、素炒或煮汤，还可拌入面条中食用。外用：适量。

大　枣

【别名】 红枣。

【药用部分】 果实。

【性味功效】 甘，温。归脾、胃、心经。补中益气，养血安神，调和营卫，生津润肺，固肠止泻，缓和药性。

【传统主治】 脾胃虚弱，倦怠乏力，食少便溏，脏躁失眠。

【抗癌参考】 胃癌、白血病，食管癌、肝癌、甲状腺癌、乳腺癌、宫颈癌、恶性葡萄胎、膀胱癌、阴茎癌、唇癌、口腔癌、喉癌、软组织肉瘤、皮肤癌、胸膜肿瘤等。可防治因放、化疗引起的白细胞减少症。

据报道，国外学者已成功地从大枣中提取出抗癌物质，这是一组三萜类化合物。其中，山楂酸在动物实验中所表现的抗癌能力已超过了常用抗癌药 5 - 氟尿嘧啶。有资料称，大枣有抑制癌细胞增殖的作用。其所含成分桦木酸、山楂酸连续给药 7 日，对 5%～35% 的肉瘤 180 有抑制效果；连续给药 14 日，抑制效果更强。研究还发现，大枣和人参一样，含有丰富的环磷酸腺苷。此物质能调节细胞的分裂繁殖过程，抑制癌细胞的生长。肿瘤细胞中 cAMP 含量较低，如给肿瘤细胞掺入 cAMP，则能使一些敏感的正在恶性发展的癌细胞停止生长，甚至还能使它们转变为正常细胞。据介绍，大枣煎剂内服对大鼠腺胃癌有抑制作用；大枣水溶性提取物对人白血病 K562 细胞的增殖和集落形成能力有显著的抑制作用；大枣的热水提取物，体外试验对 JTC26 细胞生长的抑制率达 90% 以上。针对肿瘤患者因贫血或放、化疗所导致的机体红细胞、白细胞和血小板计数减少，也可用大枣进行预防和治疗。另外，大枣富含维生素 C，含量比柑橘还要高 7～10

倍，且维生素C已被证明是防癌的"锐利武器"。

【补充说明】现代药理研究表明，大枣还具有镇静、催眠、镇痛、镇咳、祛痰、降压、抗突变、增强免疫功能、保肝、增加胃肠液分泌、增进食欲、增强肌力、增加体重、抗疲劳、促生长、抗氧化、抗衰老、抗变态反应和补血等作用。本品可兼治过敏性紫癜、贫血、高血压、肝炎、肝硬化、消化性溃疡、骨结核等疾病，并可预防输血反应。大枣为我国最早栽培的果品之一，与桃、李、梅、杏并称"中国五果"。大枣所含营养极为丰富，鲜食甜脆爽口，晒干后食肉甜质糯。干枣含糖量为55%~80%，比制糖原料甜菜、甘蔗及新疆的哈密瓜、葡萄干的含糖量还高。每100g鲜枣中维生素C的含量为380~600mg，比苹果、桃子约高100倍，故大枣被人们誉为"天然的维生素丸"。同时，民间还有"一日吃三枣，到老不显老"的说法。

【用法用量】内服：煎汤，6~15g；或捣烂作丸；或食用，生吃、熟食均可，还可加工成枣脯、枣糕、枣罐头等多种食品。外用：适量，煎水洗或烧存性研末调敷。

【使用注意】糖尿病患者不宜食用。

苜 蓿

【别名】光风草，金花菜。

【药用部分】全草。

【性味功效】苦，平。归脾、胃、肾经。清热渗湿，利尿消肿，和脾止血。

【传统主治】湿热黄疸，水肿，淋证，消渴，便秘，痔疮出血。

【抗癌参考】肠癌、白血病等。

苜蓿中含有粗纤维，该物质可促进大肠蠕动，有助于大便及毒素的排泄，可防治肠癌。据《防癌抗癌食品指南》记载，宁夏民间就有以苜蓿水煎服，治疗白血病的单方（详见本书上篇白血病精简验方）。

【补充说明】现代药理研究表明，苜蓿有止咳平喘、止血、降脂、抗氧化、润泽皮肤、减少色素沉着、抗衰老等作用。本品可预防动脉粥样硬化，防止肾上腺素氧化，兼治支气管炎、恶性贫血、胃肠道出血、尿路结石等疾病。苜蓿嫩苗作蔬菜炒食，清香柔滑，鲜嫩可口。因其铁元素含量很高，故可作为贫血患者的辅助食品。

【用法用量】内服：煎汤，9～15g；或研末，6～9g；或捣汁，30～150g；或作蔬菜，每餐50～80g。

黄　豆

【别名】黄大豆。

【药用部分】成熟的种子。

【性味功效】甘，平。归脾、胃、大肠经。滋补脾胃，宽中下气，清热解毒，排脓润燥，清利二便，消肿止痛。

【传统主治】疳积泻痢，腹胀羸瘦，小便不利，疮痈肿毒，外伤出血。

【抗癌参考】食管癌、胃癌、肝癌、肠癌、胰腺癌、乳腺癌、宫颈癌、前列腺癌、肺癌、口腔癌、皮肤癌等。

研究证明，黄豆具有抗癌作用。有资料称，黄豆至少含有5种已知的抗癌物质，其能够预防与激素有关的癌症发生。黄豆所含的植物脂醇类和皂角苷等成分，是有效的抗癌物质。动物试验证明，植物脂醇类物质能抑制癌细胞的分化及增殖，进而可防治大肠癌。皂角苷则能增强免疫系统的功能，减缓子宫颈癌和皮肤癌的癌细胞生长，减少大肠癌的癌细胞增殖。研究还发现，黄豆对防治消化道癌症具有独特的功效。它含有丰富的硒，而硒的首要功能就是防治癌症。硒能通过阻止致癌物质与正常细胞内脱氧核糖核酸的结合，从而起到防癌作用。黄豆亦含丰富的钼，而钼能显著抑制食管癌的发生和发展。黄豆中的胡萝卜素也可通过抑制致癌物质苯并芘的氧化，而产生防癌作用。黄豆中所含的钙元素，对大肠癌有较好的防治作用。研究证实，黄豆比维生素C更能有效地抑制致癌物质亚硝胺，从而预防肝癌的发生。还有学者发现，在黄豆中含有一种类似他莫昔芬的物质，该物质有预防乳腺癌发生的功效。黄豆所含的染料木黄酮，是其发挥防癌作用的主要成分。另有资料称，由黄豆加工制成的食品，如豆腐、豆浆、豆粉、豆腐乳等，将会成为防癌食品中的主角。

【补充说明】黄豆营养价值丰富，有"豆中之王""营养之花"的美称，也被人们叫作"植物肉""绿色乳牛"。干黄豆中高品质的蛋白质含量约占40%，为粮食之冠。现代营养学研究表明，0.5kg黄豆所含的蛋白质相当于1kg瘦猪肉，或1.5kg鸡蛋，或6kg牛奶中的蛋白质含量。其脂肪含量也在豆类中占据首位。黄豆含铁量多，且易被人体吸收。黄豆还具有增强免疫功能、降脂、降糖、抗菌消炎、通便、美容、促进骨生成、保护卵巢、抗老化等作用。它可预防血管硬化、高血压和冠心病，防治糖尿病、脂肪肝、咽炎、结膜炎、口腔炎、菌痢、肠炎、缺铁性贫血、阿尔茨海默病和记忆力减退等疾病。黄豆还可减轻更年期综合征症状、缓解疲劳和紧张情绪，是上班族的理想食品。

【用法用量】内服：适量，煮熟食；也可加工制成豆腐、豆浆等食品。外用：适量，捣烂敷。

【使用注意】患疮期间不宜食用。严重肝病、肾病、痛风、消化性溃疡患者应禁食。

黄豆芽

【药用部分】黄豆经水泡后发出的嫩芽。

【性味功效】甘，凉。归脾、胃、大肠、膀胱经。清热解毒，利湿除痹，滋肝润肺，补气养血。

【传统主治】脾胃湿热，水胀肿毒，湿痹痉挛，膝痛，便秘。

【抗癌参考】直肠癌等。

研究发现，黄豆芽含有一种干扰素诱生剂，能抗病毒感染，抑制肿瘤的生长。黄豆芽含有丰富的维生素 E 和叶绿素。前者可以保护上皮细胞的完整性，从而起到防癌作用；后者能分解人体内的亚硝酸胺，进而起到防治直肠癌等多种消化道恶性肿瘤的作用。黄豆芽还含有丰富的维生素 C、胡萝卜素、纤维素等成分，这些物质均有一定抗癌作用。据介绍，黄豆芽配伍甘草，且与化学抗癌药物同用，能提高抗癌药物的疗效，减少药物不良反应的发生。故黄豆芽可作为癌症患者放、化疗时的辅食。

【补充说明】黄豆芽既保存了黄豆的营养成分，又增加了一些其他营养素。如黄豆中维生素 C 的含量极少，但每100g 黄豆芽却含 10～30mg 的维生素 C。而且，黄豆芽的蛋白质消化率和生物效价均比黄豆高；蛋白质利用率比黄豆高 10% 左右；胡萝卜素、烟酸、维生素 B_2 的含量比黄豆高 2～4 倍；维生素 B_{12} 的含量比黄豆高 12 倍；氨基酸含量也由黄豆本身所含的 0.6mg 增加到了 4.6mg。同时，黄豆中能够引起腹胀的大豆低聚糖等成分，在黄豆芽中也消失了。黄豆芽还具有降血脂、预防动脉硬化、减肥、降压、补血、补脑、抗疲劳、促进青少年生长发育、淡化雀斑、美白肌肤、乌发养颜等功效。黄豆芽可以预防硅肺，防治高血脂、高血压、贫血和寻常疣等疾病。黄豆芽是一种营养和食疗价值很高，且价格实惠的蔬菜。

【用法用量】食用：适量，可凉拌、清炒、焖肉、炖排骨等。

【使用注意】烹调时，不宜加碱，可加少量食醋。无根豆芽不宜食用。

绿　豆

【别名】青小豆。

【药用部分】种子。

【性味功效】甘，寒。归心、胃经。清热解毒，消暑利水，生津止渴，消肿下气。

【传统主治】暑热烦渴，感冒发热，痈肿疮毒，水肿尿少，药食中毒。

【抗癌参考】肺癌、肝癌、白血病、眼部肿瘤、恶性黑色素瘤等。

有实验发现，绿豆对由吗啡＋亚硝酸钠诱发的小鼠肺癌与肝癌有一定的防治作用。另有实验证实，从绿豆中提取的苯丙氨酸氨解酶对小鼠白血病 L1210 细胞和人白血病 K562 细胞有明显的抑制作用，且随着酶剂量的增加和作用时间的延长，所产生的抑制效果也明显增加。绿豆可改善肠道菌群，减少有害物质吸收，预防某些癌症的发生。据介绍，绿豆与白蛇蜕为末，和白糖加水蒸熟内服，可治眼部肿瘤；绿豆与猪肝尖、陈仓米煮粥，可作为肝癌患者的营养药膳。

【补充说明】绿豆富含营养物质。其蛋白质的含量几乎是粳米的 3 倍，多种维生素及钙、磷、铁等无机盐的含量也比粳米多。因此，绿豆不但具有良好的食用价值，还具有非常好的药用价值，有"济世之食谷"之称。绿豆还具有抗炎抑菌、降血脂、降血压、预防动脉粥样硬化、抗过敏、增强食欲、保护肝肾、抗衰老、局部止血和促进创面修复等作用。本品可兼治高血压、动脉硬化、糖尿病、肾炎、消化不良、麻疹、腮腺炎、酒精中毒、痤疮、烧伤等疾病。绿豆是我国传统豆类食品。在夏天，绿豆汤更是老百姓最喜欢的消暑饮料。

【用法用量】内服：煎汤，15～120g；或研末；或绞汁；或食用，可做汤或煮粥等。外用：适量，研末调敷。

【使用注意】食用不宜弃皮，煮粥不要加碱。烹饪不宜用铁锅。做汤时要盖锅盖。

绿豆芽

【药用部分】绿豆经水泡后发出的嫩芽。

【性味功效】甘，凉。清热消暑，解毒利尿，调五脏，通经脉，明目。

【传统主治】暑热烦渴，小便不利，酒毒，目翳。

【抗癌参考】白血病、直肠癌、宫颈癌等。

从绿豆芽中分离纯化的苯丙氨酸解氨酶，于体外对小鼠 L1210 白血病细胞的生长有抑制作用。绿豆芽中富含叶绿素，而叶绿素具有较强的抗癌作用，并能减轻抗癌药物的不良反应。叶绿素可有效分解致癌物质亚硝胺，预防直肠癌和其他癌变的发生。对有长期吸烟等不良生活习惯的人，经常吃绿豆芽可防癌抗癌。有资料称，用叶绿素溶液冲洗阴道，可以中和毒性物质，保持阴道环境正常，预防宫颈癌。绿豆芽还是维生素 B_{17} 的重要来源，而维生素 B_{17} 在防治癌症方面也具有一定的疗效。

【补充说明】绿豆芽还具有抗氧化、消脂减肥等作用。绿豆芽比绿豆的氨基酸和维生素 C 等成分含量要高得多。绿豆芽可防治高血压、高脂血症、冠心病、糖尿病、维生素 C 缺乏病、肾盂肾炎、尿道炎、阴囊炎、口腔溃疡、夜盲症、烫伤等疾病。

【用法用量】内服：煎汤，30～60g；或捣烂绞汁；或炒食、凉拌等。

【使用注意】烹调绿豆芽，要采用旺火快炒法，炒时最好加点醋。购买时，勿买长得过肥且有氨味的绿豆芽。

黑　豆

【别名】黑大豆。

【药用部分】种子。

【性味功效】甘，平。归心、脾、肾经。清热解毒，下气利水，补肾滋阴，平肝明目，润肺健脾，养血活血，祛风除湿。

【传统主治】肾虚腰痛，耳鸣眩晕，消渴尿频，自汗盗汗，须发早白，黄疸腹胀，脚气浮肿，湿痹挛急，泻痢腹痛，乳岩乳痈，热毒疮肿。

【抗癌参考】脑瘤、胃癌、直肠癌、乳腺癌等。

有资料称，黑豆有抗癌功效。研究显示，黑豆皮所含的生物类黄酮，是一种能防癌的营养物质。

【补充说明】研究显示，黑豆还具有降低胆固醇、软化血管、抗氧化、解痉、促进消化、滋润皮肤、养颜美容、延缓衰老等作用。本品可以预防高血压、心脏病、阿尔茨海默病、骨质疏松症；还可减少皱纹、祛除色斑、防止便秘、解巴豆中毒。黑豆还具有补充雌激素，缓解更年期综合征的功效。

【用法用量】内服：适量，可煎汤，或煮食，亦可酒浸、入丸散。外用：适量，生用捣敷。

豌　豆

【别名】麦豆。

【药用部分】种子。

【性味功效】甘，平。归心、脾、胃、大肠经。益气和中，利湿消肿，解毒止泻，止渴通乳。

【传统主治】脾胃不和，呕逆呕吐，心腹胀痛，消渴泻痢，妇人乳闭。

【抗癌参考】食管癌、肝癌、肠癌、鼻咽癌、白血病、恶性葡萄胎、绒癌、乳腺癌、宫颈癌、卵巢癌、甲状腺癌等。

豌豆中含有丰富的维生素 C。该物质可阻断致癌物亚硝胺在体内的生成，阻断外来致癌物的活化，降低外来致癌物的致癌毒性。嫩豌豆中还含有能分解致癌物亚硝胺的酶，因此有防癌抗癌的作用。豌豆含有的植物凝血素（PHA），是一种具有抗癌作用的物质，常被用于防治白血病等多种肿瘤，并取得了较好疗效。

【补充说明】现代药理研究表明，豌豆中富含人体所需的各种营养物质，其中硫胺素含量特别高，比猪肉和猪肝多 1 倍，比鸡蛋黄多 3 倍。豌豆可有效提高机体的免疫能力和康复能力，是食疗的佳品。它还具有抗菌消炎，增强人体新陈代谢功能等作用。外用本品，可治痈肿疮痘。

【用法用量】内服：适量，可煎汤、煮粥、做糕点，也可炖排骨等，其中豌豆炒饭最有营养。外用：适量，研末涂。

小白菜

【别名】油白菜。

【药用部分】茎叶。

【性味功效】甘、辛，凉。归肺、肝、脾经。养胃和中，利肠止血，清热除烦，行气祛瘀，消肿散结，解毒醒酒。

【传统主治】肺热咳嗽，身热口渴，胸闷心烦，食少便秘，腹胀吐血，血痢乳痈。

【抗癌参考】乳腺癌、食管癌、胃癌、肠癌、膀胱癌、纤维肉瘤、白血病等。

有研究发现，本品同其他十字花科蔬菜一样，均含有一种化学物质。该物质能促进身体将许多雌激素转化成非活性的结构，因而可降低妇女患癌的危险。小白菜中所含的维生素 C，能在体内形成一种"透明质酸抑制物"。这种物质具有抗癌作用，可使癌细胞丧失活力。小白菜中含有的粗纤维可促进大肠蠕动，增加大肠内毒素的排出，从而达到防癌抗癌的目的。另外，小白菜含丰富的胡萝卜素，其含量是大白菜的 74 倍，这也是小白菜具有防癌抗癌作用的因素之一。

【补充说明】小白菜是含维生素及矿物质最丰富的蔬菜之一。1 个成人若每天吃 500g 小白菜，就可以达到人体所需的维生素、胡萝卜素、钙、铁等营养元素的水平。据分析，小白菜还具有增强机体免疫力、保持血管弹性、润泽皮肤、延缓衰老等作用。本品具有缓解精神紧张的功能，故多吃小白菜有助于保持平静的心态。虽然也有人称小白菜为"白菜"，但通常所谓的"白菜"，一般都是指大白菜。

【用法用量】内服：适量，有研究建议，每餐摄入 70g。

【使用注意】制作菜肴时，炒、煮时间不宜过长。存放小白菜前，忌用水洗。

大白菜

【别名】结球白菜。

【药用部分】茎叶。

【性味功效】甘，平。归大肠、胃经。和中养胃，宽胸除烦，生津解渴，消食下气，利尿通便，清热解毒。

【传统主治】肺胃蕴热，口干烦渴，咳嗽多痰，二便不畅。外治漆毒生疮。

【抗癌参考】乳腺癌、食管癌、肝癌等。

研究发现，大白菜中含有一种叫作吲哚 3 — 甲醇的化合物。该物质能促进人体产生一种可以有效抑制癌细胞生长和分裂的酶；其还有助于分解同乳腺癌相关的雌激素。大白菜所含的微量元素钼，能阻断亚硝胺等致癌物质在人体内的生成，所以能预防癌症的发生。有研究表明，食管癌、肝癌的发病率与当地水土中钼的含量呈负相关。大白菜所含的其他营养物质，如多种维生素、粗纤维等，也都被证明对抗癌防癌有效。

【补充说明】大白菜为人们常食的主要蔬菜之一，其滋味鲜美爽口，民间有"百菜不如白菜"之说。大白菜还能增加机体对病原微生物的抵抗力，具有降低胆固醇、降低血压、预防动脉硬化和美白肌肤等作用。本品还可以防治糖尿病，兼治感冒、气管炎、消化性溃疡出血、维生素 C 缺乏病、牙龈出血，同时能解木薯或石油中毒。外用本品，可治小儿腮腺炎和冻疮。

【用法用量】内服：适量，可煎汤，也可炖、熘、做馅及凉拌等。外用：适量，捣敷或煎汤洗。

【使用注意】宜当餐食用完毕，不宜隔餐、隔夜食用。

卷 心 菜

【别名】结球甘蓝，莲花白。

【药用部分】茎叶。

【性味功效】甘，平。归脾、胃经。益胃消食，健脾益肾，补气养血，宽胸除烦，通络壮骨，清热止痛，解酒下气。

【传统主治】腹胀疼痛，纳呆便秘，肢体痿软，关节不利，失眠多梦，耳鸣健忘，咽痛牙痛，外伤肿痛。

【抗癌参考】乳腺癌、肺癌、胃癌、肠癌等。

本品是一种天然的防癌良药。研究表明，卷心菜能帮助人体对抗乳腺癌、肺癌、肠癌等癌症。它含有的吲哚类化合物（主要是芳香异硫氰酸和二硫酚硫酮），可抑制癌细胞的生长繁殖，预防乳腺癌和胃癌。卷心菜富含大量维生素 C、维生素 E 和胡萝卜素，这些物质均能抑制致癌物质亚硝胺的形成。卷心菜还含有人体必需的微量元素锰和钼。这些微量元素如果缺乏，则会影响细胞的正常代谢，导致癌症的发生。卷心菜中的果胶和纤维素能促进肠蠕动，防止便秘，及时排出肠内毒素，减少患大肠癌的风险。美国科学家发现，卷心菜中含有 15 种具有不同程度抗癌作用的化学成分，其中有一种名叫"萝卜硫素"（又称"莱菔子素"）的成分，是迄今为止在蔬菜中发现的最强有力的抗癌物质。

【补充说明】卷心菜属甘蓝的变种，也是人们日常食用的主要蔬菜之一。本品在国外的地位很高，故也有"洋白菜"的说法。其营养价值与大白菜相差无几，且维生素 C 的含量要比大白菜高出 1 倍左右。卷心菜含糖量少，几乎不含淀粉。它还有抗氧化、提高机体免疫力、抑菌抗炎、增进食欲、增强骨质、保护视力和美容等作用。本品可以预防感冒、心脑血管疾病，减少皮肤色素沉着。卷心菜适宜糖尿病、胆石症、动脉硬化、胃溃疡患者及肥胖人群经常服食。其还是孕妇和贫血患者的理想蔬菜。

【用法用量】内服：适量，中老年人每日摄入 50～60g 为宜，绞汁、凉拌、熟烹、腌泡、做馅、做罐头等均可。

花 椰 菜

【别名】花菜。

【药用部分】花球。

【性味功效】甘，凉。归肝、脾经。清热解毒，强肾壮骨，补脑填髓，健脾养胃，清肺润喉，利尿通便。

【传统主治】脾胃虚弱，食欲不振，肢体痿软，耳鸣健忘，口干口渴，大便干燥，小儿发育迟缓。

【抗癌参考】胃癌、肠癌、肺癌、乳腺癌、膀胱癌等。

研究表明，花椰菜中所含的一种叫萝卜硫素的物质，具有很强的防癌抗癌功效，尤其对乳腺癌、直肠癌、胃癌有预防作用。有资料称，花椰菜中含有多种吲哚类衍生物，其能增强机体对致癌物质苯并芘与甲基苯蒽的抵抗力。据美国营养学家研究，该化合物还有降低人体内雌激素水平的作用，故可预防乳腺癌的发生。花椰菜中高含量的维生素 C，具有很强的清除自由基作用，尤其对致癌物——亚硝酸胺的形成有明显的阻断作用。花椰菜含有丰富的胡萝卜素，该物质具有阻止癌前病变细胞形成的作用，能抑制癌肿生长。本品还含有纤维素和微量元素硒等，这些物质均对抗癌防癌有益。据报道，在众多的蔬菜水果中，花椰菜和大白菜的抗癌效果最好。有实验报告指出，经常食用花椰菜，有抑制苯并芘诱发肺及胃部发生癌变的作用，可明显降低肺癌和消化系统癌症的发病率。现今，花椰菜已被各国营养学家列入人们的抗癌食谱中。

【补充说明】花椰菜营养丰富，古代西方人称其为"天赐的良药""穷人的医生"。其在美国《时代》杂志推荐的十大健康食品中名列第 4。有资料称，花椰菜为日常补充人体所需元素的食疗品。本品是类黄酮含量最多的食物之一。类黄酮除了可以防止感染，还是最好的血管清理剂。其能够阻止胆固醇氧化，防止血小板凝结成块，从而能够降低心脏病与中风的发生风险。花椰菜能提高肝脏解毒能力、增强机体免疫能力、预防感冒和维生素 C 缺乏病的发生，还可促进生长发育、维持牙齿及骨骼正常、保护视力、提高记忆力、预防皮肤色素斑的形成、美白皮肤、排毒养颜、延缓衰老。

【用法用量】内服：适量，可凉拌、熬汤、炖鸡、焖虾等。

【使用注意】烹调加热时间不宜长。切好后不能久放。常吃且每次吃得很多，可能会患皮炎。

西 兰 花

【药用部分】花球。

【性味功效】甘，平。归肝经。补肾填精，健脑壮骨，补脾和胃，润肺止咳，爽喉开音，清肝明目。

【传统主治】与花椰菜基本相同。

【抗癌参考】乳腺癌、直肠癌、胃癌等。

与花椰菜一样，西兰花亦含有萝卜硫素、维生素 C、胡萝卜素和微量元素硒等防癌抗癌物质。但西兰花在某些营养成分含量上要高于花椰菜，例如西兰花中萝卜硫素含量更高。西兰花还具有灭活导致胃癌的幽门螺杆菌的功效。西兰花维生素 C 的含量高出花椰菜 20% 左右；胡萝卜素的含量是花椰菜的 30 多倍。所以，从抗癌价值来讲，西兰花比花椰菜还要更好一些。有资料称，西兰花在防治胃癌、乳腺癌方面效果尤佳。

【补充说明】西兰花与花椰菜都是甘蓝的变种，是甘蓝家族的"姊妹花"。两者的营养作用基本相同，但颜色有别。同时，西兰花有不少营养成分的含量均高于花椰菜。除前述的萝卜硫素、维生素 C 和胡萝卜素外，西兰花的叶酸含量是花椰菜的 2 倍。每 100g 西兰花的蛋白质、碳水化合物含量都稍高于花椰菜。西兰花中所含矿物质种类比花椰菜更全面，且含量更高。由于西兰花对幽门螺杆菌有很好的灭活作用，因此常吃西兰花的人不易患消化系统疾病。

【用法用量】内服：适量。用法与花椰菜基本相同，可凉拌、煮汤等。

【使用注意】凉拌有利于保存西兰花的营养。吃时多嚼有利于营养吸收。切好后不宜久放。直接囫囵生吃效果不理想，宜适当烹调，但不宜久煮。

苤 蓝

【别名】球茎甘蓝。

【药用部分】块茎。

【性味功效】甘、辛，凉。归肺经。清热解毒，凉血通淋，消食祛痰，利水消肿，清肝明目，利咽通便。

【传统主治】小便淋浊，便血便秘，脘腹满闷，脑漏，肿毒。

【抗癌参考】食管癌、胃癌、肠癌、肝癌、乳腺癌、喉癌、膀胱癌、白血病等。

研究证实，苤蓝具有一定的防癌作用。苤蓝也是甘蓝的变种，与甘蓝类其他蔬菜一样，也含有多种吲哚类衍生物，能使机体增强对致癌物质苯并芘与甲基苯蒽的抵抗力。同时，苤蓝含有丰富的维生素 C 和大量膳食纤维，还含有胡萝卜素和微量元素硒等物质，这些物质也均已被证明可通过多种途径，起到防癌抗癌的作用。

【补充说明】现代药理研究表明，苤蓝还有增强人体免疫功能、增进食欲、降胆固醇、软化血管、预防心脏病、促进胃与十二指肠溃疡愈合等作用。本品也是肥胖和便秘者非常适合食用的蔬菜。

【用法用量】内服：煎汤，50～100g；可生食、凉拌、炒食或绞汁服用，也可制成酱菜。外用：适量，捣敷或研末用。

大 头 菜

【别名】芜菁。

【药用部分】根。

【性味功效】苦、辛、甘，平。归脾、胃经。清热解毒，开胃消食，利尿除湿，下气明目。

【传统主治】食欲不振，痞满腹胀，癥瘕积聚，黄疸，便秘，小便黄赤或不通，肝虚目暗，乳痈，头疮。

【抗癌参考】结肠癌、乳腺癌、肝癌等。

研究表明，大头菜中含有能够氧化苯并芘的吲哚化合物。有资料称，大头菜含有丰富的食物纤维，可促进肠道蠕动，缩短粪便在结肠中的停留时间，稀释有毒物质的浓度，从而发挥防癌的作用。本品尤其适合防治结肠癌、乳腺癌、肝癌。

【补充说明】现代药理研究表明，大头菜还具有促进肠胃消化吸收，增进食欲，调节机体水、电解质平衡等作用。它是便秘和眼科患者的食疗佳品。传说吃大头菜是诸葛亮首创，故大头菜亦被称为"诸葛菜"。

【用法用量】内服：适量，可鲜食、捣汁饮或腌制后食用。外用：适量，捣敷。

【使用注意】高血压、血管硬化者应少食。

荠 菜

【别名】地菜，香荠。

【药用部分】全草。

【性味功效】甘，凉。归肝、胃经。清热解毒，利水消肿，清肝明目，凉血止血，健脾和胃，软坚散结。

【传统主治】胃肠湿热，水肿，淋证，肝热目赤，目生翳膜，血热出血。

【抗癌参考】胃癌、食管癌、肠癌、胰腺癌、肝癌、胆管癌、鼻咽癌、肾癌、白血病、皮肤癌等。

研究表明，荠菜全草提取物有抗肿瘤作用。动物实验证实，每日予小鼠腹腔内注射荠菜全草提出物 0.14g/kg，可导致其皮下移植的 Ehrlich 实体瘤生长抑制率达50%~80%。荠菜中所含的二硫酚硫酮，具有抗癌作用。荠菜含有丰富的维生素C，其可阻止硝酸盐和亚硝酸盐在消化道中转变成致癌物质亚硝胺，进而可预防胃癌和食管癌的发生。荠菜含丰富的胡萝卜素（含量与胡萝卜相当），此物与维生素C都是抗氧化剂，均能清除体内自由基和过氧化脂质，预防因氧化而造成的癌症。荠菜还含有大量的粗纤维，该物质可以增强大肠蠕动，促进排泄，有助于防治肠癌等病。

【补充说明】现代研究表明，荠菜还具有降脂、降压、扩张血管、消炎抗菌、抗病毒、收缩子宫、缩短出血时间和抗衰老等作用。本品可以防治高血压、冠心病、肥胖症、糖尿病、哮喘、肺结核、肾结核、肾炎、尿路结石、肠炎、菌痢、功能失调性子宫出血、白内障、夜盲症、眼干燥症等疾病。荠菜营养丰富，享有"天然珍品"之誉，又有"护生草"之说，古书中还谓荠菜糊为"百岁羹"。

【用法用量】内服：煎汤，15~30g，鲜品加倍；还可生食、炒吃、做馅等。外用：适量。

葱　白

【别名】葱白头。

【药用部分】鳞茎。

【性味功效】辛，温。归肺、胃经。发汗解表，散寒通阳，活血散结，下乳，解毒。

【传统主治】风寒感冒，乳汁不通，乳房胀痛，疮痈肿毒。

【抗癌参考】宫颈癌、喉癌、肝癌等。

体外实验证明，葱白对人子宫颈癌细胞培养株系JTC26有抑制作用。有报道称，葱白内含有谷胱甘肽，而谷胱甘肽能将人体内的过氧化物还原成无害物质，使肝脏、肌肉组织免受过氧化物的损害，从而达到防癌目的。葱白中所含较多的维生素A、维生素C及钙等成分，都有利于防癌抗癌。

【补充说明】现代药理研究表明，葱白还具有抗病原微生物、镇静、镇痛、解热、利尿、祛痰等作用。它可兼治因蛔虫导致的急性腹痛及肠梗阻。

【用法用量】内服：煎汤，3~9g。外用：适量。

葱　叶

【药用部分】叶。

【性味功效】辛，温。归肺、胃经。祛风发汗，解毒消肿。

【传统主治】感冒风寒，头痛鼻塞，身热无汗，面目浮肿，疮痈肿痛，跌打创伤。

【抗癌参考】白血病、食管癌、胃癌、肠癌、肝癌、宫颈癌、乳腺癌、卵巢癌、膀胱癌、前列腺癌、喉癌等。

研究发现，每日给白血病荷瘤小鼠服用 266～600mg/kg 剂量的葱叶提取物，荷瘤小鼠平均存活率增加 20%。体外实验发现，本品对人子宫颈癌细胞培养株系 JTC26 有抑制作用。葱叶所含的果胶，可明显减少结肠癌的发生，并可延缓前列腺癌患者的病程进展。葱叶内的蒜辣素也可以抑制癌细胞的生长。葱叶还含有微量元素硒，该元素可降低胃液内亚硝酸盐的含量，对预防胃癌及其他多种癌症的发生有一定作用。葱叶部分比葱白部分含有更多的维生素 A、维生素 C 及钙，这说明葱叶比葱白在一定程度上更有益于防癌抗癌。据《中医肿瘤学》介绍，可治多种癌症的外用药"抑癌散（膏）"中就含有生葱成分。

【补充说明】现代研究表明，本品尚有杀菌、降血脂、降血压、降血糖、舒张血管、增进食欲、促进消化、刺激性欲、缓解疲劳以及解油腻、压腥膻等作用。本品既是日常生活中常见的食材，又是一味具有众多防病、养生功能的中药。中国自古就有吃葱可以长寿的说法。有资料称，将 150g 大葱切碎后放入碗中，睡前将此碗放在枕边，可治疗由神经衰弱引起的失眠。

【用法用量】内服：煎汤，9～15g；或食用、作调味料，可凉拌、炒菜、入汤等。外用：适量，捣敷或煎水洗。

野 胡 葱

【别名】胡葱，蒜葱。

【药用部分】鳞茎。

【性味功效】辛，温。温中，下气，疗肿毒。

【传统主治】水肿，胀满，肿毒，小便不利。

【抗癌参考】腮腺癌等。

据《实用抗癌验方》记载，马兰头根与野胡葱头一起捣烂外敷，同时配合其他中药内服，可治疗腮腺癌（详见本书上篇腮腺癌精简验方）。

【补充说明】有资料称，本品比家葱营养丰富，是一种药食两用物品。其原产地在中亚，我国华南地区栽培较多。

【用法用量】内服：煎汤，鲜品 15～30g；可生吃，也可做小炒或作为调料、香料。外用：捣敷。

【使用注意】有资料称，本品不可和水豆腐、羊肉、青梅、蜂蜜、公鸡肉、大枣和鱼类等一起食用。

大 蒜

【别名】蒜头。

【药用部分】鳞茎。

【性味功效】辛，温。归脾、胃、肺经。健脾开胃，行气消积，解毒杀虫，消肿止痢。

【传统主治】饮食积滞，脘腹冷痛，痢疾泄泻，水肿胀满，痈肿疮毒，蛇虫咬伤。

【抗癌参考】胃癌、食管癌、肠癌、肝癌、鼻咽癌、肺癌、乳腺癌、宫颈癌、卵巢癌、膀胱癌、前列腺癌、白血病、淋巴肉瘤、鳞状上皮癌等。

有资料称，大蒜对胃癌、结肠癌、乳腺癌、肺癌、肝癌等肿瘤细胞的增殖均有抑制作用。大蒜能抑制胃内硝酸盐还原菌的生长，减少胃内亚硝酸盐和亚硝酸胺的合成，从而降低胃癌的发病率。其所含的大蒜素对人胃癌细胞有明显的杀伤作用，并可预防食管癌和大肠癌的发生，还可有效抑制 S180 肿瘤细胞的生长。大蒜所含的丰富的维生素 C 及微量元素硒、镁等物质均具有抗癌作用。大蒜所含的蒜氨酸，有防治消化道癌症的作用。实验发现，给雌性小鼠喂饲新鲜大蒜，可预防乳腺癌的发生。大蒜制剂对小鼠网织细胞肉瘤 S180、肝癌实体型、宫颈癌 U14、艾氏腹水癌均有抑制作用。国内肿瘤普查也表明，素有吃生蒜习惯的地区，胃癌发病率仅为其他地区的 1/3。

【补充说明】现代药理研究表明，大蒜还具有促进胃液分泌、增进食欲、护肝、抗菌、抗病毒、杀虫、增强免疫功能、抗血小板聚集、降脂、降压、降血糖、清除自由基、抗氧化、延缓衰老、杀灭精子、兴奋子宫和驱铅等作用。本品可以防治流感、流脑、百日咳、白喉、气管炎、哮喘、肺炎、肺结核、菌痢、阿米巴痢疾、伤寒、肠炎、高血压、冠心病、糖尿病等疾病；还可以预防脂肪肝、动脉硬化和中风。外用本品，可治萎缩性鼻炎、滴虫性阴道炎。

【用法用量】 内服：煎汤，10～20g；可生吃或煮、煨服食，也可炒食或腌渍成咸蒜、糖蒜、醋蒜食用。大蒜糖浆、片剂和针剂，按其说明书使用。外用：适量，捣敷、擦或隔蒜灸。

【使用注意】 不宜空腹吃或多吃。发芽蒜不宜食用。胃炎、胃溃疡患者慎用。眼疾患者禁食。不可与蜂蜜同食。

韭 菜

【别名】 起阳草。

【药用部分】 全草。

【性味功效】 甘、辛，温。归肝、脾、胃、肾经。温中行气，补肾壮阳，散血解毒，除湿逐痰。根可止汗。

【传统主治】 噎膈反胃，腹中冷痛，泄泻，便秘，痔漏，消渴，腰膝酸冷，阳痿早泄，遗精尿多，吐血衄血，尿血便血，经闭白带，产后瘀血，血晕昏迷，创伤瘀肿。

【抗癌参考】 食管癌、贲门癌、胃癌、肠癌等。

据报道，韭菜对癌症的发病具有抑制作用。青韭可遮光软化成韭黄。日本的一项研究表明，韭黄含有一种叫多元酸人参萜三醇的物质，该物质可有效抑制微粒体混合功能氧化酶的再生，从而阻断致癌活性物质的形成，具有较强的防癌抗癌作用。韭菜含有较多的维生素 C 和胡萝卜素，这2 种成分均为抗氧化剂，可以防癌抗癌。韭菜含有大量的膳食纤维，能增强胃肠蠕动，可有效预防肠癌。据报道，有人曾用韭菜汁配伍鹅血治疗癌症，并获得较好效果。韭菜汁与蒸鸡蛋服食；韭黄与猪肉煮食；服五汁饮（韭菜、梨、藕、甘蔗之汁和牛乳），均可辅助治疗食管癌。

【补充说明】 韭菜富含多种维生素和矿物质，既是家常蔬菜，又具有多种药用价值。它还具有抗菌、促进胆汁分泌、降血脂、扩张血管、增进食欲、兴奋性器官、祛斑、减肥和乌发等作用。本品可以预防动脉硬化、胆结石和尿路结石，兼治心脑血管疾病、肺结核、糖尿病、肠炎、菌痢、习惯性便秘和皮肤白斑。外用本品，可治荨麻疹、牛皮癣、甲沟炎、过敏性皮炎、蜂蜇伤等疾病。

【用法用量】内服：捣汁饮，每日 50 ~ 100g；或炒食、做馅等。外用：适量，捣敷；或取汁滴注；或炒热煨；或煎水熏洗。

【使用注意】熟韭菜不宜隔夜食用。疮疡、眼疾者不宜食用。

韭菜子

【别名】韭菜籽。

【药用部分】种子。

【性味功效】辛、甘，温。归肾、肝经。温补肝肾，壮阳固精。

【传统主治】阳痿遗精，白带白浊，遗尿多尿，腰膝痿软。

【抗癌参考】食管癌、胃癌、肠癌、胰腺癌、膀胱癌、白血病等。

研究表明，韭菜子含有一种叫多元酸人参萜三醇的物质，该物质可有效抑制微粒体混合功能氧化酶的再生，从而阻断致癌活性物的形成，具有较强的防癌抗癌作用。韭菜子含有维生素 C 等成分，这些成分亦有防癌抗癌功效。韭菜子所含的大蒜氨酸可在大蒜酯的作用下转化成大蒜素，而大蒜素已被证明具有抗癌作用。

【补充说明】现代药理研究表明，韭菜子还具有祛痰、抗菌等作用。本品可以兼治精液清稀、少精或无精等病。韭菜子壮阳补肾之功比韭菜强，温热性能亦胜于韭菜。

【用法用量】内服：煎汤，3 ~ 9g；或入丸、散。

洋 葱

【别名】球葱。

【药用部分】鳞茎。

【性味功效】甘、微辛，温。归肝、脾、胃、肺经。理气润肠，健脾和胃，消食化肉，发散风寒，温中通阳，祛瘀解毒，利尿化痰，提神健体。

【传统主治】外感风寒，食积纳呆。

【抗癌参考】乳腺癌、肝癌、食管癌、胃癌、肠癌、卵巢癌、膀胱癌、前列腺癌和白血病等。

洋葱中含有大量抗变异原性物质，该物质能抑制致癌变异原物质的产生。洋葱所含的微量元素硒，是合成谷胱甘肽过氧化酶的活性成分，该物质可防止不饱和脂肪酸的氧化，抑制可能成为致癌因素的过氧化物和游离基的形成。

【补充说明】洋葱被誉为"菜中皇后"，其营养丰富，是目前所知食物中极少含前列腺素的食品之一。它还能扩张血管，降低血液黏稠度，从而减少外周血管和冠状动脉的阻力。洋葱具有对抗人体内儿茶酚胺等升压物质的作用，又能促进钠盐的排泄，从而可以降低血压。洋葱非常适合高血脂、高血压等患者食用。本品还具有抗菌消炎、降血糖、改善肝功、增进食欲、帮助消化、延缓衰老和解油腻等作用。洋葱可以预防流感、流脑、百日咳、肠炎、阿米巴痢疾等疾病，对失眠、痛风、维生素 C 缺乏病、咽喉炎等疾病亦有良好疗效。洋葱还可作为尼古丁中毒的解毒剂。

【用法用量】内服：适量，生食、熟食均可，生吃最营养，亦可凉拌、清炒、做汤或作配料等。

【使用注意】一次不宜食用过多。加热不宜过久。皮肤瘙痒性疾病、眼疾和胃病患者不宜食用。

百　合

【别名】白百合。

【药用部分】肉质鳞叶。

【性味功效】甘，平。归心、肺经。养阴清热，润肺止咳，清心安神，通利二便。

【传统主治】阴虚燥咳，劳嗽咯血，虚烦惊悸，失眠多梦，神志恍惚，脚气浮肿。外治疮肿。

【抗癌参考】肺癌、鼻咽癌、食管癌、肝癌、宫颈癌、乳腺癌、白血病、皮肤癌、恶性淋巴瘤等。可防治因放、化疗引起的白细胞减少症。

百合所含的百合苷 A、百合苷 B 以及秋水仙碱、秋水仙胺等生物碱，能抑制癌细胞增殖。百合对小鼠肉瘤 S180、宫颈癌 U14 有较强的抑制作用。百合含有维生素 C、胡萝卜素、果胶等成分，这些成分也对防癌抗癌有益。药理实验及临床观察表明，百合主要适用于防治肺癌、乳腺癌、淋巴肉瘤、恶性淋巴瘤和白血病。

【补充说明】现代药理研究表明，百合具有镇咳、祛痰、平喘、镇静、催眠、调节免疫功能、保护肾上腺皮质功能、抗过敏、降血糖、抗疲劳、耐缺氧、抗氧化和抑菌等作用。本品可兼治肺结核、支气管扩张、慢性支气管炎、肺气肿、支气管哮喘、慢性肾炎、高血压、糖尿病、神经衰弱、更年期综合征、功能失调性子宫出血等疾病。百合既是治病良药，又是上等食品。早在2000多年前，百合就被人们所喜爱。经常食用百合，可强身健体、延年益寿。有人称本品为"野百合"，但一般所说的"野百合"是指豆科植物农吉利，两者有所不同。

【用法用量】内服：煎汤，15～100g；也可炒、蒸、煮、制羹或做饮料。外用：适量，捣敷。

香　菇

【别名】香蕈。

【药用部分】子实体。

【性味功效】甘，平。归肝、肾经。益气健脾，理气和胃，补益肝肾，益智安神，破血治风，美容护肤。

【传统主治】脾胃虚弱，食少乏力，肾亏阳痿，遗精早泄。

【抗癌参考】白血病、食管癌、胃癌、肠癌、肺癌、肝癌、宫颈癌、恶性淋巴瘤、阴茎癌、皮肤癌等。

本品所含的香菇多糖，对小鼠肉瘤S180、子宫颈癌U14、肝癌腹水型、肝癌实体型均有抑制作用。香菇热水提取物对小鼠肉瘤S180亦有较强的抑制作用。美国学者发现，香菇所含的"β－葡萄糖苷酶"可加强机体的抗癌作用。日本学者的实验证明，香菇中含有β－1,3葡萄糖苷酶和β－1,4葡萄糖聚糖所组成的多糖体的抗癌率达80%～95%，且对包括白血病、食管癌、胃癌、肠癌、肺癌、肝癌等在内的多种恶性肿瘤均有显著疗效。香菇所含的双链核糖核酸，是一种干扰素的诱导剂，具有预防癌细胞转移、扩散的功能。

【补充说明】香菇是世界上著名的食用真菌之一。它不仅味道鲜美，而且营养丰富。我国自古以来就认为它是一种"上到皇帝，下至百姓，无人不喜"的食物。香菇具有"素中之荤""蘑菇皇后""菇中之王""蔬菜之魁"等美称。美国还将其选为"宇航食品"。现代药理研究表明,它还具有扩张血管、降血脂、降血压、降血糖、改善消化功能、协调内分泌系统、抗流感病毒和减肥等作用。本品可防治动脉硬化、高血压、高脂血症、糖尿病、慢性肝炎、肾炎、佝偻病、骨质疏松、贫血、神经衰弱、消化不良、更年期综合征、流感和艾滋病等疾病。

【用法用量】 内服:煎汤,10～80g;作菜蔬食用,不拘量。

【使用注意】 泡发香菇的水不要丢弃(香菇所含的很多营养物质都溶在水中)。皮肤瘙痒患者忌食。

猴 头 菌

【别名】 猴头菇。

【药用部分】 子实体。

【性味功效】 甘,平。归胃、肝经。健脾养胃,利五脏,助消化,益肾精,补亏虚。

【传统主治】 脾气不足,肠胃不和,纳呆食少,脘腹胀满。

【抗癌参考】 食管癌、胃癌、贲门癌、肠癌、肝癌等。

猴头菌堪称降服癌症的克星,其对胃癌的防治效果更为明显。猴头菌的抗癌作用主要是因其含有多种多肽、多糖、脂肪族酰胺类物质。这些物质对小鼠 S180 有抑制作用。在体外,这些物质对艾氏腹水癌细胞的 DNA 和 RNA 的合成有抑制作用,能够阻止胸腺嘧啶脱氧核糖核苷和尿嘧啶核苷酸的掺入,且作用强度与浓度有关。另有资料称,猴头菌可以抑制癌细胞中遗传物质的合成,从而能够防治恶性肿瘤。猴头菌还能抑制黄曲霉素对大鼠的致肝癌作用,减少肝切面的病灶数。

【补充说明】 猴头菌还能提高淋巴细胞的转化率,升高白细胞,增强人体免疫功能。本品可增强胃黏膜的屏障功能,促进溃疡愈合与炎症消退,加速血液循环,降低血脂。猴头菌可兼治消化不良、胃及十二指肠溃疡、萎缩性胃炎、乙型肝炎、神经衰弱等疾病。猴头菌是一种极为名贵的药食两用真菌,不仅医用价值甚高,而且营养丰富,美味可口。自古人们就将其与熊掌、海参、鱼翅并列称为"四大名菜"。民间还有"山珍猴头,海味燕窝"之说。猴头菌是高血压和心血管疾病患者的理想食品。因其可滋补强身，故年老体弱者宜食用本品。

【用法用量】内服：煎汤，10～30g（鲜品30～100g）。本品吃法甚多，可煮食、炒食，还可制成蜜饯、罐头、饼干等。猴头菌片剂，按其说明书使用。

构 菌

【别名】金针菇。

【药用部分】子实体。

【性味功效】咸、微苦，寒。利肝脏，益肠胃。

【传统主治】肝胃不和，纳呆食少。

【抗癌参考】肝癌、肺癌、黑色素瘤等。

构菌含有较多的构菌多糖，该物质具有显著的抗癌作用，尤其对小鼠移植性肉瘤 S180、肝癌 H22 和 Lewis 肺癌的防治效果更佳。其作用强度与云芝多糖相近。构菌多糖对小鼠肉瘤 S180 的抑瘤作用未见明显的量效关系，可能因其主要作用是免疫调节，而非直接杀伤瘤细胞。构菌可抑制肿瘤生长，使肿瘤坏死程度增加，糖原含量减少，并可使肿瘤组织酸性非特异性酯酶活力下降。据日本学者报道，构菌热水提取物对小鼠 S180 的抑制率为 81.1%。

【补充说明】现代药理研究表明，本品还具有抗疲劳、抗炎、降低胆固醇等作用。它能预防高血压，防治肝炎及胃溃疡等疾病。构菌含锌量高，又是高钾低钠之品，有促进儿童智力发育和健脑的作用，被誉为"益智菇"。学龄儿童经常食用本品，可有效增加身高和体重。构菌亦是世界上著名的食用菌之一。它清香脆嫩，味美润滑，风味独特，而且营养丰富，自古以来一直被视作高档名贵菜肴。

【用法用量】内服：煎汤，30～50g。本品可与荤菜拼配成名肴，如"金菇三色鱼""金菇炒鳝鱼""金菇溜鸡"等。

草 菇

【别名】苞脚菇。

【药用部分】子实体。

【性味功效】甘，寒。清热解暑，补益气血。

【传统主治】暑热烦渴，体质虚弱，头晕乏力。

【抗癌参考】食管癌、胃癌、肠癌、纤维肉瘤、白血病等。

日本科学家从草菇中分离出一种异种蛋白物质，该物质有消灭人体癌细胞的作用。草菇所含的氮浸出物和嘌呤碱，可以抑制癌细胞的生长；草菇所含的苞脚菇毒素，可使小鼠腹水癌细胞膨胀，并抑制其呼吸；草菇所含的丰富的维生素 C 和纤维素，亦是癌细胞的克星。另有资料称，草菇含有人体所需的 8 种氨基酸，可抑制癌细胞生长，特别是对消化道肿瘤有辅助治疗作用。

【补充说明】草菇不仅味道鲜美，而且营养丰富。它的脂肪含量较低，且不含胆固醇。草菇能降血压、降血脂、护肝、增强机体免疫功能。本品可兼治高血压等疾病。

【用法用量】内服：煎汤，9～15g（鲜品 30～60g）；或作食品常服。用本品煮粉丝或面条，别具一番风味。

蘑　菇

【别名】肉蕈。

【药用部分】子实体。

【性味功效】甘，凉。归肺、胃、脾经。补脾开胃，化痰理气，止吐止泻，平肝提神，健脑益智，润燥透疹。

【传统主治】纳呆食少，乳汁不足，肺胃有热，咳逆上气，痰多胸闷，呕吐泄泻，体倦嗜睡。

【抗癌参考】肺癌、肠癌、宫颈癌、乳腺癌、皮肤癌等。

蘑菇含有多糖和多肽类物质，这些物质均具有抗癌作用。有资料称，蘑菇抗癌作用主要在于其含有的 6 种多糖。日本学者认为，蘑菇多糖不但能控制癌症的发展，并能使已形成的癌肿萎缩，而且还有防癌作用。据介绍，蘑菇多糖的抗癌作用并非直接杀灭癌细胞，而是通过增强人体的免疫机能，使淋巴细胞及巨噬细胞攻击癌细胞的能力提高。另外，蘑菇含有的粗纤维、半粗纤维和木质素，可促进肠道蠕动，将毒素排出体外，有利于预防肠癌。据报道，在胃癌高发地区，常食与不食蘑菇的人群的癌症发病率为 1∶6.9。蘑菇对因放、化疗引起的白细胞减少症亦有治疗作用。

【补充说明】现代研究表明，蘑菇还具有降血糖、降血压、降胆固醇、抗衰老、抗菌、抗病毒、造血、增进食欲、提高人体免疫力等作用。本品可以预防动脉硬化、肝硬化，防治糖尿病、肝炎等疾病。蘑菇非常适合高血压、高脂血症患者食用。

【用法用量】 内服：煎汤，6~9g（鲜品150~180g）；可炒，可做粥等。本品与禽、畜肉及海味同煮汤，味道更为鲜美。

【使用注意】 野外的蘑菇不宜食用，以免中毒。

松　蕈

【别名】 松口蘑。

【药用部分】 子实体。

【性味功效】 甘，平。归肾、胃经。补肾强体，舒筋活络，理气化痰，利湿别浊。

【传统主治】 腰膝酸软，头昏目眩，手足麻木，痰多咳嗽，胸闷气短，肢体困倦。

【抗癌参考】 肺癌、食管癌、胃癌、肠癌、肝癌、胰腺癌、乳腺癌、宫颈癌、白血病等。

松蕈中含有大量的核糖核酸，该物质可以促进人体产生抗干扰素，减少有害物质在体内的增殖，对肿瘤细胞有高抑制作用。研究发现，天然松蕈中含有能够杀死癌细胞的蛋白质。经调查发现，在松蕈、芥菜、野韭菜等23种食品中，唯独松蕈提取液能够选择性地杀死癌细胞，而不损伤正常细胞。据报道，松蕈热水提取物对小鼠肉瘤S180的抑制率为91.8%。

【补充说明】 松蕈为纯天然保健食品。

【用法用量】 内服：煎汤，3~10g；或研末。

白蘑菇

【别名】 双孢蘑菇。

【药用部分】 子实体。

【性味功效】 甘，平。归胃、肝、心经。消食和胃，养心安神，化痰止咳。

【传统主治】 纳差眩晕，神倦乏力，耳鸣心悸，心烦不寐，咳嗽痰多。

【抗癌参考】乳腺癌、前列腺癌、肠癌等。

日本研究人员发现，白蘑菇能有效地分解致癌物质——迪奥克辛。另有资料称，白蘑菇中含有抑制芳香化酶和类固醇 5α - 还原酶的物质。芳香化酶能将雄激素转化为雌激素。芳香化酶抑制剂常用来治疗因雌激素水平过高而引发的乳腺癌。类固醇 5α - 还原酶能够将睾酮还原成二氢睾酮，并在前列腺癌的发生和前列腺增生过程中起重要作用。类固醇 5α - 还原酶的抑制剂可用于预防前列腺癌的发生。细胞培养实验结果显示，白蘑菇提取物能显著抑制乳腺癌细胞和前列腺癌细胞的生长。因此，日常食用白蘑菇能够有效降低上述 2 种癌症的发病率。另外，白蘑菇可保持肠道内足够的水分，有通便作用，对预防肠癌十分有利。

【补充说明】现代药理研究表明，白蘑菇还具有提高免疫力、消炎、止痛、止咳化痰、降脂、降压和通便等作用。本品可以辅助治疗肠炎、动脉硬化、高血压、糖尿病、骨质疏松等疾病。

【用法用量】内服：煎汤，3～9g。

平　菇

【别名】侧耳。

【药用部分】子实体。

【性味功效】甘，温。补脾益胃，祛风散寒，舒筋活络。

【传统主治】脾胃虚弱，手足麻木，腰腿疼痛，筋络不舒。

【抗癌参考】乳腺癌、卵巢癌、肝癌、肠癌、前列腺癌、白血病等。

平菇含有能够对抗肿瘤的硒、多糖体等物质。据报道，平菇提取物对小鼠肉瘤 S180 的抑制率达 75.3%。

【补充说明】现代研究表明，平菇能加强机体新陈代谢，调节自主神经功能，增强人体免疫力。平菇是国际上公认的"健康食品"之一。它还可以降低血脂，预防动脉粥样硬化和冠心病的发生。本品对高血压、肝炎、慢性胃炎、胃及十二指肠溃疡、维生素 D 缺乏性佝偻病、更年期综合征等疾病均有一定的治疗作用。平菇亦为减肥者的理想食品。

【用法用量】内服：适量。本品的食用方法甚多，鲜品可切丝做馅，亦可作鸡、鸭、鱼、肉的配料。

鱼腥草

【别名】侧耳根。

【药用部分】全草。

【性味功效】辛，微寒。归肺经。清热解毒，消痈排脓，利尿通淋，健胃消食。

【传统主治】肺痈吐脓，肺热喘咳，热痢，热淋，热毒疮痈。

【抗癌参考】肺癌、喉癌、鼻咽癌、肝癌、胃癌、大肠癌、肛门癌、甲状腺癌、绒癌、乳腺癌、宫颈癌、阑尾肿瘤、胸膜肿瘤等。可防治癌性腹水。

研究表明，鱼腥草对大鼠肝癌及移植性肿瘤有一定的抑制作用。鱼腥草素和新鱼腥草素对小鼠艾氏腹水癌有明显抑制作用，对癌细胞有丝分裂的抑制率最高可达45.7%。有资料称，鱼腥草主要治疗肺癌、大肠癌、绒毛膜上皮癌，外治体表恶性肿瘤，对癌症晚期并发感染者尤为适宜。有资料称，鱼腥草20~30g水煎，长期代茶饮，可防治多种癌症。

【补充说明】现代研究表明，鱼腥草还具有抗菌、抗病毒、镇痛、抗惊厥、增强机体免疫力、利尿、止血、抗过敏、平喘、扩张血管、促进组织再生和伤口愈合以及镇咳等作用。本品可兼治肺脓肿、肺炎、前列腺炎、肠炎和尿路感染等疾病。鱼腥草不仅是一味良药，也是一道佳肴。其虽又名"臭菜"，但吃起来却清香可口。

【用法用量】内服：煎汤，15~30g，鲜品用量加倍；或捣汁服；或做菜食用，可凉拌、炒肉、炒鸡蛋等。外用：适量，捣敷或煎汤熏洗。

【使用注意】煎煮时间不宜过久。

云 耳

【别名】黑木耳。

【药用部分】寄生菌子实体。

【性味功效】甘，平。归脾、胃、大肠、肾经。补气益智，补血活血，凉血止血，安神润燥，益胃排毒。

【传统主治】崩漏便血，血痢血淋，癥瘕积聚，痔疮便秘，久病体虚。

【抗癌参考】食管癌、宫颈癌、阴道癌、肠癌等。

云耳所含的多糖物质具有抗肿瘤作用。实验证明，云耳的热水提取物对小鼠肉瘤 S180 有抑制作用。云耳中的胶质，可将残留在人体消化系统内的灰尘杂质吸附聚集，排出体外，从而起到预防肠道癌症的功效。

【补充说明】实验证实，云耳还具有抑制血小板凝集、抗血栓形成、降低血脂、降低血糖、清涤肠胃、减肥、增强机体免疫力、抗辐射、补血、养颜和延缓衰老等作用。本品可以预防血栓形成，防治缺铁性贫血、动脉粥样硬化和冠心病。常食云耳能使脸部肌肤红润，富有弹性。本品研末后加水或牛奶，摊敷面部，可营养皮肤、减少皱纹、消退斑点。云耳的营养价值较高，既是治疗多种疾病的良药，又可被制作成多种味道鲜美的菜肴，被人们誉为"黑山珍"。它也是我国著名的特产。

【用法用量】内服：煎汤，6～30g；或食用，可凉拌、炒菜或做羹等。

【使用注意】不宜生吃，凉拌也需烫熟。不能与萝卜同食。孕妇不宜食用。

银　耳

【别名】白木耳。

【药用部分】寄生菌子实体。

【性味功效】甘、淡，平。归肺、胃、肾经。补肺益气，滋阴润燥，养胃补肾，活血健脑，清热止咳，润肠解酒。

【传统主治】肺热咳嗽，肺燥干咳，咳痰带血，津少口渴，胃肠燥热，便秘下血，月经不调，气短乏力。

【抗癌参考】肺癌、胃癌、肝癌、白血病、膀胱癌、宫颈癌等。

研究发现，注射银耳制剂对荷腹水型或荷实体瘤小鼠肿瘤的生长有抑制作用。从银耳中提取的多糖类物质，对小鼠肉瘤 S180 有抑制作用，并能增强肿瘤患者对放、化疗的耐受力。从银耳水提取物中分离出的酸性异多糖和中性异多糖的抑瘤率为 45%～91.7%。银耳多糖可直接杀伤癌细胞，但大多数研究表明，银耳的抗肿瘤作用与其免疫增强作用密切相关。银耳特别适用于身体虚弱的癌症患者或放、化疗后气阴两伤者。本品亦可作为癌症患者放、化疗时的辅助扶正治疗药物。

【补充说明】现代研究表明，银耳还具有抗衰老、增强免疫、降血糖、降血脂、降血压、抗凝血、抗血栓、抗溃疡、嫩肤美容、消除疲劳等作用。

本品可兼治高血压、高脂血症、血管硬化症、白细胞减少症、肺结核、胃溃疡、神经衰弱、面部雀斑等疾病。银耳对因皮肤干燥而引起的瘙痒，也有一定的治疗作用。银耳营养丰富，既是著名的补药，又是一种珍贵滋养食品。据说清代的宫廷贵人，每日必用银耳，以补益身体、润泽肌肤。

【用法用量】 内服：煎汤，5～10g；或炖冰糖、肉类服；或凉拌；或炒制成荤素菜肴食用。

田 基 黄

【别名】 地耳草。

【药用部分】 全草。

【性味功效】 苦、甘，凉。归肝、胆、脾、胃、大肠经。清热利湿，解毒消肿，活血止痛。

【传统主治】 湿热黄疸，痈肿，泻痢，跌打损伤，小儿惊风，疳积，乳蛾，虫蛇咬伤。

【抗癌参考】 肝癌、肠癌、子宫颈癌、口腔癌、舌癌等。

现代药理研究表明，田基黄具有抗癌作用。体外试验证明，本品可抑制肝癌细胞的生长。田基黄对 HepG2 和 Hela 癌细胞株的生长有抑制作用，其抑制及杀伤作用有药物浓度和作用时间的依赖性。本品对子宫颈癌细胞株 JTC26 也有抑制作用；对口腔鳞癌有较好的治疗作用。田基黄对人舌癌细胞株 TSCCa 的生长具有明显抑制作用，抑制率随浓度的增加而提高。有资料记载，田基黄、凤尾草、败酱草、红藤各 30g，白花蛇舌草 90g，水煎服，可治疗结肠癌和直肠癌。

【补充说明】 本品还具有提高免疫功能、保肝、抗菌、抗疟等作用。它可兼治肝炎、肠炎、急性肾炎、急性结膜炎、口腔炎、伤寒及副伤寒等疾病。

【用法用量】 内服：煎汤，15～30g，大剂量可用至 90～120g；或捣汁。外用：适量，捣烂外敷或煎水洗。

玉 米

【别名】 玉蜀黍。

【药用部分】 种子。

【性味功效】甘，平。归胃、肾经。补中健胃，除湿利尿，止血利胆。

【传统主治】脾失健运，水湿停滞，小便不利，石淋，黄疸。

【抗癌参考】食管癌、胃癌、胰腺癌、肠癌、肝癌、乳腺癌、卵巢癌、前列腺癌、白血病等。

玉米中含有的硒和镁，有防癌抗癌作用。硒能加速体内过氧化物的分解，使恶性肿瘤细胞得不到分子氧的供应，从而受到抑制。镁一方面能抑制癌细胞的增殖，另一方面能促使体内废物排出体外。玉米中含有大量的赖氨酸，该物质具有明显的防治癌症的作用。它不但能减少抗癌药物不良反应的发生，同时还有抑制癌细胞生长之效。玉米含有丰富的维生素 C 和胡萝卜素，这些物质均有抑制化学致癌物引起肿瘤形成的作用。玉米中所含的谷胱甘肽能用自身的化学"绳索"捆住致癌物质，使它失去毒性，进而延缓癌症的发生发展。玉米中含有大量的植物纤维素、维生素 B_6、烟酸等成分，这些物质均能刺激肠蠕动，加速大便的排泄，使大便中的致癌物质和有毒成分及时排出，从而预防肠癌等疾病的发生。

【补充说明】现代研究证实，玉米中含有丰富的不饱和脂肪酸（其中亚油酸占60%以上）和维生素（含量为粳米、小麦的 5 ~ 10 倍）。本品具有降血脂、健脑、延缓细胞衰老、美容等功效。玉米可以防治冠心病、动脉粥样硬化、高脂血症、高血压、尿路结石和脑功能衰退等疾病。玉米食用价值高，且具有特殊的保健作用，故被誉为"黄金食品"。嫩玉米含钙量很高，可强筋壮骨，不仅满足儿童生长发育的需要，还有助于老年人预防骨质疏松症。

【用法用量】内服：煎汤，50 ~ 200g；或磨粉煮粥、做饼、做糕点等。

【使用注意】嫩玉米煮熟后应立即食用，不要久存。

玉米须

【别名】玉麦须。

【药用部分】花柱及柱头。

【性味功效】甘，平。归膀胱、肝、胆经。利水消肿，清热利湿，利胆退黄。

【传统主治】水肿，黄疸，小便不利，哮喘。

【抗癌参考】肝癌、胃癌、肾癌、皮肤癌等。

玉米须对小鼠肉瘤（S180）、肝癌（Hep）、胃癌（MFC）等肿瘤细胞的生长有明显的抑制作用，其中对肉瘤 S180 作用最显著。玉米须多糖能够抑制肝癌 SMMC7721 细胞的生长，并呈剂量依赖性和时间依赖性。

【补充说明】现代药理研究表明，玉米须还具有利尿、降压、降血脂、降血糖、凝血和提高机体细胞免疫等作用。本品可兼治肾炎、肝炎、胆囊炎、胆石症、高血压、糖尿病、膀胱炎、肺结核和鼻炎等疾病。

【用法用量】内服：煎汤，30～60g，鲜品加倍；或水煎代茶饮；或和猪肉煎汤服。

小　麦

【别名】淮小麦。

【药用部分】种子。

【性味功效】甘，微寒。归心、脾、胃、肾经。养心益肾，除烦安神，养肝利尿，除热止渴。

【传统主治】心神不宁，烦躁失眠，口干咽燥，小便不利，妇女脏躁。

【抗癌参考】乳腺癌、结肠癌等。

研究表明，小麦麸皮可以有效防治乳腺癌和结肠癌。据《美国新闻与世界报道》介绍，每日吞服麦麸 15g，可以有效预防结肠癌的发生。实验发现，从麦麸中提取的麦麸多糖，以 250mg/kg 对小鼠进行腹腔注射，连续 10 天。结果表明，该物质对小鼠肉瘤 S180 的抑制率为 61.9%。从麦芽中提取的植物凝血素，可使淋巴瘤细胞、艾氏腹水癌细胞凝集。意大利科学家经过 13 年的研究发现，多吃全谷物面包、意大利通心粉等食品，能够有效预防多种癌症。

【补充说明】小麦为人们的日常主食之一，含有多种营养成分。有资料记载，小麦麸炒黄 30g，加适量红糖拌匀，用大枣煮汤冲服，日 2 次，可治全身浮肿。

【用法用量】内服：煎汤，30～60g；食用，适量。

红　薯

【别名】番薯。

【药用部分】块根。

【性味功效】甘，平。归脾、肾经。健脾胃，补中气，强肾阳，舒筋络，通便秘，通乳汁，祛瘀毒，消疮肿。

【传统主治】脾胃气虚，大便秘结，湿热黄疸，遗精淋浊。

【抗癌参考】结肠癌、乳腺癌、皮肤癌、鼻咽癌、喉癌、子宫癌、胃癌、睾丸癌、卵巢癌等。

在一项关于 26 万人的饮食生活与癌症间关系的调查中发现，在 40 多种蔬菜中，有 20 种对癌细胞的生长有显著抑制效应。其中，熟红薯排第一，抑制率为 98.7%，生红薯排第二，抑制率为 94.4%。美国生物学家发现，红薯中含有一种叫作去氢表雄酮的化学物质，其防治结肠癌和乳腺癌的功效胜过人参。红薯含有丰富的胡萝卜素，故对防治某些癌症，如皮肤癌、鼻咽癌、喉癌、子宫癌、胃癌、睾丸癌、卵巢癌等有明显作用。红薯所富含的赖氨酸、维生素 C 和纤维素等成分，也都具有防癌抗癌作用。

【补充说明】据营养学家研究发现，红薯中营养成分的含量与种类，远远超过了大米和面粉。其维生素 C 的含量比某些水果还高，甚至可与柑橘相媲美。它富含的黏液蛋白，既能保持人体血管弹性，防止动脉粥样硬化的发生，又可提高机体的免疫能力，防止肝脏和肾脏中的结缔组织萎缩，预防胶原病的发生。它还含有一种雌性激素，该物质有护肤的作用。红薯适宜肝病、肾病、夜盲症、产妇等人群食用。

【用法用量】内服：适量，可生食，或煮食，或蒸食，其中以干蒸为好。

【使用注意】生了黑斑病的红薯有毒，不可食。

亚 麻 子

【别名】亚麻仁。

【药用部分】种子。

【性味功效】甘，平。平肝顺气，通大小肠，解毒止痛。

【传统主治】肝风头痛，肺痈，肺痨，麻风疮癣，皮肤痒疹，丹毒，便秘，脱发，咳喘。

【抗癌参考】乳腺癌等。

加拿大科学家的研究表明，亚麻子有助于治疗乳腺癌。他们让一组患乳腺癌的妇女食用亚麻籽粉，同时让另一组患者使用普通药物。结果表明，与对照组相比，每天食用3汤匙亚麻籽粉的患者，乳腺肿瘤明显缩小。有资料称，亚麻子有抗癌作用，能非常有效地破坏实验鼠体内的肿瘤细胞。

【补充说明】现代药理研究表明，亚麻子还具有降血压、降血脂、调节神经系统、健脑、软化皮肤角质和美容等作用。本品可预防心血管疾病，兼治关节炎、糖尿病、睾丸炎、疝气、慢性肝炎、脂溢性脱发、过敏性皮炎和妇女经期乳房疼痛等疾病。它能使粗糙的皮肤变得细腻而富有光泽；还能提高身体的抗压能力，稳定情绪，减少抑郁和失眠的发生；还能增强脑部机能，提升思维能力。一些欧美国家的科学家发现，亚麻子具有良好的食疗价值。本品属亚麻科植物，《王氏博济方》中称其为"胡麻子"，考《本草纲目》所载之胡麻，当是胡麻科植物脂麻，两者不可相混。

【用法用量】内服：煎汤，9～15g；或入丸、散剂。外用：适量，捣敷或煎水洗。

【使用注意】孕妇忌服。

薏苡仁

【别名】苡仁。

【药用部分】种子。

【性味功效】甘、淡，凉。归脾、胃、肺、大肠经。利水渗湿，健脾止泻，除痹益肺，清热排脓。

【传统主治】水肿，脚气，小便不利，脾虚泄泻，湿痹拘挛，肺痈，肠痈，黄疸，白带，喉痹。

【抗癌参考】食管癌、胃癌、肝癌、胆囊癌、胰腺癌、肺癌、眼癌、喉癌、鼻咽癌、肠癌、绒癌、子宫体癌、宫颈癌、卵巢癌、乳腺癌、肾癌、膀胱癌、阴茎癌、阴道癌、白血病、鼻窦癌、恶性淋巴瘤、软组织肉瘤、胸膜肿瘤等。

薏苡仁煎剂及薏苡仁醇提取物、薏苡仁丙酮提取物对癌细胞有明显抑制作用。有资料称，薏苡仁的某些提物对实验动物艾氏腹水癌、肉瘤S180、吉田肉瘤、子宫颈癌U14等癌细胞的生长有抑制作用。薏苡仁中具有抗癌作用的成分为薏苡仁酯和薏苡仁内酯。薏苡仁50%乙醇提取物能促进培养的扁平上皮癌细胞角化。抗癌中药制剂——康莱特，即是由薏苡仁的有效成分制成。该药对肺癌等恶性肿瘤有良好的治疗作用，也常被应用于肝癌、肠癌和其他转移性肿瘤的治疗。

【补充说明】 现代药理研究表明，薏苡仁还具有增强免疫功能、抑制呼吸中枢、使末梢血管（特别是肺部末梢血管）扩张、改善动脉粥样硬化、降血压、降血糖、解热、镇静、镇痛、镇咳、美容和抗衰老等作用。本品可兼治肺脓肿、阑尾炎、风湿性关节炎、睾丸鞘膜积液、甲状腺肿、扁平疣等疾病。常食薏苡仁可以使皮肤光滑、细腻，还能消除粉刺、雀斑、老年斑、妊娠斑、蝴蝶斑等，对皮肤脱屑、皲裂也有良好疗效。薏苡仁还有瘦身功效，是肥胖人群的最佳食品之一。

【用法用量】 内服：煎汤，10～30g，单味煮食可用至60g。康莱特注射液应按其说明书使用。

小　米

【别名】 粟米。

【药用部分】 种子。

【性味功效】 甘，凉。归胃、脾、肾经。益气补脾，健胃除湿，和胃安眠。

【传统主治】 脾胃虚弱，反胃呕吐，泄泻，失眠，妇女黄白带。

【抗癌参考】 食管癌、肝癌、胃癌、肠癌、肺癌、鼻咽癌、喉癌、乳腺癌、卵巢癌、子宫癌、前列腺癌、睾丸癌、白血病、皮肤癌等。

小米所含的硒是一种极强的抗氧化剂，能阻止致癌物与宿主细胞的脱氧核糖核酸相结合，还能激活细胞溶解酶的活力，从而使致癌物很快被分解。小米所含的钼是合成亚硝酸盐还原酶的成分。机体缺钼时，会直接导致亚硝酸盐含量增加，从而为合成致癌物亚硝胺提供条件。研究表明，钼元素对食管癌亦有明显的抑制作用。小米所含的胡萝卜素对预防肺癌、胃癌、肠癌、喉癌、皮肤癌的发生均有一定作用。小米所含的膳食纤维，也对防癌抗癌有益。

【补充说明】 现代医学认为，小米的营养价值很高。它的蛋白质、脂肪、维生素和膳食纤维的含量都高于大米。它还有促进胰岛素分泌、提高睡眠质量、补充雌激素和美容等作用。小米可以预防消化不良和口舌生疮。常食小米还能减少脸部的皱纹和色斑。

【用法用量】内服：煎汤，15～30g；或煮粥，也可做糕点等。

【使用注意】小米粥熬煮不宜太稀薄，越浓稠营养越好。本品不可与杏仁同食。

荞　麦

【别名】荍麦。

【药用部分】种子。

【性味功效】甘，凉。健胃消积，降气宽肠，止痢止汗。

【传统主治】饮食不香，肠胃积滞，泄泻，痢疾，黄汗，白带。外治丹毒疮肿。

【抗癌参考】白血病等。

研究人员发现，荞麦种子中含有 8 种蛋白酶阻化剂，这些物质有阻碍白血病细胞增殖的功能。荞麦的胡萝卜素含量也相当高，其还含有微量元素硒等物质，这些物质也都具有抗癌作用。

【补充说明】现代研究表明，荞麦中蛋白质、赖氨酸等营养素的含量都高于大米和面粉。其还含有多种特殊成分，如在其他粮食中少有的维生素 P（芦丁）。荞麦还具有降血脂、软化血管、增强机体免疫力和抗炎等作用。据报道，荞麦对防治糖尿病、冠心病、动脉硬化、高血压等顽疾具有明显疗效。同时，本品对神经性头痛、贫血、青光眼也有较好的治疗作用。荞麦营养丰富，已被许多国家视为"高级营养保健食品"。我国在荞麦的研究方面虽起步较晚，但进步很快。其中，陕西省生产的荞麦挂面已出口美国。

【用法用量】内服：煎汤，6～15g；或研末；或做挂面、饼干、醋、酒等。外用：适量，捣敷或研末调敷。

糙　米

【别名】胚芽米。

【药用部分】稻谷去壳后带软皮的大米。

【性味功效】甘，温。健脾养胃，益气止痢，止渴止泻，坚筋骨，通血脉。

【传统主治】脚气，石淋。

【抗癌参考】前列腺癌、乳腺癌、肠癌、肝癌等。

研究表明，糙米所含的肌醇六磷酸（IP6），可以抑制癌细胞的繁殖，并使其转变为正常细胞。动物实验表明，IP6 对小鼠的结肠癌、乳腺癌、肝癌等均能起到一定的治疗作用，对前列腺癌的生长有抑制作用。糙米有"天然的癌症杀手"之称。糙米还含有谷固醇、维生素 C 和粗纤维等成分，这些物质均具有防癌抗癌作用。

【补充说明】研究发现，糙米还具有提高人体免疫功能、促进血液循环、降血压、维持人体正常糖代谢、排毒瘦身、美容养颜等作用。本品可以防治高血压、糖尿病、肾结石、阿尔茨海默病、神经炎、唇炎、角膜炎等疾病。食用本品后，可缓解焦虑、消化不良、便秘、皮肤粗糙等症状。

【用法用量】内服：适量，可煮粥，也可加工成糙米粉、羹和饮料等。

米　糠

【别名】米皮糠。

【药用部分】种皮。

【性味功效】苦、甘，平。归脾、胃经。健脾养胃，消肿利尿。

【传统主治】噎膈，脚气，浮肿，泄泻。

【抗癌参考】食管癌、大肠癌、肺癌、肝癌、皮肤癌、软组织肉瘤等。

从米糠中提取出的米糠蛋白 PHI、米糠多糖 RBS 和米糠多糖 RDP，均具有抗肿瘤作用。实验证明，小鼠腹腔注射或灌服米糠多糖 RON（α－葡聚糖）对 McthA 纤维肉瘤和 Lewis 肺癌有较好的抑制作用，肿瘤抑制率达 45%。米糠多糖 RBS30F1 对肌肉内移植的小鼠肉瘤 S180 具有明显的抑制作用。日本研究人员将从米糠中提取的某种物质精制成了一种防癌剂，经对患有肺癌和皮肤癌的小鼠使用该防癌剂发现，其疗效优于现有的抗癌剂。另外，常服米糠能加速肠内废物排泄，有预防大肠癌的作用。

【补充说明】现代研究证明，米糠和米糠油还具有降低胆固醇、调节人体脑功能、镇静、催眠、通便排毒、延缓衰老等作用。它能抵御紫外线和环境污染对皮肤的伤害，还可以预防尿路结石，防治高脂血症、动脉粥样硬化、血管性头痛、雀斑等疾病。本品熬膏外用，可治骨髓炎。含米糠有效成分的化妆品，能够保持皮肤湿润、白净。

【用法用量】内服：9~30g；或入丸、散。外用：适量，熬膏贴。

马铃薯

【别名】土豆。

【药用部分】块根。

【性味功效】甘，平。归胃、大肠经。健脾和胃，益气调中，解毒通便。

【传统主治】脾胃气虚，胃痛腰痛，体虚便秘。外治皮肤湿疹。

【抗癌参考】乳腺癌、胃癌、肠癌、黑色素瘤等。

马铃薯含有较多的维生素 B_6、泛酸和维生素 C。其中，维生素 B_6 和泛酸可以增强淋巴细胞的功能，从而增强机体的抗癌能力；维生素 C 和泛酸具有强化黏膜组织的作用，从而可以预防上皮组织发生癌症。马铃薯含有大量膳食纤维，该物质能促进肠道蠕动，帮助机体及时排出代谢毒素，减少潜在致癌物质在肠道内的滞留时间，从而具有预防肠癌的作用。马铃薯所含的组织蛋白酶 B，能有效阻止黑色素瘤细胞的侵入。《新科学家》曾报道，吃煮熟的凉马铃薯可以减少患肠癌的风险。有人称，马铃薯、红薯和芋头能防治多种癌症。

【补充说明】马铃薯是世界四大粮食作物之一。它的主要成分为糖类，淀粉含量非常丰富。马铃薯可当主食吃，吃150g鲜马铃薯所摄入的营养相当于吃100g面条。它也是少有的"高钾蔬菜"之一。本品能预防高血压、高血脂、动脉粥样硬化，也可兼治胃及十二指肠溃疡、习惯性便秘。马铃薯适宜肾炎、维生素 C 缺乏病等患者食用。其还具有美容、延缓衰老和减肥等功效。有人称，马铃薯是餐桌上的"第二面包"。

【用法用量】内服：适量，可煮、可蒸、可清炒、可凉拌。

【使用注意】反复油炸的薯条有致癌物质，不宜食用。患有糖尿病者忌食。发芽的马铃薯或皮色变绿紫者有毒，不可食用。

苹 果

【别名】频果。

【药用部分】果实。

【性味功效】酸、甘，平。归脾、胃、肺经。健脾开胃，补心益气，润肺化痰，生津止渴，清热解毒，止泻消食，补脑养神，顺气醒酒。

【传统主治】脾虚泄泻，食欲不振，气滞不通，口干咽燥。

【抗癌参考】乳腺癌、直肠癌、食管癌、胃癌、膀胱癌、白血病、口腔癌、前列腺癌、皮肤癌等。

苹果所含的苹果酸能抑制癌细胞的扩散。苹果含有大量的纤维素，该物质可以使机体胆固醇含量减少，粪便增多，缩短排便时间，减少直肠癌的发生。苹果中含有的维生素 C，能够阻碍致癌物质亚硝胺的生成，可破坏癌细胞增生时产生的某种酶的活性，甚至可使已生成的癌细胞转化为正常细胞。苹果含有果胶。有科学家发现，将果胶喂予接触过放射性气体的动物时，果胶似乎能与这种气体中的放射性元素相结合，使其成为无害的物质，随之从动物体内排出。故有人推测，果胶对其他有致癌作用的污染物，也可能具有类似的作用。

【补充说明】苹果是世界四大水果之一，有较高的营养价值。民间有句谚语，"一天一个苹果，医生不来找我"。现代研究证明，苹果还具有降低胆固醇、抑制血小板聚集、降低血液黏稠度、调节肠蠕动、增强记忆力、美白皮肤、减肥和延缓衰老等作用。本品可以预防动脉硬化、心脑血管疾病和胆结石，并可兼治高血压、慢性胃炎、妊娠呕吐和幼儿单纯性消化不良等疾病。苹果还有"记忆果""智慧果"的美称。它的香气还是治疗抑郁的"良药"。

【用法用量】内服：适量，可生吃，也可煮熟食，还可捣汁、熬膏或加工成果酱、罐头等。其中，生吃最营养，连皮吃最好（宜先泡半小时以上，去除农药）。外用：适量，捣汁涂。

杏 子

【别名】杏果。

【药用部分】果实。

【性味功效】甘、酸，微温。归肝、心、胃、肺经。生津止渴，润肺定喘，理气化痰。

【传统主治】胃阴不足，口渴咽干，肺经燥热，咳嗽上气。

【抗癌参考】肺癌、胃癌、肠癌、鼻咽癌、皮肤癌、膀胱癌、乳腺癌、肝癌、胰腺癌、前列腺癌等。

杏子含有较多的具有抗癌作用的物质，如胡萝卜素、儿茶酚、黄酮类及苦杏仁苷等。其中，每100g杏子胡萝卜素的含量为1.79mg。胡萝卜素在体内可转化为维生素A，而维生素A已被证明可防治各种上皮组织癌。杏子还含有果胶，果胶亦具有抗癌的功效，尤其是对防治前列腺癌和结肠癌更为有益。

【补充说明】杏子不仅药用价值广泛，而且有很高的营养价值。我国自古就重视杏子的食疗作用。我国现存最早的医学名著《黄帝内经》，就把杏子列为"五果"（杏、李、栗、枣、桃）之一，并提出"毒药攻邪，五谷为养，五果为助……以补精益气"的观点。

【用法用量】内服：6～12g，可生食，也可制成杏干、杏脯、杏酱等，还可与猪肺煮汤食用。

【使用注意】一次不宜食用过多。

苦杏仁

【别名】杏仁。

【药用部分】种仁。

【性味功效】苦，微温。有小毒。归肺、大肠经。止咳平喘，祛痰降气，润肠通便。

【传统主治】咳嗽气喘，胸满痰多，血虚津枯，肠燥便秘。

【抗癌参考】肺癌、肠癌、食管癌、宫颈癌、卵巢癌、绒癌、肾癌、肝癌、恶性淋巴瘤、乳腺癌、支气管癌、扁桃体癌、睾丸癌、胸膜癌、白血病、精母细胞瘤等。

体外实验证明，苦杏仁热水提取物粗制剂对人子宫颈癌JTC26株的抑制率为50%～70%。给小鼠自由摄食苦杏仁，可抑制艾氏腹水癌的生长，并可使患病小鼠的生存期延长。苦杏仁的干燥粉末能抑制强致癌性真菌——黄曲霉菌和杂色曲霉菌的生长。给小鼠口服或腹腔注射苦杏仁提取物，对肉瘤S180、肝癌实体瘤的抑制率达60%以上。苦杏仁所含的苦杏仁苷是一种生物活性物质，其对艾氏腹水癌、大鼠瓦克癌256、小鼠肉瘤180均有抑制作用。苦杏仁苷在进入人体血液后，可杀死癌细胞。从苦杏仁中提取出的维生素B_{17}，也逐渐被应用于癌症患者的治疗过程中。该物质在杀伤癌细胞的同时，不会损伤正常细胞。

【补充说明】现代研究表明，苦杏仁有镇咳、平喘、祛痰、抗溃疡、助消化、调节免疫功能、抗肝纤维化、降血脂、降血压、抗凝血、扩张血管、增加冠脉血流量、消除自由基、抗突变、抗衰老、抗炎、镇痛、镇静、助眠、抗寄生虫和润肤美容等作用。

【用法用量】内服：煎汤，6～10g；或入丸、散；或食用；或加工成杏仁糖、杏仁茶等。

【使用注意】不可一次吃得过多，以防中毒。不宜与板栗、猪肉、小米同食。

甜杏仁

【药用部分】种子。

【性味功效】甘，平。归肺、大肠经。润肺止咳，下气平喘。

【传统主治】虚劳咳喘，肠燥便秘。

【抗癌参考】肺癌、宫颈癌、肠癌等。

甜杏仁对小鼠肉瘤 S180 和人子宫颈癌细胞的抑制率为 50%～70%。甜杏仁含有大量纤维素，该物质有助于胃肠道的蠕动，可降低肠癌的发病率。

【补充说明】甜杏仁不仅有较高的药用价值，而且是一种健康食品。适量食用本品，不仅可以有效控制人体内胆固醇的含量，还能显著降低心脏病和多种慢性病的发病风险。肥胖者选择甜杏仁作为零食，可以达到控制体重的效果。最近的科学研究还表明，甜杏仁具有美容的功效，其能使皮肤红润而富有光泽。

【用法用量】内服：煎汤，6～10g；或入丸剂；或食用，可生嚼、炒食、煮粥。外用：适量，捣敷。

乌 梅

【别名】梅实。

【药用部分】近成熟的果实。

【性味功效】酸、涩，平。归肝、脾、肺、大肠经。敛肺止咳，涩肠止痢，生津止渴，调中开胃，清热解毒，安蛔止痛，消肿软坚，敛疮蚀肉。

【传统主治】肺虚久咳，久泻久痢，蛔厥腹痛，呕吐蛔虫，虚热消渴。外治恶疮胬肉。

【抗癌参考】肺癌、食管癌、胃癌、大肠癌、阴茎癌、宫颈癌、卵巢癌、膀胱癌、白血病、皮肤癌等。

动物实验表明，乌梅煎剂对小鼠肉瘤 S180、艾氏腹水癌有抑制作用。体外试验表明，乌梅对人子宫颈癌 JTC26 株的抑制率达 90% 以上。乌梅醇、水提取物具有抑制人原始巨核白血病细胞和人早幼粒白血病细胞生长的作用。

【补充说明】 现代药理研究表明，乌梅还具有驱蛔、抗菌、抗过敏、增强机体免疫功能、抗早孕、清除氧自由基、抗衰老、解毒、排毒、美容和减肥等作用。本品可以防治胆道蛔虫病、尿路结石、消化不良、食欲不振、肠炎、菌痢、咽炎、扁桃体炎等疾病。外用本品，可治鸡眼、胼胝、白癜风。酒后饮用乌梅茶，能醒酒护肝。

【用法用量】 内服：煎汤，10～30g；或入丸、散；或食用，可生吃，可制成饮料、果酱等。外用：适量，捣烂或炒炭研末敷。

【使用注意】 空腹不宜食用过多。与猪肉同食会降低两者的营养。

山　楂

【别名】 红果。

【药用部分】 成熟果实。

【性味功效】 酸、甘，微温。归脾、胃、肝经。开胃消食，化滞消积，活血化瘀，提神醒脑，收敛止泻，止呕止痛，驱虫解毒。

【传统主治】 饮食积滞，胃脘胀满，泻痢腹痛，疝气疼痛，经闭痛经，产后瘀阻，心腹刺痛。

【抗癌参考】 食管癌、贲门癌、胃癌、肝癌、肠癌、胰腺癌、子宫癌、绒癌、乳腺癌、膀胱癌、鼻咽癌、皮肤癌、胸膜肿瘤等。

研究发现，山楂所含的黄酮类药效成分牡荆素类化合物，具有抗癌作用。山楂富含维生素 C，该物质对化学致癌物质亚硝胺的合成有阻断作用。山楂的丙酮提取液可抑制致癌剂黄曲霉素诱导的致突变作用。动物实验也表明，山楂水煎液可以延长患瘤动物的寿命。山楂水煎液有抑制小鼠艾氏腹水癌细胞增殖的作用；山楂核水煎液对子宫颈癌 JTC26 的抑制率高达 70%。生山楂具有抗噬菌体的功能，这提示山楂生用可起到一定的抗癌功效。

【补充说明】 现代研究表明，山楂还具有助消化、保护血管内皮细胞、预防心肌缺血、抗心律失常、抑制血小板聚集、强心、降压、调节脂质代谢、扩张气管、促进气管纤毛运动、祛痰平喘、抗氧化、抗疲劳、增强免疫力、抗菌、镇静、收缩子宫等作用。本品可以防治消化不良、高脂血症、高血压、冠心病、老年性心衰、肥胖症、气管炎、肾盂肾炎、菌痢、肝炎、声带息肉、绦虫病。外用本品，可治冻疮。本品善于消化油腻肉积，且功效显著。山楂还是妇科常用药。山楂是我国特有果品，其碳水化合物、蛋白质、维生素 C、胡萝卜素以及钙、铁的含量均比一般水果高，被誉为"益寿食品"。

【用法用量】内服：煎汤，10 ~ 30g；或入丸、散；或食用，可生吃，还可加工成果汁、果酱、果冻、果脯等。外用：适量，煎汤洗。

草　莓

【别名】野草莓。

【药用部分】果实。

【性味功效】酸、甘，凉。归脾、胃、肺经。润肺生津，解热祛暑，健脾和胃，补血益气，利尿止泻，利咽止咳，凉血解酒。

【传统主治】肺热咳嗽，口舌糜烂，咽喉肿痛，声音嘶哑，食欲不振，尿少便秘。

【抗癌参考】鼻咽癌、肺癌、扁桃体癌、喉癌、肠癌、白血病等。

研究表明，从草莓中分离出的并没食子酸，可以抑制多种化学致癌物所导致的癌症。草莓含有大量的维生素 C，该物质能阻断强致癌物质亚硝胺的生成，具有防癌抗癌功效。草莓中含有的果胶及纤维素，可促进胃肠蠕动，改善便秘，预防肠癌的发生。草莓中含有的胺类物质，对白血病有一定的治疗作用。美国学者研究发现，草莓中还含有较高的鞣花酸，它不仅能保护人体组织免受致癌物质伤害，而且具有抑制恶性肿瘤细胞生长的作用。

【补充说明】草莓为世界七大水果之一。它营养丰富，其中维生素的含量很高，故被称为"活的维生素丸"。它还具有软化和保护血管，改善血液循环，降血脂，促进人体骨骼、皮肤和神经系统的发育，美容修身等作用。本品可以预防维生素 C 缺乏病，防治动脉硬化、冠心病、脑出血、高血压、高脂血症、下肢静脉曲张、再生障碍性贫血和痔疮等疾病。在国外，草莓被人们誉为防治心血管疾病和癌症的"灵丹妙药"。

【用法用量】内服：适量，可生食或制成果酒、果酱等。

【使用注意】洗草莓时，不要拔掉其蒂，以防农药随水进入草莓内部。本品存放时间不宜过长，以不超过 1 天为宜。

柑 橘

【别名】橘子。

【药用部分】果实。

【性味功效】甘、酸，凉。归肺、胃经。清热解毒，生津止渴，润肺止咳，健脾和胃，理气解郁，消食化痰。

【传统主治】肺胃蕴热，口干舌燥，胸膈痞满，呕逆少食。

【抗癌参考】肺癌、胃癌、肠癌、鼻咽癌、乳腺癌、膀胱癌、前列腺癌、口腔癌、喉癌、白血病、皮肤癌等。

柑橘汁中含有一种叫作诺米林的化合物，该物质能有效预防胃癌的形成，同时可以有效抑制乳腺癌细胞的扩散。柑橘中的黄酮，有抑制 HL - 60 白血病细胞生长和溶解癌细胞的作用。国外科学家的试验证明，柑橘类水果含有大量的胡萝卜素和类黄酮。这些物质能在人体内遏制各种强力致癌的化学物质。另据研究，柑橘之所以能抗癌，是由于其中含有大量 β - 玉米黄质。该物质的抗癌效果比胡萝卜中含有的 β - 胡萝卜素的抗癌效果要强 5 倍。同时有研究发现，柑橘含糖量越高，β - 玉米黄质的含量就越多，抗癌效果也就越好。美国学者的研究发现，柑橘类水果中含有一种物质可阻止小鼠前列腺癌细胞的扩散。日本学者通过动物试验发现，柑橘在预防皮肤癌和大肠癌方面有明显的效果。

【补充说明】柑和橘，两者常被统称为柑橘。本品营养价值很高，每 100g 柑橘的维生素 C、蛋白质和维生素 B_1 的含量，分别是梨的 10 倍、9 倍和 8 倍。同时，本品胡萝卜素、维生素 B_2、烟酸及钙、磷的含量都比梨高。它还能帮助消化、促进食欲，具有降血脂、降血压、美容和消除疲劳等功效。

【用法用量】内服：适量，可生食、绞汁或煎服，还可加工成蜜饯、罐头等。

【使用注意】高血压患者食用时，不宜丢掉橘络。柑橘不宜与萝卜或牛奶同食。

陈　皮

【别名】橘皮。

【药用部分】果皮。

【性味功效】苦、辛，温。归脾、肺经。理气健脾，燥湿化痰。

【传统主治】脾胃气滞，胸脘胀满，食少吐泻，咳嗽多痰。

【抗癌参考】肝癌、胆囊癌、胃癌、白血病、甲状腺癌、鼻窦癌、卵巢癌、阴茎癌、皮肤癌、黑色素瘤、眼癌、胸膜肿瘤等。

陈皮提取物对小鼠移植性肉瘤和肝癌具有明显的抑制作用。其能使癌细胞增殖周期为 G2 ~ M 期的细胞减少，使 G0 ~ G1 期的细胞增多。同时，它还具有促使癌细胞凋亡的作用。陈皮所含有的川陈皮素，也有很好的抗癌效果。另据报道，陈皮乙醇提取物中的蜜橘黄素和红橘素，可以抑制人黑色素瘤细胞生成黑色素。

【补充说明】现代研究表明，陈皮还具有祛痰、平喘、抗炎、抗过敏、抗病毒、抗氧化、降血脂、利胆、降低毛细血管脆性、预防动脉粥样硬化和避孕等作用。

【用法用量】内服：煎汤，3 ~ 9g；或作为药食两用物品，与牛肉同炖。

橙　子

【别名】广柑。

【药用部分】果实。

【性味功效】甘、酸，凉。归肝、胃、肺经。清热生津，疏肝理气，开胃健脾，化痰止血，通便利尿，通乳解酒，解鱼蟹毒。

【传统主治】津少口渴，舌干咽燥，恶心呕吐，胸闷腹胀，纳呆食少，痰多咳嗽，瘿瘤，便秘，痔疮出血，乳汁不通，乳房胀痛或结块，小便不畅，醉酒。

【抗癌参考】食管癌、胃癌、肠癌、口腔癌、乳腺癌、喉癌、膀胱癌、纤维肉瘤、前列腺癌等。

橙子含有大量维生素 C，该物质具有抗氧化和阻断致癌物二甲基亚硝胺生成的作用，故可防癌、治癌。据《美国医学论坛报》报道，橙皮油中萜二烯的含量占95％。萜二烯属于萜烯类化合物，具有防治癌症的作用。另外，橙子所含的膳食纤维和果胶，可促进肠道蠕动，加快排出肠道内的有害物质，进而有利于预防结肠癌的发生。

【补充说明】现代药理研究表明，橙子还具有提高机体抵抗力、增加毛细血管弹性、降低胆固醇、解肉食油腻、消除疲劳、振奋精神、舒缓压力和净肤美容等作用。高脂血症、高血压、动脉硬化和食欲不振者，应常食橙子。

【用法用量】内服：适量，可生食，或煎汤、制饼、盐腌、蜜制等。

【使用注意】空腹时或患糖尿病者不宜食用。吃橙子前后1小时内不要喝牛奶。吃完橙子应及时刷牙漱口。每天食用橙子不宜超过5个。本品不宜与槟榔同食。

越　橘

【别名】越橘果。

【药用部分】果实。

【性味功效】苦，平。利尿，解毒。

【传统主治】热淋，痹证。

【抗癌参考】膀胱癌、结肠癌、肝癌、子宫癌、前列腺癌、乳腺癌、白血病、食管癌、胃癌、喉癌等。

越橘是一种很强的抗氧化剂。美国学者经过分析40种水果和蔬菜后，得出美洲越橘的抗氧化能力最强的结论。越橘能消灭同癌症发生有密切关系的自由基，其是清除自由基的清道夫。研究发现，越橘提取物中的黄酮醇、原花青素、萜类、酚类等有效成分，能显著抑制大肠癌细胞的增殖，降低其侵袭和转移能力。

【补充说明】现代研究表明，越橘还能增加毛细血管的弹性，防止血管破裂，被誉为"毛细血管的修理工"。本品还具有抗病毒、保护眼睛等作用。越橘还可以预防动脉硬化、心血管疾病、阿尔茨海默病，兼治急性膀胱炎、尿路感染和急性风湿性关节炎。同时，本品对乙肝也有明显的防治作用。

【用法用量】内服：煎汤，15～30g；或捣汁、熬膏、浸酒；或食用，可生食、酿酒、制作果酱。外用：适量，浸酒擦或研末撒。

无花果

【别名】奶浆果。

【药用部分】花托及果实。

【性味功效】甘、酸，平。归肺、脾、胃、大肠经。清热消肿，润肺利咽，开胃消食，健脾止泻，通乳止痛。

【传统主治】肺热声嘶，咳嗽哮喘，咽喉肿痛，纳呆便秘，痔疮出血，肛脱久泻，疮疖肿毒。

【抗癌参考】肺癌、喉癌、鼻咽癌、胃癌、肠癌、肝癌、乳腺癌、宫颈癌、膀胱癌、口腔癌、恶性淋巴瘤、白血病、皮肤癌等。可缓解癌性疼痛。

研究发现，无花果能抑制癌细胞的蛋白合成，使其失去营养，从而消灭癌细胞。试验表明，无花果的提取液对 13 种癌细胞均有抑制作用。从无花果未成熟果实中所得的汁液，具有广谱抗癌活性，能抑制大鼠移植性肉瘤、小鼠自发性乳腺癌的生长，还能延缓移植性腺癌、骨髓性白血病、淋巴肉瘤的发展。近年来，日本专家从无花果中提取出一种名叫"苯甲醛"的物质，其既可阻止癌细胞的生长，又不会对正常细胞产生毒害。南美洲地区的居民癌症发病率低，调查发现这与其常吃无花果有关。另外，无花果所含的维生素 A、维生素 C、维生素 D 等成分，都可阻止致癌物质亚硝胺在人体内的形成和积累。无花果还可缓解癌症疼痛，减轻肿瘤患者放、化疗中产生的不良反应。

【补充说明】现代研究表明，无花果还具有增强人体免疫功能、降血脂、降血压、助消化、抗衰老、抑制痢疾杆菌等作用。本品可兼治咽炎、扁桃体炎、乳汁不足，亦可作为肺结核、肝炎的辅助治疗食品。外用本品，可治无名肿毒。无花果营养丰富、味美可口，被认为是当今不可多得的集营养、保健、抗病于一身的"三优"果品。经常食用本品，对人健康长寿大有神益。

【用法用量】内服：煎汤，10～30g，大剂量可用至 60g；可鲜吃，也可制成果干、果酱、蜜饯等。外用：煎水洗、研末调敷或吹喉。

【使用注意】胃溃疡患者不宜服用。

猕猴桃

【别名】藤梨，阳桃。

【药用部分】果实。

【性味功效】甘、酸，寒。归肾、胃、脾、胆经。清热除烦，生津止渴，润肠通便，活血消肿，利尿通淋，健胃消食，消痈催乳。

【传统主治】纳呆食少，烦热消渴，黄疸，石淋，痹证，痔疮。

【抗癌参考】食管癌、胃癌、肝癌、直肠癌、子宫癌、恶性淋巴瘤、喉癌、膀胱癌、纤维肉瘤、白血病等。

实验表明，猕猴桃具有显著的防癌抗癌功效。它能有效地阻断致癌物质亚硝胺的合成，这与其富含维生素 C 密切相关。据介绍，即使猕猴桃的维生素 C 被破坏，它对亚硝胺合成的阻断率仍达 79%。这证明猕猴桃中除含大量维生素 C 外，还至少含有 2 种以上能阻断亚硝胺合成的活性物质。此外，猕猴桃含有丰富的半胱氨酸蛋白酶，该物质可使食入的动物蛋白分解成易被消化吸收的形式，减轻消化道的负担，增强细胞的抗癌作用。临床观察发现，肿瘤患者在治疗期间，服用猕猴桃果汁者与不服用者对比，服用者不仅食欲大增，而且血红蛋白和白细胞水平均明显下降。

【补充说明】现代研究表明，猕猴桃的营养价值极高。它含有丰富的维生素，其中维生素 C 的含量是柑橘的 4～12 倍、苹果的 20～80 倍、葡萄的 60 倍、梨的 30～140 倍。它还富含膳食纤维、精氨酸、肌醇等成分。猕猴桃对消化不良、萎缩性胃炎、胃溃疡、胃息肉、肝炎、肝硬化、动脉硬化、高血压、高脂血症、冠心病、心肌梗死、尿路结石、关节炎等疾病有防治作用，对防治糖尿病和抑郁症也有独特功效。猕猴桃香甜可口、风味特异，有"世界水果之王""水果金矿""超级水果"等美称。

【用法用量】内服：煎汤，30～60g；或生食，鲜果每日 250～500g；或加工成果汁、果酱、果脯、果酒、罐头等。

【使用注意】女性经期不宜食用。

猕 猴 桃 根

【别名】洋桃根。

【药用部分】根。

【性味功效】微甘、涩，凉。有小毒。清热解毒，活血消肿，祛风除湿，健胃，催乳。

【传统主治】风湿痹痛，水肿，淋浊，带下，疮疖，跌打损伤，瘰疬，产后缺乳。

【抗癌参考】胃癌、食管癌、肠癌、肝癌、肺癌、鼻咽癌、乳腺癌、子宫体癌、宫颈癌、胰腺癌、胆管癌、白血病、皮肤癌、软组织肉瘤等。

猕猴桃根提取液可抑制白血病细胞、结肠癌细胞的生长。猕猴桃根所含的猕猴桃多糖复合物（ACPS）腹腔注射，能够抑制小鼠艾氏腹水癌细胞（EAC）、腹水型肝癌细胞（HepA）和小鼠实体肝癌细胞的增殖。本品的乙醚提取物腹腔给药对实验小鼠 S180、U14 均有较强的抑制作用，对小鼠 S180 的抑制率为 30%～40%。本品对消化系统肿瘤作用更为明显。

【补充说明】现代研究表明，本品还具有免疫调节等作用。它可兼治风湿性关节炎、肝炎、菌痢、淋巴结结核、丝虫病、胃溃疡和乳汁不足。有专家称，本品实为草药中补药之王，既可清热，亦善养阴。也有人称，少数人用此药后可出现皮疹、呕吐、腹痛等不良反应，但多不严重，暂停用药后，上述症状可立即消失。"藤梨根"为本品的别名之一，但有文献将猕猴梨根（软枣猕猴桃根）也称为"藤梨根"，两者实为同科植物的不同品种之根，注意区分。

【用法用量】内服：煎汤，30～60g；或与鸡肉、猪瘦肉、鸡蛋煎服。本品片剂及糖浆制剂，按其说明书使用。外用：适量，捣敷。

毛 冬 瓜

【别名】毛花杨桃。

【药用部分】根及叶。

【性味功效】微辛、苦，寒。清热利湿，舒筋活血，消肿解毒。

【传统主治】肺热失声，淋浊，带下，痈疮肿毒，跌打损伤。

【抗癌参考】胃癌、食管癌、乳腺癌、肝癌、鼻咽癌等。

《全国中草药汇编》云本品可抗癌。毛冬瓜根主治胃癌、乳腺癌、食管癌。研究表明，毛冬瓜氯仿层和乙酸乙酯层对肝癌细胞株 SMMC－7721 具有显著的抑制作用，这可能是由于两者诱导了癌细胞的凋亡。

【补充说明】本品可兼治颜面丹毒、乳腺炎、腹股沟淋巴炎、皮炎等疾病。

【用法用量】内服（根）：煎汤，30～60g；或水煎加冰糖服；或与鸡蛋及烧酒煮服。外用（根皮、叶）：适量，捣敷。

猕 猴 梨 根

【别名】软枣猕猴桃根。

【药用部分】根。

【性味功效】淡、微涩，凉。归脾、胃、肝经。清热解毒，祛风除湿，健脾和胃，消肿止痛，止血，催乳。

【传统主治】湿热黄疸，消化不良，呕吐腹泻，风湿痹痛，痈疡疮疖，跌打损伤，乳汁不下。

【抗癌参考】食管癌、胃癌、肠癌、肝癌、肺癌、皮肤癌、宫颈癌等。

药理实验证明，猕猴梨根有抗肿瘤作用。猕猴梨根水溶性成分0.2g/kg肌内注射，连续8天，对小鼠宫颈癌U14有显著的抑制作用。猕猴梨根原液体外对胃癌细胞有明显杀伤作用，使用后24小时，抑制作用最强。《河南中草药手册》载：猕猴梨根、水杨梅根、山葡萄根、半枝莲、半边莲各60g，凤尾草、白茅根各15g，水煎服，可防治多种癌症。

【补充说明】现代药理研究表明，本品还对细胞免疫有正向调节作用，并可抗菌消炎。

【用法用量】内服：煎汤，15～60g（单用可用至150g）；或捣汁饮。

罗 汉 果

【别名】拉汗果。

【药用部分】果实。

【性味功效】甘，凉。归肺、脾、大肠经。清肺利咽，化痰止咳，消暑止渴，凉血和胃，润肠通便。

【传统主治】肺火燥咳，气喘痰多，咽痛失声，肠燥便秘。

【抗癌参考】喉癌、鼻咽癌、肺癌、食管癌、胃癌、肠癌、膀胱癌、纤维肉瘤、白血病等。

罗汉果苷V有抑制癌细胞生长的作用。罗汉果中维生素C含量极为丰富，每 100g 鲜果含维生素 C400mg 左右，其抗癌作用与其富含维生素 C 有关。据报道，罗汉果内所含的大量甜味物质，可能也具有抗癌作用。

【补充说明】现代药理研究表明，罗汉果还具有镇咳、祛痰、护肝、降血脂、抗炎、镇痛、抗病原微生物、抗氧化、增强免疫力等作用。本品可防治百日咳、气管炎、哮喘、咽喉炎、扁桃体炎、维生素 C 缺乏病、高脂血症、动脉硬化等疾病。经常吸烟、饮酒和便秘者，非常适合食用本品。因其含有一种比蔗糖甜 300 倍的非糖成分"S－S 糖苷"，故可作为肥胖症、糖尿病患者理想的食用甜味剂。

【用法用量】内服：煎汤，10～30g；或开水泡服；还可制成饮料、果脯等；也可炖肉，与猪肺或猪骨煮食。罗汉果制剂按其说明书使用。

【使用注意】切开后，存放时间不能过长。

青　果

【别名】橄榄。

【药用部分】果实。

【性味功效】甘、涩、酸，平。归脾、胃经。清热解毒，利咽生津，化痰止咳，开胃降气，止泻固精，除烦醒酒。

【传统主治】咽喉肿痛，咳嗽烦渴，食滞泄泻，鱼骨鲠喉，鱼蟹中毒。

【抗癌参考】咽喉癌、食管癌、胃癌、结肠癌、膀胱癌、纤维肉瘤、白血病等。

青果含有丰富的维生素 C，其含量是苹果的 10 倍、梨和桃的 5 倍，而维生素 C 可阻止体内亚硝胺的合成，故有防癌作用。近年来，有人用其治疗咽喉癌及其他肿瘤，效果良好。

【补充说明】现代药理研究表明，青果还具有抗菌、抗病毒、增强免疫功能、降血脂、助消化、促进骨骼生长和美白肌肤等作用。本品可以预防流行性脑膜炎、白喉，治疗流感、咽喉炎、扁桃体炎、急性胃肠炎、痢疾和妊娠恶阻等疾病。外用本品，可治冻疮、湿疹、过敏性皮炎。

【用法用量】内服：煎汤，9～15g（鲜品可用至 30～50g）；或入丸剂；也可生吃、噙含、绞汁或熬膏服。其中，生吃保健功能最好。

【使用注意】不宜与牛肉同食。

葡　萄

【别名】蒲桃。

【药用部分】果实。

【性味功效】酸、甘，平。归肺、脾、胃、肝经。健脾开胃，补益气血，生津止渴，强壮筋骨，利水消肿。

【传统主治】气血不足，头晕乏力，肺虚咳嗽，心悸盗汗，腰膝酸软，风湿痹痛，热淋水肿。

【抗癌参考】胃癌、肝癌、肺癌、宫颈癌、乳腺癌、皮肤癌，白血病等。

吐鲁番无核白葡萄提取物体外可促进人胃癌 MGC－803、人肺腺癌 SPC－A－Ⅰ、宫颈癌 Hela 及肝癌 Q3 细胞凋亡，抑制 SPC－A－Ⅰ、Q3 和 Hela 肿瘤细胞的蛋白合成。葡萄（特别是葡萄皮）中含有丰富的白藜芦醇，这是一种多羟基酚类化合物，具有极强的抗癌能力。一般来说，癌症的发生大致分为 3 个阶段：正常细胞的 DNA 受到损伤；细胞分裂加快，进入癌化过程；肿瘤恶化，开始转移。而白藜芦醇在这 3 个阶段，均可起到一定的抑制作用。有实验将白藜芦醇注入患有皮肤癌的实验鼠体内，结果发现这部分实验鼠皮肤癌细胞的数量比未接受任何治疗的实验鼠减少了95%。研究人员又将白藜芦醇添加到人工培养的人白血病细胞中，结果发现恶变的癌细胞丧失了复制能力。

【补充说明】葡萄营养丰富，老幼喜食，历来被视为"果中之珍"，名列世界四大水果之首。它还有促进消化、保肝、降低胆固醇、抑制血小板聚集、抗衰老、消除体内自由基等作用。现代药理研究表明，葡萄种子油还可利胆、抑制胃酸分泌。葡萄能预防心脑血管疾病。餐前嚼食葡萄干可治食欲不振。经常饮红葡萄酒可治慢性胃炎。葡萄汁与芹菜汁各 20mL，温开水送服，可治高血压。

【用法用量】内服：煎汤，15～30g；亦可鲜食、捣汁、熬膏、浸酒。外用：适量，浸酒涂擦，或捣汁含咽，或研末撒。

【使用注意】食用时不宜吐葡萄皮。

沙　棘

【别名】沙枣。

【药用部分】果实。

【性味功效】甘、酸、涩，平。归脾、胃、肺、心经。健脾补气，消食化滞，止咳祛痰，活血化瘀。

【传统主治】脾虚食少，食积腹痛，咳嗽痰多，瘀血经闭，跌打瘀肿，口舌生疮。

【抗癌参考】白血病、胃癌、黑色素瘤等。

沙棘具有抗癌作用。试验表明，沙棘汁和沙棘油腹腔注射或灌胃，对移植性肿瘤如肉瘤 S180、黑色素瘤 B16 和淋巴细胞白血病 P388 有明显的抑制作用。在体外，沙棘汁能杀伤 S180、P388、L1210 和 SGC9901 等癌细胞。沙棘汁能阻断 N－亚硝基的合成，亦能抑制致癌物 N－二甲基亚硝胺的合成。沙棘黄酮中含有香豆素、异香豆素、呋喃香豆素、苦木素以及多酚类、5－羟色胺等具有综合抗癌作用的成分。实验证明，沙棘提取物对肉瘤、淋巴细胞白血病等恶性肿瘤具有明显的防治功效。此外，其对人白血病细胞株（K562）及人胃癌细胞株 7901 均有抑制作用。

【补充说明】现代药理研究表明，沙棘还具有改善心肌缺血、降低心肌耗氧量、降低胆固醇、抗血管硬化、抗炎、抗氧化（其所含可消灭自由基的超氧化物歧化酶的量是人参的 4 倍）、抗辐射、耐寒冷、耐疲劳、耐缺氧、抗突变、抗过敏、祛痰、镇咳、平喘、抗溃疡、保肝、增强免疫功能、抗衰老、抗病毒、促进组织再生等作用。它可以防治高脂血症、动脉硬化、冠心病、心绞痛、慢性支气管炎、胃和十二指肠溃疡、浅表性和萎缩性胃炎、结肠炎、消化不良、宫颈糜烂、各种出血以及烧伤、烫伤、刀伤、冻伤等疾病。

【用法用量】内服：煎汤，3～9g；或入丸、散；或鲜品绞汁服。外用：适量，捣敷或研末撒。

核 桃 仁

【别名】胡桃仁。

【药用部分】种仁。

【性味功效】甘，温。归肾、肺、大肠、肝经。补肾固精，温肺定喘，润肠通便，益气健脾。

【传统主治】腰膝酸软，小便频数，虚寒喘咳，遗精阳痿，肠燥便秘。

【抗癌参考】食管癌、胃癌、肠癌、贲门癌、肺癌、肝癌、卵巢癌、宫颈癌、甲状腺癌、乳腺癌、恶性淋巴瘤、白血病、皮肤癌、骨肿瘤等。

核桃仁中蛋白质的含量约占16%。本品含有18种氨基酸，其中赖氨酸占2.34%，它能减少抗癌药物产生的不良反应。核桃仁含有的胡萝卜素，有助于防癌，并对化学致癌物质有破坏作用。核桃仁所含的镁元素，可促进体内废物的排出，对癌症的预防效果值得肯定。黑核桃对小鼠自发乳腺癌和艾氏腹水癌有抑制作用。核桃仁用于小鼠肉瘤S37的实验显示，其具有抑瘤作用。核桃奈醌及核桃多糖有抑制小鼠肉瘤S180和艾氏腹水实体癌细胞核的分裂作用。据介绍，核桃仁能明显改善某些癌症的临床症状，如减轻疼痛、增进食欲等。

【补充说明】核桃为世界四大干果之一。它富含营养物质，产热量为瘦肉的2倍。吃100g核桃仁所摄取的营养，相当于喝950mL牛奶，或吃500g鸡蛋，或吃400g牛肉，故核桃仁有"营养宝库"之称。现代药理研究表明，核桃仁还具有增强免疫功能、抗氧化、抗衰老、保肝、健脑益智、溶石、抗菌、抗过敏、镇咳平喘、降胆固醇、保护心血管、降血糖、润肤、黑须发等作用。它可兼治泌尿系结石、慢性支气管炎、支气管哮喘、肺结核、肾炎、神经衰弱、乳汁不通等疾病。本品很适合营养不良、记忆力及性功能衰退、高血压、动脉粥样硬化及冠心病者食用。研究发现，1个人每天吃3个核桃（约30g），可使患心脏病的风险降低约10%。

【用量用法】内服：煎汤，10～30g；或食用，可生食，可捣烂与蜂蜜等同服，也可制成核桃粥、蜜饯、椒盐桃仁等食用，还可作糕点的佐料。

【使用注意】食用核桃时忌饮浓茶，亦不宜与酒同食。

胡 桃 叶

【药用部分】叶。

【性味功效】苦、涩，平。收敛止带，杀虫消肿。

【传统主治】妇女白带，疥癣。

【抗癌参考】肝癌、乳腺癌等。

现代药理研究表明，本品含有胡桃醌成分。胡桃醌 8 ～ 10mg/kg 腹腔注射，连续 7 日，对小鼠肉瘤 S180 有明显抑制作用；胡桃醌 5 ～ 8mg/kg 腹腔注射，连续 7 日，能明显延长肝癌腹水型小鼠生存时间，且具有明显的剂量依赖关系。电子显微镜观察表明，胡桃醌主要影响 HepA 细胞线粒体。

【补充说明】现代药理研究表明，本品还具有抗菌等作用。它可兼治象皮腿。

【用法用量】内服：煎汤，15 ～ 30g；或与鸡蛋同煎服。外用：适量，煎水洗、熏或捣敷。

核 桃 皮

【别名】青龙衣。

【药用部分】未成熟的果皮。

【性味功效】苦、涩，温。归心、胃、大肠经。解毒消肿，止痒消痈。

【传统主治】痈肿疮疡，滑精遗尿。

【抗癌参考】食管癌、胃癌、贲门癌、肠癌、肝癌、肺癌、卵巢癌、宫颈癌、乳腺癌、甲状腺癌、皮肤癌、软组织肉瘤、恶性淋巴瘤、白血病等。

研究证实，本品在体外、体内均有抑制肿瘤细胞生长的作用。动物实验证明，本品对小鼠 S37 有明显抑制作用。有研究曾将其试用于多种肿瘤的治疗中，发现核桃皮不但能改善食管癌、贲门癌等恶性肿瘤的症状，而且能使某些瘤体缩小。据《江苏中医药》载：胡桃果青皮酒浸剂，口服，每次 10 ～ 20mL，每日 3 次，可防治食管癌、贲门癌。

【补充说明】研究表明，核桃皮还能升高白细胞与血小板水平、增进食欲、镇痛、保肝、促进机体代谢、增强抵抗力。本品对支气管平滑肌具有抗组胺样作用。它可兼治慢性支气管炎、银屑病、白癜风等疾病。

【用量用法】内服：煎汤，适量。已有糖浆、合剂、酒浸剂和注射液，按其说明书使用。

胡 桃 枝

【别名】核桃树枝。

【药用部分】嫩枝。

【性味功效】甘，温。归心、肝经。杀虫止痒，解毒散结。

【传统主治】 疥疮，皮肤瘙痒，瘰疬，癥瘕。

【抗癌参考】 食管癌、贲门癌、胃癌、肠癌、肝癌、卵巢癌、乳腺癌、宫颈癌、喉癌、甲状腺癌、肺癌、恶性淋巴瘤、白血病、软组织肉瘤、皮肤癌等。

本品无论在体外，还是在体内，均有抑制肿瘤细胞生长的作用。国外学者研究证明，本品提取物能改善癌症患者的症状。民间曾以本品与鸡蛋同煮，试用于防治各种癌症及软组织肉瘤。《山西中草药》中有本品"可治食管癌、乳腺癌、胃癌、淋巴系统肿瘤等"的记载。

【补充说明】 本品可兼治淋巴结结核、淋巴结肿大。

【用量用法】 内服：煎汤，15～30g；或煎水当茶饮；或鲜品120g、鸡蛋4个，加水同煮，蛋熟后去壳，入汤再煮4小时，每次吃鸡蛋1～2个，每日2次。外用：适量，煎水洗。

芒 果

【别名】 杧果。

【药用部分】 果实。

【性味功效】 甘、酸，平。归肺、脾、胃、肝经。生津解渴，祛痰止咳，益胃止呕，行气消食，利尿止晕。

【传统主治】 口渴咽干，咽痛暗哑，咳嗽痰多，纳呆食少，眩晕呕吐，小便不利。

【抗癌参考】 结肠癌、乳腺癌等。

研究发现，芒果有预防或抑制某些类型结肠癌和乳腺癌的作用，这是美国科学家通过对美国5种常见品种的芒果进行研究后得出的结论。另有资料称，芒果果实中含有芒果酮酸、异芒果醇酸等三醋酸和多酚类化合物，这些物质具有抗癌的作用。芒果汁还能促进胃肠蠕动，使粪便在结肠内停留的时间缩短。因此，食芒果对防治结肠癌有一定的效果。

【补充说明】 芒果品种繁多，共有37类，1000多个品种。其与葡萄、橘子、香蕉和苹果并列为世界五大水果。它集热带水果精华于一身，被誉为"热带水果之王"。它的营养成分含量也很高，其中维生素C含量高于一般水果。它可降血脂，防治心血管病以及消化不良。芒果还具有美容养颜和延缓衰老的保健功效。

【用法用量】内服：煎汤，6～12g；或食用，可生食，也可加工成果汁、果酱、果干、果脯、蜜饯和罐头。

番木瓜

【别名】番瓜。

【药用部分】果实。

【性味功效】甘，平。归心、肺、肝经。补脾健胃，化湿消食，催乳驱虫，平肝舒筋，清暑解渴，润肺止咳。

【传统主治】脾胃虚弱，纳呆食少，饮食积滞，产后缺乳，绦虫蛔虫，湿疹疮毒。

【抗癌参考】胃癌、肠癌、鼻咽癌、乳腺癌、膀胱癌、皮肤癌、白血病等。

番木瓜在体外对小鼠淋巴细胞白血病细胞和艾氏腹水癌细胞有抑制作用。菲律宾科学家从番木瓜中曾提取出一种有抗癌效能的生物碱类物质。有试验证明，将番木瓜蛋白酶注入癌瘤组织，可使癌组织缩小，甚至消失。所以，番木瓜蛋白酶在合成抗癌药物方面大有前途。番木瓜中所含的番木瓜碱也具有抗癌作用。番木瓜含有多种营养素，其中胡萝卜素含量是梨、桃、草莓的 20 倍，该物质也有益于防癌抗癌。

【补充说明】现代药理研究表明，番木瓜还具有抗菌、抗寄生虫、强心、分解脂肪、促进人体对食物的消化和吸收、调整肠胃功能、减肥及美容等作用。本品对消化不良、痢疾、胃炎、胃及十二指肠溃疡等疾病，都有良好的疗效。番木瓜酶还被成功地运用到对外伤、烫伤和烧伤的治疗上。有资料也称本品为"木瓜"，但本品属番木瓜科植物，而日常所说的"木瓜"是蔷薇科植物宣木瓜，两者不同。

【用法用量】内服：煎汤，9～15g；也可晒干研粉冲服；或食用，鲜果可生吃，也可做蜜饯，还可清炒，或与多种肉类炖汤。

【使用注意】未成熟的青木瓜不宜生食。孕妇不宜食用。

余甘子

【别名】余甘。

【药用部分】果实。

【性味功效】甘、酸、涩，凉。归肺、胃经。清热利咽，润肺化痰，生津止渴。

【传统主治】感冒发热，咳嗽咽痛，烦热口渴。

【抗癌参考】胃癌、食管癌、结肠癌、喉癌、膀胱癌、纤维肉瘤等。

研究表明，余甘子果汁在体外及体内，均对强致癌物 N-亚硝基化合物的合成有明显的阻断作用，阻断率在 90% 以上，比同浓度的纯合成维生素 C 高 3~5 倍。许多学者认为，余甘子是目前阻断亚硝化作用最好的天然食物之一。进一步的临床试验证明，余甘子鲜果汁能抑制胃癌细胞的生长。余甘子含有丰富的维生素 C、超氧化物歧化酶（SOD）、胡萝卜素、果胶等成分，这些物质也都有益于防癌抗癌。

【补充说明】现代研究表明，余甘子还具有解热、镇痛、抗菌、降脂、预防动脉粥样硬化、保肝、抗氧化、抗衰老、抗疲劳、抗缺氧等作用。它可兼治白喉、喉炎、痢疾、慢性肝炎、胆道蛔虫病、高血压病等疾病。余甘子营养丰富、风味独特，在我国民间被广泛用作保健和医疗食品。

【用法用量】内服：煎汤，9~15g 或 10~30 个；或作食品食用。

刺 梨

【别名】茨梨。

【药用部分】果实。

【性味功效】甘、酸、涩，平。健胃消食，滋补强壮，收敛止泻，清热除烦，生津解暑，祛痰止咳。

【传统主治】胃阴不足，食欲减退，食积饱胀，腹泻便溏，暑热伤津，口渴心烦，小便短赤。

【抗癌参考】食管癌、胃癌、肠癌、喉癌、膀胱癌、纤维肉瘤、白血病等。

实验证明，刺梨汁对致癌物质 N-亚硝基-N-乙基脲在生物体内的合成具有明显的阻断作用。刺梨的 SOD 含量达野生水果之冠，而 SOD 是国际公认具有抗癌作用的活性物质。刺梨富含维生素、胡萝卜素，还含有较多的微量元素硒、锌等。其中，维生素 C 的含量超过大多数水果和蔬菜，比号称维生素 C 之王的沙棘还要高，故本品被称为"维 C 大王"。上述物质都已被证明具有防癌和抗癌作用。

【补充说明】刺梨为我国特有水果。它的维生素 E 含量明显高于一般水果和蔬菜；维生素 P 含量也在水果中排第一。它还富含单宁、脂肪酶、谷甾醇等成分。本品具有增强免疫力、抗病毒、杀菌抗炎、抗氧化、抗衰老、抗疲劳、降脂、降压、保护血管、保护心脏、保护咽喉、促进食物消化、排铅、解毒、养颜美容、强身健体等作用。它可兼治高血压、冠心病、维生素 C 缺乏病、脚气病、口腔炎症和夜盲症等疾病。

【用量用法】内服：煎汤，9～15g；或生吃、泡茶；还可加工成果脯、饮料、果酒；或熬膏服。

菱　角

【别名】菱实。

【药用部分】果实。

【性味功效】甘、涩，平。归胃、脾经。解毒消肿，清暑解热，生津止渴，安中健胃，止血止痢，利尿通乳。

【传统主治】一切腰腿筋骨疼痛、周身四肢不仁、风湿入窍之证，疮毒，赘疣，痔疮。

【抗癌参考】食管癌、胃癌、肠癌、肝癌、乳腺癌、宫颈癌、子宫体癌、膀胱癌、上颌窦癌、喉癌、骨瘤等。

据药理实验报道，菱角具有防癌抗癌的功效。试验表明，菱角对腹水肝癌 AH13 及艾氏腹水癌有抑制作用。日本民间方载，每日取生菱肉 20～30 个煮汤，分 2～3 次服下，可治子宫癌、胃癌等，常服屡有收效。国内外有关菱角抗癌的报道很多，如日本《信使周刊》曾报道，菱角对癌细胞的抑制率为 28.6%；我国《中草药通讯》曾报道，体内、体外筛选试验均证明菱角有抗癌作用；我国《防癌抗癌食品指南》记载，菱角含 β－谷甾醇、麦角甾四烯及鞣质等药理成分，这些物质均具有抗癌功效。

【补充说明】菱角还可兼治胃溃疡。它为水果，也是蔬菜。古时，多以其代粮。无论生食，还是煮食，其味道都很鲜美。它富含葡萄糖和蛋白质，营养价值可与栗相媲美，故有"水栗"之称。

【用法用量】内服：煎汤，每日 30～60g；或食用，可生食或煮食。生吃以嫩菱为好，煮食以老菱为佳。还可用其烧肉、炖排骨、煮鸡、烧豆腐、炒里脊，以及制作糕点、制糖、制醋等。

芝 麻

【别名】胡麻仁。

【药用部分】种子。

【性味功效】甘，平。归肝、肾、肺、脾、大肠经。滋养肝肾，补肺益气，润肠通便，养血明目，通脉止痛，通乳美容。

【传统主治】眩晕乏力，耳鸣耳聋，须发早白，病后脱发，肠燥便秘，妇女乳闭。

【抗癌参考】肠癌、胃癌、肝癌、乳腺癌、卵巢癌、前列腺癌、白血病等。

芝麻含有多种抗氧化剂和防癌物质，如植酸、木质醇化合物、维生素E、硒、锌等。木质醇化合物的抗氧化与抗肿瘤活性远远超过了维生素E。它不仅有很强的抗氧化活性，而且可明显提高巨噬细胞吞噬癌细胞的能力。日本学者的研究证明，在小鼠的饲料中加入芝麻油，可使其粪便中的胆汁酸显著减少。这样一来，胆汁酸对肠壁细胞的不良刺激也就相应减低，从而降低了引发结肠癌的危险性。

【补充说明】芝麻有黑、白两种，性能大致相同。芝麻营养丰富，《名医别录》曾对其有"八谷之中，惟此为良"的超高评价。现代药理研究表明，芝麻还具有抗衰老作用，故被人们誉为"抗衰果"。它还具有调节体温、抗缺氧、提高记忆力、降血脂、软化血管、降血糖、促进乳汁分泌、护肝等作用。芝麻可防治阿尔茨海默病、贫血、高血压、动脉硬化、产后乳少、胃酸过多、胃无力、胃扩张、蛲虫病、白癜风等疾病，并对神经衰弱有很好的治疗作用。本品研烂外敷，可治蜘蛛及其他虫咬伤。

【用法用量】内服：煎汤，9～30g；或入丸、散剂；或食用，做芝麻糊食最营养，还可研碎后加入牛奶、豆浆、果汁或粥中食用。外用：适量。

【使用注意】不宜与鸡肉同食。

莲 子

【别名】莲肉，莲实。

【药用部分】种子。

【性味功效】甘、涩，平。归脾、肾、心经。益肾固精，补脾开胃，止泻止带，养心安神。

【传统主治】遗精滑精，脾虚泄泻，久痢腰痛，崩漏带下。

【抗癌参考】鼻咽癌、口腔癌、睾丸癌等。

莲子所含的生物碱有抑制鼻咽癌的作用。其抗癌的主要成分为氧化黄心树宁碱。有资料称，莲子是鼻咽癌患者的福星，食用莲子能抑制鼻咽癌细胞的扩散。据记载，莲子（去心）、山药、薏苡仁各30g，炖服，每日1次，可治鼻咽癌属脾虚者。"莲子猪脊水鱼汤"适用于治疗晚期口腔癌患者及癌症体虚者。

【补充说明】莲子自古以来被视为益寿延年的补品。正如《神农本草经》云："久服轻身耐老，不饥延年。"现代药理研究表明，莲子具有抗衰老、增强免疫功能、抗氧化、降血压、强心和助眠等作用。经常食用本品，还可以增强记忆力、提高工作效率、治疗神经衰弱等。

【用法用量】内服：煎汤，10～15g；还可与大枣、银耳、粳米、冰糖等食材，煮粥食用。

荷　蒂

【别名】荷鼻。

【药用部分】蒂。

【性味功效】苦、涩，平。归脾、胃、肝经。和胃安胎，活血止血，清暑解热，止泻止带。

【传统主治】久泻脱肛，崩漏带下，胎动不安，胎漏下血，便血尿血。

【抗癌参考】乳腺癌等。

《岭南采药录》载：取7个荷蒂烧存性研末，以黄酒饮服，可治已破乳腺癌。

【补充说明】荷蒂可兼治百日咳等疾病。

【用法用量】内服：煎汤，5～10g；或研末。

荸　荠

【别名】地栗。

【药用部分】球茎。

【性味功效】甘，寒。归肺、胃经。清心降火，补肺凉肝，生津止渴，化痰止咳，开胃消积，益气明目。

【传统主治】热病烦渴，咽干喉痛，目赤热痛，痰热咳喘，痰核瘰疬，黄疸痞积，便秘血痢。

【抗癌参考】食管癌、胃癌、肺癌、口腔癌、鼻咽癌、喉癌、上颌窦癌、乳腺癌、脑瘤、淋巴肿瘤等。

实验证明，荸荠含有能够防治癌症的有效成分。所以，有的医生建议其作为癌症患者的佐食。有资料称，荸荠与海蜇水煎服，可防治肺癌和乳腺癌。对于脑瘤、鼻咽癌、淋巴肿瘤等患者，只要出现痰热症状，或癌症患者在化疗、放疗后出现津伤热渴时，皆宜食用荸荠，这对缓解病情、改善症状都有益处。

【补充说明】荸荠是我国特产水果，其栽培历史已有 3000 多年。它营养丰富，是北方人眼中的"江南人参"。它含磷量甚高，具有促进人体生长发育的功能，同时可促进糖、脂肪和蛋白质代谢，调节酸碱平衡。荸荠还具有杀菌消炎、降血压等作用，可以预防流感、麻疹、流行性脑膜炎，还可兼治百日咳、咽炎、急性结膜炎、高血压、肺结核、糖尿病、酒精中毒等疾病。外用本品，可治带状疱疹、寻常疣、鸡眼等皮肤病。荸荠既是具有多种功效的良药，又为肉质细嫩、爽脆多汁、鲜甜可口的蔬果。本品还可与鱼、肉同炒，做成各种别有风味的菜肴。

【用量用法】内服：煎汤，30～90g；可生吃、煮食或炒食，也可加工成淀粉、蜜饯和罐头等。煮水饮用比生吃效果更好，煮水时无须去皮。外用：适量，用果肉摩擦，或捣烂敷，或用鸡蛋清调涂。

甘　蔗

【别名】竿蔗。

【药用部分】茎。

【性味功效】甘，平。归肺、脾、胃经。清热解毒，生津止渴，助脾健胃，和中止呕，滋阴润燥，利肠通便，化痰解酒。

【传统主治】高热烦渴，口干舌燥，小便不利，大便燥结，呕吐反胃，妊娠恶阻，虚热咳嗽，麻疹酒毒。

【抗癌参考】贲门癌、食管癌、胃癌等。

现代医学研究表明，榨去汁的甘蔗渣中，含对小鼠艾氏癌和肉瘤 180 有抑制作用的多糖类物质。甘蔗常被应用于抗癌食疗方中，如"甘蔗莱菔汤"可治肿瘤患者饮食不化。甘蔗可用于辅助治疗食管癌及胃癌。民间早有用甘蔗治疗癌症的偏方。有资料称，用五汁饮（含甘蔗汁、藕汁、韭菜汁、梨汁及牛乳）不拘量服，可以防治食管癌。

【补充说明】现代药理研究表明，甘蔗所含的钒，有分解胆固醇的作用。从甘蔗渣中提取的多糖，有增强机体免疫的作用。

【用量用法】内服：煎汤，30～90g；或榨汁饮。外用：适量，捣敷。

菠　萝

【别名】凤梨。

【药用部分】果实。

【性味功效】甘、微酸，平。归肺、脾、胃、大肠、肾经。清暑解渴，和胃调中，消食止泻，补益脾肾，祛湿利尿，醒酒益气。

【传统主治】身热烦渴，脘中痞闷，饮食不思，头昏神倦，泄泻水肿，小便不利。

【抗癌参考】肺癌、食管癌、胃癌、肠癌、肝癌、胰腺癌、乳腺癌、卵巢癌、喉癌、前列腺癌、膀胱癌、黑色素瘤等。

澳大利亚科学家发现，菠萝分子有着强效的抗癌作用。菠萝茎榨出的汁液中含有 2 种菠萝蛋白酶分子 CCZ 和 CCS，这 2 种分子都有抗癌作用，可以抑制人体各个部位癌细胞的生长，包括胸部、肺部、卵巢等。其中，CCZ 可以提高人体免疫力，杀死癌细胞；而 CCS 能遏制一种存在于 30% 癌细胞中的有缺陷的蛋白质。菠萝含有大量维生素 C，还含有维生素 A、维生素 B_1、维生素 B_2 及铁、钙等元素，这些成分都已被公认具有防癌抗癌作用。有资料称，长期食用菠萝皮，也有一定的抗癌效果。菠萝心与麻油、生姜、杉木、米酒、公鸡同煮，吃肉喝汤，可抗肺癌。

【补充说明】菠萝营养丰富、酸甜可口，为药食兼优的夏季时令佳果。现代研究表明，菠萝还具有抗血栓、促进血液循环、降低血压、分解脂肪、帮助消化、清理肠胃、美容、利尿、消炎等作用。它可兼治消化不良、肠炎、痢疾、糖尿病、肾炎、支气管炎。菠萝对心脑血管疾病也有一定的辅助治疗作用。每天早晨吃 1 片鲜菠萝，可治便秘。

【用法用量】内服：煎汤，60～150g；或生食；或绞汁服；还可制成罐头、蜜饯、蜜膏、盐渍食物等。其中，以鲜吃最营养。

【使用注意】食前需去外皮，以盐水或苏打水泡 20 分钟。溃疡病、严重肝肾疾病、凝血功能障碍者忌食；发热及患有湿疹、疥疮者不宜多吃。

柿 子

【别名】柿果。

【药用部分】果实。

【性味功效】甘，涩，寒。归肺、脾、胃、大肠经。清热除烦，润肺化痰，生津止渴，化瘿软坚，健脾和胃，涩肠治痢，止血解酒。

【传统主治】咽喉热痛，咳嗽痰多，口干吐血，腹泻，痢疾，痔疮，酒毒。

【抗癌参考】肺癌、喉癌、食管癌、胃癌、肠癌、膀胱癌等。

柿子含有大量的单宁酸，该成分最突出的功能是预防心血管疾病和抗癌。柿子富含维生素 C，假若 1 个人 1 天吃 1 个柿子，其所摄取的维生素 C，基本上就能满足 1 天需要量的一半，而该成分亦被证明具有防癌抗癌作用。据报道，每 100g 带皮的甜柿子含有苯酚成分 1200mg，该成分可抑制多种致癌的活性氧。有资料称，经常饮用柿子醋，可以有效维持人体内的酸碱平衡，从而起到防癌抗癌作用。

【补充说明】柿子的营养价值很高，所含维生素和糖分比一般水果高 1～2 倍。与苹果相比，除锌、铜外，其他成分的含量均是柿子占优。未成熟柿子中的单宁酸具有抗菌、抗病毒、抗氧化、抗突变、预防心血管疾病等功效。新鲜柿子含碘量很高，能防治地方性甲状腺肿。柿子是慢性支气管炎、高血压、动脉硬化患者的天然保健食品。柿子汁外涂，可治带状疱疹；柿饼可治百日咳、尿路感染；柿霜涂抹或含咽，可治口腔炎、咽喉炎；柿子醋有降低血糖和美容养颜等功效。

【用法用量】内服：作食品，可鲜食（涩柿需人工脱涩后食），每天食中等大小的柿子 1 个（约 100g）为宜；也可煎汤或烧炭研末；还可制成柿饼、柿醋、柿酒、柿脯等。外用：适量。

【使用注意】柿子一次不可多食。空腹吃易患柿石症。柿霜是柿子的精华，不要丢弃。缺铁性贫血与正在服用铁剂者、胃动力低下者和胃大部分切除术后者不宜食用。忌与螃蟹、白薯、山楂同食。

柿　叶

【药用部分】叶。

【性味功效】苦、涩，平。归肺经。收敛止血，燥湿止痛，止咳平喘，安神活血。

【传统主治】各种出血，疮疖，烫伤，咳喘。

【抗癌参考】白血病、食管癌、胃癌、肠癌、膀胱癌等。

现代科学分析发现，柿叶具有防癌抗癌作用。它富含可以防癌抗癌的维生素 C，含量可达 1800mg/100g，远高于常见的水果和蔬菜的含量。柿叶茶中天然维生素 C 的含量高于普通茶叶几倍甚至几十倍。据介绍，长期饮用柿叶茶，可促进人体生成抗癌的干扰素。《中医肿瘤学》称，柿叶可防止食管上皮及胃黏膜的增生、癌变。

【补充说明】柿叶含有相当丰富的蛋白质、氨基酸及多种维生素，还含有胆碱、芦丁和单宁等成分。本品具有提高机体免疫功能、促进机体新陈代谢、软化血管、增强血管弹性、调节血压、降低血脂、抗菌消炎、解热、止血、镇咳、化痰、利尿消肿、通便排毒和美容等作用。柿叶可以防治动脉硬化、高血压、高脂血症、冠心病、糖尿病、支气管炎、感冒、血小板减少性紫癜、老年斑、胃溃疡出血、肺结核出血、支气管扩张咯血和功能失调性子宫出血。外用本品，可治湿疹、皮炎、黄褐斑等疾病。柿叶茶已成为现今时尚的健康饮品，日本称其为"保健益寿茶"，台湾称其为"天然美容茶"。

【用法用量】内服：煎汤或研末用水送服，3～10g（单用可为 60g）；也可加工成柿叶茶饮用。外用：适量，鲜叶捣敷，或煎水洗，或晒干研粉撒包。

香　蕉

【别名】蕉果。

【药用部分】果实。

【性味功效】甘，寒。归肺、脾、大肠经。清热解毒，润肺滑肠，生津止渴。

【传统主治】热病烦渴，肺燥咳嗽，肠燥便秘，痔疮出血，热疖肿毒，失眠酒醉。

【抗癌参考】膀胱癌、前列腺癌、肺癌、食管癌、胃癌、肠癌、乳腺癌、肝癌、胰腺癌、喉癌、皮肤癌等。

日本科学家研究发现，香蕉能增强人体的免疫活性（与葡萄、苹果等多种水果相比，香蕉的效果最好）。本品中还含有一种能产生抗癌作用的物质"肿瘤坏死因子（TNF）"。进一步研究发现，香蕉越成熟，免疫活性越高，抗癌效能也就越高。香蕉含有丰富的维生素 A、维生素 B_2、维生素 C、维生素 E 以及果胶、钙、铁等成分，这些成分都已被证实具有防癌和抗癌作用。

【补充说明】香蕉是热带水果中的"平民"，价廉物美。它的蛋白质、脂肪、糖、矿物质、胡萝卜素、B 族维生素及果胶的含量都比较高，其中蛋白质含量是梨的 12 倍，脂肪含量是梨的 6 倍。香蕉的含钾量在水果中最高。香蕉具有维持机体电解质平衡、降低胆固醇、降低血压、促进人体生长发育、帮助消化、调整肠胃功能、保护神经、抗抑郁、镇静、安眠和强化肌力等功效。它可预防流感，防治动脉硬化、高血压、痢疾和脚气病等疾病。本品对失眠或情绪紧张者也有疗效。国外有文献报道，每天吃 2 根香蕉，坚持 1 周，可使血压降低 10%。常吃香蕉的人，发生中风的概率会降低 40%。由于香蕉能让人远离抑郁，故目前已成为临床治疗和预防抑郁的最佳食疗品之一，被称为"快乐之果"。此外，常用香蕉汁擦脸涂手，可以有效预防皮肤老化、瘙痒、脱皮等皮肤问题。

【用法用量】内服：生食或蒸熟吃，1~4 根。外用：适量，涂搽。

【使用注意】胃酸过多者不可食用。肾炎、肾功能不全者及孕妇不宜多食。

石　榴

【别名】安石榴。

【药用部分】果实。

【性味功效】甘、酸、涩，温。归肺、脾、肾、大肠经。生津止渴，润肺止咳，收涩固肠，杀虫止血。

【传统主治】口燥咽干，烦渴久咳，久泻久痢，便血脱肛，腹痛虫积，崩漏带下。

【抗癌参考】前列腺癌、乳腺癌、宫颈癌、子宫体癌、皮肤癌、食管癌、胃癌、肠癌、喉癌等。

石榴果汁中含有大量的抗氧化物，而抗氧化物可以对抗细胞损害，还可以对抗导致癌症和其他疾病的化学物质，既可防癌，又可治癌。科研人员发现，饮用石榴汁可以减缓前列腺癌患者体内前列腺特异抗原（PSA）水平升高的速度，而PSA水平在短期内倍增的人更倾向于死于癌症。石榴汁中含有丰富的鞣花单宁（ET），该物质可代谢生成尿石素。研究发现，在细胞培养实验中，尿石素能够抑制人前列腺癌细胞的生长。据以色列的研究机构报告，石榴有显著的抗乳腺癌特性。石榴籽油可导致乳腺癌细胞凋亡（程序化细胞死亡），而石榴汁对大多数依赖雌激素的乳腺癌细胞有毒性，但对正常细胞多无影响。石榴还富含维生素C（含量比苹果高1～2倍），并含有B族维生素和钙等成分，这些成分都具有防癌抗癌作用。有资料称，常服鲜石榴可抗胃癌。

【补充说明】石榴的营养特别丰富，其含有多种人体所需的营养成分。它还具有助消化、增强食欲、预防胃溃疡、软化血管、降血脂、降血压、降血糖等功能。本品可以防治冠心病、高血压等疾病。对饮酒过量者，石榴有解酒功效。石榴子煎汁含漱，可治口臭和扁桃体炎。石榴子捶碎，用开水浸泡，待冷却后含漱，可治口腔炎及口腔溃疡。

【用量用法】内服：适量，可生吃，也可连皮捣烂煮汤饮，或加工成糖浆、饮料等食用。石榴子水含漱：适量。

石 榴 皮

【别名】石榴壳。

【药用部分】果皮。

【性味功效】酸、涩，温。归肺、肾、大肠经。涩肠止泻，杀虫止血。

【传统主治】久泻久痢，便血脱肛，虫积腹痛，崩漏带下。

【抗癌参考】肠癌、食管癌、胃癌、肝癌、肺癌、宫颈癌、子宫体癌、舌癌和皮肤肿瘤等。

有资料称，石榴皮提取物鞣花酸可作抗氧化剂，具有防癌作用，可以抑制致癌剂的代谢活性，解除致癌物的毒性。石榴皮与焦三仙同煎服，可治胃癌腹泻。石榴皮水煎后加红糖调味，可用于直肠癌大便脓血，便次频数者。

【补充说明】现代研究表明，石榴皮还具有增强人体免疫功能、抗菌、抗病毒、抗氧化、驱虫、降脂、降压、镇静和美白等作用。它可兼治菌痢、急性肠炎、蛔虫病、绦虫病等疾病。石榴皮与黄柏煎液滴耳，可治化脓性中耳炎。石榴皮炒炭研末，用麻油调涂，或用鲜石榴皮蘸白矾末外擦，可治牛皮癣。

【用法用量】内服：煎汤，3～10g；或入丸、散；还可制成蜜膏，沸水冲饮。外用：适量，研末撒或调敷，或煎汤熏洗。

【使用注意】本品有小毒，内服用量不宜过大。

番石榴

【别名】鸡矢果。

【药用部分】果实。

【性味功效】甘、涩、酸，平。归脾、肾、大肠经。收涩止泻，止血补血，止痛敛疮，燥湿止痒，健胃滋肾。

【传统主治】泄泻久痢，胃痛牙痛，湿疹疮疡，创伤出血，虫蛇咬伤。

【抗癌参考】前列腺癌、食管癌、胃癌、肠癌、肝癌、胰腺癌、肺癌、乳腺癌、膀胱癌等。

美国科学家研究发现，番石榴汁含有的成分能抑制癌细胞的扩散，并能减小癌细胞和化学诱因之间的引力。他们还发现，番石榴汁含有脂肪酸，该物质能够减慢前列腺癌骨转移的速度。由于前列腺癌的转移和其他癌症转移相似，故可推测番石榴汁的成分亦有利于其他癌症的治疗。另有资料称，番石榴可防止细胞因遭受破坏而导致癌变。"敌糖番石榴茶"（含番石榴60%、乌龙茶40%）具有抗癌功效。此外，番石榴的维生素C含量很高，每100g鲜果的维生素C含量高达330mg，比柑橘、香蕉、木瓜、番茄、西瓜、凤梨都高。其维生素A、B族维生素和铁、钙及食物纤维等成分的含量也都较高，这些成分均已被证实具有防癌抗癌的作用。

【补充说明】番石榴营养丰富，为抗氧化水果。它可增加食欲、促进儿童生长发育、延缓衰老、降胆固醇、降血糖、维持正常的血压及心脏功能、清理肠道、美白肌肤和解酒。本品对治疗糖尿病有独特的功效。番石榴还可防治肠炎、痢疾、高血压、心脏病、阿尔茨海默病、男性不育症、白内障、皮肤黑斑及雀斑等疾病。本品亦是肥胖症及肠胃不佳者最为理想的水果之一。

【用法用量】内服：煎汤，6～9g；或研末；或生食；还可加工为果汁、果酱、果脯等食用。

番　杏

【别名】滨莴苣。

【药用部分】全草。

【性味功效】甘、涩，平。归肺、肝、大肠经。清热解毒，凉血祛风，利尿消肿。

【传统主治】风热目赤，疔疮肿痛，毒蛇咬伤。

【抗癌参考】胃癌、食管癌、子宫体癌、子宫颈癌、乳腺癌等。

番杏提取物给接种 Ehrlich 腹水癌小鼠腹腔注射，结果表明该药物对癌细胞的生长有明显抑制作用，抑制率在70%以上。《本草推陈》载：鲜番杏90g、菱茎（连壳的菱角）120g、薏苡仁30g、马蹄决明12g，水煎服，可防治胃癌、食管癌和子宫癌。

【补充说明】番杏嫩叶可供食用，现已作为一种保健蔬菜进入市场。番杏还有防治维生素 C 缺乏病的作用。常食番杏可较好地缓解肠炎、败血病、肾病等患者的病情。对于患无名肿毒者，用鲜番杏根捣烂敷患处，可消肿止痛。

【用法用量】内服：煎汤，30～45g；嫩叶作菜，适量。外用：适量，捣敷。

山　药

【别名】薯蓣。

【药用部分】根茎。

【性味功效】甘，平。归肺、脾、肾经。健脾养胃，益肺补肾，益气养阴，固精止带。

【传统主治】脾胃虚弱，食少倦怠，久泻不止，肺虚咳喘，肾虚遗精，尿频遗尿，白带过多，虚热消渴。

【抗癌参考】食管癌、胃癌、肝癌、肺癌、乳腺癌、子宫内膜癌、宫颈癌、鼻咽癌、鼻窦癌、淋巴瘤、白血病、黑色素瘤、膀胱癌等。

现代研究表明，山药具有抗肿瘤作用。山药多糖能清除多种自由基，提高人体内抗氧化酶活性，减少氧化产物含量。某些品种的山药可降低人乳腺癌细胞的生长活性。有研究发现，山药多糖对黑色素瘤细胞和肺癌细胞有明显的抑制作用。山药中 B 族维生素的含量是大米的数倍。其还含有维生素 C 和丰富的钙、铁以及大量的纤维素等，这些成分都有益于防癌抗癌。《中医肿瘤学》云，山药可用于治疗肿瘤患者手术后或化疗后出现脾虚便溏、小便频数等症状。但也有资料称，山药中的薯蓣皂苷可以合成睾丸激素和雌激素，因此前列腺癌和乳腺癌患者不宜食用本品。

【补充说明】山药是常见的食用佳品，也是最平和的补气中药。现代药理研究表明，山药还具有提高免疫功能、降血糖、降血脂、抗衰老、抗氧化、抗突变、助消化、提高记忆力、镇静安眠等作用。它与山楂煮食，可治糖尿病、子宫脱垂；与玉米煮粥，对治疗胃炎有良好疗效；与甘蔗取汁混合温服，可治慢性支气管炎、肺结核；与大枣、紫荆皮同煎，可治再生障碍性贫血。生山药捣烂外敷，可治乳腺炎、冻疮和一切肿毒。

【用法用量】内服：煎汤，15～30g；或取汁；或研末冲服；或食用，每餐 50～250g，可炒、蒸、煮、炖、做馅、制羹、做点心等。外用：适量，生品捣敷。

龙 眼 肉

【别名】桂圆肉。

【药用部分】假种皮。

【性味功效】甘，温。归心、脾、胃经。补益心脾，壮阳益气，养血安神，开胃益智。

【传统主治】劳伤心脾，气血不足，失眠健忘，心悸怔忡，头昏乏力，便血崩漏。

【抗癌参考】子宫癌、白血病等。

龙眼肉具有抗癌作用。日本科研人员曾对 800 多种天然食物、药物进行抗癌试验，发现龙眼肉水浸液对子宫颈癌细胞有 90% 以上的抑制率，比对照组抗癌化疗药物博来霉素要高25％，其功效甚至不亚于抗癌常用药物——长春新碱。研究发现，龙眼干含有许多对人体健康有益的营养素，这些营养物质尤其有助于预防癌症以及白血病。有资料称，龙眼肉粗提浸膏给癌症患者口服，能改善癌症症状，抑制癌细胞增殖，且有明显延长患者寿命的效果。龙眼肉所富含的B族维生素、维生素C和钙、铁等成分，也均具有防癌抗癌作用。

【补充说明】龙眼肉肉质极嫩、汁多味甜，有"果中神品"之称。自古以来，本品就被视为滋补佳品。现代药理研究表明，龙眼肉还具有抗衰老、抗脂质过氧化、抑菌、促进生长发育、增强体质、补血、改善毛细血管脆性、降低血脂、增加冠状动脉血流量、镇静、抗焦虑和润肤美容等作用。它可以防治心血管疾病，兼治贫血、神经衰弱、胃下垂、产后缺乳等疾病。《本草纲目拾遗》说，龙眼肉煅灰，用麻油调敷，可治一切疥癣。

【用法用量】内服：煎汤，15～30g；或鲜吃、煮粥、泡茶、泡酒，也可制成罐头、龙眼膏、龙眼酱等。

【使用注意】孕妇不宜服用。糖尿病患者不宜多服。

梨

【别名】快果。

【药用部分】果实。

【性味功效】甘、微酸，寒。归心、肺、胃、肝经。生津止渴，清心润肺，除烦利尿，清热解毒，润喉消痰，降火止咳，益脾和胃，润肠通便。

【传统主治】心经客热，肺燥咳嗽，痰多烦热，咽干口渴，喉痛声嘶，目赤肿痛，噎膈反胃，二便不通，疮疡酒毒。

【抗癌参考】肺癌、乳腺癌、食管癌、胃癌、肠癌、肝癌、喉癌、鼻咽癌、膀胱癌、白血病、皮肤癌等。

梨和加热过的梨汁，都具有加速排出体内致癌物质的功能。加热过的梨汁含有更大量的抗癌物质——多酚。给注射过致癌物质的小鼠喝加热过的梨汁，小鼠的尿液中会出现大量的1－羟基芘毒素，从而能够证明梨汁可防治癌症。调查显示，因吸烟或吃烤肉等而在体内聚集的强致癌物质多环芳香烃，在吃梨后其水平会显著降低。因梨含有大量的维生素C（1个梨的维生素 C 含量是指南中建议每日摄取量的 10%），故能抑制致癌物在胃内的形成。每 100g 梨含有 3g 纤维素，纤维素可以清洁肠道。饭后吃个梨，可以大量排出积存在人体内的致癌物质，有助于预防结肠癌和直肠癌。肺癌或乳腺癌经放疗后出现伤津、咽干烦渴者，可食梨辅助治疗。梨还富含维生素 A、维生素 B_2 和维生素 E 以及钙、铁等成分，这些成分都有益于防癌抗癌。

【补充说明】梨的果肉脆嫩，吃起来甜香可口，又富含营养物质，故有"百果之宗"的美称。有人还称其为"全方位的健康水果""全科医生"。现代药理研究表明，梨还具有解热、改善肺功能、帮助机体储存钙质、软化血管、增加心脏活力、调节神经系统、减轻疲劳等作用。它可兼治肠炎、甲状腺肿、消化不良、贫血、尿路结石、痛风、支气管炎、百日咳、肺结核、糖尿病、妊娠呕吐等疾病。梨也是高血压患者的食疗佳品。吃梨较多的人远比不吃梨或少吃梨的人，患感冒的概率要低。

【用法用量】内服：煎汤，15～30g；或生吃，1～2 个；或捣汁、蒸熟、熬膏；或与大米煮粥；或做梨脯和罐头食用。外用：适量，捣敷或捣汁滴眼。

【使用注意】胃酸多的人不宜多食。不应与螃蟹同吃。

柠　檬

【别名】柠果。

【药用部分】果实。

【性味功效】酸、甘，平。归肝、胃经。生津止渴，和胃健脾，化痰止咳。

【传统主治】中暑烦渴，咽痛咳嗽，胃胀纳呆。

【抗癌参考】白血病、宫颈癌、乳腺癌、肝癌、结肠癌等。

美国《癌症》杂志曾发表过柠檬汁能抑制致癌物质发挥作用的报道。柠檬富含维生素 C、柠檬酸、苹果酸以及奎宁酸等有机酸，还含有丰富的橙皮苷、柚皮苷、圣草次苷等黄酮苷类物质。上述物质都有抑制致癌物对身体侵害的作用。它们能够有效地分解、中和致癌物，使之转化为无毒物质，还能抑制促进癌细胞生长的各种酶的活性，使其失去作用。另有研究发现，柠檬中富含的柠檬苦素、黄酮类化合物、类胡萝卜素、叶酸等成分具有潜在的抗癌能力。其中，柠檬苦素能抑制包括白血病、宫颈癌、乳腺癌和肝癌等多种癌症细胞的生长。

【补充说明】现代药理研究表明，柠檬还具有抗病毒、镇痛、抗炎、催眠、溶石、止血、保护心血管、促进胃中蛋白分解酶的分泌、增加胃肠蠕动、促进肌肤新陈代谢、延缓肌肤衰老、减肥美容和安胎等作用。它可预防败血症、感冒，还可防治支气管炎、百日咳、高血压、心肌梗死、肾结石、皮肤色素沉着、孕妇胎动不安等疾病。柠檬被誉为"美容之果""减肥果"。因其味道极酸，深受孕妇喜爱，故也被称为"益母果"。

【用法用量】内服：煎汤，每次 1 个；或绞汁饮；或生食，每次 100～200g。

【使用注意】因太酸不宜鲜食，可以用来配菜、榨汁食用。胃溃疡、胃酸过多、龋齿和糖尿病患者慎用。

木　薯

【别名】木番薯。

【药用部分】块根或叶。

【性味功效】苦，寒。归心经。消肿解毒。

【传统主治】痈疽疮疡，瘀肿疼痛，跌打损伤，疥疮顽癣。

【抗癌参考】乳腺癌、胃癌、食管癌、肠癌、肝癌、肺癌、喉癌、宫颈癌、卵巢癌、白血病、膀胱癌、前列腺癌、皮肤癌等。

马来西亚学者研究发现，从木薯中提炼的酵母菌能够抑制癌症的蔓延。他们的试验显示，这种菌可以有效阻挡 7 种癌症的发展，包括乳腺癌、子宫颈癌、卵巢癌以及白血病等。另有研究表明，红心木薯含有丰富的维生素 A、维生素 C 以及钾、铁元素，这些物质能够降低人体患胃癌的风险。印度尼西亚的一项调查发现，木薯对多种肿瘤均有抑制作用，尤其对乳腺癌的疗效最好。

【补充说明】木薯是世界三大薯类（马铃薯、红薯、木薯）之一。目前，有 30 多个国家和地区都在种植木薯。秘鲁是木薯生产大国，当地居民喜欢将它作为主食配菜，或制成薯片当零食吃。现代药理研究表明，木薯还具有抗氧化、抗辐射、延缓衰老等功效。它可以辅助治疗肝脏疾病、高血压、高脂血症。木薯富含维生素和蛋白质，十分适合营养不良和正处于成长期的人群食用。

【用法用量】内服：煎汤，3~6g；或经烘烤、熟煮等加工方式制成木薯条、木薯粉、木薯罐头食用。外用：适量，捣烂敷或研末调涂。

【使用注意】摄入生的或未煮熟的木薯，有可能引起中毒。忌与柿子同吃。

淡 豆 豉

【别名】豆豉。

【药用部分】种子的发酵制品。

【性味功效】苦、辛，凉。归肺、胃经。解表除烦，宣发郁热，透疹解毒。

【传统主治】外感表证，寒热头痛，胸闷烦呕，虚烦不眠。

【抗癌参考】肝癌、乳腺癌、肾癌等。

淡豆豉的乙醇提取物具有抑制肝癌细胞增殖的作用，该作用和用药时间、剂量呈正相关。其发挥抗肿瘤作用的主要原因，是其含有异黄酮、皂苷等成分。有研究表明，淡豆豉对乳腺癌 MCF – 7 细胞增殖有较强的抑制作用，且能诱发癌细胞凋亡。

【补充说明】淡豆豉既可入药治病，又可用于烹饪。它不仅味道鲜美，而且营养价值很高。据报道，淡豆豉的维生素 B_2 含量比大豆高 1 倍以上。现代药理研究表明，淡豆豉还有扩张冠状动脉、增加心肌营养、溶栓、调节血脂、降血糖、助消化等作用。老年人多吃淡豆豉，能有效预防脑血栓的形成，还能防治阿尔茨海默病。

【用法用量】内服：煎汤，5~15g；或入丸剂。外用：适量，捣敷或炒焦研末调敷。

白 果

【别名】银杏。

【药用部分】种子。

【性味功效】甘、苦、涩，平。有毒。归肺、肾经。敛肺补肾，燥湿化痰，止咳定喘，止带缩尿，解毒敛疮。

【传统主治】痰多咳喘，带下白浊，尿频遗尿。

【抗癌参考】肺癌、胃癌等。

现代研究表明，白果具有抗肿瘤作用。白果酸性成分中的十七碳烯链水杨酸和白果黄素均有很强的抑制 EB 病毒的活性，对致癌启动因子有很强的抑制效果。白果酸性成分对小鼠肉瘤 S180 表现出显著的抗肿瘤活性。部分生物学家的大量实证调查表明，村前屋后种有大量银杏树地区的居民中，几乎没有发现有患癌症者；常喝银杏茶的人，也少有患癌者。

【补充说明】白果树是我国特产果树之一。因白果形似杏仁，并有白色外壳，故又称其为银杏。现代研究表明，白果还有祛痰平喘、抗病原微生物、促进血液循环、抗过敏、抗衰老、保护中枢神经系统和护肤等作用。它对治疗脑血栓、阿尔茨海默病、高血压、冠心病、动脉硬化等疾病具有良好的效果，还可兼治肺结核、神经性头痛、梅尼埃病、尿路感染。外用本品，可治蛲虫病、头面癣疮、无名肿毒和鸡眼。

【用量用法】内服：煎汤，5~10g；或捣汁；或入丸、散；或煮熟、炒熟后食用；也可做蜜饯或作配料。外用：适量。

【使用注意】用时不去壳，可避免中毒。过食可致中毒，甚至致死。中毒后可用生甘草或白果壳 30~60g，水煎服，或服蛋清配合解救。5 岁以下儿童禁食。乙肝患者不宜食用。不可与鳗鱼同食。

银 杏 叶

【别名】白果叶。

【药用部分】叶。

【性味功效】甘、苦、涩，平。归心、肺经。敛肺平喘，活血化瘀，益心止痛，化湿止泻。

【传统主治】肺虚咳喘，胸痹心痛。

【抗癌参考】肺癌、胃癌、食管癌、肝癌等。

银杏叶绿叶粗提物脂溶性部分，能抑制 EB 病毒。银杏叶甲醇提取物十七碳烯水杨酸、银杏叶氯仿提取物白果黄素，均有很强的抑癌活性。有资料称，白果内酯可用于转移癌的治疗，并可提高癌症化疗效果。银杏叶聚戊烯醇对移植性肝癌有良好的抗癌作用，并可抑制小鼠肉瘤 S180 及小鼠艾氏腹水癌。银杏叶聚戊烯醇分别与环磷酰胺、顺铂合用，均具有显著的辅助治疗和减毒增效的作用。银杏叶中所含的微量元素锰、钼，都具有抗食管癌、肝癌的作用。用银杏鲜青嫩叶与几种可食用植物配制的银杏茶，也有良好的防癌抗癌功效。

【补充说明】现代药理研究表明，银杏叶还具有解除平滑肌痉挛、降血脂、降血压、增强记忆力、抗衰老、防治胃溃疡、护肝肾、清除自由基、增强免疫力、抗炎、美白肌肤和除皱祛斑等作用。它可以防治动脉硬化、高脂血症、高血压、冠心病、心绞痛、脑血栓、脑血管痉挛，阿尔茨海默病、支气管哮喘、更年期综合征、雀斑、黄褐斑、灰指甲、鸡眼等疾病。本品也可辅助治疗糖尿病。

【用法用量】内服：煎汤，9～12g；或入丸、散。已有片剂、注射剂，按其说明书使用。也可配伍其他食用植物，加工成银杏茶饮用。外用：适量，捣敷或搽，或煎水洗。

丝 瓜

【别名】天丝瓜。

【药用部分】果实。

【性味功效】甘，凉。归肺、肝、胃、大肠经。清热化痰，凉血解毒，行血通络，下乳利肠。

【传统主治】热病烦渴，痰喘咳嗽，便血尿血，痔疮热痢，崩漏带下，乳汁不通，痈疽疮肿，痘疹胎毒。

【抗癌参考】肝癌、食管癌、胃癌、肠癌、宫颈癌、膀胱癌、乳腺癌、睾丸癌等。

现代研究发现，丝瓜中含有一种干扰素诱生剂，此物质可以在人体内催生干扰素，因此具有很好的抗癌作用。丝瓜含有丰富的维生素 C 和 B 族维生素，胡萝卜素和微量元素锌的含量也较高（锌含量比冬瓜高 3 倍左右）。其还含有人参中所含的成分——皂苷。上述成分均对防癌抗癌有益。《中医肿瘤学》称，肝癌、胃癌、结肠癌、大肠癌、宫颈癌、膀胱癌、乳腺癌等患者之有热象者，均可用丝瓜作辅助食疗。

【补充说明】丝瓜所含营养非常丰富，被称为"营养高手"。其药用价值也较高，同时是夏日食疗的佳品。现代药理研究表明，它还具有抗病毒、抗过敏、抗衰老、祛斑美容和一定的强心作用。它可预防麻疹、维生素 C 缺乏病、阿尔茨海默病、贫血、糙皮病和黑色素沉着，还可兼治百日咳、慢性喉炎等疾病。本品也适合月经不调和哺乳期的妇女食用。丝瓜还是不可多得的美容佳品，有"美人水"之称。外用本品，可治疗腮腺炎、荨麻疹、天疱疮、冻疮等疾病。

【用法用量】内服：煎汤或炒食，9～15g，鲜品60～150g；或烧存性为散，每次3～9g。外用：适量，捣汁涂，或捣敷，或研末调敷。

【使用注意】不宜生吃，凉拌时应先煮熟。

丝 瓜 络

【别名】丝瓜网。

【药用部分】维管束。

【性味功效】甘，平。归肺、胃、肝经。清热解毒，祛风除湿，活血通络，利尿消肿，化痰下乳。

【传统主治】胸胁胀痛，风湿痹证，筋脉拘挛，乳汁不通，肺热咳嗽，乳痈肿痛，跌打损伤。

【抗癌参考】食管癌、乳腺癌、甲状腺癌，肺癌等。

《中医肿瘤学》称，丝瓜络可用于食管癌、乳腺癌的治疗。另有资料称，"丝瓜络夏枯草茶"（含丝瓜络、夏枯草、甘草）适用于防治甲状腺癌。在主治肺癌的"清肺败毒至圣饮"和治疗多种癌症的"抗癌汤"中，也都将丝瓜络列为主药之一。

【补充说明】现代药理研究表明，丝瓜络还具有镇痛、镇静、抗炎、抗病毒、降血脂和预防心肌缺血性损伤等作用。它可兼治鼻炎、乳腺炎、尿路感染、甲状腺腺瘤和眼部带状疱疹等疾病。有资料称，可用丝瓜络做成"丝瓜络汤"，将丝瓜络50g，加水500mL，煮至300mL，加适量葱、姜、蒜、盐、油等调料，日2次服，7天为1疗程。此汤可防治乳腺炎、乳房肿块等乳房疾病，若配丝瓜络煎水外用，效果更佳。

【用法用量】内服：煎汤，5～15g；或烧存性研末，每次1.5～3g，用白酒或黄酒送服。外用：适量，研末调敷。

糯 米

【别名】江米。

【药用部分】糯稻脱壳的米。

【性味功效】甘，温。归脾、胃、肺经。补中益气，健脾和胃，止泻缩尿，固表止汗，解毒疗疮。

【传统主治】脾胃虚寒，反胃食少，腹胀泄泻，自汗盗汗，眩晕乏力，消渴尿多，痘疹痈疖。

【抗癌参考】乳腺癌、胃癌、肠癌、肝癌、肺癌、喉癌等。

现代研究表明，本品具有抗肿瘤作用。将自然长菌风化陈年的糯米粽子，经特殊处理所做成的水混悬液每日灌服，或皮下注射其水提液或乙醇提取液给接种腹水型肝癌的小鼠，连续 10 日，结果表明该物质对于腹水型肝癌小鼠的腹水生成，有一定的抑制作用。英国学者对生活在泰国农村的居民进行了研究，发现他们保持着很低的乳腺癌发病率，这可能与他们日常食用大量的糯米有关。有资料称，适量糯米面用牛涎水（牛嘴的涎水）拌匀后，蒸熟吃，可抗胃癌；药膳"绿豆糯米酿猪肠"（含糯米、绿豆、香菇和猪大肠），适用于肠癌便血或其他癌肿体虚肠燥便秘者；糯米和果品刺梨酿成的"刺梨糯米酒"有抗癌功效。

【补充说明】糯米营养丰富，为温补强壮食品，是人们经常食用的粮食之一。冬天吃糯米可以提高御寒能力。糯米可兼治胃及十二指肠溃疡、肺结核、贫血、神经衰弱。糯米爆成米花与桑白皮水煎汤，内服，可治糖尿病。

【用法用量】内服：煎汤，50~100g；或入丸、散；或煮粥。外用：适量，研末调敷。

【使用注意】糯米不好消化，不宜食之过量。

醋

【别名】苦酒。

【药用部分】含乙酸的液体。

【性味功效】酸，温。归肝、胃经。消食开胃，养肝散瘀，收敛止泻，消肿益血，止血止痛，解毒杀虫。

【传统主治】油腻食积，腹泻便血，衄血吐血，产后血晕，癥瘕积聚，虫积腹痛，鱼肉菜毒，痈疮肿痛。

【抗癌参考】胃癌、食管癌、肝癌、宫颈癌、鼻咽癌、恶性淋巴瘤、膀胱癌、肛门癌、皮肤癌等。

现代医学研究表明，醋含有抗癌物质，具有防癌和抗癌的功效。醋能抑制癌细胞的生长，还可抵消黄曲霉素的致癌作用。醋含有丰富的铜、锌、钼、钴等微量元素，还含有多种维生素，这些物质都具有抑癌作用。日本科学家曾开发出一种由米醋、蜂蜜和矿泉水组成的抗胃癌饮料，长期饮用该饮品对胃癌有较好的防治作用。

【补充说明】醋是一种功能很广泛的医疗保健食品。现代药理研究证明，醋还具有调节神经、消除疲劳、帮助消化、增进食欲、防腐杀菌、抗病毒、降血脂、扩张血管、降低血压、预防血栓形成、增强肝肾功能、促进新陈代谢、抗衰老、利尿和美容护肤等作用。它可以预防动脉硬化、骨质疏松症、感冒和晕车、晕船。醋能防治高血压、病毒性肝炎、胆道蛔虫病、肥胖症、肥皂中毒等疾病。外用本品，可治口疮、鹅掌风和蜂、蝎蜇伤。在许多膏药中，醋还有药引的功能。失眠患者在睡前喝杯凉开水，加1匙醋（还可加蜂蜜），或用温热陈酒搓脚心，会很快入睡。

【用法用量】内服：煎汤，10～30mL；或稀释后饮用；或入菜肴，适量。外用：适量，含漱，或调药敷，或熏蒸，或浸洗。

【使用注意】食醋后要漱口。不宜空腹饮醋。胃酸过多者，不宜食本品。

茶　叶

【别名】茗。

【药用部分】叶。

【性味功效】甘、苦、涩，微寒。归心、脾、肾、大肠经。清热降火，止渴生津，消食化痰，除湿利尿，醒脑提神，明目解毒。

【传统主治】头痛目昏，心烦口渴，食积痰滞，热毒泻痢，过食油腻，饮酒过量。

【抗癌参考】食管癌、胃癌、肠癌、肝癌、肺癌、喉癌、鼻咽癌、腮腺癌、肾癌、乳腺癌、宫颈癌、皮肤癌等。

大量实验研究证明，茶叶有抗癌作用。茶叶及其提取物在体外和体内，对多种肿瘤均有显著抗癌作用。体外实验发现，龙雾茶的提取物能抑制喉头癌、胃癌、肝癌细胞的生长。经茶叶作用后的癌细胞在电镜下观察，可见其核体缩小、细胞破裂、裸核出现，证明茶叶对癌细胞有明显的杀伤作用。动物体内实验证明，龙雾茶对移植性艾氏腹水癌、肝癌等有明显抑制作用。其可提高带瘤小鼠的免疫功能，对由辐射损伤产生的自由基有明显的清除作用，并能阻断内源性亚硝胺的合成。在对福建铁观音、杭州绿茶、陕西紫阳茶、广西灵山茶、海南红茶和绿茶等进行的动物实验中，同样发现上述茶叶有明显的抑癌功效。日本科学家从绿茶中分离出的表没食子儿茶素没食子酸酯（EGCG），能有效地抑制人体中促癌剂活性，防止人肿瘤细胞的生长，尤其是对食管癌、胃癌和肠癌更敏感。另一项日本研究证实，茶叶中所含的茶多酚是阻断具有致癌作用的硝基化合物的主要活性物质。通常，茶叶中茶多酚含量与其抗癌作用呈正比。其中，绿茶中茶多酚的含量最多，其次是紧压茶、花茶、乌龙茶和红茶。有资料称，乌龙茶产区居民的患癌率很低，这可能与当地居民习惯饮茶有关。日本与美国相比，肺癌的发病率更低，其原因可能在于日本人有喝茶的习惯。

【补充说明】现代研究发现，茶叶所含化学成分近400种。它还具有兴奋大脑、保护肾脏功能、松弛平滑肌、消脂、降压、增强心肌和血管壁弹性、减肥、抗衰、保护胃黏膜、帮助消化、保护造血功能、保护眼睛、防蛀牙、杀菌消炎、促进伤口愈合等作用。饮茶可振奋精神、消除疲劳，还可防治支气管炎、哮喘、高血压、中风、动脉硬化、冠心病、脂肪肝、菌痢、肠炎、尿路感染等疾病。茶叶可解烟、酒之毒。茶叶水熏洗，可治急性结膜炎。花茶漱口，可治口腔溃疡。饮茶好处甚多，茶叶是世界"三大饮料"之一，被称为"原子时代的饮料""21世纪的饮料"。我国民间还有"清晨一杯茶，饿死卖药家"的说法。

【用法用量】内服：煎汤，3~10g；或入丸、散；或用沸水泡。外用：适量，研末调敷，或煮水熏洗、冲洗，或鲜品捣敷。

【使用注意】茶叶现泡现饮，抗癌效果更佳。有失眠症者慎饮。

苦 丁 茶

【别名】土茶。

【药用部分】叶。

【性味功效】甘、苦，寒。归肝、肺、胃经。清热解毒，疏风明目，生津止渴，止咳化痰，健胃消积，凉肝除烦，活血止痛。

【传统主治】风热头痛，牙痛目赤，耳鸣口疮，热病烦渴，泄泻痢疾。

【抗癌参考】鼻咽癌、食管癌、胃癌、肠癌、肝癌、肺癌、皮肤癌等。

现代研究表明，苦丁茶富含熊果酸，而熊果酸具有抗肿瘤活性。苦丁茶还含有茶多酚、儿茶素等成分。茶多酚是阻断致癌物硝基化合物的主要活性物质，儿茶素能抑制多种肿瘤细胞的生长，两者均可降低癌症的发病率。

【补充说明】现代药理研究表明，苦丁茶还具有降血脂、降血压、扩张冠状动脉、增加心脏血液供应、增加胃液分泌、兴奋神经、抗菌消炎、解热、减肥和抗辐射等作用。它可防治高血压、高血脂、冠心病、肥胖症、咽喉炎、口腔炎、急性肠胃炎和多种皮肤病。

【用法用量】内服：煎汤，3～9g；或入丸剂。外用：适量，煎水熏洗或涂搽。

咖　啡

【别名】咖啡豆。

【药用部分】种子。

【性味功效】微苦、涩，平。归心、肺经。醒神利尿，健胃解酒。

【传统主治】嗜睡疲乏，胃呆酒毒。

【抗癌参考】结肠癌、胃癌等。

有研究证实，咖啡具有抗癌功效，经常饮用咖啡可以预防结肠癌。实验证明，人类结肠发生癌变大多与一种被称作"鼠螺杆菌"的细菌在人体内的活动有关。而咖啡所含的成分可以抑制这类细菌的活动，从而阻止癌细胞的形成。咖啡因和茶碱是咖啡主要有效成分。英国科研人员发现，咖啡因和茶碱能有效抑制恶性肿瘤的生长。据伦敦大学的专家透露，有一种酶在癌细胞的生存和运动中起着重要的作用，而咖啡因和茶碱恰恰能够攻击这种酶。瑞士研究人员发表的一份报告称，咖啡可以中和煮得过火的肉类中的致胃癌物质。

【补充说明】现代研究表明，咖啡含有多种有益于身体健康的成分。它有很强的中枢兴奋作用，可舒张平滑肌。咖啡还具有促进代谢、强心、利尿、增强人骨骼肌工作能力等作用。喝咖啡可使人减轻疲劳、思维敏捷、记忆力增强，还可兼治慢性支气管炎、肺气肿、哮喘和便秘等疾病。另外，用咖啡粉洗澡可减肥。

【用法用量】内服：研末煎汤，6~10g。外用：适量，煮水洗澡。

【使用注意】饮咖啡也要有限度，不可多饮。长期服用咖啡可产生耐受性和药物依赖性。

啤 酒

【别名】麦酒。

【药用部分】大麦芽和酒花酿造的液体。

【性味功效】苦、甘，凉。归肝、胃、膀胱经。健胃消食，利尿活血，祛暑清热，生津止渴。

【传统主治】胃呆腹胀，暑热口渴，不寐，石淋。

【抗癌参考】肝癌、结肠癌、胃癌、宫颈癌、白血病等。

日本科学家发现，啤酒所含的啤酒酵母对防治癌症具有强大的效力。研究表明，OAT 及 DAB 是引发肝癌的最大凶手。而啤酒酵母能很有效地抑制 OAT 的致癌性。研究还表明，啤酒之所以能够抗癌，是由于啤酒酵母的细胞壁成分和菇类所含的抑癌物质相同。它能增强生物对癌症的免疫力，抑制癌细胞的繁殖，从而达到防治癌症的作用。另有资料称，啤酒的酒花中含有对癌症有抑制作用的物质。有报告指出，酒花中的律草酮可以阻止老鼠体内产生肿瘤。试验发现，律草酮能抑制某些白血病细胞的生长。给予啤酒的大鼠同给予自来水的大鼠相比，前者结肠癌和胃癌的发生率减少一半。实验研究表明，啤酒酵母对小鼠肉瘤 180、小鼠宫颈癌 14 实体瘤的生长有抑制作用。

【补充说明】啤酒所含营养非常丰富，在世界上有"液体面包""营养食品"之称。现代研究表明，啤酒还具有抗菌、改善血液循环、促进新陈代谢、补充维生素、帮助消化、增进食欲、镇静安眠、降血糖、降胆固醇和美肤等作用。它还能预防动脉硬化、骨质疏松症、阿尔茨海默病、尿路结石等疾病。啤酒对高血压、冠心病、糖尿病、肺结核、胃肠疾病、贫血、神经衰弱、膀胱炎、脚气病，均有辅助治疗作用。啤酒外用，可使皮肤脓疱、湿疹、斑疹等皮肤病得到改善。搽敷啤酒护肤霜，可消除粉刺。做菜时，用啤酒烹调，不但别具风味，且对健康有益。

【用法用量】内服：直接饮用，适量。外用：适量，搽敷或用本品洗澡。

【使用注意】不宜长期暴饮。吃海鲜时和剧烈运动后不宜饮用啤酒，否则会诱发痛风。瘦人宜饮生啤，胖人宜饮熟啤。啤酒越鲜越好，开了盖的啤酒，不可存放。啤酒不宜与烈酒混着喝。

落 花 生

【别名】花生。

【药用部分】种子。

【性味功效】甘，平。归脾、肺经。健脾和胃，润肺化痰，理血通乳，利水通便。

【传统主治】脾虚不运，反胃燥咳，乳妇奶少，脚气水肿，便秘尿血。

【抗癌参考】肠癌、前列腺癌、乳腺癌、白血病、皮肤癌等。

据研究，花生含有大量的植物固醇，其中 β－谷固醇有预防大肠癌、前列腺癌、乳腺癌的作用。美国科学家进一步研究发现，花生中还含有"白黎芦醇"，这种物质有很强的生物活性，能抵御癌症的发生。他们给两组小鼠中的一组服用白黎芦醇，发现服用白黎芦醇组小鼠患皮肤癌的概率同没有服用白黎芦醇组的小鼠相比，下降了 98%。科研人员还在实验室里，把白黎芦醇放入人体白血病细胞内，结果发现白黎芦醇抑制了白血病细胞的生长。有资料称，落花生亦可用于治疗肿瘤患者放、化疗时出现血小板下降且有出血倾向者。

【补充说明】现代研究表明，花生的营养价值很高。在同种情况下，它供给人体的热量比牛奶高 2 倍，比鸡蛋高 4 倍。它还具有凝血、止血、降胆固醇、保护心血管、增强免疫功能、延缓衰老、促进儿童智力和骨骼发育、增强大脑记忆功能和滋润皮肤等功效。落花生能防治高血压、动脉硬化、冠心病、脑梗死、老年骨骼退行性病变、阿尔茨海默病、慢性肾炎、血友病、血小板减少性紫癜、贫血和各种出血疾病。因花生具有延年益寿的作用，故又被称为"长寿果"。

【用法用量】内服：煎汤，30～100g；或生研冲汤，10～15g；或煮熟、炒熟食，30～60g。

【使用注意】花生最容易感染具有致癌作用的黄曲霉素，食用前宜先用流动水浸泡、漂洗。吃煮熟的花生较安全，且易消化。不宜提倡常食油炸花生。鲜榨的花生汁不宜直接饮用。霉变的花生不可食。花生不可与黄瓜、螃蟹同食。

芹 菜

【别名】水芹。

【药用部分】叶及根茎。

【性味功效】甘，凉。归肺、胃、肾经。清热解毒，平肝明目，醒脑安神，固肾止血，润肺止咳，健脾养胃。

【传统主治】鼠瘘瘰疬，结核聚气，麻疹初期，肝阳上亢，失眠多梦，崩中带下，黄疸尿血，产后腹痛。

【抗癌参考】结肠癌等。

芹菜是高纤维食物。它经肠内消化作用，而产生一种木质素或肠内酯物质。这类物质是一种抗氧化剂，高浓度时可抑制肠内细菌产生的致癌物质。它还可以缩短粪便在肠内的运转时间，减少致癌物与结肠黏膜的接触，从而达到预防结肠癌的目的。

【补充说明】现代研究表明，芹菜还具有中和尿酸、降血压、降血脂、降血糖、镇静、补血和增强食欲等作用。它预防痛风的效果明显。本品还可兼治高血压、中风后遗症、糖尿病、百日咳、急性黄疸型肝炎、膀胱炎、功能失调性子宫出血和缺铁性贫血等疾病。

【用法用量】内服：煎汤，30～60g；或捣汁服；还可凉拌，做成糖醋芹菜或芹菜粳米粥等食用。外用：适量，捣敷或捣汁涂。

【使用注意】芹菜会减少精子数量，备孕夫妻不宜食用。芹菜与虾、蟹、黄瓜、南瓜、鸡肉、兔肉、黄豆相克，不宜同食。

冬 瓜

【别名】白冬瓜。

【药用部分】果实。

【性味功效】甘、淡，微寒。归肺、脾、大肠、小肠、膀胱经。清热解毒，利水化痰，祛湿解暑，生津止渴。

【传统主治】热毒痈肿，水肿胀满，腹泻痢疾，痰喘脚气，小便不利，暑热烦闷，消渴痔漏，鱼毒酒毒。

【抗癌参考】乳腺癌、肝癌、肠癌、卵巢癌、前列腺癌、白血病等。

可防治癌症的维生素 B_1 和有抗癌功能的硒，在冬瓜中的含量均相当丰富。另外，冬瓜中的粗纤维还能刺激胃肠道蠕动，使肠道堆积的致癌物质尽快排出。冬瓜所含的葫芦素，也是一种抗癌活性较高的萜类化合物。有资料称，癌症患者宜多食冬瓜。

【补充说明】冬瓜不仅是老幼皆宜的家常蔬菜，还有较高的药用价值。现代研究表明，冬瓜具有降脂、降血糖、降血压、调节免疫功能、保护肾功能、润肤美容和抗衰老等作用。它可兼治肝硬化腹水，急、慢性肾炎，动脉硬化，冠心病，高血压，糖尿病，慢性淋巴结炎，淋巴结结核，前列腺炎，膀胱炎，妊娠水肿。冬瓜还可预防脸部色斑的生成。

【用法用量】内服：煎汤，60～120g；或煨熟；或捣汁；或腌渍成蜜饯。外用：适量，捣敷或煎水洗。

【使用注意】女子月经来潮期间忌食。

冬瓜仁

【别名】冬瓜子。

【药用部分】种子。

【性味功效】甘，寒。归肺、大肠经。清热解毒，消痈排脓，止咳化痰，解暑生津，除湿利水。

【传统主治】肺热咳嗽，肺痈肠痈，水肿腹胀，便秘热淋，带下白浊。

【抗癌参考】肺癌、绒毛膜癌等。

冬瓜仁的热水提取物抗动物移植性肿瘤活性较高，对小鼠肉瘤180的抑制率为88.7%，而且未见任何不良反应。日本有学者还发现，冬瓜仁有诱生干扰素的作用。另据报道，冬瓜仁含有葫芦素，而葫芦素属于一种抗癌活性较高的萜类化合物。擅长防治肉瘤，是冬瓜仁抗癌的一大特点。

【补充说明】冬瓜仁既是食品，又是药物。它与冬瓜作用相似，但清热通便之力比冬瓜强。冬瓜仁可兼治慢性肾炎、肺炎、肺脓肿，阑尾炎等疾病。它与胖大海同煎，可治喑哑。

【用法用量】内服：煎汤，10～30g；也可研末冲服；或加冰糖，开水炖服。外用：适量，研膏涂敷。

赤 小 豆

【别名】 赤豆。

【药用部分】 种子。

【性味功效】 甘、酸，平。归心、小肠、肾、膀胱经。清热解毒，和血排脓，利水消肿，退黄通乳，行血补血，健脾通便。

【传统主治】 水肿腹胀，小便不利，脚气黄疸，泻痢便血，痔疮肠痈，风湿热痹，乳汁不通，疮疖痈疽。

【抗癌参考】 肺癌、肠癌、肝癌、膀胱癌、肾癌、舌癌等。

《中医肿瘤学》称，赤小豆可用于治疗肺癌、直肠癌、肝癌等有湿热瘀毒者。有医师推荐，赤小豆与生薏苡仁煮粥食用，对膀胱癌患者的康复有一定意义。另有资料称，"赤小豆苡米粥"（含赤小豆、大米、生薏苡仁）对湿热蕴结型肠癌患者有一定疗效；"夏连二豆煎"（含赤小豆、半夏、黄连、刀豆）可治痰热瘀滞之舌癌；赤小豆与鱼腥草水煎服，可治癌性胸、腹水。

【补充说明】 赤小豆可作为粮食，亦可供药用。现代研究表明，赤小豆还有利尿、催乳、降血压、降血脂、调节血糖、解酒和健美减肥等作用。肾源性水肿、心源性水肿、营养不良性水肿、妇女产后水肿、肝硬化腹水及肥胖症等疾病患者，适宜食用赤小豆。赤小豆可以预防结石、麻疹，还可兼治急、慢性肾炎，高血压，动脉粥样硬化，血栓闭塞性脉管炎，肝脓肿等疾病。外用本品，可治腮腺炎、丹毒、外伤血肿及扭伤。

【用法用量】 内服：煎汤，10～30g；或入散剂；或食用，适量，可炒、煮粥或做馅等。外用：适量，生研调敷。

【使用注意】 过去曾有误把相思子当作赤小豆服用而中毒的情况，故当注意与相思子鉴别，切勿误用。

八 角 茴 香

【别名】 大茴香。

【药用部分】 果实。

【性味功效】 辛，温。归心、脾、胃、肝、肾、膀胱经。温阳散寒，理气止痛，调中和胃，辟恶除秽。

【传统主治】 寒疝腹痛，肾虚腰痛，胃寒呕吐，脘腹冷痛，食减肢冷，口气臭秽。

【抗癌参考】胃癌、肠癌、睾丸癌等。可防治因放、化疗所致的白细胞减少症及癌症呕吐。

体外实验证明，本品对肿瘤细胞有抑制作用，抑制率达 70% ~ 90%。茴香油是抗癌药"派洛克萨隆"的主要原料。

【补充说明】现代药理研究表明，本品还具有抑菌、升高白细胞、止咳、祛痰、解痉、镇静、镇痛、促乳等作用。同时，八角茴香也是一种优质的调味香料。八角茴香的性味功能与小茴香相近，但药力较弱。药用以小茴香为主，八角茴香多用作食物调味品。

【用法用量】内服：煎汤，3 ~ 10g；或入丸，散。外用：适量，研末调敷。

油　菜

【别名】芸苔。

【药用部分】茎叶。

【性味功效】辛，温。归肝、脾、肺经。散血消肿，解毒止血，利肠通便。

【传统主治】乳痈，瘀血腹痛，血痢，吐血，齿根出血，牙齿松动。

【抗癌参考】食管癌、胃癌、肠癌、肝癌、鼻咽癌、喉癌、乳腺癌、膀胱癌、白血病、皮肤癌等。

油菜对雌性小鼠肝癌的生长有一定抑制作用。油菜与抗癌药物氟尿嘧啶相比，抑癌作用较弱，但未见不良反应。油菜含大量维生素 C 和胡萝卜素，有助于增强机体免疫功能，减少致癌物质的形成，能有效预防多种癌症。油菜含较多纤维素，可促进肠蠕动，有利于粪便排出，可有效地预防结肠癌的发生。油菜还富含钙、铁、维生素 B_2，这些成分均具有防癌抗癌作用。同其他十字花科蔬菜一样，油菜亦含有一种化学物质，其能促进身体将多余的雌激素转化成非活性的结构，从而降低与雌激素相关癌症的发生风险。

【补充说明】现代研究表明，油菜营养丰富。其蛋白质、脂肪的含量是白菜的 1 倍多，钙、铁及维生素含量亦远远高于白菜。它可减少动脉粥样硬化形成，预防心血管疾病，并能促进皮肤细胞代谢，防止皮肤粗糙及色素沉着。它适宜口腔溃疡患者食用。老年体弱者亦可常食本品。油菜外用，可治乳腺炎、荨麻疹和带状疱疹。

【用法用量】 内服：煮食，30～300g；或捣汁服，20～100g；或食用，可炒、烧、炝、扒等，每次200～250g。外用：适量，捣烂敷或煎水洗。

【使用注意】 油菜不宜久存，食用时要现做现切。孕早期妇女、目疾患者要少吃。

紫 菜

【别名】 紫英。

【药用部分】 叶状体。

【性味功效】 甘、咸，寒。归肺、脾、膀胱经。软坚散结，清热化痰，利咽止咳，利水除湿。

【传统主治】 瘰疬瘿瘤，咳嗽痰稠，咽喉肿痛，烦躁失眠，脚气水肿，小便淋痛。

【抗癌参考】 脑瘤、甲状腺癌、乳腺癌、宫颈癌、恶性淋巴瘤、结肠癌、鼻窦癌、肝癌、白血病等。

紫菜能够抑制二乙基亚硝胺致大鼠肝癌的作用。用含紫菜的饲料喂饲大鼠，能够推迟7,12－二甲基苯并［a］蒽诱导的乳房肿瘤的出现时间，降低1,2－二甲肼诱导的肠癌的发生率。紫菜对艾氏癌的抑制率为53.2%。紫菜多糖腹腔注射150mg/kg，对小鼠肉瘤S180的抑制率达47.55%。紫菜多糖PY3能够抑制白血病细胞K562的生长。紫菜的1/3是食物纤维，该成分可将致癌物质排出体外，有利于预防大肠癌。

【补充说明】 现代研究表明，紫菜还具有增强机体免疫功能、增强心肌收缩力、抗凝血，抗白细胞降低、降血脂、降血糖、抗辐射、抗突变、抗氧化、保肝、增强记忆力、促进骨骼与牙齿生长、延缓衰老等作用。紫菜可兼治甲状腺肿、慢性气管炎、肺脓肿、支气管扩张、淋巴结结核等疾病。紫菜是一种营养丰富的海菜，是预防动脉硬化、脑血栓、呼吸困难等疾病的良好食品，也是妇女产后的催乳剂。

【用法用量】 内服：煎汤，15～30g；或研末冲服；或作蜜丸；也可口中干嚼，徐徐咽下。

黑 小 麦

【别名】黑麦。

【药用部分】果实。

【性味功效】甘，平。归心、脾、肾经。养心安神，除烦止渴，健脾止痢，益阴敛汗。外用止血消肿。

【传统主治】脏躁，烦热，消渴，泻痢。外治痔疮出血，痈肿，烫伤。

【抗癌参考】乳腺癌、前列腺癌、食管癌、肠癌、肝癌、子宫内膜癌、卵巢癌等。

黑小麦含有丰富的矿物元素，其中钙的含量是普通小麦（白小麦）的4倍，铁的含量是普通小麦的12倍，镁的含量是普通小麦的15倍，硒的含量是普通小麦的3倍，锌的含量比普通小麦高27.6％，碘的含量也比普通小麦要高。以上元素均具有明显的抗癌作用。黑小麦含有的粗纤维较白小麦高14.29％，此物质可预防肠癌。其所包含的开环异落叶松树脂酚和乌台树脂酚在人体内可以转变成肠内酯和肠二醇，进而能够发挥良好的防癌抗癌作用，尤其是对前列腺癌、大肠癌和乳腺癌。

【补充说明】黑小麦也像其他黑色谷物一样，因含有黑色素而具有高营养、高滋补、高免疫功能的特点。它还可以降压、降脂、降低血糖、促进发育、护齿、壮骨、延缓衰老。黑小麦还能够防治高血压、高脂血症、糖尿病，预防龋齿和骨质增生。

【用法用量】内服：煎汤，30～60g；食用，适量。外用：适量。

榛 子

【别名】槌子。

【药用部分】种仁。

【性味功效】甘，平。健脾和胃，润肺止咳。

【传统主治】病后体弱，脾虚泄泻，食欲不振，咳嗽。

【抗癌参考】卵巢癌、乳腺癌、宫颈癌、皮肤癌等。

美国科学家在实验中发现，榛子中含有抗癌化学成分紫杉酚，该物质对于卵巢癌、乳腺癌等癌症具有很好的抑制作用，可以延长患者的生存期。榛子所含的β－谷甾醇，对皮肤鳞状细胞癌、宫颈癌等有显著的预防和治疗作用。有资料称，榛子为"抗癌的尖兵"。

【补充说明】榛子营养丰富，味道鲜美。现代研究表明，它还具有降血脂、抗炎、抗氧化、预防胆结石形成、促进新陈代谢、抑制皮肤老化、生发养发等作用。榛子可以防治冠心病、动脉粥样硬化等疾病。本品亦可作为食品抗氧化剂及营养添加剂。榛子是最受人们欢迎的坚果类食品之一，有"坚果之王"的称号，与杏仁、核桃、腰果并称为"四大坚果"。

【用法用量】内服：煎汤，30~60g；或研末；或食用，适量。

蛇葡萄

【别名】山葡萄，野葡萄。

【药用部分】茎叶。

【性味功效】甘，凉。归心、肝、肾经。清热解毒，利尿祛湿，散瘀止血。

【传统主治】水肿，小便不利，湿热黄疸，风湿痹痛，跌打瘀肿，内伤出血，疮毒肿痛。

【抗癌参考】胃癌、肝癌、恶性淋巴瘤、乳腺癌、甲状腺癌等。

蛇葡萄对小鼠肉瘤S180有抑制作用。体外试验表明，本品对癌细胞生长有抑制作用。蛇葡萄素是从本品中提取的黄酮醇类化合物。实验发现，该物质具有较强的抗癌作用。在体外，蛇葡萄素可显著抑制人早幼粒细胞白血病HL-60细胞、人红白血病K562细胞、人鼻咽癌HK-1细胞、人肝癌BEL-7402细胞、人乳腺癌MCF-7细胞的增殖。

【补充说明】现代药理研究证明，本品还具有抑菌、增强免疫功能等作用。它可兼治消化道出血、溃疡病、肝炎、慢性肾炎、急性阑尾炎、中耳炎、风湿性关节炎等疾病。

【用法用量】内服：煎汤，15~30g，鲜品倍量；或煎汤代茶；或泡酒。外用：适量，捣敷或煎水洗。

蛇葡萄根

【别名】山葡萄根。

【药用部分】根或根皮。

【性味功效】辛、苦，凉。归肺、肝、大肠经。清热解毒，祛风除湿，活血散结。

【传统主治】肺痈肠痈，肺痨咯血，风湿痹痛，跌打损伤，痈肿疮毒，瘰疬积聚。

【抗癌参考】食管癌、肺癌、胃癌、肝癌、肾癌、膀胱癌、前列腺癌、乳腺癌、恶性淋巴瘤等。

动物实验证明，本品对小鼠肉瘤 S180 有抑制作用。体外试验表明，本品对癌细胞生长有抑制作用。据《抗癌中草药制剂》介绍，本品主要用于防治胃肠道肿瘤、泌尿系肿瘤及恶性淋巴瘤。

【补充说明】现代药理研究表明，本品还具有保肝作用。它可兼治肺结核、淋巴结核、溃疡病、风湿性关节炎、慢性骨髓炎、带状疱疹等疾病。

【用法用量】内服：煎汤，15～30g，鲜品倍量；或水煎代茶，频服；或与猪瘦肉，酒、水各半炖服。本品相关片剂，按其说明书使用。外用：适量，捣烂或研末调敷。

苦　茄

【别名】千年不烂心，蜀羊泉。

【药用部分】全草，或根，或果实。

【性味功效】甘、苦，寒。归肺、肝、胃、膀胱经。清热解毒，祛风除湿，利尿消肿。

【传统主治】风湿痹痛，湿热黄疸，咽喉肿痛，痈肿疔疮，外伤出血。

【抗癌参考】宫颈癌、乳腺癌、食管癌、胃癌、肠癌、肝癌、肺癌、鼻咽癌、喉癌、声带癌、膀胱癌等。

本品所含 β-苦茄碱，对小鼠肉瘤 S180 和瓦克癌 W256 均有显著的抑制效果。《肿瘤的辨证施治》载：蜀羊泉、白花蛇舌草、威灵仙、白茅根各 30g，水煎服，每日 1 剂，分 3 次服，可防治食管癌。

【补充说明】现代研究表明，本品还具有增强机体免疫功能、抗菌消炎、降低血管通透性及可的松样作用。

【用法用量】内服：煎汤，15～40g；或鲜品 60～120g，捣汁服。外用：适量，鲜品捣敷，或煎水熏洗，或全草研末撒敷。

东 风 菜

【别名】仙白草。

【药用部分】根或全草。

【性味功效】苦、微甘，寒。归胃、脾、肝、肺经。清热解毒，活血消肿，祛风止痛，明目利咽。

【传统主治】目赤肿痛，咽喉红肿，跌打损伤，痈肿疔疮，毒蛇咬伤。

【抗癌参考】食管癌、胃癌、肝癌、肺癌、宫颈癌、白血病等。

体外试验表明，东风菜对癌细胞的生长有抑制作用。其所含的鱼鲨烯具有一定抗肿瘤活性。据报道，我国首次发现东风菜根中的 2 种皂苷物质为抗肿瘤的有效成分，其可直接杀伤肿瘤细胞或抑制肿瘤细胞的生长。特别是皂苷 A3，其能对 6 种瘤株细胞予以直接杀伤或抑制。在东风菜根部总皂苷的抑瘤实验中，小鼠按 150mg/kg、300mg/kg、600mg/kg 的剂量口服给药。结果表明，东风菜根部总皂苷对小鼠肉瘤 S180 和 HAC 实体瘤有明显的抑制作用，对肝癌腹水型荷瘤小鼠的生命延长率有明显的增加作用。民间也有以本品为抗癌药，用来治疗胃癌、肝癌、肺癌、宫颈癌等癌症的案例。

【补充说明】本品可兼治肠炎腹痛、食积不化、风湿性腰痛等疾病。

【用法用量】内服：煎汤，15～30g；或与鸡蛋、鸡肉共煎服。外用：适量，捣敷或研末调敷。

苣 荬 菜

【别名】野苣。

【药用部分】全草。

【性味功效】苦，寒。归胃、大肠、肝经。清热解毒，消痈散结，利湿排脓，凉血止血，补虚止咳。

【传统主治】咽喉肿痛，疮疖肿毒，吐血衄血，尿血便血，崩漏白带，内痔脱出，虚弱咳嗽。

【抗癌参考】食管癌、贲门癌、直肠癌、肛管癌、宫颈癌、白血病等。

应用亚甲蓝脱色的方法，在试管内测定白血病患者血细胞脱氢酶的活性，发现苣荬菜水煎浓缩酒精提取液对急性淋巴细胞白血病、急性及慢性粒细胞白血病患者的血细胞脱氨酶，均有明显的抑制作用。故本品具有抗癌活性。

【补充说明】本品可兼治肺脓肿、肺炎、急性咽炎、菌痢、肠炎、阑尾炎、乳腺炎、子宫内膜炎等疾病。本品与苦菜（荼草）同为菊科植物，但品种不同。本品别名"苦荬菜"，但与《救荒本草》所载的苦荬菜（老鹳菜）也是同科不同属。我国北方地区习惯以苣荬菜作败酱草用，有资料还将败酱草列为苣荬菜的别名。但实际上，两者为不同植物。

【用法用量】内服：煎汤，15~30g（鲜品加倍）；或鲜品绞汁；或作丸剂、浸膏剂。外用：适量，煎水熏洗或鲜品捣敷。

枇 杷

【药用部分】果实。

【性味功效】甘、酸，平。归肺、脾经。润肺止咳，和胃降逆，生津止渴，清热除烦。

【传统主治】肺燥咳嗽，吐逆，烦渴。

【抗癌参考】肺癌、前列腺癌、子宫内膜癌等。

现代研究表明，枇杷含有多种可防癌抗癌的物质，如维生素 B_{17}（有文献称，维生素 B_{17} 含量最丰富的水果是枇杷和杏子）。有人称维生素 B_{17} 为"克癌制胜的法宝"。枇杷还含有白黎芦醇，此为强效的抗氧化剂，能消除自由基，清除血管内的有害物质，降低胆固醇。该物质还有助于预防癌症，尤其是在预防前列腺癌和子宫内膜癌方面有很好的疗效。枇杷还含有 β-胡萝卜素、苦杏仁苷、隐黄素等物质，这些成分都有助于防治癌症。

【补充说明】现代药理研究表明，枇杷还具有镇咳平喘、抗菌、预防血栓形成、降血脂、降低心血管疾病发病率、抗衰老、保护视力、增进食欲、帮助消化等作用。饭后食用枇杷，能辅助减肥。枇杷皮薄肉厚，果味鲜美，柔软多汁，富有营养，有"果之冠""果中之皇"之称。

【用法用量】内服：生食或煎汤，30~60g；或加工成罐头、果酱、果膏、果酒等。

枇 杷 叶

【别名】杷叶。

【药用部分】叶。

【性味功效】苦，微寒。归肺、胃经。清肺止咳，降逆止呕。

【传统主治】肺热咳嗽，气逆喘急，胃热呕逆，烦热口渴。

【抗癌参考】肺癌、宫颈癌、绒癌、阴茎癌、皮肤癌、鼻窦癌、口腔肿瘤等。

日本专家发现，从枇杷叶中分离出的化合物含有抗癌物质。枇杷叶中所含的熊果酸具有抗肿瘤作用；所含的多酚类对人口腔肿瘤具有细胞毒性作用。按 10mg/（kg·d）或 20mg/（kg·d）的剂量腹腔注射从枇杷叶中提取的熊果酸，能明显延长荷瘤 S180 小鼠的生存期，抑制肿瘤生长。枇杷叶所含的氰酸苷类（苦杏仁苷）治疗癌症效果明显。苦杏仁苷水解产生的苯甲醛，系强效抗癌药物。

【补充说明】现代药理研究表明，本品还具有镇咳、祛痰、平喘、抗病原微生物、镇痛、降血糖、镇静、降温等作用。它可兼治慢性气管炎、神经痛、关节炎、酒糟鼻、跌打损伤等疾病。

【用法用量】内服：煎汤，9~30g（单用水煎代茶，可用至 50g）；或熬膏；或入丸、散。

皂荚蕈

【别名】皂角树蕈。

【药用部分】寄生菌子实体。

【性味功效】辛，平。有毒。归心、大肠、小肠经。解毒消肿，止痛，祛风止血。

【传统主治】肿毒初起，肠风泻血。

【抗癌参考】胃癌、子宫颈癌等。

皂荚蕈所含的多糖具有抗癌活性，对肿瘤发生有抑制作用。本品提取物对小鼠肉瘤 S180 有抑制作用。有资料载，皂荚蕈 120g、猪油 50g，共炖 7 小时，只吃猪油汤，分 5 次服完，每 5 日炖服 1 次，20 日为 1 疗程，可防治子宫颈癌。

【补充说明】本品始载于《本草纲目》。

【用法用量】内服：泡汤，1~3g；或温酒服；或炖猪油服。外用：适量，磨醋涂。

薤 白

【别名】薤白头。

【药用部分】鳞茎。

【性味功效】辛、苦，温。归肺、胃、大肠经。温中通阳，宽胸散结，行气导滞，消胀止痛。

【传统主治】胸痹心痛，脘痞不舒，痰饮咳喘，泻痢后重。

【抗癌参考】胃癌等。

现代药理研究证明，本品具有抗癌作用。薤白挥发油在体内外对 S180 和 H22 均有抑制作用。其能破坏细胞核、细胞器，直接杀伤肿瘤细胞，并可促进细胞 WTp53 基因 mRNA 的表达，从而诱导细胞凋亡。《实用抗癌验方》载：薤白 50g、半夏 15g、生姜 10g、瓜蒌 30g，水煎服，每日 1 剂，可防治胃癌。据台湾学者介绍，薤白治疗胃癌有效。

【补充说明】现代药理研究证明，本品还具有止咳祛痰、解痉平喘、镇痛、耐缺氧、抗菌、抗氧化、预防动脉粥样硬化、降压、利尿、抑制血小板聚集等作用。它可兼治菌痢、胸膜炎、鼻旁窦炎、食欲不振、消化不良。外用本品，可治眼镜蛇咬伤。因其气味与大蒜相似，故又名野蒜。民间多用本品做酸菜食用。

【用法用量】内服：煎汤，5～15g，鲜品 30～60g；或入丸、散；亦可做酸菜或煮粥食。外用：适量，捣敷或捣汁涂。

枳 椇 子

【别名】鸡爪子，拐枣。

【药用部分】果实或种子。

【性味功效】甘、酸，平。归脾、心、肺经。止渴除烦，利大小便，止呕逆，解酒毒。

【传统主治】二便不利，烦热口渴，呕吐，酒醉。

【抗癌参考】脑垂体肿瘤、肝癌等。

动物实验证明，枳椇子对小鼠腹水型肉瘤的抑制率达 71.1%。体外试验表明，本品对癌细胞的生长有抑制作用。2.5～100mg/mL 枳椇子水提取物对体外培养的人肝癌 BEL－7402 细胞的生长呈抑制作用。

【补充说明】现代药理研究表明，本品还具有抑制中枢神经、降压、抗应激、抗疲劳、抗氧化等作用。

【用法用量】内服：煎汤，10～15g；或泡酒；或研末，与鸡肝同蒸食；或入丸剂。

翻 白 草

【别名】鸡腿儿，湖鸡腿。

【药用部分】带根全草。

【性味功效】苦，寒。归胃、肝、大肠经。清热解毒，凉血止血，燥湿止痢。

【传统主治】肺热咳喘，湿热泻痢，痈肿疮毒，瘰疬结核，血热出血。

【抗癌参考】肠癌等。

据《肿瘤疾病家庭防治精选100问答》记载，翻白草主治肠癌。

【补充说明】现代药理研究表明，本品还具有抗菌、抗病毒、镇痛、抗氧化、降血糖等作用。它可兼治急性咽炎、扁桃体炎、口腔炎、急性菌痢、糖尿病、淋巴结结核等疾病。《本草纲目》云："其根状如小白术头……小儿生食之，荒年人掘以和饭食。"

【用法用量】内服：煎汤，15～30g（鲜品可用至60g）；或浸酒服；或炖猪大肠服。外用：适量，捣敷或煎水熏洗。

甜 瓜

【别名】香瓜。

【药用部分】果实。

【性味功效】甘，寒。归心、胃经。清热解暑，除烦止渴，通利小便。

【传统主治】暑热伤气，烦渴欲饮，小便不利。

【抗癌参考】胃癌、膀胱癌、宫颈癌、鼻咽癌等。

甜瓜所含葫芦素有较强的细胞毒作用。其中，葫芦素 B 对小鼠肉瘤 S180 细胞的生长抑制率为 21%～55%，对 Ehrlich 癌小鼠的存活延长率为 30%～33%。

【补充说明】现代研究表明，本品还具有抗氧化、抗炎等作用。本品为夏季消暑瓜果，营养价值可与西瓜媲美。

【用法用量】内服：适量，生食或煎汤，也可制成果干、果脯、果酱及腌渍品等。

【使用注意】胃及十二指肠溃疡、慢性肠炎及心脏病患者慎用。本品不宜与田螺、螃蟹、油饼同食。

甜 瓜 皮

【药用部分】果皮。

【性味功效】甘、微苦，寒。归肺、心、肾经。清热解暑，利水渗湿。

【传统主治】暑热烦渴，痰湿水饮，脚气浮肿，牙痛。

【抗癌参考】皮肤癌、胃癌、膀胱癌、宫颈癌、子宫体癌等。

甜瓜皮所含的葫芦素，对小鼠肉瘤 S180 有抑制作用。体外试验证明，本品对癌细胞的生长有抑制作用。《中草药通讯》记载：从新鲜甜瓜果皮中分得的液汁外敷于肿瘤处，或干燥果皮研细末与水拌匀外敷，可防治皮肤癌、胃癌、膀胱癌、子宫癌。

【用法用量】内服：煎汤，3~9g；或干品研粉水调服。外用：适量，鲜品取汁敷或泡水漱口。

柚 子

【别名】朱栾。

【药用部分】果实。

【性味功效】甘、酸，寒。归肝、脾、胃经。健脾和胃，消食化痰，止咳平喘，行气解酒。

【传统主治】食欲不振，胃肠气胀，肺燥咳嗽，气喘，酒毒。

【抗癌参考】胃癌、肝癌、大肠癌、肺癌、宫颈癌等。

柚子的闹米林成分可以大大增加小鼠谷胱甘肽 S 转移酶的活性。因此，本品有预防及抗肿瘤的作用。一项美国小型临床测试显示，柚子汁能提高抗排异药物西罗莫司的药效。而且，联合使用西罗莫司和柚子汁，在多种癌症的治疗上取得了良好效果。另有资料称，柚子可预防大肠癌的发生。柚皮所含抗癌成分对人子宫颈癌的抑制率达 70%~90%。柚皮热水提取物对人子宫颈癌 JTC26、Hela-S3 及肝癌均有抑制作用。柚子不仅富含维生素 C，还含有番茄红素。这两种营养素都是强效抗氧化剂，有抗癌功效。

【补充说明】本品尚有保肝、降血糖、降血脂及美容养颜等功效。柚子亦为保健食疗果品，是糖尿病、高血压、心脑血管疾病患者和肥胖人群的最佳食品之一。柚子皮入菜，可解油腻。

【用法用量】内服：适量，生食；亦可煮水饮用。

【使用注意】柚子中含有大量的钾，肾病患者不宜食用。

西 瓜

【别名】寒瓜。

【药用部分】果实。

【性味功效】甘，寒。归心、胃、膀胱经。清热解暑，除烦止渴，生津利尿。

【传统主治】暑热烦渴，热盛津伤，小便不利，喉痹，口疮。

【抗癌参考】食管癌、鼻咽癌等。

西瓜所含的番茄红素有辅助抗癌效应。黄心西瓜内含有的胡萝卜素，能诱导癌细胞良性分化。西瓜内含有的枸杞碱，可以抑制癌细胞的繁殖及肿瘤的形成。其含有的苷类，可以促进体内产生 T 淋巴细胞及去活化巨噬细胞，从而产生抗体来抑制癌细胞的生长。有资料称，西瓜的同属植物药西瓜果瓢的浸出物亦有抗癌活性。药西瓜所含成分葫芦素 E，在体内对肉瘤 S180 和 Ehrlich 癌的生长有抑制作用；在体外对人鼻咽癌细胞和人宫颈癌细胞有细胞毒活性，其半数有效量（ED_{50}）分别为 $0.01\,\mu g/mL$ 和 $0.005 \sim 0.01\,\mu g/mL$。

【补充说明】西瓜的脂肪含量极少，但它几乎包含了人体所需的各种营养成分。现代药理研究表明，西瓜所含的糖、盐和蛋白酶，有治疗肾炎和降低血压的作用。

【用法用量】内服：适量，取汁饮或作水果食用。

石 耳

【别名】石壁花。

【药用部分】叶状体。

【性味功效】甘，平。归肺、心、胃、肝经。清热止血，益精明目。

【传统主治】肺虚劳咳，吐血，衄血，崩漏，肠风下血，肝热目赤，血虚目涩，毒蛇咬伤。

【抗癌参考】胃癌、大肠癌等。

研究表明，石耳具有明显的抗癌作用。水溶性石耳多糖具有高度的抗癌活性，其能抑制癌细胞的生长，防止癌细胞的扩散。以石耳为主的14种地衣热水浸出物，对肿瘤均有抑制作用。体内实验表明，其对小鼠肉瘤S180有抗癌活性。《抗癌植物药及其验方》载：石耳150g（微炒），白矾（烧灰）、密陀僧各30g，捣末水浸蒸饼和丸，如梧桐子大，饭前以粥饮下20丸，可治大肠癌便血。

【补充说明】现代药理研究表明，本品尚有防治胃溃疡和降压的作用。它可兼治支气管炎、肠炎、膀胱炎、荨麻疹等疾病。本品也叫"灵芝"，但本品为石耳科植物，与属多孔菌科植物灵芝（赤芝）非同一种药物。

【用法用量】内服：煎汤，9～15g；或入丸、散；或做药膳。外用：适量，研末调敷。

竹　笋

【别名】淡竹笋。

【药用部分】幼苗或嫩茎。

【性味功效】甘，微寒。归胃、大肠、肺经。清热化痰，止渴除烦，益气和胃，宽胸利膈，利尿通便，解毒透疹，养肝明目，活血祛风。

【传统主治】热痰咳嗽，胸膈不利，食积便秘，烦热口渴，小便不畅，疮疡，风疹。

【抗癌参考】大肠癌、乳腺癌等。可防治癌性胸、腹水。

竹笋所含有的植物纤维，可以增加肠道水分的储存量，促进胃肠蠕动，减少肠内压力，降低粪便黏度，使粪便软化，利于排出，故本品可预防肠癌。本品还含有多种可以预防癌症的多糖物质和大量的胡萝卜素，故具有一定的防癌抗癌作用。

【补充说明】现代药理研究表明，本品尚有降低胆固醇、护肝、增强机体免疫功能等作用。它可兼治高血压、高血脂、高血糖，并可治疗肾炎、心脏病、肝脏病患者的水肿及腹水等症状。有资料称，本品为蛋白质优越的"菜中珍品"。用竹笋、竹笋干制作出来的菜肴风味独特，深受广大食客的喜爱。本品也非常适合肥胖人群食用。

【用法用量】内服：煎汤，30~60g；食用，适量，可凉拌、煮食或炒食。

【使用注意】胃溃疡、胃出血、肝硬化、尿路结石患者不宜食用竹笋。

杨梅核仁

【药用部分】种仁。

【性味功效】辛、苦，微温。归肺、脾经。利水消肿，敛疮。

【传统主治】脚气，牙疳。

【抗癌参考】胃癌、肺癌、鼻咽癌、白血病、黑色素瘤等。

实验发现，在体外培养条件下，杨梅核仁提取液对胃癌细胞具有明显的杀伤和抑制作用。本品所含的杨梅黄素，体外对人鼻咽癌 KB 细胞的有效浓度为 15μg/mL；体内对黑色素瘤 B16 和淋巴细胞白血病 L1210 有抑制作用。

【补充说明】有资料称，治脚气，须多吃本品。

【用法用量】内服：煎汤，6~9g；或入食疗方。外用：适量，烧灰敷。

蚕 豆

【别名】胡豆。

【药用部分】种子。

【性味功效】甘、微辛，平。归脾、胃、大肠、心经。补中益气，健脾益胃，利水，解毒，止血。

【传统主治】中气不足，倦怠少食，噎膈，水肿，疮毒，咯血，衄血。

【抗癌参考】食管癌、胃癌、肠癌、乳腺癌等。

蚕豆含有植物凝集素，该物质具有防癌抗癌作用。植物凝集素能使肿瘤细胞发生凝集反应，使肿瘤细胞的表面结构发生变化，进而发挥细胞毒作用。有资料称，蚕豆也是抗癌食品之一，对预防肠癌有作用。

【补充说明】本品可兼治高血压、慢性肾炎、肺结核等疾病。嫩蚕豆煮稀饭，能和胃润肠通便，对治疗习惯性便秘有效。

【用法用量】内服：煎汤，30~60g；或研末；或作食品。外用：适量，捣敷或烧灰敷。

娑罗子

【别名】苏罗子，开心果。

【药用部分】果实或种子。

【性味功效】甘，温。归肝、胃经。疏肝解郁，宽中和胃，理气止痛。

【传统主治】胸闷胁痛，脘腹胀满，乳房胀痛，疳积虫痛。

【抗癌参考】鼻咽癌等。

娑罗子所含的七叶皂苷对大鼠瓦克癌有抑制作用。欧洲七叶树果实水解产物的正丁醇提取物，体外试验对人鼻咽癌9KB细胞有显著的细胞毒作用。美国的一份研究报告表明，娑罗子含有大量维生素E，而之前的研究已证实该成分具有一定的抗癌功效。《抗癌植物药及其验方》载：娑罗子15g，龙葵、石菖蒲各30g，天龙2条，水煎服，可防治鼻咽癌。

【补充说明】现代药理研究表明，本品尚有抗炎、降胆固醇、抑制胃酸分泌、杀精子等作用。它可兼治冠心病、脑水肿等疾病。娑罗子也是一种健康美食，有"寿果""天仙果""圣果"等美称。

【用法用量】内服：煎汤，5~15g；或烧灰冲酒；或食用。

番荔枝

【别名】洋菠萝。

【药用部分】果实、种子。

【性味功效】甘，寒。补脾养胃，清热解毒，杀虫，解郁，止血。

【传统主治】恶疮肿毒。

【抗癌参考】肺癌、胃癌、结肠癌、胰腺癌、乳腺癌、前列腺癌、白血病等。

部分科学家认为，番荔枝是一种具有抗癌效果的热带水果。用这种水果制成的果汁，可以有效对抗癌细胞。研究表明，番荔枝的提取物可有效对抗12类癌症的恶性细胞的生长，包括结肠癌、乳腺癌、前列腺癌、肺癌和胰腺癌等。从番荔枝种子油分离出的双四氢呋喃衍生物为新型化合物，该类化合物可抑制L1210肿瘤细胞和L5178Y白血病细胞的生长。本品所含的多鳞番荔枝辛有细胞毒作用。有资料记载，番荔枝60g，仙鹤草、半枝莲各80g，水煎服，每日1剂，可防治肺癌、乳腺癌、胃癌。

【补充说明】 现代药理研究表明，番荔枝还具有抗真菌、抗寄生虫、帮助调节血压以及抗着床和致流产等作用。它可兼治肠寄生虫病、精神抑郁。它也是一种营养丰富、清甜可口的水果。一般所用的中药"荔枝核"为荔枝（丹荔）的种子，而荔枝与番荔枝非同科植物。

【用法用量】 内服：煎汤，10～30g；或作水果食用，可生吃，也可制成鸡尾酒和甜品。外用：适量，捣敷。

【使用注意】 本品种子孕妇禁服。

芥 菜

【别名】 皱叶芥。

【药用部分】 嫩茎和叶。

【性味功效】 辛，温。归肺、胃、大肠、肾经。宣肺豁痰，利肠开胃，解表利尿，消肿散结。

【传统主治】 寒饮咳嗽，痰滞气逆，胸膈满闷，石淋，牙龈肿烂，乳痈，痔肿，冻疮，漆疮。

【抗癌参考】 肠癌等。

采用 EB 病毒早期抗原诱导抑制实验的方法，对芥菜的防癌抗癌活性进行了检测，结果发现芥菜具有很高的癌细胞生长抑制率。芥菜含有丰富的食物纤维，该物质可促进肠蠕动，缩短粪便在结肠内的停留时间，还可稀释毒素，降低致癌因子浓度，从而发挥防癌的作用。

【补充说明】 本品可兼治膀胱结石、习惯性便秘、脱肛等疾病。

【用法用量】 内服：煎汤，10～15g；或鲜品捣汁。外用：适量，煎水熏洗或烧存性研末敷。

茼 蒿

【别名】 同蒿。

【药用部分】 茎叶。

【性味功效】 辛、甘，凉。归心、脾、胃经。和脾胃，清痰饮，安心神。

【传统主治】 脾胃不和，二便不通，咳嗽痰多，烦热不安。

【抗癌参考】 肝癌、肺癌、皮肤癌等。

茼蒿中含有多种维生素及矿物盐等成分。其中，微量元素硒具有调节机体免疫功能，抑制肝癌、肺癌及皮肤癌等功效。同时，其所含的胡萝卜素是黄瓜、茄子含量的 20～30 倍。茼蒿还含有较多的钙、铁、粗纤维，这些物质均有益于防癌抗癌。

【补充说明】 茼蒿属绿叶蔬菜，营养丰富，清香爽口，是古代宫廷的佳肴，故又被称为"皇帝菜"。它尚具有降血压和补脑的功效。茼蒿还可兼治慢性胃肠炎、习惯性便秘、高血压等疾病。

【用法用量】 内服：煎汤，鲜品 60～90g；或捣汁温开水冲服。

芡　实

【别名】 鸡头实。

【药用部分】 种仁。

【性味功效】 甘、涩，平。归脾、肾经。益肾固精，补脾止泻，除湿止带。

【传统主治】 肾虚遗精，遗尿尿频，脾虚久泻，白浊带下。

【抗癌参考】 肺癌、胃癌等。

芡实富含核黄素、维生素以及多种微量元素。本品可以加强小肠的吸收功能，提高尿糖的排泄率，增加血清中胡萝卜素的浓度。研究表明，胡萝卜素也可以防治肺癌、胃癌，使癌症的发病率降低。

【补充说明】 芡实是一种食物，也是一味中药。其水、乙醇提取物均具有较强的抗氧化和清除自由基的能力。现代药理研究表明，本品还具有抗衰老、缓解各种疼痛和明目等作用。它可兼治慢性肾小球肾炎、慢性肠炎等疾病。

【用法用量】 内服：煎汤，15～30g；或入丸、散；亦可适量煮粥食。

第二节　临床常用中药

青　皮

【别名】 青橘皮。

【药用部分】 幼果或未成熟果实的果皮。

【性味功效】 苦、辛，温。归肝、胆、胃经。疏肝破气，消积化滞。

【传统主治】肝郁气滞，胸胁胀满，食积腹痛，癥瘕积聚，久疟痞块，疝气乳痈。

【抗癌参考】乳腺癌、肝癌、骨肿瘤、肾癌、宫颈癌、皮肤癌、软组织肉瘤等。

体外试验显示，青皮对肿瘤细胞有抑制作用。青皮所含的黄酮类化合物有明显的抗癌活性。

【补充说明】现代药理研究表明，青皮还具有健胃、解痉、祛痰、平喘、升压、利胆、保肝、促进纤维蛋白溶解、抗血栓形成等作用。青皮所含的主要成分与陈皮相似，但含量不同。其解痉作用强于陈皮。

【用法用量】内服：煎汤，3～9g。

猫人参

【别名】猫气藤，沙梨藤。

【药用部分】根。

【性味功效】苦，凉。归肝经。清热解毒，消肿止痛。

【传统主治】痈疽疮疖，风湿痹痛，白带。

【抗癌参考】肺癌、肝癌、贲门癌、胃癌、消化道肿瘤等。

猫人参注射液对体外培养的人肝癌细胞株 SMMC－7721、小鼠肝癌细胞株 H22、大鼠肝癌细胞株 CBRH－7919 有生长抑制作用。研究表明，在 12 种肿瘤细胞株中，猫人参对人肺腺癌细胞 A549 最为敏感。有资料称，猫人参主要用于治疗肺癌、原发性肝癌以及消化道肿瘤。它是华东地区抗肿瘤处方中常用的药品之一。

【补充说明】猫人参与猕猴桃根为同属植物的不同品种。现代研究表明，它还能增强机体免疫功能。其挥发油具有较好的体外抑菌效果（尤其是真菌）。本品可兼治上呼吸道感染、麻风病等疾病。

【用法用量】内服：煎汤，30～60g。

木 瓜

【别名】木瓜实。

【药用部分】果实。

【性味功效】酸，温。归肝、脾经。舒筋活络，和胃化湿，消食止渴。

【传统主治】风湿痹证，脚气水肿，吐泻转筋，腰膝无力，纳呆食少，津伤口渴。

【抗癌参考】胃癌、肠癌、宫颈癌、鼻咽癌、食管癌、乳腺癌、脑瘤、白血病、肝癌、骨肉瘤、软组织肉瘤、阴茎癌、恶性淋巴瘤等。可防治癌性水肿。

木瓜水浸液腹腔注射，对小鼠艾氏腹水癌、淋巴肉瘤 1 号和肉瘤 S180 均有明显抑制作用。从木瓜中提取的木瓜结晶和有机酸，对小鼠艾氏腹水癌有显著的抑制效果。木瓜所含的番木瓜碱，能够抑制白血病、鼻咽癌等癌细胞的活性。体外试验证明，木瓜水煎液对 JTC26 的抑制率达 70% ～90%。

【补充说明】现代研究表明，木瓜还具有抗炎、镇痛、保肝等作用。本品对小鼠实验性关节炎有消肿作用。临床报道，木瓜对治疗腓肠肌痉挛及吐泻所致的抽搐有效。本品与可食用的番木瓜不同。

【用法用量】内服：煎汤，6～10g；或入丸、散；或泡酒常饮。外用：适量，煎水熏洗。

莲 子 心

【别名】莲心。

【药用部分】胚芽。

【性味功效】苦，寒。归心、肾经。清心安神，交通心肾，涩精止血。

【传统主治】热入心包，神昏谵语，心火亢盛，心肾不交，失眠遗精，血热吐血，烦躁淋浊。

【抗癌参考】乳腺癌、胃癌等。

莲子心所含的甲基莲心碱能逆转耐阿霉素人乳腺癌细胞（MCF－7/Adr）的凋亡阻抗性。另有研究表明，甲基莲心碱能促进长春新碱诱导人胃癌细胞的凋亡。

【补充说明】现代药理研究表明，莲子心还具有抗心律失常、抗心肌缺血、强心、降压、抗血小板聚集、抗氧化、清除活性自由基、松弛平滑肌等作用。它可兼治高血压病。

【用量用法】内服：煎汤，1.5～3g。

桃 仁

【别名】 桃核仁。

【药用部分】 种子。

【性味功效】 苦、甘、平。有小毒。归心、肝、大肠经。活血祛瘀，润肠通便，止咳平喘。

【传统主治】 经闭痛经，癥瘕痞块，产后瘀滞，跌打损伤，肠燥便秘，肺痈肠痈，咳嗽气喘。

【抗癌参考】 食管癌、胃癌、肠癌、肝癌、肺癌、鼻咽癌、鼻窦癌、子宫癌、卵巢癌、骨肿瘤、脑瘤、恶性淋巴瘤、白血病、膀胱癌、肾癌、纵隔肿瘤、胸膜肿瘤等。可缓解癌性疼痛。

体外试验表明，桃仁对肿瘤细胞有抑制作用。桃仁抗癌活性与其所含的苦杏仁苷有关。苦杏仁苷能延长被移植人腺上皮瘤细胞的小鼠的存活时间。苦杏仁苷的水解产物氢氰酸和苯甲醛，对癌细胞有协同破坏作用。而氢氰酸和苯甲醛的进一步代谢产物，分别能够对改善肿瘤患者的贫血及缓解疼痛起到一定的作用。桃仁有抗致癌霉菌及其毒素的作用。

【补充说明】 现代药理研究表明，桃仁还具有扩张血管、增加脑血流量、降低心肌耗氧量、改善微循环、抗血栓、镇痛、镇静、抗炎杀菌、抗过敏、抗肝纤维化、调节免疫、促进胆汁分泌和兴奋子宫等作用。

【用法用量】 内服：煎汤，5～10g，捣碎用；或入丸、散。

【使用注意】 孕妇忌用。使用不可过量。

桃 叶

【药用部分】 叶。

【性味功效】 苦，平。归脾、肾经。清热利湿，祛风杀虫。

【传统主治】 头风，头痛，风痹，痔疮，疮疡，癣疮。

【抗癌参考】 鼻腔癌、肝癌、白血病等。

桃叶水煎剂对小鼠肉瘤 S180 的抑制率为 41%。其还有治疗急性网状细胞白血病 L615 小鼠脾肿大的作用。

【补充说明】 桃叶可兼治疟疾、湿疹、慢性荨麻疹、滴虫阴道炎等疾病。

【用法用量】 内服：煎汤，3～6g。外用：适量，煎水洗，鲜品捣敷或捣汁涂，或熬膏贴。

山 桃 叶

【别名】 山毛桃叶，野桃叶。

【药用部分】 叶。

【性味功效】 苦，平。清热利湿，杀虫止痒。

【传统主治】 二便不通，腹痛，吐痢，风热头痛，疮疖。

【抗癌参考】 宫颈癌、鼻咽癌、白血病等。

山桃叶制剂对小鼠肉瘤 S180 的抑制率为 44.2%～58.2%。本品所含的苦杏仁苷具有一定的抗癌作用。山桃叶水煎剂对小鼠急性网状细胞白血病 L615 有缩脾作用，平均缩脾率为 30%。

【补充说明】 本品可兼治疟疾、百日咳、慢性荨麻疹、滴虫性阴道炎、急性软组织损伤等疾病。

【用法用量】 内服：煎汤，3～6g。外用：适量，捣烂塞。

槟 榔

【别名】 槟榔子，大腹子。

【药用部分】 种子。

【性味功效】 辛、苦，温。归胃、大肠经。杀虫消积，降气行水，截疟。

【传统主治】 虫积腹痛，积滞泻痢，里急后重，水肿脚气，疟疾。

【抗癌参考】 食管癌、胃癌、直肠癌、肝癌、乳腺癌、子宫癌、白血病等。

体外筛选试验表明，槟榔对肿瘤细胞有抑制作用。抗噬菌体法筛选结果显示，槟榔具有抗菌作用。体外试验表明，本品对 JTC26 的抑制率为 50%～70%。实验证明，把从槟榔中分离出来的聚酚化合物 NPF－86IA、NPE－86IIB 注射到小鼠腹腔，发现其对移植性艾氏腹水癌有显著的抑制作用。上述成分对人子宫癌 Hela 和 HL－60 细胞有中等强度的细胞毒作用。本品对腹水型肉瘤小鼠的体内实验表明，槟榔乙醇提取物抑制肿瘤生长率为 91.9%；槟榔热水提取物抑制肿瘤生长率为 93.9%。研究发现，槟榔中所有酚类化合物均具有较强的抗氧化活性。该类化合物对胃癌、肝癌细胞具有较强的生长抑制活性。但亦有报告认为，水解槟榔碱或鞣质可能有致癌作用。

【补充说明】现代药理研究表明，本品还具有驱虫、抗菌、抗病毒、抗老化、促进唾液及汗腺分泌、促进肠蠕动、减缓心律、降低血压、抗血栓、清除自由基等作用。

【用法用量】内服：煎汤，3～10g（单用杀虫，30～60g）；或入丸、散。外用：适量，煎水洗或研末调敷。

【使用注意】孕妇慎用。

大腹皮

【别名】槟榔皮。

【药用部分】果皮。

【性味功效】辛，微温。归脾、胃、大肠、小肠经。行气宽中，利水消肿。

【传统主治】湿阻气滞，脘腹胀闷，大便不爽，脚气水肿，小便不利。

【抗癌参考】肝癌、肾癌、膀胱癌、胃肠道肿瘤等。

体外试验证实，本品具有抑制肿瘤细胞生长的作用，抑制率为50%～70%。

【补充说明】现代药理研究表明，本品还具有兴奋肠胃道、抗凝等作用。

【用法用量】内服：煎汤，5～10g；或入丸、散。外用：适量，煎水洗或研末调敷。

白芥子

【别名】辣菜子。

【药用部分】种子。

【性味功效】辛，温。归肺、肝、脾、胃、心包经。祛痰利气，温中散寒，通络散结，消肿止痛。

【传统主治】寒痰壅滞，胸满胁痛，咳嗽气逆，湿痰流注，关节疼痛，阴疽肿毒。

【抗癌参考】乳腺癌、甲状腺癌、食管癌、恶性淋巴瘤、皮肤癌、睾丸癌等。

白芥子具有抗肿瘤作用。有资料称，本品擅长治疗乳腺癌、甲状腺癌、食管癌、恶性淋巴瘤等癌瘤中属痰气阻结者。

【补充说明】现代药理研究表明，本品尚有抗菌、催吐等作用。

【用法用量】内服：煎汤，3～10g；或入丸、散。外用：适量，研末调敷或整粒敷穴位。

【使用注意】内服过量可催吐，引起肠胃炎。皮肤过敏或溃破者忌外用。

甜 瓜 蒂

【别名】瓜蒂。

【药用部分】果蒂。

【性味功效】苦，寒。有小毒。归胃、脾、肝经。涌吐痰食，除湿退黄。

【传统主治】痰涎壅盛，宿食停聚，风痰癫痫，喉痹喘息，湿热黄疸，四肢浮肿。

【抗癌参考】鼻咽癌、肺癌、肝癌、胰腺癌、胃癌、贲门癌、子宫癌、白血病、淋巴肉瘤等。

现代研究证明，甜瓜蒂具有抗肿瘤作用。体外试验表明，其所含的葫芦素类化合物，能抑制某些人癌细胞和多种移植瘤的生长，如本品对人鼻咽癌细胞及子宫颈癌细胞均有直接的细胞毒作用。甜瓜蒂还可引起艾氏腹水癌、黑色素瘤细胞的变性。葫芦素 D 对大鼠瓦克癌256 有抑制作用。葫芦素 E 对防治 Lewis 肺癌有效。腹腔注射葫芦素 E，能够使肝癌小鼠肝内 DNA 增加，核酸代谢改善。葫芦素 B 对鼻咽癌细胞的抑制率为21%～55%，其还能显著延长小鼠存活期。葫芦素对肉瘤 S180 的抑制作用也很明显，抑制率可达57%。《抗癌中药一千方》载：甘遂末、甜瓜蒂各3g，硼砂、飞辰砂各1.5g，共研细末，装瓶，用时吹入鼻内，可防治鼻咽癌。

【补充说明】现代药理研究表明，本品除有强烈的催吐作用外，还有保肝、增强免疫功能、降压、降低心肌收缩力、减慢心率、增强毛细血管通透性等作用。

【用法用量】 内服：煎汤，3 ~ 6g；或入丸、散，0.3 ~ 1.5g。外用：适量，研末吹鼻。

【使用注意】 孕妇、心脏病及失血患者忌用。

甜瓜茎

【别名】 香瓜藤。

【药用部分】 藤茎。

【性味功效】 微辛、苦、涩，凉。归肺、肝、大肠经。通鼻开窍，解毒止痢，通经。

【传统主治】 鼻渊头痛，鼻塞，经闭，腹痛，泄泻，赤白痢下。

【抗癌参考】 胃癌、膀胱癌、宫颈癌等。

本品所含成分葫芦素对小鼠肉瘤 S180、小鼠肿瘤 Ehrlich 有抑制作用。《抗癌本草》载：鲜甜瓜茎、鲜甜瓜根各 120g，松木 60g，水煎服，每日 1 剂，可防治胃癌、膀胱癌、子宫颈癌。

【补充说明】 本品可兼治菌痢、高血压病。

【用法用量】 内服：煎汤，9 ~ 15g（鲜品治肿瘤可用至 120g）。外用：适量，研末吹鼻或熬膏涂敷。

吴茱萸

【别名】 吴萸。

【药用部分】 将近成熟果实。

【性味功效】 辛、苦，热。有小毒。归肝、脾、胃、肾经。温经散寒，疏肝止痛，降逆止呕，助阳止泻。

【传统主治】 厥阴头痛，寒疝腹痛，寒湿脚气，脘腹胀痛，肝胃不和，呕吐吞酸，虚寒泄泻，经痛，口疮。

【抗癌参考】 贲门癌、胃肠癌、胰腺癌、脑瘤、鼻咽癌、肺癌、宫颈癌、白血病、黑色素瘤等。

本品对肿瘤有抑制作用。吴茱萸所含的右旋吴茱萸碱对人鼻咽癌（KB）和小鼠淋巴细胞白血病细胞 P388 有极强的细胞毒活性。本品的乙醇提取物对中国仓鼠肺癌细胞（V79）也有细胞毒活性。动物体内筛选表明，吴茱萸对多种实验性肿瘤，如小鼠 S180、EAC 等有抑制作用。吴茱萸碱的抗肿瘤谱较广，其能诱导多种肿瘤细胞凋亡，如人类黑色素瘤 A375 - S2、人类宫颈癌 Hela、人类急性白血病 CCRF - CEM 细胞和鼠纤维肉瘤 L929 等。3mmol/L 的吴茱萸碱，能抑制 HGF 诱导的结肠癌 26 - L5、黑色素瘤 B16 - F10 和 Lewis 肺癌细胞的侵袭和迁移。

【补充说明】现代药理研究表明，本品尚有抗溃疡、止吐、镇痛、抗炎抑菌、抗血栓形成、抗缺氧和收缩子宫等作用。

【用法用量】内服：煎汤，2~5g；或入丸、散。外用：适量，研末调敷或煎水洗。

【使用注意】不宜多用、久服。

荔枝核

【别名】荔核。

【药用部分】种子。

【性味功效】辛、甘、微苦，温。归肝、胃经。行气散结，散寒止痛。

【传统主治】疝气痛，睾丸肿痛，胃脘痛，痛经，产后腹痛。

【抗癌参考】睾丸癌、肝癌、肺癌、乳腺癌、宫颈癌等。

现代研究表明，荔枝核中的黄酮类化合物有抗肿瘤作用。荔枝核提取物呈剂量依赖性，能够抑制小鼠 S180 肉瘤和 EAC 肉瘤的生长。荔枝核含药血清能抑制人肝癌 HepG2 细胞的增殖，作用机制可能与该物质能够诱导 HepG2 细胞凋亡有关。研究发现，从荔枝核中分离出的化合物在体外对肺癌、宫颈癌和肝癌细胞的生长有明显抑制作用。

【补充说明】现代药理研究表明，本品还具有护肝、降血糖、调节血脂、抗病毒、抗氧化等作用。

【用法用量】内服：煎汤，10~15g；或入丸、散。外用：适量，研末调敷。

玉米轴

【别名】苞谷心。

【药用部分】穗轴。

【性味功效】甘、淡，平。归脾、肾、膀胱、大肠经。清热利尿，健脾利湿。

【传统主治】小便不利，水肿，脚气，泄泻。

【抗癌参考】膀胱癌、恶性淋巴瘤等。可防治癌性水肿。

玉米轴所含的多糖，对移植性小鼠肉瘤 S180 和艾氏腹水癌均有抑制作用。

【补充说明】本品可兼治小儿中毒性消化不良。

【用法用量】内服：煎汤，9～12g；或烧存性研末冲服。外用：适量，烧灰调敷。

无花果叶

【药用部分】叶。

【性味功效】甘、微辛，平。有小毒。归心、大肠经。清湿热，解疮毒，行气止痛，散结消肿。

【传统主治】湿热泄泻，带下，痔疮，痈肿疼痛，心痛，瘰疬。

【抗癌参考】肺癌、胃癌、肝癌等。

在进行抗肿瘤药物的筛选过程中发现，无花果叶的石油醚提取部分具有一定的抗小鼠实验肝癌瘤株的作用。本品所含的抗肿瘤成分为补骨脂素和佛手柑内酯。

【补充说明】本品 9g，水煎去渣，加红糖适量调服，可治肠炎。本品 50g，水煎，灌洗阴道或坐浴，每日 1 次，可治宫颈炎。本品还可兼治白癜风、带状疱疹。

【用法用量】内服：煎汤，9～15g。外用：适量，煎水熏洗或坐浴。

荜澄茄

【别名】毕茄。

【药用部分】果实。

【性味功效】辛，温。归脾、胃、肾、膀胱经。温中散寒，行气止痛。

【传统主治】胃寒呕逆，脘腹冷痛，肠鸣泄泻，寒疝腹痛，寒湿瘀滞，小便浑浊。

【抗癌参考】胃癌等。

《实用抗癌验方》载有一防治胃癌的验方：荜澄茄 100g，研细末，米糊为丸，如梧桐子大，每服 30 丸，淡姜汤下。愈后，每天吞服平胃散 2.5g。

【补充说明】现代药理研究表明，本品尚具有抗心律失常、防治血吸虫病等作用。它可兼治阿米巴痢疾。

【用法用量】内服：煎汤，2～5g；或入丸、散。外用：适量，研末擦牙。

第二章 草　部

第一节　食物、药物及药食两用物品

姜　黄

【别名】宝鼎香。

【药用部分】根茎。

【性味功效】辛、苦，温。归肝、脾、胃经。破血行气，通经止痛。

【传统主治】胸胁刺痛，经闭癥瘕，风湿痹痛，跌仆肿痛，疮疡痈肿。

【抗癌参考】食管癌、肠癌、肝癌、肾癌、膀胱癌、肺癌、乳腺癌、胆囊癌、胰头癌、卵巢癌、口腔癌、白血病、黑色素瘤等。

姜黄水提物及其有效成分有抗肿瘤作用。姜黄素可诱发多种肿瘤细胞凋亡，阻断肿瘤细胞的信号传导通路，并可抑制肿瘤血管的生成。姜黄对小鼠肉瘤有抑制作用。有研究表明，姜黄还可以抑制结肠癌，这可能是由于它降低了可使肿瘤和结肠组织发炎的体内激素样物质的浓度。还有研究表明，姜黄或许可以阻止小鼠体内肺癌和乳腺癌细胞的扩散。姜黄与胡椒搭配，抗癌功效会更强。

【补充说明】现代药理研究表明，姜黄还具有抑制血小板聚集、降低血液黏稠度、降血脂、降血压、利胆、护肝、保护胃黏膜、抗溃疡、抗早孕、抗氧化、抗菌消炎和镇痛等作用。姜黄常作为香料，被添加到多种食品中。它能减轻胃肠胀气，增进食欲。

【用法用量】内服：煎汤，3～15g；作香料，适量。外用：适量。

【使用注意】孕妇忌用。

红车轴草

【别名】红三叶。

【药用部分】花序及带花枝叶。

【性味功效】苦，微寒。归肺经。止咳祛痰，清热平喘。

【传统主治】咳嗽，痰多，哮喘，烧伤。

【抗癌参考】胃癌、肠癌、乳腺癌、前列腺癌、鼻咽癌等。

红车轴草中含有异黄酮等黄酮类物质。该物质被认为是一种潜在的抗癌物质，主要能够预防前列腺癌、胃癌、肠癌、乳腺癌。红车轴草所含的染料木素，对人鼻咽癌 KB 细胞有细胞毒活性，ED_{50} 为 $7.4\mu g/mL$；而所含的鹰嘴豆芽素 A 作用相对较弱，$ED_{50} > 100\mu g/mL$。另据报道，用红车轴草制成的软膏、煎剂或茶饮，可作为防治胃癌、乳腺癌及肠癌的辅助治疗，且疗效较好。

【补充说明】本品还具有消炎抗菌、祛痰、解痉、降血脂、调节人体雌激素水平等作用。它可兼治百日咳、支气管炎、经前期综合征、更年期综合征、子宫肌瘤、子宫内膜异位症、骨质疏松症、湿疹、烧伤和牛皮癣。本品全草制成的软膏，可治局部溃疡。

【用法用量】内服：煎汤，15～30g；或开水冲泡作茶饮。外用：适量，捣敷或制成软膏涂敷。

牛 蒡 根

【别名】牛菜。

【药用部分】根。

【性味功效】苦，寒。归肺经。疏风清热，解毒消肿。

【传统主治】风热感冒，肺热咳嗽，风毒面肿，咽喉肿痛，热毒牙痛，头晕目昏，耳鸣耳聋，便秘痔疮，风湿痹痛，痈疽恶疮。

【抗癌参考】胃癌、子宫癌、肠癌等。

牛蒡根含具有抗肿瘤功效的物质。试验证明，牛蒡根对 JTC26 的抑制率达 90% 以上。煮食鲜牛蒡根，对胃癌及子宫癌有一定的防治作用。有资料称，以牛蒡根为主药，配伍楮实子，研末，可防治宫颈癌和肠癌；配伍赤小豆，研末，可防治直肠癌。

【补充说明】现代药理研究表明，牛蒡根还具有抗菌、增强代谢、促进血液循环、降血压、降血糖、降低胆固醇、减肥、促生长等作用。牛蒡根可作为保健品食用。古人常将牛蒡根当蔬菜煮食。

【用法用量】内服：适量，煎汤、研末或捣汁，也可炖鸡、炖肉服。外用：适量，捣敷或熬膏涂贴。

仙鹤草

【别名】龙牙草，脱力草。

【药用部分】全草。

【性味功效】苦、涩，平。归心、肝、脾、肺经。收敛止血，止痢，截疟，解毒杀虫。

【传统主治】各种出血，脱力劳伤，痢疾，疟疾，痈肿疮毒，阴痒带下。

【抗癌参考】肺癌、鼻咽癌、胃癌、肠癌、肝癌、膀胱癌、乳腺癌、宫颈癌、阴道癌、肛管癌、白血病、脑瘤、黑色素瘤等。

现代药理研究证明，本品具有抗肿瘤作用。其所含的并没食子酸是一种强力抗氧化剂，能够阻止亚硝酸盐、黄曲霉素、多环芳香烃等致癌物对细胞的刺激及诱变。动物实验显示，本品中的鹤草酚对小鼠 S180、S37 及腹水型肝癌等癌细胞有抑制作用。体外细胞培养证实，本品对癌细胞具有一定的灭活作用。采用水提醇沉法制成的仙鹤草 1∶1 溶液，对小鼠肉瘤 180、子宫颈癌 14、脑瘤 22、艾氏腹水癌、黑色素瘤 16 和大鼠瓦克癌 256 等肿瘤均具有较好的抑制作用。本品煎剂可抑制 HL-60 细胞的生长。仙鹤草鞣酸对乳腺癌 MCF-7 也具有抑制作用。据《朝日新闻》报道，日本在近千种天然药物的筛选中，得到 3 种抗癌活性最高的中药，仙鹤草便是其中之一。

【补充说明】现代研究表明，本品还具有止血、抗凝血、驱虫、强心、缓解疲劳、增强免疫功能、降血糖、降血压、抗菌、抗病毒、镇痛等作用。仙鹤草可兼治功能失调性子宫出血、胃肠炎、滴虫性阴道炎、血小板减少性紫癜等疾病。仙鹤草也是一种营养丰富的蔬菜。鬼针草的别名也叫"脱力草"，但其与本品非同一种药物。

【用法用量】内服：煎汤，15～30g；或作蔬菜，可煮汤食，还可清炒。外用：适量。

龙牙草根

【别名】仙鹤草根。

【药用部分】根。

【性味功效】辛、涩，温。归肺、大肠、肝经。收涩止痢，活血调经，解毒消肿，杀虫驱虫。

【传统主治】赤白痢疾，妇女经闭，肿毒，绦虫。

【抗癌参考】肺癌、乳腺癌等。

仙鹤草根的提取物具有抗肿瘤活性。其醇提取物 1.5g/kg 腹腔注射，连续 10 日，重复实验，结果表明本品醇提取物对小鼠肉瘤 S180 的抑制率为 53.2%～57.2%。光镜观察表明，对照组瘤细胞增生活跃、侵袭力强；给药组瘤细胞分裂减少，坏死严重，胞浆呈网状或空泡状，甚至透明，核膜增厚，核染色质凝集成粗颗粒状，严重者会出现核碎裂和核固缩。电镜观察表明，对照组瘤细胞与光镜所见相同；给药组瘤细胞的显著变化主要发生在细胞核，表现为核膜间隙扩张，出现环状核仁及核化现象。仙鹤草根醇提取物有较强的抑制 Hela 细胞集落形成的功效。

【补充说明】本品 30g，水煎，分 2 次漱口后服，5 日为 1 疗程；或研细末，吹入口腔，可治口腔炎。

【用法用量】内服：煎汤，9～15g；或研末；或与鸡、鸭同煮，食用。外用：适量，捣敷。

魔　芋

【别名】蒟蒻，蛇六谷。

【药用部分】块茎。

【性味功效】辛，寒。有毒。归心、脾经。消肿解毒，活血化瘀，散结止痛，化痰软坚。

【传统主治】癥瘕痞块，痈疖肿毒，咳嗽积滞，经闭瘰疬，久疟疝气，跌打损伤，蛇虫咬伤。

【抗癌参考】肺癌、脑瘤、鼻咽癌、腮腺癌、甲状腺癌、乳腺癌、食管癌、贲门癌、结肠癌、肝癌、宫颈癌、恶性淋巴瘤、白血病、软组织肉瘤、皮肤癌等。

魔芋所含的蒟蒻甘露糖苷，对癌细胞的代谢有干扰作用。药敏试验表明，魔芋对贲门癌、结肠癌细胞更敏感。本品亦适于防治甲状腺癌、鼻咽癌、白血病。动物实验表明，白魔芋制品对 S180 肉瘤、艾氏腹水癌、Heps 肝癌和 U14 宫颈癌的抑瘤率分别为 59.7%、54.02%、52.79% 和

40.86%。采用亚甲蓝试验法的筛选试验发现，魔芋对白血病患者的白细胞有抑制作用。研究发现，长期喂饲魔芋精粉，能非常显著地减少患肺肿瘤鼠的数量，并在肺癌生长上引起质的变化，使恶性肿瘤发病率减少，良性肿瘤发病率相对增加。魔芋中的凝胶可给消化道衬上一层防护薄膜，以抵抗癌细胞的侵害，从而能够预防消化道癌症的发生。魔芋可刺激肠蠕动，促使肠内废物和有毒物质及时排出，减少对肠壁的刺激，进而降低结肠癌的发生率。

【补充说明】现代药理研究表明，魔芋还具有降脂、减肥、降血压、抗炎抑菌、降低血液黏稠度等作用。本品可以预防动脉硬化，还可防治心脑血管疾病、胆结石、颈淋巴结结核。魔芋亦为一种益寿保健食品，其味道鲜美，口感爽滑，日益受到人们的关注，各种魔芋制品应运而生。魔芋精粉及其他魔芋制品是糖尿病患者的理想降糖食品。

【用法用量】内服：煎汤，9~15g（需久煎，通常为2小时以上）；或作食品，可磨面、清炒、凉拌、水煮或放入猪肚中炖食等。外用：适量，捣敷或磨醋涂。

【使用注意】不宜生服。内服不宜过量。中毒时有喉舌灼热等症状，可用醋加姜汁或浓茶饮服解救。

紫 苏

【别名】苏叶。

【药用部分】茎叶。

【性味功效】辛，温。归肺、脾经。发表散寒，行气宽中，理气安胎，解鱼蟹毒。

【传统主治】风寒感冒，咳嗽呕恶，胸腹胀满，胎动不安，鱼蟹中毒。

【抗癌参考】乳腺癌、肝癌、肺癌等。

研究发现，紫苏是世界上 α-亚麻酸含量最高的植物资源。据研究，α-亚麻酸能抑制肿瘤。营养科学研究成果显示，紫苏所含的紫苏醇、柠檬烯被发现是具有抗癌特性的天然化合物。有专家认为，柠檬烯、紫苏醇等单萜可防治乳腺癌、肝癌、肺癌以及其他癌症。研究表明，紫苏中所含的抗癌成分主要是紫苏挥发油中的紫苏醛。但紫苏浸出液所含成分，并非直接杀死癌细胞，而是抑制癌细胞的分裂。有关专家认为，紫苏具有较强的抗癌效果，与它含有维生素 A、维生素 C 等成分的协同作用有关。

【补充说明】现代药理研究表明，紫苏还具有止咳、平喘、祛痰、发汗、解热、止血、抗凝血、抗菌、抗病毒、调节血压、调节血脂、镇静、促进消化液分泌、加快肠蠕动、消除自由基、抗过敏、防腐和提高视觉功能等作用。鲜紫苏叶外擦，可治寻常疣。紫苏嫩叶可作蔬菜食用，而且营养价值很高。其是一种含维生素、钙、铁等成分较多的优质食品，经常食用紫苏，对健康有益。

【用法用量】内服：煎汤，5～15g（治鱼蟹中毒可用至30g）；或食用，生食、做汤均可，亦可腌渍。外用：适量。

【使用注意】不宜久煎。

紫苏子

【别名】苏子。

【药用部分】果实。

【性味功效】辛，温。归肺、大肠经。降气化痰，止咳平喘，润肠通便。

【传统主治】咳喘痰多，肠燥便秘。

【抗癌参考】结肠癌、肾脏肿瘤等。

实验证明，紫苏子有抗癌作用。有资料称，从紫苏子中提取的紫苏籽油，具有抑制肿瘤生长的作用。紫苏籽油可防治由 7,12 - 二甲基苯并蒽和 1,2 - 二甲基肼诱发的乳腺癌、结肠癌和肾母细胞瘤。

【补充说明】现代药理研究表明，紫苏子还具有止咳、平喘、化痰、抗炎、抗过敏、增强学习记忆能力、提高免疫功能、降血脂、抗衰老等作用。

【用量用法】内服：煎汤，5～10g；或入丸、散；或煮粥食。

苦　菜

【别名】荼草，苦荬。

【药用部分】全草。

【性味功效】苦，寒。归心、脾、胃、大肠经。清热解毒，凉血消肿，消痈排脓，祛瘀止痛。

【传统主治】肠痈，肺痈，咳吐脓血，黄疸下痢，血淋痔漏，热毒疮疖。

【抗癌参考】胃癌、胆囊癌、胰腺癌、膀胱癌、肾癌、白血病、皮肤癌等。可缓解癌性疼痛。

苦菜对白血病细胞有抑制作用。有资料称，饮用野生苦菜提取物水溶液，可抑制小鼠因沥青而诱发的皮肤癌。据澳大利亚学者报道，苦菜全草中含有抗肿瘤成分。动物实验表明，在小鼠大腿肌肉接种肉瘤 S37 后的第 6 天，给其皮下注射苦菜的酸性提取物，可观察到肉瘤受到明显地抑制，显示出血、坏死等现象。

【补充说明】据分析，苦菜中维生素和矿物质的含量比一般栽培蔬菜要高。苦菜还具有抑菌消炎、促进生长发育、提高精子活力、促进伤口愈合等作用。本品可以防治缺铁性贫血，还可兼治阑尾炎、菌痢、肾炎、膀胱炎、口腔炎、咽喉炎、扁桃体炎、肝炎、乳腺炎、子宫颈糜烂、附件炎、流感以及蛇虫咬伤等疾病。苦菜是一种野生蔬菜，我国人民早在两千年前就已食用本品。它苦度适中，苦中有甘，在《诗经》中有"谁谓荼苦，其甘如荠"之说。

【用法用量】内服：煎汤，9～15g（鲜者 60～120g）。外用：适量，捣敷，或煎汤熏洗，或取汁涂搽。

甘 蓝

【别名】蓝菜。

【药用部分】叶。

【性味功效】甘，平。归肝、脾、胃、肾经。清利湿热，散结止痛，健脾和胃，益肾通络。

【传统主治】湿热黄疸，脘腹拘急，关节不利，虚损嗜睡。

【抗癌参考】食管癌、胃癌、肠癌、乳腺癌、膀胱癌等。

甘蓝中含有多达 15 种具有不同程度抗癌作用的化学成分。其所含的维生素 E、胡萝卜素、莱菔子素等，均可抗癌。动物实验表明，甘蓝中富含的二硫酚硫酮，可抑制肿瘤生长，减少辐射损害。将甘蓝提取物给艾氏腹水癌小鼠腹腔注射，可促进肿瘤消失和发生退行性变化。给雌性小鼠饲喂甘蓝芽，能使由 7,12－二甲苯并蒽诱发的肿瘤发生退化。甘蓝可抑制人体内亚硝胺的合成，从而预防食管癌和胃癌的发生。

【补充说明】甘蓝富含多种维生素、胡萝卜素、钙、锰、钼及纤维素。甘蓝还是一种重要的护肝食品，主要针对防治脂肪肝、酒精肝、肝功能障碍等肝脏疾病。甘蓝所含的维生素 K_1 和维生素 U 是抗溃疡因子，因此常食本品可缓解消化道溃疡患者的疼痛症状，也可加速溃疡愈合。甘蓝含硒较多，故可增强视力，还能增强体内白细胞的杀菌能力和抵抗砷、铅等毒物对人体的毒害。

【用法用量】内服：适量，绞汁饮 200～300mL；可生吃、清炒、烧汤、煮食或做泡菜、腌菜等。其中，以生食或绞汁服最佳。

【使用注意】煮熟的甘蓝没有抗癌效果。烹煮会破坏甘蓝中 60%～90% 的异硫代氰酸盐。

黄花菜

【别名】金针菜。

【药用部分】花、根。

【性味功效】甘，平。归肝、脾、胃、膀胱经。清热解毒，养血平肝，利水消肿，安神明目，止血通乳，利咽宽胸。

【传统主治】眩晕耳鸣，心悸烦闷，咽痛目赤，吐血衄血，痔疮便血，小便赤涩，水肿黄疸，乳痈疮毒。

【抗癌参考】胃癌、肠癌、肝癌、鼻咽癌、乳腺癌、卵巢癌、前列腺癌、白血病、皮肤癌等。

黄花菜中含有抑制癌细胞生长的物质，经常食用本品可防癌抗癌。黄花菜含有丰富的微量元素，其中硒的含量十分可观。每 100g 黄花菜硒含量高达 173.4μg，比菠菜高 289 倍，比大白菜高 468 倍。硒能抑制致癌物的代谢，使其失去活性。硒还是一种抗氧化剂，联合谷胱甘肽过氧化物酶可起协同作用，能够保护细胞膜免受自由基的伤害，从而起到防癌效果。黄花菜富含粗纤维，该物质可促进大便排泄，因而可防治肠道癌瘤。黄花菜含有天冬素和秋水仙碱，还含有丰富的花粉、维生素 C、胡萝卜素等物质，其中胡萝卜素含量超过西红柿几倍。上述成分都具有一定的抗癌作用。

【补充说明】黄花菜还富含铁（含量比菠菜高近 20 倍）、卵磷脂、烟酸、冬碱等成分。因而，本品具有补铁、补血、补脑益智、降血脂、降血压、抗衰老、抗菌消炎、止血、增强皮肤弹力及润肤美容等作用。黄花菜可兼治贫血、高血脂、高血压、脑动脉堵塞、失眠、记忆力减退、黄疸型肝炎、尿路感染、乳腺炎、产后缺乳等疾病。因黄花菜的营养价值高，故被视作"席上珍品"。又因其有健脑、补脑之功，故被称为"健脑菜"。日本也把黄花菜列为"植物性食品中最有代表性的健脑食物"之一。食用黄花菜对胎儿发育有益。

【用法用量】 内服：煎汤，9～15g，鲜品 30～60g；或食用，可炒、煮、熘、烧、烫等，其中凉拌最营养。外用：适量，捣敷。

【使用注意】 不宜生吃。烹饪时，一定要使其熟透。鲜品食用前，需在水中浸泡 1～2 小时。平素痰多、患哮喘者，不宜食用。

海 藻

【别名】 海蒿子。

【药用部分】 叶状体。

【性味功效】 苦，咸，寒。归肝、胃、肾经。软坚散结，消痰利水，消瘿破癥。

【传统主治】 同昆布，常与昆布相须使用。

【抗癌参考】 甲状腺癌、食管癌、胃癌、肠癌、肝癌、胆囊癌、胰腺癌、乳腺癌、宫颈癌、卵巢癌、膀胱癌、鼻窦癌、喉癌、恶性淋巴瘤、软组织肉瘤、胸膜肿瘤、颌面部肿瘤等。

药理实验证明，海藻有较强的抗癌活性。有日本专家发现，海藻中的多糖类对大肠癌有明显抑制作用。同属植物褐藻热水提取物的非透析部分，对小鼠皮下移植的肉瘤 180 抑制率达 93.7%。另有实验证明，海藻的粗提物对子宫颈癌 U14、肉瘤 S180 及淋巴肉瘤 1 号腹水癌有一定的抑制作用。从海藻中提取的多糖 DE I 和 DE II，对白血病细胞株 P388 具有抑制作用。本品所含的羊栖菜多糖 A，对小鼠白血病 L615 具有一定的抑制作用。一项历经 3 年的实验研究发现，在 100 多种海藻中，有 25 种可以抑制 65% 以上的癌细胞，有 16 种可以抑制 25%～60% 的癌细胞。日本人乳腺癌发病率较低，可能与他们常食海藻有关。

【补充说明】 现代药理研究表明，海藻还具有预防甲状腺肿、抗病原微生物、抗寄生虫、调节免疫、抗凝血、抗血栓、降低血黏度、改善微循环、降血脂、降血压、降血糖、促进造血功能、促进大脑发育等作用。本品可兼治缺碘性甲状腺肿、乳腺萎缩、胃溃疡、糖尿病、心血管疾病。常吃海藻，还会使毛发光泽乌黑，皮肤细腻。海藻营养丰富，具有多种保健功能。现在有许多国家用海藻制作食品和饮料，深受食客欢迎。

【用法用量】内服：煎汤，10～30g。

昆　布

【别名】海带，纶布。

【药用部分】叶状体。

【性味功效】咸，寒。归肝、肺、肾、脾、胃经。软坚散结，消痰平喘，利水消肿。

【传统主治】瘿瘤，瘰疬，睾丸肿痛，痰饮水肿，痰热咳喘，宿食不消，小便不畅。

【抗癌参考】甲状腺癌、食管癌、胃癌、肝癌、胆囊癌、胰腺癌、结肠癌、乳腺癌、子宫癌、卵巢癌、肺癌、鼻咽癌、鼻窦癌、喉癌、腮腺癌、白血病、膀胱癌、前列腺癌、恶性淋巴瘤、黑色素瘤、胸膜肿瘤等。

研究表明，昆布的热水提取物对体外鼻咽癌（KB）细胞有明显的细胞毒作用，对S180肿瘤有明显的抑制作用，对人肺癌细胞有抗癌作用。昆布富含微量元素碘（1g昆布所含的碘足以满足每人1天碘的需要量），该物质可以防治因缺碘而导致的甲状腺肿瘤以及与激素有关的乳腺癌、子宫内膜癌和卵巢癌。昆布所含的钴与硒，也可预防乳腺癌的发生。昆布所含的岩藻多糖，为一种极好的食物纤维素，它能促进胃肠蠕动，调理肠道功能，预防肠癌的发生。昆布中的胶质，能促使人体内的放射性物质通过粪便排出体外，减少放射性物质在体内的积聚，从而起到防癌功效。据报道，昆布中的褐藻酸钠，有预防白血病的作用。癌症患者血液多呈酸性。而昆布富含钙、钾等元素，是理想的碱性食品，能调节血液的酸碱度，从而起到防癌作用。日本科学家从昆布中提取的海带精，被证明也具有抗癌作用。"复方化癌丹"对小鼠艾氏腹水癌有抑制作用，其主要成分即为昆布。

【补充说明】现代药理研究表明，昆布还具有增强机体免疫功能、抗肺纤维化、促进大脑细胞发育、降压、降脂、降糖、抗辐射、抗凝血、抗病毒、抗菌等作用。本品可以防治缺碘性甲状腺肿、高血压、冠心病、高脂血症，还可兼治肾衰竭、脑水肿、乙型脑炎、肥胖症、药物中毒、急性青光眼。本品可预防乳腺增生。常食昆布，能美容保健，保持秀发的光泽和飘逸。

【用法用量】内服：煎汤，10～30g；或入丸、散；或食用。食用方法有多种，可凉拌、煮汤等。藻胶酸钠粉末外用，有助于小伤口止血。

【使用注意】吃完昆布不宜立即喝茶。孕妇和哺乳期妇女不宜多吃昆布。

裙 带 菜

【别名】海芹菜。

【药用部分】叶状体。

【性味功效】甘、咸，凉。清热，生津，通便。

【传统主治】瘿瘤，瘰疬，便秘。

【抗癌参考】甲状腺癌、乳腺癌、子宫癌、卵巢癌、肺癌、肠癌等。

据介绍，裙带菜对癌症有较强的抑制作用。研究发现，人体缺碘可引起甲状腺肿，而甲状腺肿又容易转化为甲状腺肿瘤。低碘饮食还会促进与激素有关的乳腺癌、子宫内膜癌和卵巢癌的发生。因而，摄取含碘的裙带菜，可防治上述癌症。同时，裙带菜含有吸附性很强的纤维物质，能够吸附滞留肠内的致癌物质，并将其排出体外，从而预防大肠癌等癌症的发生。日本专家曾向试验鼠体内注射致癌物质，每周1次。A组试验鼠吃的是普通食物，B组试验鼠吃的是在普通食物中加入2%的裙带菜和海带。喂养8周后，经解剖发现，A组试验鼠的癌症发病率明显高于B组试验鼠。有资料称，裙带菜可提高荷瘤小鼠的生存率。

【补充说明】裙带菜还可兼治高血压、冠心病、动脉硬化、甲状腺肿等疾病。它可作为食品，尤其适宜处于生长发育期的少年儿童、孕妇以及哺乳期妇女食用。本品与翅藻科昆布（黑昆布）同科不同属。

【用法用量】煎汤，6～9g。

地　钱

【别名】 地浮萍。

【药用部分】 全草。

【性味功效】 淡，凉。清热利湿，解毒敛疮。

【传统主治】 湿热黄疸，疮痈肿毒，毒蛇咬伤，水火烫伤，骨折，刀伤，臁疮，癣。

【抗癌参考】 喉癌、白血病等。

地钱挥发油及其制剂具有较好的抗癌防癌作用。有报告指出，地钱中含有抗癌物质，将这种物质作用于体外培养的喉癌细胞，发现其有抑制癌细胞增殖的效果。而且，对于小鼠淋巴性白血病细胞，其也显示出抑制增殖的效果。

【补充说明】 《云南中草药》载：地钱 9~15g，水煎内服，可治黄疸型肝炎及肺结核。

【用法用量】 内服：煎汤，5~15g；或入丸、散、胶囊。外用：适量，捣敷或研粉调敷。

沙　苑　子

【别名】 沙苑蒺藜。

【药用部分】 种子。

【性味功效】 甘，温。归肝、脾、肾经。补肾固精，养肝明目，缩尿。

【传统主治】 肾虚腰痛，阳痿早泄，遗精遗尿，尿频带下，眩晕目昏。

【抗癌参考】 乳腺癌、肝癌、肠癌、卵巢癌、前列腺癌、白血病等。

体外试验表明，沙苑子对肿瘤细胞有抑制作用。沙苑子含有较多的生物类黄酮，该物质有抗癌和抗突变作用，可以抑制肿瘤的形成。沙苑子还含有相当丰富的微量元素硒。而硒已经被充分证明具有防癌作用。对世界人类癌症死亡率进行分析，人们发现癌症的死亡率与硒的摄入量成反比。

【补充说明】 现代研究表明，沙苑子还具有保肝、降压、降脂、抗血小板聚集、抗炎、镇痛、增强免疫功能、抗疲劳、收缩子宫和解毒等作用。

【用法用量】 内服：煎汤，10~20g（治疗高血压时可用至30g）；也可代茶饮用。

向日葵子

【别名】葵花籽。

【药用部分】种子。

【性味功效】甘，平。归肝、肺、肾、大肠经。止痢，透疹，透痈脓。

【传统主治】血痢，麻疹不透，蛲虫，白带。

【抗癌参考】胃癌、食管癌、肠癌、肝癌、胰腺癌、鼻咽癌、肺癌、乳腺癌、膀胱癌、前列腺癌、皮肤癌等。

动物实验证明，向日葵子有明显的防癌作用。向日葵子含有丰富的胡萝卜素。而胡萝卜素可在体内转化为维生素 A。研究发现，肺癌、胃癌、肠癌、乳腺癌、肝癌、胰腺癌及前列腺癌等上皮组织癌，均系由正常的上皮细胞演变成癌细胞后形成的。而维生素 A 具有将已经往癌细胞方向分化的细胞恢复为正常细胞的作用。向日葵子还富含维生素 E，该物质可阻止化学致癌物质与核酸、蛋白质的结合，从而抑制细胞的癌变。向日葵子中含有大量的食用纤维，该物质能降低结肠癌的发病率。葵花籽油中的亚麻油酸，对于构成和修补细胞具有重要意义，因而也有防癌作用。

【补充说明】向日葵子的营养价值较高，被誉为"健康的零食"。现代研究表明，它还具有降血脂、降血压、保护心血管、抗衰老、提高免疫力、调节脑细胞代谢、安定情绪、催眠、美容、提高精子质量等作用。它可防治高血脂、高血压、冠心病、糖尿病、肾脏病、贫血、神经衰弱、失眠、健忘、支气管扩张、夜盲症和腓肠肌痉挛等疾病。

【用法用量】内服：15～30g，捣碎，或开水炖，或剥食。外用：适量，捣敷或榨油涂敷。

【使用注意】一次不宜食用过多。

向日葵茎髓

【别名】向日葵茎心。

【药用部分】茎髓。

【性味功效】甘、淡，平。归肝、肺、肾经。健脾利湿，益气平肝，清热通淋，止带止血，止咳平喘。

【传统主治】胃痛，咳嗽痰多，白带过多，腰膝酸软，小便不利。

【抗癌参考】肺癌、胃癌、食管癌、肝癌、子宫癌、恶性葡萄胎、绒毛膜上皮癌等。

药理研究证明，从向日葵茎髓中提取的半纤维素，对小鼠肉瘤180和艾氏腹水癌实体型有抑制作用。向日葵茎髓煎液对小鼠移植瘤有显著的抑制作用，能破坏与消化系统肿瘤有密切关系的亚硝胺。《防癌抗癌食品指南》载：向日葵茎髓5~6g，加水煎汤饮用，每日1剂，分2次服，可辅助治疗胃癌、食管癌、肝癌等。

【补充说明】研究发现，向日葵茎髓还具有免疫促进作用。在体外，其能促进白细胞对金黄色葡萄球菌的吞噬作用。它可兼治百日咳、前列腺炎、肾炎、尿道炎、尿路结石、乳糜尿等疾病。本品烧炭研末，用香油调敷，可治口疮。

【用法用量】内服：煎汤，15~30g；或水煎代茶饮。外用：适量。

【附药】葵花盘

为向日葵花托。又名向日葵花盘。其性味、功效及抗癌作用与向日葵茎髓相似。传统主治：乳痈、哮喘、痛经、便秘等。本品配凤尾草、水杨梅，可治恶性葡萄胎、绒毛上皮癌。现代研究表明，它具有缓慢而持久的扩张周围血管作用，能够使外周阻力降低、血压下降、心率减慢。本品可用于治疗高血压、功能失调性子宫出血等疾病。内服：煎汤，30~90g；或水煎代茶饮。外用：适量，捣敷或研粉敷。

肉豆蔻

【别名】豆蔻。

【药用部分】种仁。

【性味功效】辛，温。归脾、胃、大肠、肾经。涩肠止泻，温中行气。

【传统主治】脾胃虚寒，久泻冷痢，脘腹胀痛，食少呕吐。

【抗癌参考】子宫癌、白血病等。

肉豆蔻具有一定的抗癌活性。它对由 MCA 和 DMBA 诱发的小鼠子宫癌及皮肤乳头状瘤有抑制作用。肉豆蔻挥发油对人癌细胞 HepG2、SGC7901 和 KB 的体外增殖有抑制作用。日本学者从肉豆蔻中获得一种物质叫"MSP"。经试验发现，"MSP"对癌细胞的增殖具有显著的抑制效果，并有延长寿命之功效。他们对在试管内培养了 2 天的白血病细胞进行生存细胞素测定时发现，使用"MSP"后，白血病细胞的增殖率减少一半以上。

【补充说明】现代药理研究表明，肉豆蔻还具有止泻、抗炎、镇痛、镇静、催眠、抗血小板聚集、清除自由基和活性氧等作用。本品少量能促进胃液分泌及胃肠蠕动，增进食欲；大剂量则有抑制作用。

【用法用量】内服：煎汤，3~9g；或入丸、散。

【使用注意】内服须煨熟去油用。

土 茯 苓

【别名】光叶菝葜，仙遗粮。

【药用部分】块茎。

【性味功效】甘、淡，平。归肝、胃经。清热解毒，除湿通络。

【传统主治】杨梅疮毒，筋骨挛痛，心胃气痛，淋浊带下，湿疹疥癣，痈肿瘰疬。

【抗癌参考】肾癌、膀胱癌、肝癌、胃癌、肠癌、宫颈癌、卵巢癌、阴茎癌、前列腺癌、鼻咽癌、鼻窦癌、乳腺癌、白血病、恶性淋巴瘤、肺癌、甲状腺癌、脑瘤、骨肉瘤、硬腭癌、皮肤癌等。

实验表明，土茯苓具有较强的抗癌作用。它能抑制肉瘤 180 及人类宫颈癌细胞的生长，对大鼠肝癌及移植性肿瘤也有一定抑制作用。实验显示，土茯苓能够阻断化学致癌物刺激机体细胞的突变作用，其中预防黄曲霉素致肝细胞突变的效果最佳。但土茯苓对由 BBN 诱发的膀胱肿瘤无明显抑制作用。故有人认为，在用土茯苓防治膀胱肿瘤时，应持慎重态度。

【补充说明】现代研究证明，土茯苓还具有抗心律失常、抑菌抗炎、利尿、镇痛、抗动脉粥样硬化等作用。土茯苓可兼治风湿性关节炎、钩端螺旋体病、肾炎、肝炎、胆囊炎、脉管炎及牛皮癣等疾病。土茯苓不仅为药，民间有的地方也将其作为食物食用。本品与菝葜为同属植物，功效相似。

【用法用量】内服：煎汤，15~60g；或研粉入粥服；或煨食。外用：适量，研末调敷。

【使用注意】服药期间忌饮茶。

菝葜

【别名】金刚刺。

【药用部分】根茎。

【性味功效】甘、酸，平。归肝、肾经。祛风利湿，解毒消肿，活血止痛，收敛止血。

【传统主治】筋骨酸痛，痹证，白带，疔疮痈肿。

【抗癌参考】食管癌、贲门癌、胃癌、肠癌、肝癌、胰腺癌、胆囊癌、脑瘤、肺癌、鼻咽癌、喉癌、肾癌、白血病、黑色素瘤、淋巴癌、乳腺癌、卵巢癌、宫颈癌、绒癌、阴茎癌、睾丸癌、肛门癌、骨肉瘤等。

菝葜所含的化学成分具有抗噬菌体作用，还具有一定的抗癌活性。经药理实验证实，菝葜乙酸乙酯提取物具有抗肿瘤作用。菝葜对小鼠肉瘤180 的抑制率为 30%～50%；对吉田肉瘤腹水型、肉瘤 37 的抑制率在 50% 以上；对脑瘤 B22 的抑制率在 50% 以上。在民间，菝葜已经被广泛应用于治疗各种癌症。有资料载，菝葜 150g，加水两碗，煎 3～4 小时，倒出药液，加肥肉 60g，炖烂后分次服用，可防治食管癌、乳腺癌、宫颈癌及鼻咽癌。

【补充说明】现代研究表明，菝葜对大肠杆菌和金黄色葡萄球菌有一定抑制作用。它可兼治风湿病、糖尿病、乳糜尿、胃肠炎、菌痢和急性软组织感染等疾病。菝葜药性平和，祛邪而不伤正，且不影响食欲，大剂量使用也很少有不良反应发生。

【用法用量】内服：煎汤，15～30g（单用 100～150g）；或浸酒；或入丸、散。

金银花

【别名】忍冬花，双花。

【药用部分】花蕾或初开的花。

【性味功效】甘，寒。归肺、心、胃经。清热解毒，疏散风热。

【传统主治】痈肿疔疮，外感风热，温病初起，热毒血痢，喉痹，丹毒。

【抗癌参考】鼻咽癌、鼻窦癌、鼻腔腺癌、口腔肿瘤、喉癌、舌癌、硬腭癌、肠癌、肾癌、白血病、恶性淋巴瘤、黑色素瘤、乳腺癌、宫颈癌、皮肤癌等。可防治癌肿患者继发感染及癌性发热。

现代药理研究证明，金银花水及酒浸液，对肉瘤 180 及艾氏腹水癌有明显的细胞毒作用。其乙醇提取物在体内实验中，对小鼠肉瘤 180 的抑制率为 22.2%。金银花已被应用在多种治疗癌症的复方当中。金银花还是配制抗癌药膳的常用药物。据介绍，金银花茶、双花饮等含金银花的药膳饮料，都具有防癌抗癌的作用。

【补充说明】现代研究显示，金银花还具有解热、抗炎、抗过敏、抗病原微生物、增强免疫功能、降血糖、降血脂、刺激胃肠蠕动、增加胃液及胆汁分泌、抗氧化、兴奋中枢神经等作用。金银花可兼治上呼吸道感染、流感、扁桃体炎、牙周炎、胆囊炎、膀胱炎、急性肾炎、急性乳腺炎、急性结膜炎、大叶性肺炎、肺脓肿、肠炎、菌痢、麻疹、腮腺炎、败血症、钩端螺旋体病、急性阑尾炎、外伤感染、子宫糜烂等疾病。

【用法用量】内服：煎汤，10~20g；或入丸、散；或做药膳。外用：适量，捣敷。

忍冬藤

【别名】银花藤。

【药用部分】茎枝。

【性味功效】甘，寒。归肺、胃、大肠经。清热解毒，疏风通络。

【传统主治】温病发热，热毒血痢，痈肿疮疡，风湿热痹，筋骨疼痛。

【抗癌参考】贲门癌、肝癌、肠癌、肛门癌、膀胱癌、甲状腺癌、鼻窦癌、眼癌、乳腺癌、宫颈癌、肺癌、白血病、软组织肉瘤等。可缓解癌性疼痛。

用忍冬藤进行小鼠体内抑瘤实验及体外杀瘤实验，结果显示忍冬藤具有抗肿瘤作用。忍冬藤含有木犀草素，此物对 NK/LY 腹水癌细胞体外培养有抑制生长的作用。有资料称，忍冬藤可用于治疗肝癌、肠癌、膀胱癌、肛门癌等恶性肿瘤。其中，以热毒壅滞者较为适宜。据报道，本品配伍白花蛇舌草、蟾皮等药物组成复方治疗肝癌 9 例，其中显效 2 例，有效 2 例。

【补充说明】忍冬藤的功用与金银花相似。现代药理研究表明，忍冬藤还具有抗菌、消炎等作用。它可兼治风湿性关节炎、传染性肝炎、大叶性肺炎、咽炎、败血症及皮肤感染等疾病。

【用法用量】内服：煎汤，15～30g；或入丸、散；或与猪蹄、黄酒炖服。外用：适量，鲜品捣烂外敷。

重 楼

【别名】蚤休，七叶一枝花。

【药用部分】根茎。

【性味功效】苦，微寒。有小毒。归心、肝经。清热解毒，消肿止痛，凉肝定惊。

【传统主治】痈肿疔疮，咽喉肿痛，毒蛇咬伤，惊风抽搐，跌打损伤。

【抗癌参考】脑瘤、肺癌、肝癌、食管癌、贲门癌、胃癌、肠癌、胰腺癌、恶性淋巴瘤、白血病、鼻咽癌、鼻窦癌、眼癌、喉癌、舌癌、乳腺癌、宫颈癌、子宫体癌、卵巢癌、膀胱癌、肾癌、前列腺癌、甲状腺癌、骨肉瘤、皮肤癌、软组织肉瘤等。可缓解癌性疼痛。

实验研究证明，本品有效成分皂苷对动物移植性肿瘤 S180、S37、EAC、ARS、L759、WK256 和实体型肝癌均有抑制作用。重楼皂苷单体 I 和 VI 对白血病 P388、L1210 有细胞毒作用。重楼总皂苷对 H22 动物移植性肿瘤细胞 DNA、RNA 的生物合成，有较强的抑制作用。用重楼的甲醇和水提取物作用于 L–929 细胞（小鼠成纤维细胞），发现其具有很强的细胞毒活性，且随质量浓度的增大而增强。本品热水浸出物体外实验，对人体子宫颈癌 JTC26 的抑制率达 50%～70%。重楼的水、甲醇和乙醇提取物对 A–549（人肺癌）、MCF–7（人乳腺癌）、HT–29（人结肠腺癌）、A–496（人肾腺癌）、PACA–2（人胰腺癌）、PC–3（人前列腺癌）6 种肿瘤细胞均有明显的抑制作用。以重楼为主药的云南白药，临床上用于治疗胃癌、肺癌、肝癌、宫颈癌、白血病等恶性肿瘤，现已取得一定的疗效。在民间，重楼已被广泛应用于治疗恶性淋巴瘤、肺癌、鼻咽癌、脑肿瘤及消化系统肿瘤。

【补充说明】现代药理研究表明，本品还具有抗病原微生物、镇静、镇痛、镇咳平喘、止血、调节机体免疫功能及杀精等作用。它可兼治气管炎、腮腺炎、支气管哮喘、白喉、急性扁桃体炎、乳腺炎、阑尾炎、流行性乙型脑炎、淋巴结结核、异常子宫出血和脱肛。外用本品，可治带状疱疹和皮炎。

【用法用量】 内服：煎汤，3~9g；或入丸、散。外用：适量，捣敷或研末用醋、酒、水调敷患处。

【使用注意】 孕妇忌服。本品有轻微毒性，中毒时会出现恶心、呕吐、头痛等症状。

石见穿

【别名】 石大川。

【药用部分】 全草。

【性味功效】 苦、辛，平。归肺、肝、脾经。清热解毒，活血止痛，化痰平喘，利湿祛风。

【传统主治】 骨痛，痈肿，湿热黄疸，噎膈，瘰疬，痰饮气喘，痛经，崩漏，赤白带下，跌打伤肿。

【抗癌参考】 食管癌、胃癌、肠癌、肝癌、胆囊癌、鼻咽癌、鼻腔癌、上颌窦癌、肺癌、脑瘤、肾癌、宫颈癌、子宫内膜癌、乳腺癌、白血病、骨肉瘤等。可缓解癌性疼痛。

动物实验证明，石见穿对小鼠肉瘤180有抑制作用。含有石见穿的复方"扶正抗癌方"，能抑制或杀伤艾氏腹水癌细胞，使患病小鼠生存期显著延长。石见穿对人肺腺癌SPC-A-1细胞增殖指数的抑制率为23.67%。体外试验表明，石见穿有抗癌活性。《全国中草药汇编》载：石见穿、半枝莲各30g，煎汤代茶，每日1剂，长期服用，可防治多种癌症。

【补充说明】 现代研究表明，本品还具有一定的抗菌消炎作用。它可兼治肝炎、肾炎、淋巴结结核、面神经麻痹、乳腺炎、带状疱疹和麻风等疾病。本品与黄毛耳草的别名都叫"石打穿"，但两者的科属不同，不是同一种药。

【用法用量】 内服：煎汤，10~30g；或绞汁。已有片剂及合剂，按其说明书服用。外用：适量，捣敷。

小红参

【别名】 滇紫参。

【药用部分】 根。

【性味功效】甘、微苦，温。归肝经。祛风除湿，调经活血，祛瘀生新，调养气血。

【传统主治】风湿疼痛，跌打损伤，月经不调，头晕失眠。

【抗癌参考】宫颈癌、膀胱癌、白血病、骨肉瘤等。

动物试验证明，小红参乙醇提取物对小鼠腹腔植入或皮下移植的 S180 腹水癌细胞具有明显的抗肿瘤作用。腹腔给予小红参提取物 200mg/kg 的荷瘤小鼠的腹水上清液，对体外 P388 和 L1210 集落形成有一定的抑制作用。从小红参中分离得到的小红参醌及其合成品，有非常强的抗肿瘤作用。

【补充说明】现代研究表明，本品尚有抗心肌缺血、调节 T 淋巴细胞、升高白细胞、祛痰等药理作用。它可兼治肺结核、肾炎、贫血、面神经麻痹等疾病。本品与拳参的别名都叫"紫参"，但两者的科属完全不同。

【用法用量】内服：煎汤，10～30g；或研末；或炖鸡服；或浸酒。

黄毛耳草

【别名】山蜈蚣，铺地蜈蚣。

【药用部分】全草。

【性味功效】苦，凉。归肝、胆、膀胱、大肠经。清热解毒，利水消肿，凉血平肝。

【传统主治】暑热泻痢，湿热黄疸，水肿，淋证，目赤，虫蛇咬伤，血崩，跌打损伤，疮疖肿毒。

【抗癌参考】食管癌、贲门癌、胃癌、肠癌、肝癌、腮腺癌、鼻咽癌、声带癌、肺癌、宫颈癌、白血病等。

现代药理试验表明，本品对小鼠子宫颈癌 14 有抑制作用。有资料称，其所含的熊果酸对体外肝癌细胞培养有显著的抑制作用，还能延长荷艾氏腹水癌小鼠的生存期。本品所含的 β–谷甾醇对小鼠腺癌 715、Lewis 肺癌和 W256 具有抗癌活性；所含的齐墩果酸能抑制 S180 瘤株的生长。在临床上，本品常用于治疗食管癌、腮腺癌、肝癌、胃癌、贲门癌等。单用鲜黄毛耳草 30g，水煎服，可防治恶性肿瘤。

【补充说明】本品还可兼治病毒性肝炎、小儿急性肾炎、风湿性关节炎、菌痢、乳糜尿等疾病。本品属茜草科植物，有资料称本品别名为"鹅不食草"，但与菊科植物鹅不食草（地芫荽）不同。

【用法用量】内服：煎汤，10～30g；或鲜品捣汁服；或水煎当茶饮。外用：适量，鲜品捣敷。

八角莲

【别名】八角盘，独叶一枝花。

【药用部分】根茎。

【性味功效】甘、微苦、辛，凉。有小毒。归肺、肝经。清热解毒，活血祛瘀，化痰散结，散风除湿。

【传统主治】咳嗽痰多，咽喉肿痛，风湿痹痛，痈疮疔肿，虫蛇咬伤，胃痛，跌打损伤。

【抗癌参考】食管癌、胃癌、直肠癌、肝癌、腮腺癌、鼻咽癌、肺癌、乳腺癌、宫颈癌、卵巢癌、膀胱癌、脑瘤、甲状腺癌、恶性淋巴瘤、白血病、黑色素瘤、骨瘤、皮肤癌等。

本品所含的鬼臼毒素、脱氧鬼臼毒素、鬼臼酸－2乙酰肼具有抗肿瘤活性。鬼臼毒素能抑制细胞中期的有丝分裂，对体外瘤细胞和多种移植性肿瘤均有抑制作用，包括急性白血病、淋巴肉瘤、黑色素瘤、瓦克癌256、腹水型吉田肉瘤、小鼠肉瘤180、肉瘤37、子宫颈癌14等。替尼泊苷（VM－26）为鬼臼毒素人工半合成衍生物，其抗肿瘤作用强。实验证明，其对脑胶质母细胞瘤的毒性最强，破坏率为95%。本品所含的异苦鬼臼酮在体外，对人体鼻咽癌（KB）细胞的ED_{50}为3.2mg/mL。

【补充说明】本品亦具有溶血作用。八角莲煎剂对金黄色葡萄球菌有抑制作用。本品可兼治淋巴结炎、腮腺炎、乳腺炎、痛风、带状疱疹等疾病。

【用法用量】内服：煎汤，3～12g；或磨汁；或入丸、散。外用：适量，捣烂敷，或研末调敷，或磨汁涂搽，或浸酒、醋涂搽，或煎汤熏洗。

【使用注意】孕妇忌服。内服剂量不宜过大。

八角枫

【别名】白金条。

【药用部分】根或须根（根皮、叶、花、树皮亦可入药）。

【性味功效】辛，微温。有小毒。归心、肝经。祛风除湿，舒筋活络，散瘀止痛。

【传统主治】风湿痹痛，麻木瘫痪，跌打损伤，劳伤腰痛。

【抗癌参考】食管癌、贲门癌、乳腺癌、肺癌、淋巴细胞白血病等。

八角枫总碱对小鼠淋巴细胞白血病 L1210 有效。

【补充说明】现代药理研究表明，本品还具有松弛横纹肌、镇痛、抗早孕、抑菌等作用。它可兼治风湿性关节炎、精神分裂症、心力衰竭等疾病。本品为八角枫科植物，有资料也称其别名为"八角金盘"。但本品与五加科和小檗科植物中的八角金盘不相同。

【用法用量】内服：煎汤，须根 1.5～3g、根 3～6g、花 3～10g；或浸酒；或研末蒸鸡蛋服。外用：适量，捣敷、煎水洗或浸酒搽。

【使用注意】孕妇、小儿及年老体弱者不宜服用。使用时必须严格控制剂量，应从小剂量开始，切勿超量，以防中毒。叶只作外用。

天 南 星

【别名】南星。

【药用部分】块茎。

【性味功效】苦、辛，温。有毒。归肺、肝、脾经。燥湿化痰，祛风解痉，散结消肿。

【传统主治】顽痰咳嗽，胸膈胀闷，风痰眩晕，中风痰壅，口眼㖞斜，半身不遂，癫痫，惊风，破伤风。外治痈肿，蛇虫咬伤。

【抗癌参考】食管癌、胃癌、肝癌、肺癌、鼻咽癌、鼻腔癌、甲状腺癌、神经系统癌症、脑瘤、宫颈癌、乳腺癌、肾癌、恶性淋巴瘤、软组织肉瘤、骨瘤、口腔肿瘤等。

动物实验表明，鲜天南星提取物对小鼠肉瘤 180、肝癌实体型、子宫颈癌 14 都有明显的抑制作用；对 Hela 细胞的抑制率亦较高。从鲜天南星中提取的 D-甘露醇，有同样的抑瘤作用。天南星所含的游离总氨基酸，对移植性肿瘤的防治作用比 D-甘露醇更明显。以天南星为主药的复方三生针，对小鼠 Lewis 肺癌、肝癌、艾氏腹水癌等多种移植性肿瘤有抑制作用；对体外培养的人胃癌、肺癌及肝癌细胞有杀伤和抑制作用。有人认为，本品生用抗癌作用较强。

【补充说明】现代研究表明，本品还具有祛痰、抗惊厥、镇静、镇痛、抗心律失常、抗炎等作用。它可兼治面神经麻痹。外用本品，可治皮肤化脓性疾病。

【用法用量】内服：煎汤，3～10g，多制用；或入丸、散。外用：适量，研末调敷。已有天南星栓等制剂，按其说明书使用。

【使用注意】孕妇忌用。本品有毒，内服宜慎，外用以鲜品为主。

高良姜

【别名】良姜。

【药用部分】根茎。

【性味功效】辛，热。归脾、胃经。散寒止痛，温中止呕。

【传统主治】脘腹冷痛，胃寒呕吐。

【抗癌参考】胃癌、肝癌、皮肤癌等。

高良姜热水提取物对小鼠肉瘤 180（腹水型）体内实验表明，其抑瘤率达 51.8%，有明显的抗癌活性。其甲醇提取物对促癌物质 TPA 诱发的小鼠耳部水肿抑制率可达 70%，对 DMBA - TPA 二阶段致癌过程有抑制作用。高良姜素有诱导肝癌细胞系 BEL - 7402 细胞凋亡的作用。另有资料称，本品体外试验对肿瘤细胞有抑制作用，抑制率在 70% 左右。

【补充说明】现代研究表明，高良姜还具有镇痛、抗炎杀菌、抗血栓形成、抗凝血、抗氧化和增强耐缺氧能力等作用。高良姜亦属我国卫生部（现已更名为国家卫生健康委员会，简称卫健委）公布的 69 种既是食品，又是药品的动植物之列。它与肉桂、大茴香、小茴香等配成的卤料，是各种卤菜的上等调味品。

【用法用量】内服：煎汤，3～10g；研末服，每次 3g；配卤料用，适量。

山 奈

【别名】三奈。

【药用部分】根茎。

【性味功效】辛，温。归脾、胃经。温中散寒，行气止痛，消食化湿，芳香辟恶。

【传统主治】胸膈胀满，脘腹冷痛，饮食不消，风虫牙痛。

【抗癌参考】宫颈癌、胃癌、恶性淋巴瘤等。

从山柰根茎中分得的反式 – 对甲氧基桂皮酸乙酯是一种细胞毒素成分，对人宫颈癌传代细胞具有较强的抑制作用。山柰挥发油可抑制裸鼠原位移植人胃癌细胞的增殖，诱导肿瘤细胞凋亡，并有可能通过抗血管生成而起到抑制癌细胞转移的作用。其与 5 – FU 合用，有协同增效作用。

【补充说明】现代药理研究证明，山柰还具有抑菌消炎、增强免疫功能和杀虫等作用。

【用法用量】内服：煎汤，3 ~ 6g；或入丸、散。外用：适量，捣敷、研末调敷或吹鼻。

鬼 针 草

【别名】针包草。

【药用部分】全草。

【性味功效】苦，平。归肺、胃、大肠、胆经。清热解毒，活血消肿，祛风除湿，止泻止痢。

【传统主治】感冒发热，咽喉肿痛，肠痈，黄疸，泄泻，痢疾，风湿痹痛，疔疮肿毒，跌打损伤，蛇虫咬伤。

【抗癌参考】食管癌、胃癌、肠癌、恶性淋巴瘤、白血病、前列腺癌、卵巢癌、乳腺癌、骨瘤等。

噬菌体法筛选实验提示本品有抗癌作用。鬼针草的多种提取物对体外培养的 HL – 60、V937 白血病细胞均有不同程度的抑制作用，其中以聚乙炔类化合物作用最佳。巴西研究人员实验发现，白花鬼针草具有抗癌功效。其提取物能阻止前列腺癌、卵巢癌和乳腺癌等癌细胞的生长。

【补充说明】现代研究表明，本品尚具有抗高血脂及血栓形成、抗胃溃疡、降糖、抗炎等作用。鬼针草还对革兰阳性菌有显著的抑制作用。它可兼治高血压、脑震荡、上呼吸道感染、咽炎、肝炎、胃肠炎、消化不良、菌痢、疟疾、阑尾炎、痔疮、糖尿病、急性肾炎、风湿性关节炎等疾病。

【用法用量】内服：煎汤，15 ~ 30g（鲜品加倍）；或捣汁。外用：适量，捣敷、煎水熏洗或捣汁涂，咽痛可煎水含漱。

鸡血藤

【别名】 血风藤。

【药用部分】 藤茎。

【性味功效】 苦、微甘，温。归肝、肾经。补血活血，舒筋通络。

【传统主治】 月经不调，血虚萎黄，麻木瘫痪，风湿痹痛。

【抗癌参考】 食管癌、胃癌、肠癌、肝癌、胆囊癌、鼻咽癌、骨瘤、脑瘤、白血病、宫颈癌、黑色素瘤、皮肤癌等。可防治因放、化疗所致的白细胞减少症与贫血。

体外试验证明，鸡血藤对癌细胞有抑制作用。噬菌体法筛选抗肿瘤药物证明，本品有抗肿瘤作用。本品体外试验剂量为500ng（热水提取物）/mL时，对人子宫颈癌 JTC26 的抑制率为94.4%。本品提取物能抗白血病、宫颈癌、胃癌、黑色素瘤等肿瘤。

【补充说明】 现代药理研究表明，鸡血藤还具有抗血栓、扩张血管、降胆固醇、抗动脉粥样硬化、降血压、抗炎、调节免疫系统、镇静催眠和抗早孕等作用。它可兼治贫血、白细胞减少症、坐骨神经痛等疾病。鸡血藤与红藤的别名都叫"大血藤""活血藤"，但两者不是同一种科属的植物。

【用法用量】 内服：煎汤，15~30g；或浸酒服；或熬膏服。

杠板归

【别名】 河白草，蛇倒退。

【药用部分】 全草。

【性味功效】 酸、苦，平。归肺、小肠经。清热解毒，利尿消肿，止咳，活血。

【传统主治】 水肿，尿少，黄疸，泄泻，淋浊，瘰疬，疥癣，疔肿，蛇咬蜂刺。

【抗癌参考】 食管癌、胃癌、肠癌、肝癌、肺癌、扁桃体癌、淋巴瘤、肾癌、肾盂癌、前列腺癌、睾丸癌、膀胱癌、乳腺癌、卵巢癌、子宫癌等。

杠板归对多种动物移植性肿瘤有抑制作用。体外实验显示，其具有抗癌活性，能抑制多种肿瘤细胞的增殖，并对放疗及化疗引起的白细胞减少症有防治作用。本品含有靛苷，这种成分已被证明有抗癌作用。《中医肿瘤学》载：杠板归 20～30g（鲜草可用至 60g），水煎服，可防治多种癌症。

【补充说明】现代研究证明，本品还具有抑菌消炎、调节机体免疫功能等作用。它可兼治上呼吸道感染、气管炎、百日咳、扁桃体炎、淋巴结结核、肠炎、痢疾、肾炎、黄疸型肝炎、肝硬化腹水、带状疱疹、皮肤瘙痒等疾病。

【用法用量】内服：煎汤，10～15g，鲜品 20～60g；或作散剂，6～9g；或与瘦肉煎服。外用：适量，煎汤洗或捣烂敷。

香　附

【别名】香附子。

【药用部分】根茎。

【性味功效】辛、微苦、微甘，平。归肝、脾、三焦经。疏肝解郁，调经止痛，理气调中。

【传统主治】肝郁气滞，胁腹胀痛，胸脘痞闷，乳房胀痛，月经不调，经闭痛经。

【抗癌参考】胃癌、肝癌、肠癌、胰腺癌、宫颈癌、乳腺癌、卵巢癌等。可缓解癌性疼痛。

抗噬菌体法筛选提示，本品有抗癌作用。其水提液对小鼠肉瘤腹水型肿瘤细胞的生长有较强的抑制作用。《抗癌植物药及其验方》载：制香附、炒柴胡各 15g，白芍、枳壳、川芎、生甘草各 9g，半枝莲 30g，水煎服，可防治胃癌。

【补充说明】现代研究证明，本品还具有镇痛、镇静、解热、利胆、保肝、抗菌抗炎、强心、减慢心率、降低血压等作用。它可兼治丝虫病、疟疾、非化脓性肋软骨炎等疾病。本品与木贼草、乌梅各 30g，水煎取液外用，可治扁平疣、寻常疣。

【用法用量】内服：煎汤，6～10g；或炖牛肉作药膳。醋炙止痛力增强。外用：适量。

景天三七

【**别名**】费菜，土三七。

【**药用部分**】全草。

【**性味功效**】甘、微酸，平。归肝、肾经。养血止血，活血化瘀，消肿止痛，安神宁心。

【**传统主治**】各种出血，乳痈，心悸，不寐，烦躁惊狂，跌打损伤，蝎子蜇伤。

【**抗癌参考**】肝癌、白血病等。

有资料称，景天三七具有诸多药用功效，除了能止血、活血化瘀外，最重要的是其还具有很好的防治癌症的功能。江苏民间方：景天三七、蒟蒻、爵床、草乌各适量，鲜品捣烂，外敷肝区，可防治肝癌。

【**补充说明**】现代研究证明，本品还有消炎作用，尤其是对金黄色葡萄球菌有较强的抑制效果。同时，本品对消化道、肺、支气管出血及血液病出血等有较好的止血效果，尤以对溃疡病合并上消化道出血者疗效更佳。景天三七还可兼治神经衰弱、癔症、血小板减少性紫癜、功能失调性子宫出血和白带多等疾病。本品鲜品捣烂外敷，可治疮疖痈肿。本品也是一种保健蔬菜。它含有多种营养成分，且无苦味，口感较好，是一道美味佳肴。常食本品可增强人体免疫力，起到很好的食疗保健作用。

【**用法用量**】内服：煎汤，9~15g，鲜品30~60g；或做糖浆。已有注射液制剂，按其说明书使用。作蔬菜用，适量，炒、炖、烧汤、凉拌均可。外用：适量，捣敷。

三 七

【**别名**】山漆，参三七。

【**药用部分**】根。

【**性味功效**】甘、微苦，温。归肝、胃经。化瘀止血，消肿定痛，补虚强体。

【**传统主治**】各种出血，胸腹刺痛，跌仆瘀肿，血瘀经闭，癥瘕痛经，疮痈肿痛。

【**抗癌参考**】食管癌、胃癌、肝癌、胆囊癌、胰腺癌、肺癌、喉癌、鼻咽癌、脑肿瘤、脊髓肿瘤、乳腺癌、宫颈癌、卵巢癌、白血病、膀胱癌、软组织肉瘤、恶性黑色素瘤、皮肤癌等。可防治癌性疼痛与出血。

研究表明，三七中含有三七皂苷、β-榄香烯、微量元素硒等抗癌活性物质。三七能明显治疗大鼠胃黏膜的萎缩性病变，并能逆转腺上皮的不典型增生和肠上皮化生，具有防癌作用。三七皂苷 Rd 能使培养的肿瘤细胞受到抑制。皂苷 Rh1 可抑制小鼠黑色素瘤（B16）的生长，使癌细胞再分化，诱导逆转成非癌细胞。该物质还对培养的肝癌细胞有明显抑制作用。三七皂苷 Rh2 具有较强的抗肿瘤活性，并能诱导癌细胞逆转成为非癌细胞。三七中的多糖体在体内能明显抑制小鼠肉瘤 180。三七多糖 A 可防治小鼠皮肤癌。三七中所含的皂苷对小鼠淋巴细胞白血病 P388、L1210 及人鼻咽上皮癌细胞有明显的抑制活性作用。三七的水煎剂对人子宫颈癌细胞 JTC26 的抑制率达 90% 以上。三七根脂溶性成分人参炔三醇对 MK-1、B16、L929、SW620、Hela 等人体肿瘤细胞均具有较强的细胞毒活性。三七享有"补益防癌骄子"之美称。以三七为主药，用来治疗癌症的药膳及单方有很多，如"三七猪心汤""三七苡仁散""三七藕汁炖鸡蛋"。

【补充说明】现代研究证明，三七还具有止血、抗凝血、造血、扩张血管、强心、降压、抗心律失常、抗休克、镇静、镇痛、抗炎、降血脂、提高免疫功能、促进脱氧核糖核酸和蛋白质的合成、护肝利胆、保护肾脏、抗疲劳、抗衰老等作用。三七可兼治冠心病、高血压、血管性疾病、溃疡病、肝纤维化、关节炎等疾病。三七与人参为同一科属植物，两者在形态、化学成分和药理作用等方面多有相似，故三七亦有补益之功能。

【用法用量】内服：煎汤或炖服，3~10g；研末，1~3g；或入丸、散。外用：适量，研末外掺或调敷。

【使用注意】孕妇慎用。

人　参

【别名】白参，红参。

【药用部分】根。

【性味功效】甘、微苦，微温。归肺、脾、心经。大补元气，补脾益肺，复脉固脱，生津止渴，安神益智。

【传统主治】元气虚脱，肢冷脉微，肺虚喘咳，脾虚食少，久泻脱肛，惊悸怔忡，失眠健忘，津伤口渴，内热消渴，阳痿宫冷，病后虚弱。

【抗癌参考】食管癌、胃癌、肠癌、肝癌、胰腺癌、肺癌、鼻咽癌、甲状腺癌、淋巴瘤、乳腺癌、宫颈癌、白血病、肾癌、膀胱癌、黑色素瘤、阴道癌等。

实验证实，人参对多种实验性动物肿瘤有抑制作用。人参对大鼠肝癌的发生、发展具有显著的抑制作用。人参对艾氏腹水癌的生长有抑制作用。人参的甾体化合物对小鼠 S180 及腺癌 755 有抑制作用。人参水浸物体外实验对人子宫癌细胞 JTC26 的抑制率达 90% 以上。人参所含的人参皂苷 Rh2、人参皂苷 Rh1、人参皂苷 Rg3 和人参皂苷 Rg5，都有一定的抗肿瘤活性。人参皂苷 Rh2 是人参中抗肿瘤功效最强的成分。它具有明显抑制人体早幼粒白血病 HL-60 瘤株的作用，并能有效地抑制黑色素瘤 B16 细胞的生长。体外试验表明，其还能抑制人卵巢癌细胞的增殖。其抗肿瘤的功效主要表现在：抑制肿瘤细胞生长；诱导肿瘤细胞凋亡；逆转肿瘤细胞的异常分化；改善肿瘤药物耐药性；通过提高免疫力来抗肿瘤；抗肿瘤转移；与化疗药物联用增效减毒。人参所含的人参多糖能通过抗突变作用，预防肿瘤的发生，还能直接抑制肿瘤生长。人参挥发油和有机锗，也都具有抗癌活性。临床试验证明，服用人参的人群比不服用人参的人群患癌症的概率低。含有人参的许多抗癌中成药，如人参香茶片、参丹散、复方斑蝥胶囊、参一胶囊、参芪十一味颗粒等，已被应用于多种癌症的治疗当中，且有较好的效果。有资料称，有人曾无意中把人参倒进了癌细胞培养基中，结果发现癌细胞很快被杀死。

【补充说明】现代研究证明，人参还具有促进造血、抑制血小板聚集、降血脂、抗动脉粥样硬化、促进蛋白质合成、增强机体免疫功能、增强性腺机能、降低血糖、调节中枢神经系统、增强学习记忆能力、提高抗应激能力、强心、抗休克、调节血压、抗心肌缺血、抗疲劳、抗炎抗菌、抗过敏、抗利尿、抗衰老、护肝、改善消化吸收功能、增加食欲、调节骨骼肌与平滑肌活动等作用。人参可兼治高血压、冠心病、神经衰弱、精神病、贫血、糖尿病、结核病等疾病。人参以野生者、年代久远者为佳。在诸多因加工而生产出的不同规格的产品中，以生晒参与红参为佳。

【用法用量】内服：煎汤，3~10g；挽救虚脱可用 15~30g。宜文火另煎分次兑服。研末吞服，每次 1~2g，每日 2~3 次。也可切片嚼服，或泡酒服，或与禽蛋及各种肉类炖汤食用。

【使用注意】反藜芦，畏五灵脂；不宜同时服食茶叶、萝卜和海鲜。

人 参 花

【药用部分】花。

【性味功效】辛，微温。归心、肾经。益心血，补肾精，交通心肾，醒脑。

【传统主治】劳思过度，精神委顿，缄默健忘。

【抗癌参考】胃癌、肝癌、肺癌、乳腺癌、恶性淋巴瘤等。

人参花皂苷体外试验可提高小鼠脾脏天然杀伤细胞（NKC）活性，并可在刀豆球蛋白 A（Con A）存在情况下诱生 V – 干扰素（V – IFN）和白介素 – 2（IL – 2）。人参花皂苷体内试验对肉瘤 S180 有明显的抑制作用。其与化疗药物环磷酰胺合用，能增强环磷酰胺的抗肿瘤作用。人参花二醇苷与小鼠腹水型网状细胞肉瘤（ARS）细胞共同培养后，发现该物质能够抑制肉瘤细胞 DNA 的合成和核分裂。研究发现，人参花蕾中的人参总皂苷含量是人参根的 5.06 倍。

【补充说明】人参花的营养价值高于人参。现代药理研究表明，人参花尚有强心、抗心律失常、抗血栓、降压、降血脂、降血糖、抗溃疡、改善胃肠功能、抗疲劳、改善记忆力、增强免疫力、镇痛、抗炎、抗休克、利尿、养颜美容、抗衰老等作用。它可兼治动脉粥样硬化、高血压、冠心病、阿尔茨海默病、中风后遗症、糖尿病、神经衰弱、更年期综合征等疾病。

【用法用量】内服：煎汤，3～15g；或泡茶，3～6g；还可与核桃加瘦肉煲汤。

人 参 茎 叶

【别名】人参苗。

【药用部分】茎叶。

【性味功效】苦、甘，寒。归肺、胃经。清热解表，生津祛暑，醒酒。

【传统主治】表虚感冒，热病伤津，虚热肺燥，醉酒。

【抗癌参考】肺癌、胃癌、宫颈癌、恶性淋巴瘤等。可减轻癌症放、化疗的不良反应。

适量的人参茎叶皂苷可抑制体外培养人胃癌细胞的生长速度和分裂能力，增加细胞内糖原的含量，降低细胞内黏多糖和酸性磷酸酶的活性，从而抑制胃癌细胞的生长及增殖。有实验证明，在离体条件下，人参茎叶皂苷浓度为 $500 \sim 625 \mu g/mL$ 时，对肉瘤 S180 和宫颈癌 U14 瘤细胞具有直接杀伤作用，此作用依赖于药物浓度。体内试验表明，人参茎叶皂苷对小鼠肉瘤 S180 有明显的抑制作用，对小鼠艾氏腹水癌亦有抑制作用。其与化疗药物环磷酰胺合用，能增强环磷酰胺的抗肿瘤作用。人参茎叶二醇组皂苷作用于培养的小鼠腹水型网织细胞肉瘤细胞 24 小时，可诱导癌细胞出现一定程度的表型逆转，并伴有瘤细胞再接种后体内生长抑制现象的发生。

【补充说明】人参茎叶皂苷与人参根具有相似的药理作用，亦可降血压、延缓衰老，还可兼治冠心病、高脂血症、糖尿病、乙型肝炎等疾病。

【用法用量】内服：煎汤，$3 \sim 10g$；或开水泡当茶饮。

【使用注意】不宜与藜芦、五灵脂同用。

西 洋 参

【别名】花旗参。

【药用部分】根。

【性味功效】甘、微苦，凉。归肺、心、肾、脾经。补气养阴，清热生津。

【传统主治】气阴两伤，内热消渴，咳喘痰血，虚热烦倦，口燥咽干。

【抗癌参考】胃癌、肝癌、肺癌、鼻咽癌、脑瘤、骨髓瘤、白血病等。可减轻癌症放、化疗的不良反应。

从西洋参中分离出 3 种新的细胞毒化合物，它们在组织培养中都显示出较强的抗白血病细胞的细胞毒活性。西洋参能提高大鼠神经胶质瘤细胞内的环磷腺苷含量。西洋参所含的人参总苷，对小鼠艾氏腹水癌有一定的抑制作用；所含的人参皂苷 Rh2 和 Rh1，均对小鼠 S180 有抑制作用，尤以 Rh2 作用最强。有资料称，调节机体免疫活性、增强机体免疫功能，可能是西洋参抗肿瘤的主要机制。

【补充说明】现代研究证明，西洋参还具有镇静、镇痛、解痉、抗休克、抗缺氧、抗心肌缺血、抗氧化、增加心肌收缩力、抗心律失常、抗疲劳、抗应激、降血糖、保肝、止血和抗利尿等作用。西洋参可以辅助治疗糖尿病、气管炎、肺气肿、肺结核、冠心病、病态窦房结综合征等疾病。久服西洋参大枣粥，可使皮肤细腻红润。服用洋参猪血豆芽汤，既可使皮肤细嫩光滑、眼睛明亮，又可消除黑眼圈。

【用量用法】内服：煎汤，3～10g（另煎兑服）；或研末服，每次1～2g。

太 子 参

【别名】孩儿参。

【药用部分】根。

【性味功效】甘、微苦，平。归心、脾、肺经。益气养血，健脾养胃，生津润肺。

【传统主治】病后体弱，倦怠乏力，纳少心悸，气阴不足，自汗口渴，肺燥干咳。

【抗癌参考】肝癌、胃癌、胰腺癌、胆囊癌、肺癌、宫颈癌、膀胱癌、白血病、皮肤癌、软组织肉瘤等。

太子参对人肺腺癌 SPC－A－1 细胞增殖指数的抑制率为 17.54%。有资料称，太子参可用来防治肺脾气虚之各种肿瘤。本品也可防治因肿瘤放、化疗引起的白细胞减少症。

【补充说明】现代研究证明，太子参还具有提高机体免疫功能、改善心功能、抗衰老、抗氧化、抗疲劳、抗应激、抗菌、抗病毒、降血糖及镇咳等作用。

【用法用量】内服：煎汤，15～30g；亦可泡茶、煮粥、做菜肴。

党 参

【别名】潞党参。

【药用部分】根。

【性味功效】甘，平。归脾、肺经。补中益气，健脾益肺，补血生津。

【传统主治】脾胃虚弱，肺气不足，气血两虚，倦怠乏力，气短心悸，食少便溏，虚喘咳嗽，久泻脱肛，内热消渴。

【抗癌参考】食管癌、胃癌、肠癌、肝癌、乳腺癌、子宫癌、阴道癌、膀胱癌、白血病、鼻窦癌、皮肤癌、软组织肉瘤、胸膜肿瘤等。

动物实验表明，党参对肿瘤有抑制作用。其水煎剂、水煎酒浸剂或水浸沉剂、提取液，均能增强机体免疫功能，遏制肿瘤的发展，具有反突变作用，可预防肿瘤的发生，还有化疗增效的作用。党参与环磷酰胺联合应用，可使荷瘤小鼠比单用环磷酰胺的存活率高；可使 Lewis 肺癌及其肺转移病灶得到控制。将由党参与黄芪、白术组成的健脾益气方药用于接种的 S180 瘤细胞，可见瘤体重量明显小于对照组。扶正抗癌方（党参、黄芪、白术、薏苡仁等）具有良好的抗肿瘤作用，效果与 5 – FU 相似，且无毒性，安全可靠。

【补充说明】现代研究表明，党参还具有提高机体抗应激能力、增强免疫功能、增加红细胞及血红蛋白、调节胃肠运动、抗溃疡、抑制胃酸分泌、益智、镇静、抗炎、镇痛、祛痰、镇咳、升血糖、抗衰老等作用。党参较人参药力轻（一般 30g 党参可代替 3g 人参的药力），故重症、急症者仍用人参为宜。

【用法用量】内服：煎汤，9～30g；熬膏或入丸、散；也可做药膳，与山药、薏苡仁之类煮粥或与黄鳝、墨鱼之类炖汤。

【使用注意】不宜与藜芦同用。

黄 芪

【别名】黄耆。

【药用部分】根。

【性味功效】甘，微温。归脾、肺经。补气健脾，升阳举陷，固表止汗，利尿消肿，托毒排脓，敛疮生肌。

【传统主治】气虚乏力，食少便溏，中气下陷，久泻脱肛，便血崩漏，表虚自汗，气虚水肿，痈疽难溃或久溃不敛，血虚萎黄，内热消渴。

【抗癌参考】肺癌、鼻咽癌、鼻窦癌、食管癌、胃癌、肝癌、胆囊癌、肠癌、白血病、脑瘤、乳腺癌、宫颈癌、子宫体癌、卵巢癌、膀胱癌、肾癌、前列腺癌、阴茎癌、阴道癌、软组织肉瘤、皮肤癌、黑色素瘤、胸膜肿瘤等。

黄芪总苷能显著抑制小鼠肝癌（HepA）和肉瘤（S180）的生长。黄芪多糖（APS）体内实验有抗癌作用，其对小鼠肉瘤、人肺腺癌、人结肠癌腹水型细胞瘤株均有明显的抑制作用。黄芪对人卵巢癌细胞 DNA 合成有一定的抑制作用。黄芪水提物能增强多抗甲素的抗肿瘤作用。黄芪能提高人及小鼠血浆中环磷酸腺苷的含量。而提高肿瘤细胞内环磷酸腺苷含量能抑制肿瘤生长，甚至使肿瘤细胞发生逆转。黄芪可以增强病毒诱生干扰素的能力，并能增强细胞对干扰素的敏感性。国外已有使用干扰素治疗癌瘤的临床报道。黄芪含有丰富的硒，而硒能抑制多种癌肿的发生和发展。调查表明，凡是饮食中含硒量较高的地区，食管癌、胃癌、肝癌、肺癌、前列腺癌、膀胱癌、结肠癌等癌症的发病率均低。

【补充说明】现代研究表明，黄芪还具有强心、增强心肌收缩力、抗心律失常、抗心肌缺血、调节血压、调节血糖、降血脂、促进骨髓造血、抗血小板聚集和解聚、增强机体免疫功能、促进代谢、保肝、利尿、益智、抗衰老、抗炎抗菌、抗病毒、镇痛、抗胃溃疡、抗疲劳、抗缺氧、抗辐射等作用。黄芪可兼治慢性肾炎、糖尿病、高血压、乳汁缺乏、脏器下垂、贫血、血小板及白细胞减少等疾病。

【用法用量】内服：煎汤，15～30g。蜜炙可增强其补中益气作用。

红　芪

【别名】岩黄芪。

【药用部分】根。

【性味功效】甘，温。归肺、脾经。补气固表，止汗利尿，托毒排脓，敛疮生肌。

【传统主治】同黄芪。

【抗癌参考】肝癌、胃癌、膀胱肿瘤等。

红芪对艾氏腹水癌和肝癌的瘤株有一定的抑瘤作用。其所含的红芪多糖（HPS）体外具有抗肿瘤活性。HPS 与 LAK 细胞或 PBMC（单个核细胞）合用，可显著增强其对膀胱肿瘤细胞株 EJ 和原代肿瘤细胞的杀伤作用。

【补充说明】现代研究证明，红芪还具有增强免疫功能、抗衰老、抗应激、抗心肌缺血、保肝、抗炎、镇痛、修复周围神经、抗病毒等作用。红芪可兼治慢性肾炎、糖尿病。红芪与黄芪的药效基本相同，可以互相替代。

【用量用法】内服：煎汤，9~30g。蜜炙可增强其补中益气作用。

珠子参

【别名】珠参，珠儿参。

【药用部分】根。

【性味功效】苦、甘、微寒。归肝、肺、胃经。补肺清热，养阴生津，活络止血。

【传统主治】气阴两虚，烦热口渴，虚劳咳嗽，跌仆损伤，关节疼痛，咯血吐血，外伤出血。

【抗癌参考】肝癌、白血病等。

珠子参水煎液能体外诱导肝癌细胞株 SMMC-7721 产生典型的细胞形态与超微结构的变化，并引起细胞凋亡，凋亡率达 38.34%。珠子参水煎液对 H22 肝癌小鼠具有良好的抑制作用，抑瘤率达 44.89%。珠子参水煎液在体外有诱导 HL-60 细胞分化的功能，并对人早幼粒细胞白血病 HL-60 细胞株有细胞毒作用，且能提高 5-FU 的敏感性而与化疗药物起协同作用。

【补充说明】现代研究表明，珠子参还具有增强机体免疫功能、抗氧化、镇痛、镇静、抗炎、抑制血小板聚集、降低血液黏度、抗心律失常、护肝、抗溃疡等作用。

【用法用量】内服：煎汤，15~30g；或入丸、散；或泡酒；或炖肉服。外用：适量，研末敷，或泡酒搽，或鲜品捣敷。

北沙参

【别名】海沙参，银条参。

【药用部分】根。

【性味功效】甘、微苦，微寒。归肺、胃经。养阴清肺，益胃生津，祛痰止咳。

【传统主治】肺热燥咳，劳嗽痰血，胃热津伤，咽干口渴。

【抗癌参考】肺癌、胃癌、贲门癌、肝癌、鼻咽癌、喉癌、白血病、软组织肉瘤等。

运用流式细胞仪发现，北沙参对肿瘤细胞增殖的抑制率在 20% 以上。北沙参水提液对多种癌细胞有抑制作用。其所含的线型呋喃香豆素，具有明显的抗癌作用。北沙参在体内亦显抗肿瘤作用。北沙参对人肺腺癌 SPC – A – 1 细胞增殖指数的抑制率为 44.28%。其所含补骨脂素对艾氏腹水癌 EAC 细胞有明显抑制作用，对白血病 L1210 细胞也有抑制作用。

【补充说明】现代研究表明，北沙参还具有增强免疫功能、调整和提高人体代谢功能、解热、镇痛、祛痰、抗氧化、抗突变等作用。北沙参不仅是良药，也可做药膳。广东就有人以其和莲子、芡实、枸杞等与猪肉或鸡肉同煲食用。北沙参与南沙参效用相似，但北沙参偏于养胃生津，南沙参偏于润肺化痰，有时两者可合用。

【用法用量】内服：煎汤，5～10g（鲜品加倍）；或入丸、散、膏剂。

【使用注意】不宜与藜芦同用。

南 沙 参

【别名】沙参，泡参。

【药用部分】根。

【性味功效】甘，微寒。归肺、胃、肝经。养阴清肺，益胃生津，补气化痰。

【传统主治】肺热燥咳，阴虚劳咳，干咳痰黏，气阴不足，烦热口干，疥疮身痒。

【抗癌参考】肺癌、鼻咽癌、食管癌、胃癌、肝癌、白血病、宫颈癌、恶性葡萄胎、膀胱乳头癌、软组织肉瘤等。

现代研究表明，南沙参有一定的抗肿瘤作用。其所含的花椒毒素对艾氏腹水癌及肉瘤 45 的抑制作用较强。南沙参提取物能使肝癌细胞表面膜上的电荷向正常方向转化。南沙参多糖对小鼠肺癌病变引起的 SOD 和 GSH – Px 活力下降有保护和恢复作用，并且可使 MDA 下降，减轻损伤。

【补充说明】现代研究证明，南沙参还具有调节机体免疫平衡、增强记忆、抗衰老、清除自由基、强心、抗辐射、祛痰和抗真菌等作用。

【用法用量】内服：煎汤，10～15g（鲜品倍量）；或入丸、散。

【使用注意】不宜与藜芦同用。

长春花

【别名】四时春。

【药用部分】全草。

【性味功效】微苦，凉。有毒。镇静安神，平肝利尿，消肿散结。

【传统主治】头晕，失眠，水肿，小便不利，疮疖瘰疬。

【抗癌参考】霍奇金淋巴瘤、绒毛膜上皮癌、白血病、肝癌、食管癌、肺癌、鼻咽癌、支气管癌、乳腺癌、卵巢癌、子宫癌、前列腺癌、睾丸癌、肾母细胞瘤、精原细胞瘤、星形细胞瘤、黑色素瘤、淋巴肉瘤、骨肉瘤、多发性骨髓瘤等。

长春花含有约 30 种生物碱，但只有 6 种生物碱具有明显的抗肿瘤作用。其中，长春碱及长春新碱对多种小鼠及大鼠肿瘤均有抑制作用，而且已被广泛用于临床癌症化疗 20 年以上。长春新碱抗瘤谱更广，其主要抑制肿瘤细胞的有丝分裂，还能抑制核糖核酸的合成。长春碱主要用于防治霍奇金淋巴瘤及绒毛膜上皮癌。长春新碱主要用于防治急性淋巴细胞白血病，同时也可用于防治食管癌、睾丸内胚窦瘤及难治性多发性骨髓瘤等。另外，长春花所含的长春胺，对鼻咽癌 KB 细胞有细胞毒作用，亦对小鼠白血病 P388 起效。

【补充说明】现代研究证明，本品还具有降压、降血糖、利尿、抗菌、抗病毒等作用。它可兼治高血压病、腮腺炎等疾病。

【用法用量】内服：煎汤，5 ~ 10g。已有长春碱和长春新碱注射剂，按其说明书使用。外用：适量，捣敷或研末调敷。

【使用注意】治疗期间要观察血象变化。骨髓抑制、恶病质者不宜使用。针剂注射时切勿漏至皮下。

月季花

【别名】四季花。

【药用部分】花。

【性味功效】甘，温。归肝经。活血调经，疏肝解郁，消肿解毒。

【传统主治】肝郁血滞，月经不调，痛经闭经，胸胁胀痛，跌打损伤，瘀肿疼痛，痈疽肿毒，瘰疬疮疡。

【抗癌参考】甲状腺癌、乳腺癌、眼癌等。

体外试验证明，本品有抑制肿瘤细胞的作用。其所含的没食子酸，对吗啉加亚硝酸钠所致的小鼠肺腺瘤有强抑制作用。

【补充说明】现代研究证明，本品还具有抗氧化和抑菌作用。它可兼治高血压、淋巴结结核等疾病。有资料称，本品还有"长春花"的别名，但本品为蔷薇科植物，与一般所说的夹竹桃科植物长春花不是同一种植物。

【用法用量】内服：煎汤，3～12g，鲜品9～15g；或研末；或开水泡服。外用：适量，鲜品捣敷或研末调搽。

【使用注意】用量不宜过大。不宜久煎。多服、久服可引起腹痛、便溏、腹泻。孕妇慎用。

玫 瑰 花

【别名】刺玫花。

【药用部分】花蕾。

【性味功效】甘、微苦，温。归肝、脾经。疏肝解郁，行气活血，散瘀止痛。

【传统主治】肝胃气痛，呕恶食少，月经不调，赤白带下，乳痈肿毒，跌打伤痛。

【抗癌参考】胃癌、肝癌、乳腺癌、恶性淋巴瘤等。

体外试验证实，本品有抑制肿瘤细胞生长的作用。

【补充说明】现代研究表明，本品还具有利胆、抗氧化、抗衰老、解毒等作用。它可兼治慢性胆囊炎、胃神经痛、痢疾、肠炎等疾病。本品也可作蜜饯、糕点等食品的配料。

【用法用量】内服：煎汤，3～10g；或入丸、散；或浸酒；或熬膏；或泡茶饮。作食品配料，适量。

月 见 草

【别名】夜来香。

【药用部分】全株。

【性味功效】甘，温。强筋壮骨，祛风除湿。

【传统主治】风寒湿痹，筋骨酸软。

【抗癌参考】结肠癌、胃癌、胰腺癌、胶质母细胞瘤、乳腺癌和癌症骨转移等。

月见草提取物 γ-亚麻酸对人结肠癌、胃癌、胰腺癌和胶质母细胞瘤的生长均有抑制作用。其抗肿瘤效果可能是由于对蛋白质合成的抑制而产生的。

【补充说明】现代研究证明，月见草还具有明显的抗脂质过氧化作用，对保护人体的健康，延缓衰老，都有很大意义。月见草油及其制品在治疗高血压、预防脑血栓、降脂、降糖等方面均有广泛的医用、药用价值。研究发现，其提取物 γ-亚麻酸对肥胖、精神分裂症、经期综合征、周期性乳腺疼痛以及多种炎症（风湿性关节炎、溃疡性结肠炎、喉炎、肾炎等）具有良好的改善作用。有资料称，本品有"山芝麻""野芝麻"的别名。其实本品为柳叶菜科植物，与一般所言的梧桐科植物山芝麻（野芝麻）不同。

【用法用量】内服：煎汤，5～15g。种子可榨油食用或制成胶丸、胶囊等。

大尾摇

【别名】鱿鱼草，猫尾草。

【药用部分】全草或根。

【性味功效】苦，平。归肺、肾、脾、膀胱经。清热，利尿，消肿，解毒。

【传统主治】咳嗽，肺痈，咽痛，口糜，石淋，痈肿。

【抗癌参考】肺癌、肝癌、白血病、绒毛膜癌、睾丸癌、黑色素瘤等。

本品水提取物在动物体内能抑制并延缓移植性小鼠腹水型 Schwartz 白血病细胞的生成与生长。从大尾摇分离出的大尾摇碱及大尾摇碱－N－氧化物均有抗肿瘤活性。大尾摇碱－N－氧化物对小鼠白血病 P388 具有较强的活性，其强度大于大尾摇碱。给白血病 P388 小鼠腹腔内连续注射大尾摇碱－N－氧化物 50～800mg/kg，能够起到良好的治疗效果。同时，大尾摇碱－N－氧化物也对黑色素瘤 B16 有效。

【补充说明】本品水及醇提取液对大鼠子宫均有显著兴奋作用。它可兼治肺炎、脓胸、膀胱结石、口腔溃疡等疾病。

【用法用量】内服：煎汤，15～30g，鲜者50～100g；或绞汁加蜜调服。外用：适量，煎水洗或捣汁含漱。

【使用注意】孕妇慎服。

瓦 松

【别名】瓦花。

【药用部分】全草。

【性味功效】酸、苦，凉。有毒。归肝、肺经。清热解毒，凉血止血，活血消肿，利湿敛疮。

【传统主治】湿热黄疸，吐血，鼻衄，血痢，热淋，痔疮，疔疮痈肿，汤火灼伤，疮口久不愈合，牙龈肿痛。

【抗癌参考】宫颈癌、食管癌、胃癌、肝癌、乳腺癌、舌癌、唇癌等。

研究表明，本品提取物对肝癌、胃癌细胞有一定的抑制作用。本品活性成分为异丙叉景天庚酮糖苷等。民间也多有以本品防治恶性肿瘤的案例。

【补充说明】现代研究证实，本品还具有抗炎杀菌、镇痛、抗病毒、强心和免疫调节等作用。它可兼治肺炎、肝炎、疟疾、流脑、口腔溃疡、前列腺炎、宫颈炎、宫颈糜烂、乳糜尿、湿疹等疾病。

【用法用量】内服：煎汤，3～9g；或入丸剂。已有瓦松栓、瓦松泡腾片等制剂，按其说明书使用。外用：适量，捣敷，煎水含漱或熏洗，或研末调敷。

白 茅 根

【别名】茅根。

【药用部分】根茎。

【性味功效】甘，寒。归肺、胃、膀胱经。凉血止血，清热利尿。

【传统主治】血热出血，热病烦渴，胃热呕吐，肺热咳喘，黄疸，水肿，热淋。

【抗癌参考】肺癌、食管癌、胃癌、肠癌、肝癌、喉癌、鼻咽癌、宫颈癌等。

噬菌体法实验表明，本品有抗噬菌体作用，提示其可能有抑制肿瘤细胞活性的作用。

【补充说明】现代研究证明，本品还具有促凝血、增强免疫力、利尿、降压、镇痛、抗病原微生物等作用。它可兼治急性肾炎、肾盂肾炎、乳糜尿、肺结核出血、急性卡他性结膜炎、过敏性紫斑、曼陀罗中毒等疾病。

【用法用量】内服：煎汤，9～30g，鲜品加倍；或捣汁服。止血亦可炒炭用。外用：适量，鲜品捣汁涂。

芦　根

【别名】苇根。

【药用部分】根茎。

【性味功效】甘，寒。归肺、胃、肾经。清热泻火，生津止渴，除烦止呕，解毒利尿。

【传统主治】热病烦渴，胃热呕哕，肺热咳嗽，肺痈吐脓，热淋涩痛。

【抗癌参考】肺癌、鼻咽癌、鼻窦癌、食管癌、胃癌等。

芦根所含的多糖，特别是多聚糖，具有显著的抗癌活性。其在小鼠体内具有抗 S180 的作用。

【补充说明】现代研究证明，本品还具有解热、镇静、镇痛、镇吐、抗菌、保肝、免疫促进、松弛肠道平滑肌、降血压、降血糖、抗氧化、溶解胆结石等作用。它还可以解鱼、蟹、河豚中毒。芦根可兼治百日咳、麻疹、猩红热、糖尿病、急性关节炎、醉酒。

【用法用量】内服：煎汤，15～30g，鲜品加倍；或鲜品捣汁。外用：适量，煎汤洗。

紫　草

【别名】紫草根。

【药用部分】根。

【性味功效】甘、咸，寒。归心、肝经。清热凉血，活血化瘀，解毒透疹。

【传统主治】血热毒盛，斑疹紫黑，麻疹不透，疮疡，水火烫伤。

【抗癌参考】绒癌、恶性葡萄胎、乳腺癌、卵巢癌、宫颈癌、鼻咽癌、肺癌、甲状腺癌、扁桃体癌、胃癌、肝癌、白血病、口腔癌、唇癌、膀胱癌、淋巴肉瘤、恶性黑色素瘤、皮肤癌等。

紫草对绒毛膜上皮细胞癌及恶性葡萄胎有一定的抑制作用。本品对小鼠移植性淋巴肉瘤、子宫颈癌及大鼠 W256，小鼠 EAC、S180、S37、U14 等有抑制作用。紫草可降低动物自发性乳腺癌的发病率，对急性淋巴细胞白血病有轻度抑制作用。紫草素奈醌类衍生物也具有较强的抗癌作用，对人肺癌、鼻咽癌、口腔癌、胃癌、肝癌及艾氏腹水癌等均有抑制作用，亦能抑制白血病 P388 的活性。有资料称，紫草可以防治多种癌症，特别是对肝癌和肺癌具有较好的效果。但也有报道称，紫草的鲜叶及根干燥磨粉，按比例混入饲料，喂饲大鼠，能诱发肝癌及膀胱癌。其致癌原因可能是因其含有吡咯双烷类生物碱。

【补充说明】现代研究证明，紫草还具有抗菌消炎、抗病毒、解热、镇痛、降血糖、增强免疫功能、兴奋心脏、抗生育等作用。紫草可以防治麻疹，还可兼治流感、流行性腮腺炎、肝炎、肝硬化、阴道炎、湿疹性皮炎、玫瑰糠疹、紫癜、静脉炎、扁平疣、冻伤等疾病。

【用法用量】内服：煎汤，5～10g（治肿瘤可用 20～45g）；或煎汤代茶。已有糖浆、片剂，按其说明书使用。外用：适量，研粉撒敷、熬膏或用植物油浸泡涂搽。

虎　杖

【别名】苦杖。

【药用部分】根茎和根。

【性味功效】微苦，微寒。归肝、胆、肺经。利湿退黄，清热解毒，散瘀止痛，化痰止咳。

【传统主治】湿热黄疸，淋浊带下，经闭，癥瘕，跌打损伤，风湿痹痛，咳嗽痰多，水火烫伤，痈肿疮毒。

【抗癌参考】肝癌、胃癌、食管癌、胰腺癌、胆囊癌、胆管癌、卵巢癌、子宫癌、乳腺癌、白血病、骨肿瘤、淋巴肉瘤、黑色素瘤等。可防治癌性胸、腹水与放、化疗所致的白细胞减少症。

体外试验和动物体内试验都证明，虎杖具有抑制肿瘤的作用。其所含的大黄素对小鼠肉瘤 S180、肝癌、乳腺癌、艾氏腹水癌、淋巴肉瘤、黑色素瘤和大鼠瓦克癌等7种瘤株均显疗效，抑制率都在30％以上，最高可达52.0％。同时，大黄素还能抑制人早幼粒性白血病细胞的增殖。小鼠体内试验表明，虎杖根热水浸出物对腹水型肉瘤S180的抑制率高达68％；体外试验表明，其对JTC26的抑制率在90％以上。虎杖中的白藜芦醇也是一种活性强、毒性低的抗癌物质，该物质能特异性抑制多种肿瘤细胞的生长。

【补充说明】现代药理研究表明，虎杖还具有抗病原微生物、扩张血管、降压、降血脂、护肝、镇咳、镇痛、止血、泻下、利尿等作用。本品可兼治气管炎、肺炎、牙龈炎、中耳炎、胆囊炎、前列腺炎、阴道炎、高脂血症、脂肪肝、早期肝硬化、腓肠肌痉挛等疾病。虎杖也可食用。当其幼芽长尺许，可将其剥皮生吃，或加工成凉拌菜、腌菜，均是美味可口的佳肴。

【用法用量】内服：煎汤，9～15g；或浸酒；或入丸、散；或做成浸膏。亦可食用，幼芽可剥皮生吃，或水烫凉拌，或盐渍晒成腌菜。外用：适量，研末撒敷。

【使用注意】孕妇忌服。

甘 草

【别名】粉草。

【药用部分】根及根茎。

【性味功效】甘，平。归心、肺、脾、胃经。补脾益气，清热解毒，祛痰止咳，缓急止痛，调和诸药。

【传统主治】脾胃虚弱，倦怠乏力，心悸气短，咳喘痰多，脘腹和四肢挛急疼痛，热毒疮疡，咽喉肿痛，药食中毒。

【抗癌参考】肝癌、肺癌、鼻咽癌、鼻窦癌、食管癌、胃癌、直肠癌、胰腺癌、乳腺癌、宫颈癌、子宫体癌、阴道癌、膀胱癌、前列腺癌、舌癌、喉癌、口腔癌、白血病、恶性淋巴瘤、骨髓癌、软组织肉瘤、皮肤癌、胸膜肿瘤等。可防治放、化疗产生的不良反应。

动物实验表明，甘草中的甘草次酸对大鼠移植性骨髓瘤有抑制作用。甘草酸单铵盐、甘草次酸钠以及甘草次酸衍生物的混合物，对小鼠艾氏腹水癌及肉瘤均有抑制作用。甘草酸能抑制皮下移植的吉田肉瘤。甘草酸、甘草苷能使大鼠腹水肝癌及小鼠艾氏腹水癌细胞产生形态学上的改变。异甘草苷元能抑制 DU145 和 LNCαP 前列腺癌细胞的增生。甘草酸不仅能防治化学致癌物质引起的肝损害，而且还能预防肝癌的发生。甘草次酸衍生物甘草酸钠治疗子宫癌、直肠癌及膀胱癌的疗效较好，且无一般抗癌药的严重不良反应。甘草次酸有防治小鼠白血病的作用，该作用可能是通过肾上腺皮质激素样作用而产生的。此外，甘草酸铵可降低抗癌药喜树碱的毒性，并能加强其抗癌作用。甘草提取物能体外选择性诱导人胃癌 MGC-803、肝癌 HepG2、肺癌 NSCLC 与人宫颈癌传代 Hela 细胞等发生凋亡。甘草热水提取物对人子宫颈癌细胞 JTC26 的抑制率达 70%～90%。

【补充说明】现代药理研究表明，甘草还具有增强免疫功能、抗心律失常、抗溃疡、抑制胃酸分泌、缓解胃肠平滑肌痉挛、促进胰液分泌、镇痛、镇咳、平喘、抗菌消炎、抗病毒、抗过敏、降脂、保肝、解毒等作用。本品可兼治胃及十二指肠溃疡、心律不齐、气管炎、支气管哮喘、肺结核、渗出性胸膜炎、肝炎、脂肪肝、血小板减少性紫癜、血栓静脉炎及艾迪生病等疾病。

【用法用量】内服：煎汤，3～10g。外用：适量，煎水洗或研末敷。

【使用注意】甘草久服、量大可引起浮肿。

仙 人 掌

【别名】神仙掌。

【药用部分】全株。

【性味功效】苦，寒。归心、肺、胃经。清热解毒，消肿止痛，行气活血，凉血止血。

【传统主治】心胃气痛，痞块，痢疾，喉痛，疟腮，咳嗽咯血，吐血，痔血，乳痈，疔疮，癣疾，蛇虫咬伤，烫伤，冻伤。

【抗癌参考】肺癌、食管癌、胃癌、贲门癌、肠癌、肝癌、肾癌、鼻咽癌、腮腺癌、宫颈癌、乳腺癌、脑瘤、白血病、皮肤癌、骨瘤等。可缓解癌性疼痛。

仙人掌提取物，特别是从根部提取出来的"角蒂仙"等成分，有防止癌细胞扩散和转移的作用。食用仙人掌多糖、药用仙人掌多糖及仙人球多糖，对 S180 荷瘤小鼠肿瘤有抑制作用，对 H22 荷瘤小鼠有延长其存活时间的作用，并可提高 S180 荷瘤小鼠的胸腺指数及脾脏指数。体外研究表明，上述 3 种成分对人肺腺癌（Anip）细胞、宫颈癌（Hela）细胞、白血病（K562）细胞的增殖具有明显的抑制作用，且随药物浓度增加，抑制率也逐渐升高。有资料称，仙人掌有抗突变作用，可抑制肿瘤生长，并在控制癌细胞的同时对白细胞的数量无影响，对于辅助放、化疗有所帮助。仙人掌中所含有的多糖、角蒂仙、包壁莲和玉芙蓉等物质，都有助于防癌抗癌，尤其是对于胃癌、食管癌、肠癌、肾癌、肝癌、鼻咽癌和皮肤癌的防治。海内外有关以仙人掌为主要成分防治癌症的临床报告和方剂已有不少，涉及的癌症种类达 10 余种。

【补充说明】在世界范围内，仙人掌有 250 多个品种。现代药理研究表明，它还具有抑菌消炎、镇痛、增强免疫、降血糖、抗脂质过氧化、保护胃黏膜、促进伤口愈合、降血压、利尿等多种药理作用。本品可兼治菌痢、肺结核、颈淋巴结结核、气管炎、腮腺炎、乳腺炎、胃炎、胃及十二指肠溃疡、肾炎、糖尿病、动脉硬化、肥胖症和急性蜂窝组织炎等疾病。仙人掌亦为营养价值较高的食物。我国明代黄佐《仙人掌赋并序》云："仙人掌者，奇草也，煨食可补诸虚，久服轻身延年。"国外一些国家也有食仙人掌的习惯。墨西哥农民把它当作主食，有时还将其作为别具风味的食品，招待来访的异国友人。

【用法用量】内服：煎汤，15～30g，鲜品 30～60g；或焙干研末，3～6g；或食用，可水煎后切丝凉拌或去刺，洗净，捣烂，与粳米煮粥等。外用：适量，鲜品捣敷。

箬　竹

【别名】箬叶竹。

【药用部分】叶。

【性味功效】甘，寒。归肺、肝经。清热止血，解毒消肿，通小便，利肺气。

【传统主治】吐血，衄血，咯血，便血，崩漏，小便不利，喉痹，痈肿。

【抗癌参考】食管癌、胃癌、肝癌、胰腺癌、口腔癌、上颌窦癌、乳腺癌、卵巢癌、宫颈癌、肾癌、甲状腺癌等。

箬竹的多糖提取物对肝腹水癌有明显的抑制作用。隔日给予艾氏腹水癌和肉瘤 S180 实体型箬竹多糖，在 30 天左右，可见消瘤现象。据研究报道，使用箬竹多糖治疗晚期癌症 388 例，就其中食管癌等 11 种癌症 116 例进行统计。经治疗后，症状消失、健康生活 3 年以上者有 17 人，占 14.66%。《抗癌本草》称：箬叶不拘量，压挤鲜汁，代茶饮，可防治多种癌症。

【补充说明】箬竹的青笋可作蔬菜或制成罐头。

【用法用量】内服：煎汤，9 ~ 15g（防治口腔癌，本品煎熬成膏状，每日可服 50 ~ 90g）；或炒存性入散剂；或泡茶饮。外用：适量，炒炭存性，研末吹喉。

绞 股 蓝

【别名】五叶参。

【药用部分】根茎或全草。

【性味功效】甘、微苦，微寒。归脾、肺经。益气健脾，清热解毒，化痰止咳，养心安神。

【传统主治】脾胃气虚，体倦无力，纳食不佳，咳嗽痰多。

【抗癌参考】肺癌、鼻咽癌、鼻窦癌、食管癌、胃癌、肠癌、肝癌、胰腺癌、肾癌、膀胱癌、甲状腺癌、脑瘤、乳腺癌、子宫体癌、宫颈癌、绒癌、喉癌、舌癌、口腔癌、白血病、黑色素瘤、骨瘤、软组织肉瘤等。可防治由放、化疗引起的白细胞减少症。

绞股蓝皂苷（GPS）有明显的体内外抗肿瘤作用。它能抑制多种肿瘤的活性，其中对肝癌、子宫癌、肺癌和黑色素肉瘤等癌细胞有显著抑制作用。GPS 能够抑制人口腔鳞癌颈淋巴结转移癌细胞的增殖，对癌细胞内线粒体和粗面内质网有损伤作用。绞股蓝有抗遗传物质 DNA 变异的作用，能防止正常细胞癌化，并可促进细胞发挥自我治愈的能力，引导癌细胞恢复正常。有资料称，在临床上，绞股蓝已被广泛用于防治多种癌症，尤其对肝癌及放、化疗引起的白细胞减少症有较好的疗效。

【补充说明】现代药理研究表明，绞股蓝还具有降血脂、降血压、增加冠脉和脑血流量、抗心肌缺血、抑制血栓形成、增强免疫、促进新陈代谢、调节内分泌、降血糖、抗疲劳、抗高温、耐缺氧、抗衰老、抗过敏、抗溃疡、护肝肾、镇静、催眠、镇痛等作用。本品可以防治动脉硬化、高血压、冠心病、中风、糖尿病、肥胖症、慢性肝炎、慢性萎缩性胃炎、溃疡病、慢性胆囊炎、支气管炎、支气管哮喘、白发病、龋齿等疾病。绞股蓝药食相兼，有较高的营养价值，是我国医药宝库中的一枝奇葩，民间称其为"不老长寿药草"。它与人参的有益成分大致相近，作用也相似，故有"南方人参""第二人参"之称。

【用法用量】内服：煎汤，15～30g；研末吞服，每次3～6g；或制成冲剂、口服液、保健茶、饮料、食品使用。外用：适量，捣烂涂擦。

夏枯草

【别名】夏枯球。

【药用部分】果穗或全草。

【性味功效】辛、苦，寒。归肝、胆经。清热泻火，养肝明目，散结消肿。

【传统主治】目赤肿痛，目珠夜痛，头痛眩晕，瘰疬，瘿瘤，乳痈肿痛。

【抗癌参考】食管癌、胃癌、肠癌、肝癌、胆囊癌、胰腺癌、甲状腺癌、腮腺癌、扁桃体癌、鼻咽癌、鼻窦癌、喉癌、肺癌、舌癌、牙龈癌、眼睑鳞状上皮癌、乳腺癌、宫颈癌、卵巢癌、恶性淋巴瘤、胸腺瘤、脑瘤、多发性骨髓瘤、白血病、皮肤癌、软组织肉瘤等。

夏枯草水煎剂或醇提取物对小鼠肉瘤S180、子宫颈癌U14、食管癌109等多种肿瘤细胞株有显著抑制作用。其水煎液浓缩物对人子宫颈癌JTC26的抑制率为50%～70%。夏枯草所含的熊果酸对淋巴细胞白血病细胞P388、L1210及人肺癌细胞A549有细胞毒样作用。夏枯草能够诱导人淋巴瘤Raji细胞凋亡。有报道称，"422"注射液（含夏枯草、半枝莲、白花蛇舌草）每日或隔日，肌内或瘤内注射，每次2mL，可防治多种恶性肿瘤，有些病例在治疗2周后，即有较明显的疗效。

【补充说明】现代药理研究表明，本品还具有抗菌抗炎、抗病毒、抗凝、增强纤溶功能、降压、降血糖、利尿、抗心肌缺血、收缩子宫、增强肠管蠕动等作用。本品可兼治乳腺炎、乳腺增生、肺炎、扁桃体炎、腮腺炎、淋巴结炎、淋巴结结核、肺结核、结膜炎、胸膜炎、甲状腺功能亢进、高血压、黄疸型肝炎、菌痢、慢性膀胱炎等疾病。

【用法用量】内服：煎汤，9～15g；或熬膏；或入丸、散。

白毛夏枯草

【别名】白夏枯草。

【药用部分】全草。

【性味功效】苦，寒。归肺、肝经。清热解毒，凉血消肿，止咳化痰。

【传统主治】咽喉肿痛，肺热咳嗽，目赤肿痛，吐血衄血，痈肿疔疮，毒蛇咬伤，跌打损伤。

【抗癌参考】肺癌、鼻咽癌、喉癌、乳腺癌、肝癌、肛管癌等。

用抗噬菌体法筛选对肿瘤有抑制作用的中草药时，发现本品具有抗噬菌体作用。有研究表明，本品在体外对肺癌 A549、肝癌 SMMC－7721 具有明显的抑制作用，抑制率分别为 60% 和 16.99%。流式细胞仪测定结果显示，白毛夏枯草可以诱导肿瘤细胞凋亡。动物实验证明，本品含有能够抗肿瘤的木犀草素，该物质对 NK/LY 腹水癌细胞有一定的抑制活性。

【补充说明】现代药理实验证明，本品尚具有消炎祛痰、止咳平喘、升高白细胞数量、增强免疫力、镇静、降血压及抑菌等作用。本品可兼治气管炎、肺炎、肺结核、白喉、喉炎、扁桃体炎、急性结膜炎、乳腺炎、胆道感染、阑尾炎、菌痢、高血压等疾病。

【用法用量】内服：煎汤，10～30g，鲜品 60～90g；或捣汁；或研末服。外用：适量，或煎水洗，或捣敷，或捣汁含漱。

菊　花

【别名】白菊花。

【药用部分】花。

【性味功效】甘、苦，微寒。归肺、肝、肾经。疏散风热，平抑肝阳，清肝明目，清热解毒。

【传统主治】风热感冒，头痛眩晕，目赤肿痛，眼目昏花，疮痈肿毒。

【抗癌参考】乳腺癌、肠癌、宫颈癌、鼻咽癌、上颌窦癌、脑膜癌、脑肿瘤、骨肉瘤、皮肤肿瘤等。

菊花提取物中含有多种抗肿瘤成分，如木犀草素、芹菜素（又称芹黄素）、小白菊内酯等。木犀草素属黄酮类抗氧化物，能够有效地集中杀死癌细胞。有研究发现，杭州白菊花的木犀草素含量在各类菊花中最高。负责这项研究的教授表示，木犀草素对结直肠癌、子宫颈癌和肿瘤坏死因子的细胞凋亡过程相当敏感，可用其帮助舒缓癌症化疗的不良反应。木犀草素亦有助于降低人们患癌的概率。芹黄素能跟癌细胞中的一种特殊蛋白质结合，从而诱导癌细胞"自然"死亡。相关研究表明，芹黄素有能力让乳腺癌细胞存活的时间不超过正常细胞，从而遏制癌细胞蔓延。同时，其可令癌细胞对药物治疗更敏感。从菊花中分离出来的蒲公英赛炮型 3 - 羟基三萜类对由 12 - 0 - 十四酰大戟二萜醇 - 13 - 酯（TPA）引起的小鼠皮肤肿瘤有较显著的抑制作用。日本以菊花热水提取物做抗癌实验，发现菊花对小鼠肉瘤 180 的抑制率竟高达 54.8%。

【补充说明】现代药理研究表明，菊花还具有抗菌、抗病毒、解热消炎、扩张冠脉、增加冠脉血流量、提高心肌耗氧量、降压、降胆固醇、补钙、缩短凝血时间、抗诱变、抗衰老、抗氧化、镇静和促肠胃蠕动等作用。菊花可以防治高血压、冠心病、动脉硬化和便秘等疾病。菊花也是制作药膳的重要原料，如菊花肉片是成都同仁堂药膳餐厅的一道美味菜肴。已有多种菊花饮料不断问世，如菊花茶、菊花酒、菊花晶等。饮用菊花水能保护视力、改善睡眠，非常适合长期用眼过度的学生和上班族。

【用法用量】内服：煎汤，9～15g；或入丸、散；制作药膳、饮料或糕点。外用：适量，煎水洗或捣敷。

落马衣

【别名】防风草。

【药用部分】全草。

【性味功效】辛、苦，微温。祛风解表，除湿解毒，消肿止痛。

【传统主治】感冒发热，呕吐腹痛，风湿骨痛。

【抗癌参考】胃癌、鼻咽癌等。

落马衣中所含的大环二萜内酯对鼻咽癌 KB 细胞有显著的抑制活性；所含的卵防风二内酯对艾氏腹水癌 EAC（实体型和腹水型）有一定的抑制作用。有资料称，落马衣具有良好的抗癌功效，对预防消化道癌症特别有帮助。

【补充说明】现代药理研究表明，本品尚具有抗病毒作用。它可兼治胃肠炎、骨髓炎、神经性皮炎等疾病。落马衣的营养价值很高。本品为欧芹属植物。

【用法用量】 内服：煎汤，15～30g；或浸酒；或作蔬菜食用。外用：适量，煎水洗或鲜品捣敷。

白花蛇舌草

【别名】 蛇舌草。

【药用部分】 全草。

【性味功效】 甘、淡、微苦，寒。归胃、大肠、小肠经。清热解毒，利湿通淋，消痈活血。

【传统主治】 痈肿疮毒，咽喉肿痛，毒蛇咬伤，热淋涩痛，湿热黄疸，肺热咳嗽。

【抗癌参考】 食管癌、胃癌、肠癌、肝癌、胆囊癌、胰腺癌、肺癌、鼻咽癌、鼻窦癌、眼癌、喉癌、舌癌、宫颈癌、卵巢癌、乳腺癌、绒癌、恶性葡萄胎、恶性淋巴瘤、肾癌、膀胱癌、牙龈癌、前列腺癌、软组织肉瘤、脊髓肿瘤、白血病、脑胶质瘤、黑色素瘤、胸膜肿瘤等。

白花蛇舌草是一种广谱抗癌药。体外试验表明，其粗制剂对多种白血病以及吉田肉瘤和艾氏腹水癌均有抑制作用。其所含的白花蛇舌草素在体外对小鼠腹水型肝癌细胞有抑制作用。平板法体外筛选表明，白花蛇舌草素对人肺癌有抑制效应。体内试验表明，白花蛇舌草对大鼠瓦克癌256，小鼠子宫颈癌14、肉瘤180、肝癌实体型、艾氏腹水癌腹水型转皮下型均有抑制作用。本品所含的三萜酸类对淋巴肉瘤1号腹水型、子宫颈癌14、肝癌实体型、肉瘤180均有显著抑制作用；所含的香豆精类对子宫颈癌14、肉瘤180、肝癌实体型均有显著抑制作用；所含的多糖类对淋巴肉瘤1号腹水型、艾氏腹水癌皮下型均有显著抑制作用。本品的乙醇提取物对结肠癌、黑色素瘤和乳腺癌细胞株显示出一定活性，其中对乳腺癌细胞株的活性更强。

【补充说明】 现代药理研究表明，本品还具有抗菌抗炎、增强免疫功能、抑制精子生成、镇痛、镇静、催眠、保肝、利胆、抗蛇毒等作用。白花蛇舌草可兼治阑尾炎、胆囊炎、肝炎、肺炎、气管炎、咽喉炎、扁桃体炎、胃炎、痢疾、盆腔炎、尿路感染等疾病。

【用法用量】内服：煎汤，6～30g，大量可用至60g；或制成片剂、冲剂、糖浆。已有注射剂，按其说明书使用。外用：适量，捣敷。

半 枝 莲

【别名】牙刷草。

【药用部分】全草。

【性味功效】辛、苦，寒。归肺、肝、肾经。清热解毒，活血化瘀，利尿消肿。

【传统主治】热毒疮疡，咽喉肿痛，毒蛇咬伤，跌仆损伤，水肿，黄疸。

【抗癌参考】食管癌、贲门癌、胃癌、肝癌、胰腺癌、直肠癌、肛门癌、肺癌、鼻咽癌、鼻窦癌、眼癌、口腔癌、舌癌、肾癌、宫颈癌、子宫体癌、绒癌、恶性葡萄胎、卵巢癌、乳腺癌、恶性淋巴瘤、白血病、多发性骨瘤、脑瘤、多发性神经瘤、膀胱癌、皮肤癌、软组织肉瘤、前列腺癌等。可防治癌性腹水。

半枝莲具有良好的抗肿瘤活性。众多的药理实验已证实，其抗肿瘤作用十分显著。它对小鼠肉瘤 S180、子宫颈癌 U14、肝癌实体型、艾氏腹水癌腹水型转皮下型、脑瘤 22 和大鼠瓦克癌 256 以及白血病细胞等，均有一定的抑制作用。经细胞呼吸法检测，其对急性粒细胞白血病细胞的抑制率大于75%。临床大量报道证实，本品在治疗癌症中的应用十分广泛，且有较好疗效。

【补充说明】现代药理研究表明，本品还具有解热、抗炎杀菌、抗病毒、利尿、降压、保肝、抗组胺、祛痰、镇咳、平喘、抗衰老和抑制晶体醛糖还原酶等作用。半枝莲可兼治气管炎、肺脓肿、阑尾炎、肝炎、肝硬化、急性肾炎、尿道炎、糖尿病、糖尿病性白内障、淋巴结结核等疾病。

【用法用量】内服：煎汤，15～30g，鲜品加倍；或入丸、散；或鲜品捣汁；或炖肉。外用：适量，研末调敷或鲜品捣敷。

【使用注意】孕妇慎服。

半 边 莲

【别名】半边菊。

【药用部分】全草。

【性味功效】辛，平。归心、小肠、肺经。清热解毒，利水消肿。

【传统主治】疮痈肿毒，蛇虫咬伤，水肿，黄疸。

【抗癌参考】食管癌、胃癌、肠癌、肝癌、肾癌、肾盂癌、膀胱癌、肺癌、鼻咽癌、鼻窦癌、喉癌、口腔癌、眼睑癌、乳腺癌、宫颈癌、卵巢癌、绒癌、白血病、多发性骨髓瘤、脑胶质瘤、淋巴肉瘤等。可防治癌性胸、腹水。

体外实验表明，半边莲有抗癌活性。体内实验表明，本品对小鼠肉瘤 S37 有抑制作用。洛贝林（半边莲碱）对癌细胞有抑制作用，可抑制小鼠腹水癌细胞对氧的摄取，抑制癌细胞的分裂活性，而且伴随的不良反应少。

【补充说明】现代研究发现，本品还具有利尿、降压、呼吸兴奋、扩张支气管、抗菌、利胆、催吐、抗蛇毒、止血等作用。本品可兼治扁桃体炎、急性结膜炎、急性中耳炎、乳腺炎、阑尾炎、肠炎、菌痢、肝硬化、肾炎水肿、小儿麻痹症等疾病。

【用法用量】内服：煎汤，15～30g，鲜品 30～60g；或鲜品捣汁；或炖猪肺。外用：适量，研末调敷或鲜品捣敷。

蒲 公 英

【别名】黄花地丁。

【药用部分】全草。

【性味功效】苦、甘，寒。归肝、胃经。清热解毒，消肿散结，利湿通淋。

【传统主治】痈肿疔毒，乳痈，肺痈，肠痈，瘰疬，目赤，咽痛，湿热黄疸，热淋。

【抗癌参考】食管癌、胃癌、肝癌、胰腺癌、肠癌、肺癌、鼻咽癌、鼻窦癌、舌癌、牙龈癌、硬腭肿瘤、乳腺癌、宫颈癌、膀胱癌、恶性淋巴瘤、脑胶质瘤、白血病、皮肤癌、胸膜肿瘤等。可防治癌性发热与癌性疼痛。

现代研究表明，本品具有抗肿瘤作用。蒲公英多糖对小鼠肿瘤细胞有抑制活性，并有显著激活小鼠腹腔巨噬细胞的功能。本品热水浸出物对小鼠 S180 的抑制率为 43.5%，同时对小鼠艾氏腹水癌亦有明显的防治效果。本品对移植性人体肺癌有明显抑制作用。蒲公英根所含的三萜类化合物蒲公英萜醇及蒲公英甾醇，对淋巴瘤 Raji 细胞具有显著的抑制作用。

【补充说明】现代药理研究表明，本品还具有抗菌、抗病毒、抗内毒素、增强免疫功能、抗氧化、抗衰老、抗胃损伤、利胆、保肝、促进乳汁分泌及美容等作用。本品可兼治气管炎、肺炎、扁桃体炎、淋巴结炎、腮腺炎、猩红热、乳腺炎、胃炎、肝炎、胆囊炎、胆石症、阑尾炎、尿路感染、急性结膜炎、睑腺炎、沙眼及蛇咬伤等疾病。

【用法用量】内服：煎汤，10 ~ 15g，鲜品加倍；或入丸、散；或捣汁；或制作成糖浆。外用：适量，鲜品捣敷或煎汤熏洗患处。

天葵子

【别名】紫背天葵子。

【药用部分】块根。

【性味功效】甘、苦，寒。归肝、脾、小肠、膀胱经。清热解毒，消肿散结，利水通淋。

【传统主治】痈肿，疔疮，瘰疬，小儿惊风，淋浊，带下，蛇虫咬伤，跌打损伤。

【抗癌参考】鼻咽癌、肺癌、食管癌、胃癌、肝癌、膀胱癌、肾癌、乳腺癌、卵巢癌、前列腺癌、脑肿瘤、纵隔肿瘤、甲状腺肿瘤、恶性淋巴瘤、白血病等。可防治癌性胸、腹水。

体外筛选表明，本品对肿瘤细胞有抑制作用。体内试验表明，本品对小鼠肉瘤 S180 有明显抑制作用，对其他多种移植性肿瘤也有一定的抑制作用。有资料称，本品常被用来治疗多种肿瘤并发感染者。

【补充说明】现代药理研究表明，本品还具有抗炎作用，其煎剂对金黄色葡萄球菌有抑制作用。本品可兼治乳腺炎、扁桃体炎、败血症、中耳炎、白喉、淋巴结结核、肺结核、肾结核、哮喘、癫痫等疾病。

【用法用量】内服：煎汤，3 ~ 10g；或研末；或浸酒；或炖猪肉食。外用：适量，捣敷，或研末调敷，或捣汁点眼。

肿节风

【别名】草珊瑚。

【药用部分】全草。

【性味功效】辛、苦，平。归肺、心、肝经。清热解毒，活血散瘀，祛风除湿，通经接骨。

【传统主治】肺热咳嗽，肠痈，风湿痹痛，肢体麻木，跌打骨折。

【抗癌参考】胰腺癌、食管癌、胃癌、肠癌、肝癌、白血病、肺癌、鼻咽癌、膀胱癌、前列腺癌、乳腺癌、宫颈癌、骨肿瘤、脑瘤、甲状腺癌、淋巴网状细胞瘤、软组织肉瘤等。

现代药理实验表明，本品有广谱性抗癌功能。其水溶性提取物和挥发油，以及其他多种成分均有抗肿瘤作用，此与其能抑制癌细胞的分裂有关。本品在动物体内、外均有抗癌活性。本品干浸膏对小鼠肉瘤 S180 和瓦克癌的抑制率为 30.5%～56.7%；浸膏对小鼠自发乳腺癌 615 的抑制率为 30%～50%；挥发油对艾氏腹水癌、肉瘤 S180、瓦克癌、肉瘤 S37 的抑制率为 30%～40%。本品挥发油在体外对白血病 615 细胞有强的直接杀伤作用。本品注射液对人肺癌 A-549、结肠癌 HCT-29、胃癌 BGC-823 三种人系肿瘤细胞，均有较强的体外细胞毒作用，且呈浓度依赖性。本品提取物有抗鼻咽癌细胞增殖作用。本品还对小鼠脑瘤 B22、子宫颈癌 U14 等瘤株具有明显的抑制作用。

【补充说明】现代药理研究表明，本品还具有抗菌、抗溃疡、增加胃液分泌、促进食欲、祛痰、平喘、促进骨折愈合、调节免疫功能及保护心肌等作用。它可兼治流感、乙脑、肺炎、急性阑尾炎、急性胃肠炎、菌痢、胆囊炎、风湿性关节炎、类风湿关节炎、冠心病、口腔炎等疾病。

【用法用量】内服：煎汤，10～15g；或浸酒；或煎水代茶；或制成浸膏、片剂。已有针剂，按其说明书使用。外用：适量，捣敷，或研末调敷，或煎水熏洗。

石上柏

【别名】地侧柏。

【药用部分】全草。

【性味功效】甘，平。归肺、大肠经。清热解毒，活血化瘀，消肿止血，祛风除湿。

【传统主治】咽痛，目赤，咳嗽，乳痈，湿热黄疸，风湿痹痛，疮疖，瘰疬，外伤出血。

【抗癌参考】鼻咽癌、鼻腔癌、鼻窦癌、喉癌、肺癌、胃癌、肝癌、绒毛膜癌、恶性葡萄胎、宫颈癌、乳腺癌、皮肤癌、肾癌、恶性淋巴瘤等。

体外实验表明，本品有较高的抗癌作用。其所含的生物碱对小鼠S180、U14、L16 等瘤株均有抑制作用，且能延长实体型肝癌小鼠的生存期。本品对化疗、放疗敏感的肿瘤常有一定疗效，其中又以体积小的肿瘤疗效较好。且本品与化疗、放疗合用，能够起到协同作用。

【补充说明】现代药理研究表明，本品还具有增强肾上腺皮质功效、增强机体代谢和网状内皮系统功能、抗菌消炎等作用。本品可兼治上呼吸道感染、急性扁桃体炎、肺炎、肝炎、肝硬化、胆囊炎、乳腺炎、结膜炎、硅肺等疾病。

【用法用量】内服：煎汤，15～30g，鲜品倍量；或作片剂；或与猪精肉或大枣煮服。已有注射液，按其说明书使用。外用：适量，研末敷或鲜品捣敷。

白 英

【别名】白草，白毛藤。

【药用部分】全草。

【性味功效】苦，微寒。有小毒。归肝、胃经。清热解毒，祛风利湿，消肿活血。

【传统主治】感冒发热，乳痈，恶疮，湿热黄疸，水肿，白带，风湿痹痛。

【抗癌参考】肺癌、鼻咽癌、鼻窦癌、喉癌、声带癌、食管癌、胃癌、肠癌、肝癌、胆管癌、胰腺癌、肾癌、甲状腺癌、宫颈癌、卵巢癌、绒毛膜癌、恶性葡萄胎、膀胱癌、阴茎癌、睾丸癌、脑肿瘤、骨肉瘤、软组织肉瘤等。

白英含多种生物碱成分，这些成分具有抗癌活性。白英对小鼠肉瘤180、子宫颈癌14、艾氏腹水癌腹水型转皮下型及大鼠瓦克癌256 有抑制作用，对人体肺癌亦有抑制作用。本品醇提物对小鼠肉瘤 S180 有显著抑制效果，这可能与其含有的抗癌成分 β－苦茄碱有关。用白英汤联合放、化疗治疗肺癌、胃癌、肝癌等肿瘤，效果显著，同时还能减轻化疗的不良反应。《抗癌中药一千方》载：白英、垂盆草各 100g，蔗糖适量，经提取制成口服液，口服，每次 10mL，每日 3 次，可防治多种癌症。

【补充说明】 现代药理研究表明，本品尚具有促进机体抗体形成与蛋白质合成、抑菌、抗真菌等作用。它可兼治肝炎、肝硬化、胆囊炎、乳腺炎、宫颈糜烂、阴道炎、肾炎水肿、颈淋巴结结核、风湿性关节炎、荨麻疹、带状疱疹等疾病。

【用法用量】 内服：煎汤，15～30g（鲜品可用至 90g）；或捣汁、浸酒服。外用：适量，捣敷，或煎水洗，或捣汁涂、滴耳。

大 青 叶

【别名】 大青。

【药用部分】 叶。

【性味功效】 苦，寒。归心、胃、肝经。清热解毒，凉血消斑。

【传统主治】 热入营血，高热神昏，发斑发疹，黄疸，热痢，喉痹，口疮，痄腮，丹毒，痈肿。

【抗癌参考】 白血病、骨髓瘤、喉癌、声带癌、扁桃体癌、肺癌、上颌窦癌、食管癌、胃癌、直肠癌、肝癌、乳腺癌、绒癌、颅脑肿瘤等。可防治癌性发热。

现代研究表明，本品有抗肿瘤作用。用噬菌体法筛选抗癌药时提示，本品有抗噬菌体作用。其所含的靛苷、靛蓝有一定的抗肿瘤活性；所含的靛玉红对动物移植性肿瘤有中等强度的抑制活性。灌服靛玉红可延长腹水型 W256 大鼠的生存时间，对小鼠 Lewis 肺癌及小鼠乳腺癌亦有一定抑制作用。靛玉红有显著的抗白血病作用，对慢性粒细胞白血病有较好疗效，其临床疗效与白消安相当，且无明显骨髓抑制作用。靛玉红 2 号衍生物对恶性肿瘤细胞的生长增殖有明显的抑制作用。

【补充说明】 现代研究证明，本品尚有解热、抗菌消炎、抗病毒、抗内毒素、杀灭钩端螺旋体、增强免疫功能、抗氧化、利胆、兴奋子宫平滑肌、降低毛细血管通透性等作用。本品可以预防流脑，还可兼治乙脑、腮腺炎、肺炎、淋巴结炎、菌痢、急性睾丸炎、丹毒等疾病。本品为十字花科植物菘蓝的叶，被《中国药典》2005 年版定为大青叶的正品。其他如蓼科的蓼蓝、爵科的马蓝、马鞭草科的路边青等植物，在不同地区亦被叫作大青叶。

【用法用量】内服：煎汤，10～15g，鲜品30～60g；或捣汁；或入丸、散。外用：适量，捣敷或煎水洗。

猪殃殃

【别名】八仙草。

【药用部分】全草。

【性味功效】辛、苦，微寒。归肝、脾、胃、心、小肠、大肠经。清热解毒，利尿消肿，活血止血。

【传统主治】疮疖痈肿，肠痈，淋证，热痹，水肿，痛经，崩漏，白带，便血，尿血，跌打损伤。

【抗癌参考】白血病、食管癌、胃癌、肠癌、肛门癌、肝癌、舌癌、牙龈癌、下颌腺癌、甲状腺癌、乳腺癌、宫颈癌、子宫体癌、肺癌、膀胱癌、肾癌、阴茎癌、恶性淋巴瘤、骨肉瘤等。可防治癌性溃疡。

亚甲蓝试管法体外实验表明，本品能抑制肿瘤细胞生长，尤其对急性淋巴细胞白血病及急性粒细胞白血病细胞格外有效。体内实验表明，本品对移植性小鼠肉瘤 S180 与白血病细胞均有抑制作用。其醇浸膏对小鼠白血病 L615 的抑制率为28.5%。

【补充说明】现代研究证明，本品尚有抗菌、降压等作用。它可兼治阑尾炎、菌痢、乳腺炎、尿路感染、甲沟脓肿等疾病。

【用法用量】内服：煎汤，15～30g（鲜品倍量）；或捣汁饮。外用：适量，捣敷或绞汁涂。

蛇莓

【别名】地莓。

【药用部分】全草。

【性味功效】甘、酸，寒。有小毒。归肺、肝、大肠经。清热解毒，散结消肿，凉血止血，化痰止咳。

【传统主治】痈肿疔疮，瘰疬结核，热病惊痫，咳嗽吐血，咽喉肿痛，痄腮，黄疸，月经不调，跌打损伤，蛇虫咬伤，烫火伤。

【抗癌参考】食管癌、胃癌、肠癌、肝癌、肺癌、鼻咽癌、喉癌、声带癌、甲状腺癌、胸腺癌、乳腺癌、子宫癌、卵巢癌、膀胱癌、肾癌、恶性淋巴瘤、白血病、软组织肉瘤、皮肤癌等。

经过对 60 种中草药的粗筛，发现蛇莓有较强的抗癌作用。蛇莓水浸膏灌胃，对小鼠肉瘤 S180、肝细胞瘤 H22 和未分化肉瘤 S37 有抑瘤作用。蛇莓水浸膏体外可杀伤人体肝癌 BEL－7721、胃癌 SGC－790、食管癌 ECA－109 细胞。有资料称，蛇莓对人子宫颈癌 JTC26 癌细胞的抑制率为 90%以上。

【补充说明】现代研究证明，本品尚有抗炎杀菌、促进吞噬、增强免疫功能、抗凝、中和白喉外毒素及降压等作用。它可兼治腮腺炎、淋巴结结核、急性扁桃体炎、白喉、百日咳、肠炎、菌痢、高血压、湿疹、带状疱疹等疾病。

【用法用量】内服：煎汤，9～15g，鲜品 30～60g；或捣汁；或与瘦猪肉煲汤服。外用：适量，捣敷或研末撒。

凤尾草

【别名】凤凰草。

【药用部分】全草。

【性味功效】淡、微苦，寒。归肝、大肠、心经。清热利湿，凉血止血，消肿解毒。

【传统主治】湿热黄疸，泄泻，淋证，带下，血证，疔疮肿毒，喉痹乳蛾，高热抽搐，蛇虫咬伤。

【抗癌参考】食管癌、胃癌、肠癌、肝癌、肺癌、膀胱癌、乳腺癌、子宫癌、绒毛膜癌、恶性葡萄胎、白血病等。可防治癌性发热、癌性感染、癌性胸腹水、癌性出血。

现代研究表明，本品有抗癌作用。本品对小鼠肉瘤 S180、S37 和瓦克癌 W256 均有抑制活性。从其地上部分得到的 2 种双萜，对艾氏腹水癌细胞有中等的细胞毒性。其根对小鼠吉田肉瘤的抑制率为 30%～50%。《实用抗癌验方》载：鲜凤尾草 75～150g，水煎服，每日 1 剂，长期连续服用，可防治子宫癌。

【补充说明】现代研究表明，本品尚有抑菌作用。它可兼治菌痢、肠炎、肝炎、胆囊炎、腮腺炎、乳腺炎、淋巴结结核、尿路感染、咽炎、荨麻疹等疾病。

　　【用法用量】内服：煎汤，9～15g，鲜品可用至30～60g；或研末；或捣汁。外用：适量，捣敷或煎水洗。

狗舌草

　　【别名】狗舌头草。

　　【药用部分】全草。

　　【性味功效】苦，寒。归心、小肠、膀胱经。清热解毒，利尿消肿，活血杀虫。

　　【传统主治】肺热咳嗽，疔肿疮疡，水肿，跌打损伤，疥疮。

　　【抗癌参考】白血病、肺癌、恶性网状细胞瘤、恶性淋巴瘤、皮肤癌等。

　　本品所含生物碱有抗肿瘤活性。亚甲蓝试管法试验证明，本品对白血病细胞有较强的抑制作用。据报道，有实验以本品为主，配合辨证论治，治疗白血病24例，好转16例。

　　【补充说明】现代研究表明，本品尚有降压、解痉、抗溃疡等作用。它可兼治肺脓肿、尿路感染、肾炎水肿、口腔炎、湿疹、滴虫性阴道炎等疾病。

　　【用法用量】内服：煎汤，10～15g，鲜品加倍；或入丸、散。外用：适量，捣敷或研末撒。

　　【使用注意】服用过量可引起肝脏损害。

三白草

　　【别名】水木通，塘边藕。

　　【药用部分】全草或根茎。

　　【性味功效】甘、辛，寒。归肺、脾、胃、大肠经。清热解毒，利尿消肿。

　　【传统主治】水肿，脚气，淋浊，带下，疮疡痈肿。

　　【抗癌参考】肝癌、肺癌、肾癌、肾盂癌、膀胱癌、前列腺癌、宫颈癌等。可防治癌性腹水。

　　经现代药理研究证实，本品有抗癌作用。三白草煎剂对移植性肿瘤细胞有抑制活性。

【补充说明】本品尚有抗菌消炎、利尿、降血压、降血糖、抗氧化、保肝、镇咳和抑制醛糖还原酶等作用。它可预防糖尿病性白内障，还可兼治尿路感染、慢性前列腺炎、急性乳腺炎、乳汁不足、肾炎水肿、湿疹、皮肤瘙痒、蛇咬伤等疾病。

【用量用法】内服：煎汤，15～30g（鲜品倍量）；或鲜品捣汁饮。外用：鲜品适量，捣敷或煎水洗。

冬 凌 草

【别名】冰凌草。

【药用部分】全草。

【性味功效】苦、甘，微寒。清热解毒，健胃活血，消肿止痛。

【传统主治】咽喉肿痛，咳喘，胁痛，风湿痹痛，跌打损伤。

【抗癌参考】食管癌、贲门癌、胃癌、直肠癌、肝癌、胰腺癌、肺癌、甲状腺癌、乳腺癌、宫颈癌、膀胱癌、白血病、网状细胞肉瘤、软组织肉瘤等。

本品对多种肿瘤细胞均有显著抑制或杀伤作用。其煎剂及醇剂在体外对 Hela 细胞及食管鳞癌细胞株（CaEs－17）均有明显的细胞毒作用。其煎剂及醇剂在体内对多种动物移植性肿瘤如艾氏腹水癌、肉瘤 S180、肝癌、网状细胞肉瘤等均有抑制作用，并对小鼠子宫颈癌 U14、大鼠瓦克癌 W256 及白血病 L615 等亦有一定抑制作用。冬凌草甲素、冬凌草乙素对人肝癌 BEL－7402 细胞株、人食管癌 109 细胞和短期培养的离体食管癌组织均有一定的杀伤作用，且即时作用强。冬凌草甲素对人胃腺癌 BGC－823 细胞、膀胱癌 MB49 细胞株，具有生长抑制和诱导凋亡作用。冬凌草甲素还能诱导 HL－60 细胞凋亡，并与其细胞杀伤活性相互平行。冬凌草乙素 10mg/kg 和 20mg/kg 腹腔注射，对 ECA、肝癌、肉瘤 S180、L1 腹水型和网织细胞肉瘤（ARS）、L615 白血病均有一定疗效。冬凌草若与化疗药物配伍使用，不仅能大大提高后者的抑瘤作用，还可降低其用量，减少不良反应的发生。

【补充说明】现代药理研究表明，本品尚有抗菌消炎、扩张血管、降压、解痉止痛等作用。它可兼治咽炎、扁桃体炎、腮腺炎、气管炎、乳腺炎、盆腔炎、肝炎、胃炎等疾病。

【用量用法】内服：煎汤，30～60g；或泡茶饮；或泡酒饮；或作片剂、冲剂、流浸膏、糖浆。已有注射液按其说明书使用。外用：适量，煎汤洗。

羊 蹄

【别名】羊蹄根，东方宿。

【药用部分】根。

【性味功效】苦、酸，寒。归心、肝、大肠经。清热解毒，凉血止血，通便利尿，杀虫止痒。

【传统主治】各种出血，便秘，淋浊，疥疮顽癣，头风白屑。

【抗癌参考】白血病、恶性淋巴瘤、肺癌、食管癌、胃癌、肝癌、胰腺癌、直肠癌、乳腺癌、黑色素瘤、骨肉瘤等。

羊蹄根煎剂浓缩后酒精提取物对急性淋巴细胞白血病、急性单核细胞白血病和急性粒细胞白血病患者的血细胞脱氢酶均有抑制作用（试管中亚甲蓝脱色法），对前两者白细胞的呼吸有一定的抑制作用（瓦氏呼吸器测定法）。羊蹄根的热水提取物对小鼠肉瘤 S180 有抑制效果。羊蹄根所含的大黄素、大黄酸对小鼠的黑色素瘤、乳腺癌及艾氏癌腹水型均有抑制作用，对癌细胞具有直接破坏作用。

【补充说明】现代药理研究表明，本品还有抗菌、止咳、祛痰、平喘、降压、缩短出血时间、增强毛细血管抵抗力及促进血小板生成等作用。它可兼治功能失调性子宫出血、血小板减少性紫癜、贫血、慢性肝炎、肛门周围炎症。外用本品，可治痔疮、急性乳腺炎、神经性皮炎、脂溢性皮炎等疾病。

【用量用法】内服：煎汤，10～30g；或捣汁；或熬膏；或作片剂。外用：适量，捣敷，或磨汁涂，或煎水洗。

羊 蹄 叶

【药用部分】叶。

【性味功效】甘，寒。清热，止血，通便，解毒，杀虫。

【传统主治】肠风便血，便秘，小儿疳积，痈疮肿痛，目赤肿痛。

【抗癌参考】胰腺癌、白血病等。

体外实验表明，本品具有抗癌活性。其煎剂浓缩后的醇提取物，对急性白血病细胞的脱氢酶和呼吸均有一定的抑制作用。有实验将本品醇提取物皮下注射于移植性小鼠肉瘤，48 小时后检查，可见到肿瘤细胞受损。若使用本品酸性提取物进行注射，则作用更强。

【补充说明】本品尚具有抗菌、止咳、祛痰、缩短凝血时间、促进骨髓造血、降压、利胆、泻下等作用。外用本品，可治头部脂溢性皮炎、口疮等疾病。

【用法用量】内服：煎汤，10～15g。外用：适量，捣敷或煎水含漱。

土 大 黄

【别名】红筋大黄。

【药用部分】根。

【性味功效】苦、辛，凉。归肝、脾、胃、肺、大肠经。清热解毒，凉血止血，祛瘀消肿，通便，杀虫。

【传统主治】肺痨，肺痈，吐血，衄血，疟腮，便秘，痈疮肿毒，跌打损伤，疥癣，烫伤。

【抗癌参考】白血病、食管癌、胃癌、肺癌、肝癌、肠癌、恶性淋巴瘤、骨髓瘤、膀胱癌、黑色素瘤、乳腺癌、子宫颈癌等。

体外实验表明，本品有抗癌活性。其所含的大黄素、大黄酸对小鼠黑色素瘤、乳腺癌及艾氏腹水癌细胞均有抑制和杀伤作用。本品对急性单核细胞白血病及急性淋巴细胞白血病均有抑制活性。

【补充说明】现代药理研究表明，本品尚能使毛细血管收缩、通透性降低，还能缩短凝血时间。它可兼治肺脓肿、肺结核咯血、腮腺炎、流行性乙型脑炎、肝炎、湿疹、皮炎。别名为"土大黄"的草药甚多，如本品同属植物羊蹄、皱叶酸模、巴天酸模和牛耳大黄，及大黄属植物华北大黄（山大黄）等，应用时注意区分。

【用量用法】内服：煎汤，10～30g；或捣汁酒煎服；或与瘦猪肉做饼蒸食。外用：适量，捣敷、磨汁涂或煎水洗。

大 蓟

【别名】马蓟。

【药用部分】全草或根。

【性味功效】甘、苦，凉。归心、肝经。凉血止血，祛瘀消肿，清热解毒。

【传统主治】各种出血，痈肿疮毒。

【抗癌参考】肝癌、贲门癌、肠癌、肺癌、鼻咽癌、肾癌、膀胱癌、子宫癌、乳腺癌、甲状腺癌、恶性淋巴瘤、白血病等。

本品体外实验有抗癌活性，对肿瘤细胞的抑制率达70%～90%。大蓟根所含的β-谷甾醇对子宫颈癌U14、Hela细胞有抑制作用。将大蓟所含的2种黄酮成分作用于癌细胞，可致癌细胞凋亡。

【补充说明】现代药理研究表明，本品还具有缩短凝血时间、降低血压、抗菌、抗病毒以及恢复肝功能、促进肝细胞再生等作用。它可兼治高血压、肝炎、鼻旁窦炎、肺脓肿、肺结核、淋巴结结核、支气管扩张、腮腺炎、阑尾炎、乳腺炎、阴道炎、口腔炎、乳糜尿等疾病。

【用量用法】内服：煎汤，9～15g（鲜品倍量）；或捣汁；或研末；或与鸡蛋、瘦肉同煎服。外用：适量，捣敷，或捣汁涂抹，或煎水熏洗。

小　蓟

【别名】猫蓟。

【药用部分】全草或根。

【性味功效】甘、苦，凉。归心、肝经。凉血止血，祛瘀消肿，清热解毒。

【传统主治】各种出血，痈肿疮毒。

【抗癌参考】胃癌、肠癌、肝癌、胆囊癌、肺癌、鼻咽癌、肾癌、膀胱癌、宫颈癌、乳腺癌、白血病、恶性淋巴瘤、甲状腺癌等。

体外实验证明，小蓟具有抗癌活性。从小蓟中提取的3种生物碱结晶，对小鼠肉瘤S180和艾氏腹水癌均有一定的抑制作用。《抗癌本草》载：小蓟全草15g，水煎服，可防治多种癌症。

【补充说明】现代药理研究表明，本品还对细胞免疫及体液免疫有一定的促进作用，同时能缩短出血时间及凝血时间，并有镇静、抗炎杀菌、降脂、利胆、利尿、强心等作用。它可兼治肝炎、肾炎、功能失调性子宫出血、风湿性关节炎等疾病。小蓟与大蓟的科属、形态、性味、功用基本相同，临床上常相须为用。

【用量用法】内服：煎汤，5～12g，鲜品加倍；或捣汁。外用：适量，捣敷或煎水洗。

佛甲草

【别名】猪牙齿。

【药用部分】全草。

【性味功效】甘，寒。有微毒。归心、肺、肝、脾、胃、大肠经。清热解毒，利湿退黄，消肿止血。

【传统主治】疮痈疔毒，咽喉肿痛，黄疸，泻痢，便血，崩漏，毒蛇咬伤。

【抗癌参考】口腔癌、唇癌、舌癌、喉癌、鼻咽癌、肺癌、食管癌、贲门癌、胃癌、肝癌、胆管癌、胰腺癌、宫颈癌等。

体外实验表明，本品具有抗癌活性。本品对癌细胞的生长有抑制作用。动物体内试验亦证实，本品有抑制肿瘤的作用。

【补充说明】本品还对金黄色葡萄球菌有抑制作用。它可兼治迁延性肝炎、慢性胆囊炎、急性乳腺炎、急性结膜炎、带状疱疹、漆疮、烫伤等疾病。

【用量用法】内服：煎汤，9～15g（鲜品倍量）；或鲜品捣汁服。外用：适量，鲜品捣敷或捣汁含漱、点眼。

垂盆草

【别名】狗牙齿。

【药用部分】全草。

【性味功效】甘、淡、微酸，凉。归肝、胆、小肠经。清热解毒，利湿退黄，活血消肿。

【传统主治】湿热黄疸，痈肿疮疡，咽喉肿痛，蛇咬伤，烫伤，劳伤咳嗽，跌打损伤。

【抗癌参考】肝癌、肺癌、鼻咽癌、鼻窦恶性肿瘤、肠癌、胰腺癌、乳腺癌、白血病等。

本品在体内、外均显抗癌活性。垂盆草对小鼠肉瘤 S37 有抑制作用。

【补充说明】现代药理研究表明，本品尚有抗菌消炎、保肝、降酶等作用。它可兼治传染性肝炎、口腔溃疡、蜂窝组织炎等疾病。本品与同属植物佛甲草功用相似。

【用量用法】 内服：煎汤，15～30g，鲜品 50～100g；或捣汁。外用：适量，捣烂贴敷。

射 干

【别名】 乌扇。

【药用部分】 根茎。

【性味功效】 苦，寒。归肺经。清热解毒，消痰利咽，降气止咳。

【传统主治】 咽喉肿痛，肺热痰盛，咳嗽气喘。

【抗癌参考】 咽喉癌、鼻咽癌、肺癌、硬腭癌、肝癌、胆囊癌、肠癌、甲状腺癌、宫颈癌、白血病、淋巴肉瘤、胸膜肿瘤等。

本品具有抗癌活性。射干对小鼠肉瘤 S180 及人类子宫颈癌细胞 JTC26 的抑制率均在 90% 以上。以本品生药 60g/（kg·d）给药，对小鼠肉瘤 S180、子宫颈癌 U14、小鼠淋巴肉瘤 1 号腹水型均有抑制作用。

【补充说明】 现代药理研究表明，本品尚有抗菌消炎、抗病毒、解热、镇痛、利尿、清除自由基、利胆、抗溃疡、抗血栓、抗过敏等作用。它可兼治急性咽炎、扁桃体炎、腮腺炎、颈淋巴结结核、肝昏迷、高血压、单纯性甲状腺肿等疾病。

【用量用法】 内服：煎汤，5～10g；或入丸、散；或鲜品捣汁饮；或浸酒。外用：适量，煎水洗，或捣敷，或研末吹喉。

【使用注意】 孕妇忌服或慎用。

败 酱 草

【别名】 败酱。

【药用部分】 全草。

【性味功效】 辛、苦，微寒。归胃、大肠、肝经。清热解毒，消痈排脓，祛瘀止痛。

【传统主治】 肠痈肺痈，疮痈肿毒，产后瘀阻，腹中刺痛，目赤肿痛，赤白带下。

【抗癌参考】 膀胱癌、宫颈癌、恶性葡萄胎、绒毛膜癌、乳腺癌、肝癌、胆囊癌、食管癌、胃癌、肠癌、肛管癌、阑尾腺癌、喉癌、鼻窦癌、白血病等。

本品体外实验对移植性小鼠肉瘤 S180 和人类宫颈癌细胞 JTC26 等，均有极强的抑制生长作用。败酱草根热水浸出物对人子宫颈癌 JTC26 的抑制率达 98.2%，而且其还能不影响正常细胞的生长。将败酱草的热水提取物腹腔注射给荷瘤（肉瘤 S180）小鼠，结果表明，其对癌细胞的生长抑制率为 57.4%。

【补充说明】现代药理研究表明，本品尚有抗菌、抗病毒、保肝利胆、镇静、利尿、耐缺氧、抗氧化等作用。它可兼治流感、急性化脓性扁桃体炎、肺炎、阑尾炎、菌痢、肠炎、肺脓肿、急性黄疸型肝炎、流行性腮腺炎、淋巴管炎、急性膀胱炎、子宫内膜炎、急性结膜炎、神经衰弱等疾病。

【用量用法】内服：煎汤，6～15g；或入丸、散；或与鸡蛋同煮食。外用：适量，鲜品捣敷。

墓 头 回

【别名】墓头灰。

【药用部分】根或全草。

【性味功效】苦、涩、微酸，微寒。归心、肝、胃、大肠经。清热解毒，收涩止血，燥湿止带，祛瘀消肿。

【传统主治】崩漏下血，赤白带下，疮疡肿毒，跌打损伤。

【抗癌参考】肝癌、食管癌、胃癌、肠癌、白血病、宫颈癌、恶性淋巴瘤等。

本品体外试验对艾氏腹水癌细胞具有明显的抑制和破坏作用。其水提物不论口服还是腹腔注射，均对移植性小鼠肉瘤 S180 及艾氏腹水癌有抑制作用。本品水提物瘤内注射，对小鼠肉瘤 S180 的抑瘤率达 62.5%；腹腔注射对小鼠艾氏实体型腹水癌的抑制率为 78%～82%；皮下给药的抑制率为 64%。

【补充说明】现代药理研究表明，本品尚有镇静、缩短出血时间、抑制子宫和肠管运动、扩张气管和血管等作用。它可兼治子宫糜烂、疟疾、痢疾等疾病。有人将"败酱草"也列为本品的别名。其实，本品与败酱草为同科的不同药物，两者效用相似，但本品兼有止血之功。

【用量用法】内服：煎汤，10～15g；或与生姜、红糖，水煎代茶服；已有片剂、糖浆制剂，按其说明书服。外用：适量，捣敷或煎水洗。

【使用注意】本品有特殊难闻臭气，易败胃，故用量不宜过大。

臭牡丹

【别名】大红袍。

【药用部分】茎、叶。

【性味功效】辛、苦，平。归心、肝、脾经。清热解毒，活血散瘀，祛风除湿，消肿止痛。

【传统主治】痈疽，疔疮，乳痈，痹证，痔疮，脱肛，头痛，牙痛。

【抗癌参考】肝癌、肺癌、宫颈癌、原发性支气管肺鳞癌、淋巴肉瘤、网织细胞肉瘤等。

动物试验证明，臭牡丹对大鼠瓦克癌（W256）、小鼠淋巴肉瘤 1 号腹水型（L1）及其腹水转移皮下型、小鼠网织细胞肉瘤腹水型（ARS）及其腹水转移皮下型、艾氏腹水癌转实体（EAS－ESC）、肝癌（HSC）、小鼠肉瘤 180、子宫颈癌 14 等，均有一定的抑制作用，抑制率为 33.9%～57.8%。臭牡丹提取物 B 部分腹腔或皮下注射，均能延缓动物移植性肿瘤 S180、H22 的生长。臭牡丹提取物 C 部分对 H22 动物移植性肿瘤也有抑制作用。

【补充说明】现代药理研究表明，本品尚具有抑菌、增强免疫功能等作用。它可兼治高血压病、风湿性关节炎、肺脓肿、乳腺炎、湿疹、荨麻疹等疾病。

【用量用法】内服：煎汤，10～20g，鲜品 30～60g；或捣汁；或入丸剂；或与鸡蛋、鸭蛋、猪大肠煮服。外用：适量，煎水熏洗，或捣敷，或研末调敷。

天名精

【别名】天门精，鹤虱草。

【药用部分】全草。

【性味功效】苦、辛、甘，寒。归肝、肺经。清热解毒，破血止血，祛痰，杀虫。

【传统主治】乳蛾，喉痹，虫积，血瘕，吐血，衄血，血淋，痔漏，疔肿疮毒，急慢惊风，皮肤瘙痒，蛇虫咬伤。

【抗癌参考】肠癌、乳腺癌、鼻咽癌、喉癌等。

据《中医肿瘤学》介绍，本品主治各种癌症有毒热瘀阻者，可用于防治肠癌、乳腺癌、鼻咽癌、喉癌等恶性肿瘤。

【补充说明】现代药理研究表明，本品尚有降温退热、抑菌、降压等作用。它可兼治白喉、急性喉炎、急性扁桃体炎、急性乳腺炎、急性肝炎、急性肾炎、慢性胃炎、肠寄生虫病、扁平疣、神经性皮炎等疾病。本品的果实名鹤虱。

【用量用法】内服：煎汤，10～15g；或捣汁；或入丸、散；或水煎当茶饮；或与鲫鱼煮后服。外用：适量，捣敷或煎水熏洗及含漱。

石 韦

【别名】石兰。

【药用部分】叶。

【性味功效】甘、苦，微寒。归肺、胃、膀胱经。利尿通淋，清肺止咳，凉血止血。

【传统主治】热淋，血淋，石淋，肺热咳喘，吐血，衄血，尿血，崩漏。

【抗癌参考】肺癌、膀胱癌、肾癌、肾盂癌、前列腺癌、卵巢癌等。可防治由放、化疗引起的白细胞减少症。

石韦有抗癌作用。噬菌体法筛选提示，本品有抗噬菌体作用。其所含的 β-谷甾醇对小鼠腺癌 715、Lewis 肺癌和大鼠肉瘤 W256 均有抑制作用。本品能增强机体单核细胞的吞噬活性，还对化疗或放疗所引起的白细胞减少有升高作用。

【补充说明】现代药理研究表明，本品尚有抗菌、抗病毒、镇咳、祛痰、平喘、降血糖和增强机体抗病能力等作用。它可兼治慢性支气管炎、支气管哮喘、尿路感染、尿路结石、肾炎、急性肾盂肾炎等疾病。

【用量用法】内服：煎汤，10～15g；或入散剂；或开水浸泡当茶饮。外用：适量，研末涂敷。

佛 手

【别名】 佛手柑。

【药用部分】 果实。

【性味功效】 辛、苦、酸，温。归肝、脾、胃、肺经。疏肝解郁，行气止痛，理气和中，燥湿化痰。

【传统主治】 肝胃气滞，胸胁胀痛，胃脘痞满，食少呕吐，痰饮咳喘。

【抗癌参考】 肝癌、幽门癌、胃癌、胰腺癌、肺癌、皮肤癌等。

现代药理研究表明，本品具有抗肿瘤作用。其所含的佛手内酯对艾氏腹水癌细胞有杀伤作用。佛手多糖对多环节免疫功能有明显的促进作用，其还可促进腹腔巨噬细胞的吞噬功能。佛手多糖能够明显对抗环磷酰胺所致的机体免疫功能低下，提高巨噬细胞产生白细胞介素－6的水平及血清肿瘤坏死因子含量，同时对小鼠移植性肝肿瘤有抑制作用。

【补充说明】 现代药理研究表明，本品尚有抑制胃肠平滑肌蠕动、扩张冠状血管、增加冠脉血流量、平喘、祛痰、抗炎、抗病毒和促进肝细胞恢复、改善肝功能等作用。

【用量用法】 内服：煎汤，6～10g；或泡茶饮。

漆 姑 草

【别名】 牛毛粘。

【药用部分】 全草。

【性味功效】 苦、辛，凉。归肝、胃、脾、肺、肾经。清热解毒，消肿散结，利尿止汗，杀虫止痒。

【传统主治】 痈肿疮毒，瘰疬结核，鼻渊，盗汗，小便不利，毒蛇咬伤。

【抗癌参考】 白血病、恶性淋巴瘤、肝癌、宫颈癌等。

本品煎剂对小鼠移植性肿瘤如S180、S37、U14、L615等，均有抑制作用。本品所含的黄酮苷，对小鼠子宫颈癌14有显著抑制作用。据《常用抗肿瘤中草药》介绍，有人用本品治疗慢性粒细胞白血病6例，其中接近完全缓解者2例，部分缓解者1例，轻度缓解者2例，无效者1例。

【补充说明】 本品尚具有镇咳、祛痰等作用。它可兼治鼻炎、鼻窦炎、淋巴结结核、龋齿、漆疮等疾病。

【用量用法】内服：煎汤，10～30g；或绞汁；或研末；或制成浸膏片；或炖猪肉服。外用：适量，鲜品捣敷或绞汁涂。

苦地胆

【别名】地胆草，天芥菜。

【药用部分】全草。

【性味功效】苦、辛，寒。归肺、肝、脾、肾经。清热解毒，利水消肿，凉血止血。

【传统主治】鼻衄，黄疸，热淋，水肿，痈肿，疔疮，蛇虫咬伤。

【抗癌参考】白血病、鼻咽癌、淋巴肉瘤及癌症淋巴转移等。

有资料称，地胆草内酯及地胆草新内酯在体内、外对 KB 细胞有细胞毒活性。在体外，地胆草内酯及地胆草新内酯对人鼻咽癌 KB 细胞的半效抑制浓度为 0.28～2.0μg/mL。地胆草内酯对小鼠白血病 P388 有显著的抑制作用。地胆草内酯及地胆草新内酯对大鼠瓦克肉瘤 256 有显著的抑制作用。去氧地胆草内酯对大鼠瓦克肉瘤 256 亦有显著抑制作用。《肿瘤的诊断与防治》载：地胆草 6～9g，泡水服，每日 3 次，可防治多种癌症。

【补充说明】现代药理研究表明，本品尚有抗菌消炎等作用。它可兼治流感、乙型脑炎、咽炎、扁桃体炎、乳腺炎、肝炎、慢性肾小球肾炎、结膜炎、化脓性中耳炎、口腔溃疡等疾病。

【用量用法】内服：煎汤，15～30g（鲜品加倍）；或捣汁服；或水煎代茶饮；或同瘦猪肉、墨鱼炖服。外用：适量，捣敷或煎水熏洗。

【使用注意】孕妇慎用。

连　翘

【别名】连乔。

【药用部分】果实。

【性味功效】苦，微寒。归肺、心、小肠经。清热解毒，消肿散结，疏散风热。

【传统主治】痈肿疮毒，瘰疬痰核，风热外感，温病初起，温热入营，高热烦渴，神昏发斑，热淋尿闭。

【抗癌参考】 食管癌、胃癌、肝癌、口腔癌、舌癌、喉癌、鼻咽癌、上颌窦癌、扁桃体癌、甲状腺癌、乳腺癌、宫颈癌、恶性淋巴瘤、白血病、恶性黑色素瘤、皮肤癌等。

噬菌体筛选法提示，本品有抗噬菌体作用以及诱导作用。体外试管内筛选表明，本品对肿瘤细胞有抑制作用，抑制率为70%～90%。连翘乙醇提取物有显著的抗肿瘤作用，对小鼠 H22 肝癌具有抑制作用。从朝鲜连翘提取得到的多糖，对 S180 的抑制率为88%。

【补充说明】 现代药理研究表明，本品尚有抗病原微生物、解热、强心、利尿、降血压、抗氧化、抗衰老、降脂、减肥、增强毛细血管抵抗能力、护肝、利胆、镇吐等作用。

【用法用量】 内服：煎汤，6～15g；或入丸、散；或水煎代茶饮。外用：适量，煎水洗或研末调敷。

青 蒿

【别名】 香蒿。

【药用部分】 全草。

【性味功效】 苦、辛，寒。归肝、胆经。清透虚热，凉血除蒸，解暑截疟。

【传统主治】 暑热外感，发热口渴，温邪伤阴，夜热早凉，阴虚发热，骨蒸劳热，疟疾寒热，湿热黄疸。

【抗癌参考】 肝癌、胰腺癌、胃癌、肠癌、肺癌、鼻咽癌、乳腺癌、宫颈癌、肾癌、颅内肿瘤、白血病、黑色素瘤等。可防治癌性低热。

青蒿水煎液对人子宫颈癌 JTC26 有抑制活性，对小鼠移植性肿瘤 U14、S180 和 L1 的生长亦有抑制作用。青蒿酸及青蒿 B 的衍生物，对人体肝癌细胞 SMMC7721 有杀伤作用。青蒿素及其衍生物，对多种人类和动物肿瘤细胞均具有毒性作用，包括艾氏腹水癌、鼻咽癌、宫颈癌、黑色素瘤、肾癌、中枢神经系统肿瘤、肺癌细胞等。对55种癌细胞株的研究发现，青蒿琥酯对白血病和结肠癌细胞显示出很强的抗癌活性。在研究二氢青蒿素抑制4种肿瘤细胞的增殖作用时发现，其对宫颈癌 Hela 细胞的抑制作用最强。美国研究人员发现，青蒿素对乳腺癌、胰腺癌和白血病细胞具有很强的杀伤作用，而对正常组织细胞无毒性作用。青蒿素联合其他化疗药物治疗肿瘤，可以达到更佳效果。《抗癌本草》称，青蒿 10 ~ 15g，加水 300mL，煎煮液分 3 次服，长期服用，可以防治多种癌症。

【补充说明】现代药理研究表明，青蒿还具有解热、镇痛、抗炎杀菌、抗病毒、抗疟、抗寄生虫、抗内毒素、抗心律失常、抗肝肺纤维化及避孕等作用。它可兼治急性胃肠炎、菌痢、疟疾、肺结核、淋巴管炎、风湿性关节炎、系统性红斑狼疮、口腔扁平苔藓、带状疱疹、荨麻疹等疾病。

【用法用量】内服：煎汤，6 ~ 15g，后下；或鲜品绞汁服；或泡开水当茶饮。外用：适量，捣敷，或研末调敷，或煎汤洗。

活 血 丹

【别名】透骨消。

【药用部分】全草。

【性味功效】苦、辛，凉。归肝、胆、肾、膀胱经。清热解毒，利湿通淋，散瘀消肿。

【传统主治】热淋石淋，湿热黄疸，疮痈肿痛，风湿骨痛，跌打损伤。

【抗癌参考】肝癌、胆囊癌、胰腺癌、胃癌、膀胱癌、前列腺癌等。

本品体内筛选对肿瘤细胞的生长有抑制作用，尤其对膀胱肿瘤的抑制效果较明显。

【补充说明】现代药理研究证明，本品尚有利胆、利尿、溶解结石、抑菌等作用。它可兼治尿路结石。茜草和金钱草（连钱草）的别名也叫"活血丹"。但茜草为茜草科植物，而金钱草（连钱草）与本品是唇形科植物中的不同种类，故三者非同一种药。

【用法用量】内服：煎汤，15 ~ 30g（鲜品倍量）；或浸酒；或捣汁；或炖猪瘦肉服。外用：适量，煎汤洗，或鲜品捣敷，或绞汁涂。

葎 草

【别名】勒草。

【药用部分】全草。

【性味功效】甘、苦，寒。归肺、肾经。清热解毒，利尿通淋，消瘀散结。

【传统主治】肺热咳嗽，热淋膏淋，虚热烦渴，湿热泻痢，腹泻，瘰病，热毒疮疡。

【抗癌参考】肺癌、胃癌、膀胱癌等。

研究证明，本品球果所含的律草酮是 SGC－7901 人胃癌细胞 N－乙酰基转移酶 1（NAT1）、对氨基苯甲酸（PABA）底物的非竞争性抑制剂。另有研究发现，葎草所含的黄酮类等活性成分具有抗癌作用。《肿瘤疾病家庭防治精选 100 问答》记载，本品可防治多种肿瘤。

【补充说明】现代药理研究表明，本品尚有抗菌、抗结核、抗骨质疏松等作用。它可兼治肺脓肿、肺炎、肺结核、淋巴结结核、菌痢、慢性结肠炎、精囊炎、急性肾炎、肾盂肾炎、膀胱炎、泌尿系结石及带状疱疹等疾病。本品别名与猪殃殃都叫"拉拉藤"，但本品属桑科植物，而后者属茜草科植物，故两者不同。

【用法用量】内服：煎汤，15～30g，鲜品加倍；或捣汁服。外用：适量，捣敷或煎水熏洗。

金钱草

【别名】过路黄，大金钱草。

【药用部分】全草。

【性味功效】苦、咸，微寒。归肝、胆、肾、膀胱经。清热除湿，利尿通淋，解毒消肿。

【传统主治】热淋，石淋，湿热黄疸，痈肿疔疮，毒蛇咬伤。

【抗癌参考】膀胱癌、前列腺癌、肝癌、胆囊癌、胆管癌、胰腺癌、子宫癌、眼癌等。

动物体内筛选显示，本品对肿瘤的生长具有抑制作用。有资料称，本品对小鼠艾氏腹水癌有抑制活性。本品对膀胱肿瘤的抑制作用较明显。

【补充说明】现代药理研究表明，本品尚有利胆、利尿、排石、抗菌消炎、抗氧化、排铅、镇痛等作用。它可兼治肝胆结石、尿路结石、黄疸型肝炎等疾病。全国各地名叫金钱草，并作金钱草用的植物尚有广金钱草（马蹄香）、马蹄金（小金钱草）、白毛天胡荽（江西金钱草），但本品与它们均不是同科植物。

【用法用量】内服：煎汤，15～60g，鲜品加倍；或捣汁服。外用：适量，捣敷。

天 胡 荽

【别名】 满天星。

【药用部分】 全草。

【性味功效】 苦、辛，寒。归肝、脾、肺经。祛风清热，解毒消肿，利尿除湿，化痰止咳。

【传统主治】 目翳眼赤，咽喉肿痛，黄疸，淋证，赤白痢疾，肺热咳嗽，痈疽疔疮，跌打瘀肿。

【抗癌参考】 肝癌、食管癌、胃癌、直肠癌、肾癌、肾盂癌、膀胱癌、白血病、肺癌、鼻咽癌、乳腺癌、皮肤癌等。

体外试验表明，本品对白血病细胞有抑制作用。荧光显微镜法显示，其抗白血病指数为84.8%。本品对小鼠移植性肿瘤 S180、EAC 均有抑制作用。

【补充说明】 本品尚有抗菌消炎、降糖、排石等作用。它可兼治百日咳、急性黄疸型肝炎、急性肾炎、尿路结石、结膜炎、带状疱疹、丹毒等疾病。本品与鹅不食草的别名都叫"满天星"，但两者不是同科植物。

【用法用量】 内服：煎汤，10～30g（鲜品倍量）；或捣汁服。已有注射剂，按其说明书使用。外用：适量，捣敷、煎水洗、塞鼻或捣汁滴耳。

鹅 不 食 草

【别名】 鸡肠草，地芫荽。

【药用部分】 全草。

【性味功效】 辛，温。归肺、肝经。祛风散寒，利湿通窍，解毒消肿，止咳祛痰。

【传统主治】 风寒头痛，咳嗽痰多，鼻塞不通，鼻渊流涕，跌打损伤，肿毒痈疮。

【抗癌参考】 鼻咽癌、喉癌、肺癌、白血病等。

本品水煎浓缩液有抗突变作用。本品乙醇提取物有较明显的抗肿瘤作用。其所含的 Brevelin，对大鼠瓦克癌 W256 有抑制作用；所含的堆心菊内酯衍生物也显示抗癌活性。本品的粗提物有抗白血病活性。

【补充说明】现代药理研究表明，本品尚有抗病原微生物、止咳、祛痰、平喘、保肝、抗突变、抗过敏等作用。它可兼治百日咳、各类鼻炎、支气管哮喘、黄疸型肝炎、急性胃肠炎、菌痢、阿米巴痢疾、疟疾、膀胱结石、扁桃体炎、急性结膜炎、牛皮癣、蛇咬伤、鸡眼等疾病。

【用法用量】内服：煎汤，3～9g；或捣汁；或与瘦肉、猪肝同蒸服。外用：适量，捣敷，或捣烂塞鼻，或研末搐鼻。

【使用注意】临床有个别患者服用本品后出现胃脘不适，减量或停药即可消失。

淡 竹 叶

【别名】竹叶麦冬。

【药用部分】叶。

【性味功效】甘、淡，寒。归心、胃、小肠经。清热除烦，利尿通淋，生津止渴。

【传统主治】热病烦渴，口舌生疮，尿赤淋痛，湿热黄疸。

【抗癌参考】舌癌、唇癌、齿龈癌、鼻窦癌、胃癌、肝癌、膀胱癌、阴茎癌、卵巢癌、肺癌、白血病、骨癌等。可防治癌性发热。

实验研究表明，淡竹叶对肉瘤 S180 及艾氏腹水癌有抑制作用。其粗提取物有抗肿瘤作用。将其粗提物 100g/kg 对小鼠连用 14～20 日，结果表明其对 S180 的抑制率为 43.1%～45.6%。它所含的牡荆碱和桑色素等成分，都是人体中癌细胞生成的重要抑制因素。

【补充说明】现代药理研究显示，本品还具有解热、抗菌、升高血糖、增强免疫功能等作用。它可预防麻疹、流脑、中暑，还可治疗口腔炎、牙周炎、扁桃体炎、肺炎、膀胱炎、结膜炎等疾病。禾本科植物淡竹叶和苦竹的叶片都叫"竹叶"。一般所说的竹叶，多指苦竹的叶片。两种竹叶功能相似。

【用法用量】内服：煎汤，10～15g；或开水泡当茶饮。

生 地 黄

【别名】生地。

【药用部分】块根。

【性味功效】甘、苦，寒。归心、肝、肾经。清热凉血，养阴生津。

【传统主治】热入营血，舌绛烦渴，发斑发疹，阴虚内热，骨蒸劳热，内热消渴，血热出血，肠燥便秘。

【抗癌参考】鼻咽癌、上颌窦癌、肺癌、纵隔肿瘤、食管癌、胃癌、肝癌、胆囊癌、白血病、脑瘤、肾癌、膀胱癌、宫颈癌、乳腺癌、骨髓瘤、淋巴瘤、黑色素瘤、舌癌、喉癌、皮肤癌等。

现代药理研究表明，本品有一定的抗肿瘤作用。其所含的地黄多糖 b（RPS－b），腹腔注射或灌服给药，能抑制实体瘤 S180 的生长。其中，腹腔注射给药对 Lewis 肺癌、B16 黑色素瘤、H22 肝癌亦有效。其抑瘤作用是依赖于机体防御系统而间接产生的，故增强机体的细胞免疫功能是其作用的重要机制。有资料称，本品可增强丝裂霉素 C 的效果。

【补充说明】现代药理研究证明，本品还具有镇静、抗菌消炎、抗过敏、强心、利尿、降血糖、缩短凝血时间、促进造血功能、免疫调节、血压调节、护肝、抗辐射损伤、抗缺氧、抑制脂质过氧化及抗衰老等作用。

【用法用量】内服：煎汤，10～15g，鲜品用量加倍；或以鲜品捣汁加白糖服；或熬膏；或入丸、散。外用：适量，捣敷。

地　榆

【别名】生地榆。

【药用部分】根和根茎。

【性味功效】苦、酸、涩，微寒。归肝、大肠经。凉血止血，解毒敛疮。

【传统主治】便血，痔血，血痢，崩漏，水火烫伤，痈肿疮毒。

【抗癌参考】食管癌、胃癌、十二指肠癌、结肠癌、直肠癌、肝癌、肺癌、肾癌、膀胱癌、宫颈癌、淋巴细胞性淋巴肉瘤等。

动物体内筛选显示，本品对肿瘤有抑制作用。体外筛选显示，本品对肿瘤细胞亦有抑制作用。地榆体外试验对人子宫颈癌细胞培养株系 JTC26 的抑制率在 90% 以上。本品热水提取物对小鼠肉瘤 S180 有抑制活性，抑制率为 54%。本品对体外培养的肝癌细胞、Hela 细胞等均有抑制活性。

【补充说明】现代药理研究表明，本品还具有缩短出血和凝血时间、抗炎杀菌、降压等作用。它可兼治肠伤寒、血小板减少性紫癜、湿疹等疾病。

【用法用量】 内服：煎汤，9～15g；或入丸、散；鲜品可绞汁饮。外用：适量，捣汁涂，或研末调敷，或捣敷。

马蔺子

【别名】 荔实，马楝子。

【药用部分】 种子。

【性味功效】 甘，平。归脾、肺经。清热解毒，利湿止血，消肿止痛，生肌敛疮。

【传统主治】 黄疸，泻痢，吐血，衄血，崩漏，白带，喉痹，痈肿。

【抗癌参考】 肝癌、胃癌、肠癌、肺癌、喉癌、扁桃体癌、宫颈癌、乳腺癌、白血病、恶性淋巴瘤、星型胶质细胞瘤、骨肉瘤等。

本品对小鼠子宫颈癌 U14、艾氏腹水癌、淋巴肉瘤、肝癌实体型和腹水型细胞均有抑制作用。马蔺子甲素对多种人癌细胞株具有显著的体外抗癌活性，并能诱导白血病 K562 的凋亡。其有效成分对体外培养的人子宫颈癌 Hela 细胞、小鼠 MA737 乳腺癌及裸鼠移植性人肠黏液癌均有显著的放射增敏作用，其中对乏氧肿瘤细胞的放射增敏作用尤为明显。马蔺子乙素对小鼠白血病 P388、L1210 有显著抗癌活性，对艾氏腹水癌、宫颈癌 U14 实体瘤也有一定的抑制作用。马蔺子丙素在体外可直接抑制人子宫颈癌 Hela 细胞的 DNA 合成，并随着药物浓度的增加及作用时间的延长，其抑制作用也更为明显。

【补充说明】 现代药理研究表明，本品还能增强非特异性吞噬功能，促进细胞免疫，并具有抗生育、抗着床等作用。它可兼治急性黄疸型肝炎、急性咽炎、风湿性关节炎、骨结核、淋巴结结核等疾病。

【用法用量】 内服：煎汤，3～9g；或入丸、散；或研粉蜜水调服；或与核桃以面拌熟煮服。外用：适量，研末调敷或捣敷。

杏香兔耳风

【别名】 金边兔耳，兔耳草。

【药用部分】 全草。

【性味功效】 甘、微苦，凉。清热解毒，止血生肌，利水除湿，消积散结。

【传统主治】肺痨咯血，湿热黄疸，崩漏，水肿，痈疽肿毒，瘰疬结核，小儿疳积，跌打损伤。

【抗癌参考】肺癌、白血病、恶性淋巴瘤、乳腺癌等。

用荧光显微镜法筛选，发现本品有抗白血病细胞生长的作用。体外试验表明，本品有抗癌活性。兰科植物龙头兰的块根也叫兔耳草，虽未见其具有抗癌作用的相关药理报告，但据《全国中草药汇编》记载，以其鲜根20~25g，切片煮1小时后去渣，加入猪瘦肉100g，再煮至肉烂，加适量烧酒，汤肉同服，对乳腺癌有效。

【补充说明】现代药理研究表明，本品对金黄色葡萄球菌有明显抑制作用。它可兼治上呼吸道感染、肺脓肿、乳腺炎、中耳炎、口腔炎、消化不良等疾病。

【用法用量】内服：煎汤（包煎），10~30g；或研粉；或水煎代茶。外用：适量，捣敷，或捣烂塞鼻，或绞汁滴耳。

川贝母

【别名】贝母。

【药用部分】鳞茎。

【性味功效】苦、甘，微寒。归肺、心经。清热化痰，润肺止咳，散结消肿。

【传统主治】虚劳咳嗽，肺热燥咳，咯痰带血，瘰疬，肺痈，乳痈。

【抗癌参考】肺癌、鼻咽癌、鼻窦癌、喉癌、扁桃体癌、乳腺癌、宫颈癌、甲状腺癌、胃癌、大肠癌、恶性淋巴瘤，皮肤癌、软组织肉瘤等。

本品对肿瘤细胞有抑制作用。其热水提取物对人子宫颈癌 JTC26 细胞的抑制率为 70%~90%。《抗癌良方》载：白屈菜、川贝母、芫荽各20g，水煎服，每日1剂；或夏枯草15g、黄精25g、川贝母10g，水煎服，每日1剂，亦可作茶饮，可防治肺癌。

【补充说明】现代药理研究表明，本品尚有镇咳、祛痰、解痉、镇痛、降压、增加子宫张力及抗溃疡等作用。本品与浙贝母比较，滋阴润肺之功过之，清热散结之力不及。

【用法用量】内服：煎汤，3~12g；研末服，1~2g；或水煎作茶饮；

或与家兔炖服。外用：适量，捣烂或醋磨涂患处。

【使用注意】反乌头。

香 茶 菜

【别名】蛇总管，蛇通管。

【药用部分】全草。

【性味功效】辛、苦，凉。归胃、肝、肾经。清热解毒，健脾利湿，活血散瘀。

【传统主治】湿热黄疸，纳呆食少，淋证，水肿，咽喉肿痛，关节痹痛，经闭，乳痈，跌打损伤，毒蛇咬伤。

【抗癌参考】食管癌、胃癌、肝癌、乳腺癌等。

本品对食管癌细胞株有明显的细胞毒作用，对艾氏腹水癌有抑制活性，对多种动物移植性肿瘤均有抑制作用。香茶菜甲素在体外培养人体癌细胞试验中，对人体肝癌细胞株 QGY－7703、人宫颈癌 Hela 细胞及人体食管癌细胞株（CaEs－17）均有明显细胞毒作用。从日本香茶菜中提取出来的延命草素，有抗肿瘤作用，能延长艾氏腹水癌小鼠的生存时间。《抗癌本草》载：香茶菜叶、茎约 10g，加 250mL 水煎，3 次分服，可防治多种癌症。

【补充说明】现代药理研究表明，本品尚有抑菌、抗炎等作用。它可兼治肝硬化、肝炎、肝脓肿、淋巴结炎等疾病。

【用法用量】内服：煎汤，15～30g；或水煎代茶顿服。外用：适量，鲜品捣敷或煎水洗。

溪 黄 草

【别名】熊胆草，线纹香茶菜。

【药用部分】全草。

【性味功效】苦，寒。归肝、胆、大肠经。清热解毒，利湿退黄，散瘀消肿。

【传统主治】湿热黄疸，泄泻，痢疾，疮肿，跌打伤痛。

【抗癌参考】宫颈癌等。

溪黄草中的有效成分溪黄草素 A、尾叶香茶菜素 A 均具有抗癌活性，且对人宫颈癌 Hela 细胞有显著的抑制作用。有资料称，溪黄草具有抗癌活性，特别是对宫颈癌细胞具有很好的抑制作用。

【补充说明】现代药理研究表明，本品尚有消炎、利肝、清除自由基等作用。它可兼治急性黄疸型肝炎、胆囊炎、肠炎等疾病。有资料也将"香茶菜"列为本品的别名，其实两者为同科植物的不同品种。

【用法用量】内服：煎汤，15～30g，鲜品60～90g；或鲜叶捣汁开水冲服。外用：适量，捣敷或研末搽。

瓜 蒌 皮

【别名】栝楼皮，栝楼壳。

【药用部分】果壳。

【性味功效】甘，寒。归肺、胃经。清热化痰，宽胸散结。

【传统主治】痰热咳嗽，痰稠难出，胸闷胁痛，咽痛牙痛，便秘，乳痈。

【抗癌参考】食管癌、胃癌、肝癌、软组织肉瘤、扁桃体癌等。

20% 全瓜蒌煎剂在体外能抑制艾氏腹水癌细胞。本品醇或醚提取物亦对艾氏腹水癌有效。通过对瓜蒌皮与瓜蒌仁的比较，发现瓜蒌皮的抗癌作用比瓜蒌仁强，瓜蒌皮的体外抗癌效果比瓜蒌仁好，且以瓜蒌皮60% 乙醇提取物作用最强。从瓜蒌皮的醚浸出液中得到的类白色非晶体性粉末，亦有体外抗癌作用。

【补充说明】瓜蒌皮与瓜蒌仁及全瓜蒌之间的功效有一定的差别。瓜蒌皮重在清热化痰、宽胸理气；瓜蒌仁重在润燥化痰、滑肠通便；全瓜蒌则兼有瓜蒌皮、瓜蒌仁之功效。实验表明，瓜蒌皮水煎剂对药物诱发的心律失常有一定的抑制作用。另外，瓜蒌皮还有食疗功效。不管是用其炖菜，还是做汤，都很美味，而且对人体也有益处。

【用法用量】内服：煎汤，6～12g；或入散剂。外用：适量，烧存性研末调敷。

【使用注意】不宜与乌头类药材同用。

益 母 草

【别名】坤草。

【药用部分】全草。

【性味功效】辛、苦，微寒。归心包、肝、膀胱经。活血祛瘀，调经散结，利水消肿，清热解毒。

【传统主治】月经不调，经闭，痛经，恶露不尽，瘀滞腹痛，水肿尿少，跌打损伤，疮痈肿毒。

【抗癌参考】子宫体癌、宫颈癌、乳腺癌、卵巢癌、绒毛膜上皮癌、肝癌、胰腺癌、白血病、膀胱癌、脑瘤、多发性骨髓瘤等。可防治癌性水肿。

研究发现，本品水及醇提物对子宫颈癌具有一定的体外抗肿瘤活性。本品也对白血病有一定抑制作用。其热水浸出物对小鼠肉瘤 S180 的抑制率为78％，有较高的抗癌活性。细叶益母草可以抑制小鼠前期乳腺癌的形成。

【补充说明】现代药理研究表明，本品还具有抗血凝、抗血栓形成、改善微循环、强心、增加冠脉血流量及心肌营养性血流量、保护心肌、抗动脉粥样硬化、改善肾功能、利尿、降压、兴奋子宫、抗菌、兴奋呼吸等作用。它可兼治急慢性肾炎、高血压、功能失调性子宫出血、中心性视网膜脉络膜炎等疾病。

【用法用量】内服：煎汤，10～30g（鲜品可用至40g）；或熬膏；或入丸、散；或开水冲泡代茶饮。外用：适量，捣敷或煎汤外洗。

当 归

【别名】秦归，云归。

【药用部分】根。

【性味功效】甘、辛，温。归肝、心、脾、大肠经。补血活血，调经止痛，润肠通便。

【传统主治】血虚萎黄，眩晕心悸，月经不调，经闭痛经，虚寒腹痛，跌打损伤，痈疽疮疡，风湿痹痛，肠燥便秘。

【抗癌参考】食管癌、胃癌、直肠癌、肝癌、乳腺癌、宫颈癌、子宫体癌、卵巢癌、绒毛膜癌、膀胱癌、白血病、恶性淋巴瘤、甲状腺癌、肺癌、眼癌、唇癌、扁桃体癌、脊髓肿瘤、腹腔癌症、软组织肉瘤、恶性黑色素瘤、皮肤癌、阴道癌等。

对当归所含的5种多糖物质进行小鼠体内抗肿瘤药物筛选，结果表明各多糖物质对小鼠移植性肿瘤 EC、Hep、S180、Lewis、B16 等瘤株具有一定程度的抑制作用，抑制率可达 39%，且不良反应较少，可长期用药。如将当归多糖与某些化疗药物联合应用，则能够在治疗上起到协同作用，并能减轻化疗药物的不良反应。当归多糖还能诱导 K562 白血病细胞凋亡。将当归尾热水煎煮液浓缩后进行体外抗癌筛选试验，发现其对人子宫颈癌 JTC26 的抑制率达 70%～90%，而对照组（化疗抗癌药 FT－702）对 JTC26 的抑制率仅为 66%。

【补充说明】现代药理研究表明，当归还有增强免疫功能、护肝利胆、抗氧化、抗辐射损伤、降血脂、降血糖、抗菌消炎、抗血栓、抗贫血、抗缺氧、抗维生素 E 缺乏、镇痛、镇静等作用。

【用法用量】内服：煎汤，5～15g；或入丸、散；或浸酒；或熬膏；或与生姜、羊肉煮汤。

红　花

【别名】草红花。

【药用部分】花。

【性味功效】辛，温。归心、肝经。活血调经，祛瘀止痛。

【传统主治】经闭痛经，产后瘀滞，癥瘕积聚，胸痹心痛，跌打损伤，疮痈肿痛，瘀滞斑疹。

【抗癌参考】食管癌、胃癌、肝癌、直肠癌、胰腺癌、宫颈癌、子宫体癌、卵巢癌、乳腺癌、绒毛膜上皮癌、鼻咽癌、白血病、淋巴肉瘤、骨肉瘤、皮肤癌等。

红花所含的红花黄素等成分，能够抑制细胞异常增生。红花多糖成分可以增强免疫细胞的活性，从而杀伤癌细胞。红花体外实验有抗癌活性。其水煎液对小鼠肉瘤 S180 和白血病细胞均有抑制作用，对人子宫颈癌 JTC26 的抑制率在 90% 以上。红花提取物及其成分豆甾醇，在小鼠皮肤癌发生过程中具有抑癌作用。

【补充说明】现代药理研究表明，红花还具有抗血小板聚集、抑制血栓形成、降低血液黏度、扩张周围血管、降血压、改善微循环、抗心肌缺血、降血脂、镇痛、镇静、抗惊厥、调节免疫、抗应激、抗炎、兴奋子宫和肠道平滑肌等作用。少量应用本品时，尚有养血作用。红花还可被用于回乳。

【用法用量】内服：煎汤；3～12g；或入丸、散、酒剂；或与大枣加

蜂蜜服。已有注射剂，按其说明书使用。外用：适量，研末撒或制成红花
酊敷。

【使用注意】孕妇忌用。

藏 红 花

【别名】番红花，西红花。

【药用部分】花柱头。

【性味功效】甘，微寒。归心、肝经。活血化瘀，凉血解毒，解郁
安神。

【传统主治】经闭癥瘕，产后瘀阻，温毒发斑，惊悸发狂。

【抗癌参考】肝癌、宫颈癌、白血病、软组织肉瘤、皮肤癌等。

体外实验表明，藏红花提取物对白血病 P388、肉瘤 S180、艾氏腹水癌
等肿瘤细胞具有细胞毒性。以藏红花提取物 200mg/kg 口服给药，可使荷
S180 肉瘤小鼠、艾氏腹水癌小鼠的存活期明显延长；以 100mg/kg 灌胃给
药，可抑制小鼠 DM－BA 皮肤癌的发生和发展。藏红花制剂具有明显的抑
癌、抗癌能力。藏红花素类物质具有较强的抗癌活性。其抗癌机制：抑制
癌细胞的 DNA 和 RNA 合成；抑制细胞蛋白激酶的活性和原癌基因的表达；
抑制苯并芘和 12－O－14 酰基磷酮－13 乙酸盐（TPA）等致癌物质的毒
性，从分子水平抑制肿瘤的形成。有资料称，藏红花素类物质将成为 21 世
纪最理想的抗癌药物之一。

【补充说明】现代药理研究表明，藏红花还有兴奋子宫、抗凝血、抗
炎、镇痛、抗氧化、利胆、降血脂、抗衰老、美容养颜等作用。藏红花的
功效及主治与红花相似，但力量较强，又兼有凉血解郁作用。

【用法用量】内服：煎汤，1.5～3g；冲泡或浸酒炖；或与黑豆、红糖
水煎服。

【使用注意】孕妇忌用。

水 红 花 子

【别名】水红子。

【药用部分】果实。

【性味功效】咸，微寒。归肝、胃、脾经。活血消积，健脾利湿，清

热解毒，止痛明目。

【传统主治】腹中痞块，食积不化，胃脘疼痛，食少腹胀，瘰疬疮肿。

【抗癌参考】胃癌、肠癌、肝癌、胰腺癌、肺癌、卵巢癌、甲状腺癌、恶性淋巴瘤、脑肿瘤、白血病、腹膜肿瘤、腹腔与盆腔肿瘤等。可防治癌性胸、腹水。

体外实验表明，本品对肿瘤细胞有抑制作用。以其煎剂、酊剂或石油醚提取物给小鼠灌服，连续 10 天，可对艾氏腹水癌（腹水型及实体型）和 S180 有一定抑制作用。本品所含的牡荆苷有抗癌活性。有资料称，本品可防治多种肿瘤，但一般采用本品治疗消化道肿瘤为佳。

【补充说明】现代药理研究表明，本品还可抑制志贺氏和福氏痢疾杆菌，并有利尿作用。它可兼治菌痢、肝脾肿大、肝硬化腹水、颈淋巴结结核等疾病。

【用法用量】内服：煎汤，15～30g；或捣汁含服；或研末、熬膏、浸酒服。外用：适量，熬膏或捣敷。

王不留行

【别名】留行子。

【药用部分】种子。

【性味功效】苦，平。归肝、胃经。活血通经，催生下乳，消肿敛疮，利尿通淋。

【传统主治】血瘀经闭，痛经难产，乳汁不下，乳痈肿痛，淋证，金疮，痈疖肿毒。

【抗癌参考】乳腺癌、绒癌、肝癌、胃癌、肺癌、甲状腺癌、前列腺癌、膀胱癌、睾丸癌、皮肤癌、骨肉瘤、颅内肿瘤、泌尿系及软组织肿瘤等。

本品对移植性小鼠艾氏腹水癌和人体肺癌细胞均有抑制作用。其水提液和乙醚提取液均具有抗肿瘤作用。有资料称，本品可用于防治多种肿瘤，尤适用于治疗气滞血瘀、经络痞塞、聚结成核的乳腺癌。

【补充说明】现代药理研究表明，本品还具有兴奋子宫、抗早孕、镇痛、抗凝血等作用。以其贴压耳穴，可使胆囊收缩，促进胆汁排泄和胆结石的排出。

【用法用量】内服：煎汤，6～10g；或水煎代茶饮；或入丸、散。外用：适量，研末调敷。

【使用注意】孕妇慎用。

凤 仙 花

【别名】指甲花。

【药用部分】花。

【性味功效】甘、微苦，温。归肝、脾经。活血通络，散结消肿，祛风除湿，解毒杀虫。

【传统主治】经闭，痛经，腰胁疼痛，风湿肢痿，跌打损伤，痈疽疮毒，毒蛇咬伤。

【抗癌参考】食管癌、乳腺癌、宫颈癌、恶性淋巴瘤等。

凤仙花对小鼠子宫颈癌 U14、小鼠肉瘤 S180 有抑制作用。体外试验表明，其对癌细胞生长有抑制作用。《云南抗癌中草药》载：黄药子 9g，凤仙花、白毛藤各 15g，半枝莲 30g，水煎服，可防治食管癌。

【补充说明】现代药理研究表明，本品对多种细菌和皮肤癣菌有抑制作用。

【用法用量】内服：煎汤，3～6g，鲜品可用至 9g；或捣汁服；或研末；或浸酒。外用：适量，捣敷、煎水洗或捣汁滴耳。

【使用注意】孕妇忌服。

山 茶 花

【别名】茶花。

【药用部分】花。

【性味功效】甘、苦、微辛，寒。归肝、肺、大肠经。散瘀消肿，凉血止血，清热解毒。

【传统主治】吐血，衄血，便血，血痢，血淋，崩漏，跌打损伤，水火烫伤。

【抗癌参考】胃癌、直肠癌、结肠癌、肺癌、宫颈癌、卵巢癌、皮肤癌、软组织肿瘤等。

山茶花提取物体外实验，对肿瘤细胞有抑制作用。早期将从山茶花中提取得到的山茶鞣质，给大鼠或小鼠灌胃 1～3 个月，可抑制移植性软组织肿瘤的生长，并可抑制 9,10－二甲基－1,2－苯并蒽引起的横纹肌细胞瘤的形成。山茶苷给小鼠灌胃 2.5 个月，也能减少局部应用Ⅰ型药物所诱发的皮肤乳头状瘤和癌症。

【补充说明】本品所含的山茶苷还具有强心作用。本品水煎服可治菌痢。本品研末用麻油调涂，可治哺乳妇女乳头皲裂。

【用法用量】内服：煎汤，6～10g；或研末用红糖、白糖冲服；也可蒸服或与猪肉炖服。外用：适量，研末用麻油调敷。

威 灵 仙

【别名】灵仙。

【药用部分】根及根茎。

【性味功效】辛、咸，温。归膀胱经。祛风除湿，通络止痛，消痰散积。

【传统主治】风湿痹痛，肢体麻木，筋脉拘挛，屈伸不利，脚气疼痛，骨髓咽喉，癥瘕积聚，痰核瘰疬。

【抗癌参考】食管癌、贲门癌、胃癌、肠癌、肝癌、喉癌、肺癌、膀胱癌、阴茎癌、阴道癌、皮肤癌、恶性黑色素瘤、脑瘤、骨肿瘤、宫颈癌等。可缓解癌性疼痛。

现代药理研究表明，本品具有抗癌活性。体外试验表明，本品对人子宫颈癌细胞 JTC26、Hela 癌细胞、肝癌 H22 细胞均有抑制作用。动物体内试验表明，本品对小鼠肉瘤 S180 有抑制作用。将本品与醋、蜜混匀后煎水服，可以有效地防治食管癌，并对胃癌、肠癌、皮肤癌亦有一定的疗效。有资料称，本品有植物细胞分裂作用，对一些肺部鳞癌、未分化癌及恶性黑色素瘤有效。本品与生蜂蜜各 30g，水煎服，可防治多种癌症。

【补充说明】现代药理研究表明，本品还具有抗炎杀菌、解热、镇痛、抗利尿、抗疟、利胆、降血糖、降血压、松弛平滑肌、引产及降尿酸等作用。它可兼治咽喉炎、急性扁桃体炎、胃神经炎、反流性食管炎、胆石症、泌尿系结石、颈椎骨质增生、丝虫病等疾病。本品与火鱼草的别名都叫"铁扫帚"，但本品为毛茛科植物，火鱼草为豆科植物，两者非同一种药物。

【用法用量】内服：煎汤，6～10g（治骨鲠咽喉可用至30g～50g）；或入丸、散；或水煎当茶饮；或浸酒。外用：适量，捣敷，或煎水熏洗，或作发泡剂。

马鞭草

【别名】铁马鞭。

【药用部分】全草。

【性味功效】苦，微寒。归肝、脾、胃经。活血散瘀，利水消肿，清热解毒，截疟杀虫。

【传统主治】癥瘕积聚，经闭痛经，感冒发热，咽喉肿痛，黄疸，疟疾，水肿，热淋，痈肿疮毒，跌打损伤。

【抗癌参考】肝癌、胆囊癌、胃癌、肾癌、膀胱癌、前列腺癌、骨瘤、阴茎癌、宫颈癌、子宫体癌、卵巢癌、绒毛膜癌、恶性淋巴瘤、白血病等。可防治癌性胸、腹水。

体外试验发现，马鞭草有抑制肿瘤细胞的作用。其水浸液对人子宫颈癌 JTC26 细胞的抑制率为 50%～70%。其醇提液对绒毛膜癌 JAR 细胞株有明显抑制作用。动物试验证明，马鞭草对小鼠子宫颈癌 U14、肉瘤 S180 均有抑制作用。马鞭草所含的熊果酸成分具有广泛的生物学作用，对肿瘤的抑制作用尤其突出。熊果酸能降低多种致癌物、促癌物对细胞的致突变作用。

【补充说明】现代药理研究表明，本品还具有抗病原微生物、消炎止痛、镇咳、抗早孕等作用。其还可兼治菌痢、急性胃肠炎、肝炎、肝硬化腹水、肾炎水肿、尿路感染、白喉、流感、气管炎、牙周炎、乳腺炎、盆腔炎、丝虫病等疾病。

【用法用量】内服：煎汤，15～30g，鲜品 30～60g；或入丸、散；或水煎代茶饮。外用：适量，捣敷或煎水洗。

【使用注意】孕妇慎服。

车 前

【别名】车前子，车前草。

【药用部分】种子或全草。

【性味功效】甘，寒。归肝、肾、肺、小肠经。利尿通淋，清热解毒，渗湿止泻，清肝明目，祛痰止咳。

【传统主治】水肿，淋证，泄泻，目赤，痰热咳嗽。全草尚可用于治疗吐血衄血，痈肿，热痢。

【抗癌参考】食管癌、肝癌、胰腺癌、胆囊癌、胆管癌、口腔癌、喉癌、肺癌、膀胱癌、肾癌、肾盂癌、宫颈癌、阴道癌、阴茎癌、白血病、脑肿瘤等。可防治癌性胸、腹水。

车前草水提取物对小鼠移植肉瘤 S180 及艾氏腹水癌均有抑制作用。体外试验表明，车前子有抗癌活性。车前的热水提取物可抑制淋巴瘤 U937 和膀胱、宫颈肿瘤细胞的增殖。

【补充说明】现代药理研究表明，本品利尿作用显著，并有降血压、镇咳、平喘、祛痰、抗病原微生物、降血脂、降眼压、抗抑郁、抗衰老、缓泻等作用。车前草可兼治慢性支气管炎、菌痢、尿路感染、急性肾炎、鸡眼等疾病。车前子可预防肾结石，并可治疗青光眼。

【用法用量】内服：煎汤，车前子 10～15g，宜包煎，或入丸、散；车前草 15～30g（鲜品倍量），或捣汁服。外用：适量，煎水洗或鲜草捣敷。

葶 苈 子

【别名】丁历。

【药用部分】种子。

【性味功效】辛、苦，大寒。归肺、膀胱、大肠经。泻肺平喘，行水消肿，祛痰蠲饮。

【传统主治】痰涎壅盛，喘息咳嗽，胸胁胀满，胸腹水肿，小便不利。

【抗癌参考】肺癌、鼻咽癌、宫颈癌、软组织肉瘤等。可防治癌性腹水。

动物实验证实，葶苈子复方煎剂对肿瘤有抑制作用。葶苈子对人鼻咽癌细胞和子宫颈癌细胞株有极强的抑制作用，其剂量在很低（20μg/mL）时便显示出很高的抗癌活性。小鼠体内试验证明，葶苈子对艾氏腹水癌有明显的抑制效果。

【补充说明】现代药理研究表明，本品尚有抑制炎性渗出、镇咳、利尿、强心、调节血脂、抗菌、抗抑郁等作用。它可兼治渗出性胸膜炎，肺心病，慢性心衰，胸腔、腹腔、心包及关节腔积液等疾病。本品研末服，可降低异烟肼的抗药性。

【用法用量】 内服：煎汤，5～10g，包煎；或入丸、散；或水煎代茶饮；或浸酒内服。外用：适量，煎水洗或研末调敷。

商　陆

【别名】 夜呼。

【药用部分】 根。

【性味功效】 苦，寒。有毒。归肺、脾、肾、大肠经。泻下逐水，通利二便，解毒散结，消肿祛痰。

【传统主治】 水肿胀满，二便不利，痈肿疮毒。

【抗癌参考】 肺癌、唇癌、肝癌、胰腺癌、乳腺癌、宫颈癌、肾癌、皮肤癌、骨膜肉瘤、恶性淋巴瘤等。可防治癌性胸、腹水与由放、化疗引起的血小板减少症。

本品所含的商陆苷元、商陆酸对小鼠肉瘤 180、肉瘤 37 有一定抗癌作用。将 2 种成分以 300mg/kg 的剂量给予小鼠腹腔注射，对 S180 及 S37 的抑制率分别为 41.1% 及 35.2%。商陆皂苷能诱生 γ-干扰素，还能诱生白细胞介素-2 及淋巴素。实验证明，商陆皂苷含有多种淋巴因子（混合淋巴因子，MLF），这些淋巴因子对人肺癌细胞株、人宫颈癌细胞株、人肝癌细胞株、人 T 淋巴细胞白血病细胞株等，均有不同程度的细胞毒性作用。垂序商陆根中所含的有丝分裂原，能激活人外周血单核细胞介导的细胞毒作用，使白血病细胞凋亡。据《中成药研究》载，单味商陆制成片剂，口服，每次 3～10g，每日 3 次，可防治唇癌。

【补充说明】 现代药理研究表明，本品小剂量使用可利尿，大剂量使用可令尿量减少。本品尚有抗炎杀菌、抗病毒、祛痰、镇咳、增强免疫功能、抗胃溃疡、抗生育等作用。它可兼治慢性气管炎、消化性溃疡、消化道出血、肝硬化、慢性肾炎、宫颈糜烂、乳腺增生、淋巴结结核、血小板减少性紫癜、过敏性紫癜、银屑病、硬皮病等疾病。

【用法用量】 内服：煎汤，3～10g；或入丸、散；或水煎去渣，与羊肉、粳米及大枣煮粥食。外用：适量，捣敷或煎汤熏洗。

【使用注意】 孕妇忌服。醋制可降低其毒性。

卷　柏

【别名】长生不死草。

【药用部分】全草。

【性味功效】辛，平。归脾、肝、心经。破血散瘀，活血止血，止咳化痰，通经活络。

【传统主治】经闭痛经，癥瘕痞块，跌打损伤，咳嗽哮喘，血证，脱肛。

【抗癌参考】绒毛膜上皮癌、恶性葡萄胎、鼻咽癌、肺癌、肝癌等。

用总细胞容积法测定，卷柏全草的热水提取物对小鼠肉瘤180的抑制率为61.2%，乙醇提取物的抑制率为18.6%。体内实验表明，本品对小鼠艾氏腹水癌有一定的抑制作用，并能延长移植肿瘤动物的寿命。卷柏属植物中含有的某些双黄酮成分具有细胞毒活性，这可能是其能够发挥抗癌作用的物质基础。采用腹腔注射途径给药，卷柏水提取物对小鼠肉瘤S180、肝癌H22两种瘤株具有不同程度的抑制作用，且存在着剂量依赖性。卷柏对于对化学抗癌剂或放射治疗敏感的癌瘤细胞有效，常用于防治绒毛膜上皮癌、恶性葡萄胎、鼻癌、肺癌、肝癌。

【补充说明】现代药理研究表明，卷柏还有止血、降血糖、抗菌消炎等作用。

【用法用量】内服：煎汤，4.5~9g；或浸酒；或入丸、散；或与猪精肉煎服。外用：适量，捣敷或研末撒。

【使用注意】孕妇禁服。

黄 药 子

【别名】黄药，黄独。

【药用部分】块茎。

【性味功效】苦，寒。有小毒。归肺、肝、心经。清热解毒，化痰散结，消瘿降火，凉血止血，止咳平喘。

【传统主治】瘿瘤结肿，疮疡肿毒，咽喉肿痛，毒蛇咬伤，吐血，衄血，咯血，咳嗽气喘。

【抗癌参考】食管癌、贲门癌、胃癌、肠癌、肝癌、胰腺癌、肺癌、脑瘤、鼻咽癌、上颌窦癌、甲状腺癌、肾癌、膀胱癌、乳腺癌、宫颈癌、阴唇癌、恶性淋巴瘤、白血病、横纹肌肉瘤等。

黄药子素 A、黄药子素 B、黄药子素 C 以及薯蓣皂苷等均有抗肿瘤作用，尤其对甲状腺肿瘤有独特的疗效。黄药子对小鼠白血病 615 有抑制作用；其醚浸膏对肉瘤 180 有抑制作用；其油剂对子宫颈癌 14 有抑制作用。本品对消化道肿瘤也有一定的抑制作用。其乙醇浸膏能抑制小鼠肝癌 H22。用其乙醇浸膏治疗小鼠腹水癌（EAC），能够明显延长小鼠的生存天数。体外筛选表明，本品对肿瘤细胞有抑制作用。其所含的甾体皂苷对动物实验性、移植性肿瘤有抑制作用。黄药子复方抗癌乙片（含黄药子、夏枯草等）对由 N - 亚硝基肌氨酸乙酯诱发的小鼠胃鳞状上皮癌前病变及癌变，均有明显抑制作用。

【补充说明】现代药理研究表明，本品尚有抗甲状腺肿、抗病原微生物、止血、抑制心肌和离体肠管等作用。它可兼治甲状腺腺瘤、甲亢、气管炎、百日咳、淋巴结结核、睾丸炎、宫颈炎、银屑病、硬皮病等疾病。

【用法用量】内服：煎汤，3 ~ 9g；或研末服；或浸酒；或与猪瘦肉炖服。已有注射液，按其说明书使用。外用：适量，捣敷，或研末调敷，或磨汁涂。

【使用注意】本品久服或用量过大可引起肝肾损害或中毒。

黄独零余子

【别名】零余子。

【药用部分】叶腋内生长的珠芽。

【性味功效】苦、辛，寒。有小毒。归肺、大肠经。清热化痰，止咳平喘，消瘀散结，催吐解毒。

【传统主治】痰热咳喘，咽喉肿痛，瘿瘤，瘰疬，疮疡肿毒，蛇犬咬伤。

【抗癌参考】食管癌、胃癌、子宫癌、直肠癌等。

本品体外试验对癌细胞生长有抑制作用，体内试验对动物移植性肉瘤 S180 有一定抑制作用。

【补充说明】本品尚可解诸药毒，治疗百日咳。有资料将本品与黄药子的别名都称为"黄独""零余子"，其实两者原植物虽同，但药用部分不同。

【用法用量】内服：煎汤，6 ~ 15g；或磨汁、浸酒。外用：适量，切片贴或捣敷。

【使用注意】不宜过量或久服。

蒲葵子

【别名】葵树子。

【药用部分】种子。

【性味功效】甘、涩，平。归肝经。活血化瘀，软坚散结，消肿止痛，收敛止血。

【传统主治】癥瘕积聚，崩漏，跌打损伤。

【抗癌参考】鼻咽癌、肺癌、食管癌、胃癌、脑瘤、白血病、乳腺癌、宫颈癌、绒毛膜癌、恶性葡萄胎等。

动物试验表明，本品对小鼠脑瘤 B22 癌细胞有明显抑制作用。蒲葵子醇提取物对蛋白激酶 C 活性有明显的抑制作用，且随剂量增加，作用增强。已知蛋白激酶 C 的抑制剂对细胞增殖有抑制作用，提示蒲葵子的抗癌活性可能与此有关。同科植物鱼尾葵亦有抗癌功效。《常用中草药手册》载：蒲葵子（干品）30g，水煎 1~2 小时服；或与瘦猪肉炖服，可防治多种癌症。

【补充说明】现代研究表明，本品尚有镇痛作用。它可兼治慢性肝炎、眼底出血、外伤出血等疾病。其注射剂可治各种疼痛。

【用法用量】内服：煎汤，15~30g；或煅存性研末；或炖猪肉服。已有注射剂，按其说明书使用。外用：适量，研末撒。

款冬花

【别名】冬花。

【药用部分】花蕾。

【性味功效】辛、微苦，温。归肺经。润肺下气，止咳化痰。

【传统主治】新久咳嗽，气喘痰多，劳嗽咯血。

【抗癌参考】肺癌、皮肤肿瘤等。

现代研究表明，本品有抗肿瘤作用。本品所含的款冬二醇和山金车二醇，对肿瘤促进剂 TPA 活化 EB 病毒早期抗原有抑制作用。山金车二醇对各种人癌细胞有广泛的细胞毒活性。款冬二醇在一定剂量时，能显著抑制

TPA 促进 7,12 - 二甲基苯并［a］蒽诱发的皮肤肿瘤的形成。

【补充说明】现代药理研究表明，款冬花尚有镇咳祛痰、抗炎、抑制胃肠平滑肌、兴奋呼吸、升高血压、抑制血小板聚集等作用。款冬花与紫菀常同时使用，前者重在止咳，后者尤善祛痰。

【用法用量】内服：煎汤，5～12g；或熬膏；或入丸、散；或与冰糖冲泡开水服。外用：适量，研末调敷。

虎耳草

【别名】石荷叶。

【药用部分】全草。

【性味功效】苦、辛，寒。有小毒。归肺、肝、脾、大肠经。清热解毒，消肿止痛，凉血止血，疏风祛湿。

【传统主治】风热咳嗽，肺痈咯血，风火牙痛，痈肿疮毒，风疹瘙痒，外伤出血。

【抗癌参考】胃癌、中耳癌、肝癌、前列腺癌等。

虎耳草对小鼠艾氏癌实体型 ECS 有抑制作用。其所含的熊果酸对体外肝癌细胞培养有非常显著的抑制作用，并能延长荷艾氏腹水癌小鼠的生命。从虎耳草中分离得到的化合物对 PC - 3 前列腺癌细胞的生长有一定的抑制作用。

【补充说明】现代药理研究表明，本品还有强心、利尿、抑菌等作用。它可兼治中耳炎、肺脓肿、胆结石、胆囊炎、湿疹、丹毒等疾病。

【用法用量】内服：煎汤，10～15g，鲜品加倍；或水煎代茶；或与猪瘦肉做肉饼蒸食。外用：适量，捣汁滴或煎水熏洗。

苍耳草

【别名】苍耳。

【药用部分】全草。

【性味功效】苦、辛，微寒。有小毒。归肺、脾、肝经。祛风清热，除湿通窍，解毒杀虫。

【传统主治】风湿痹痛，四肢拘急，头风，头痛，目赤，目翳，热毒疮疡，皮肤瘙痒。

【抗癌参考】鼻咽癌、脑瘤、甲状腺癌、骨肉瘤、鼻腔及鼻旁窦癌、皮肤癌等。

本品有抗癌作用。苍耳根的水或甲醇提取物能延长接种艾氏腹水癌小鼠的生存时间。苍耳根的甲醇提取物对小鼠肉瘤 S180 和艾氏腹水癌均有抑制作用。

【补充说明】苍耳草与苍耳子主治略同。现代药理研究表明，苍耳草茎叶煎剂对金黄色葡萄球菌、痢疾杆菌有抑制作用。它可兼治风湿性关节炎、菌痢、肠炎、麻风及癫痫等疾病。

【用法用量】内服：煎汤，9～15g，大剂量 30～60g；或捣汁；或熬膏；或入丸、散。外用：适量，烧存性研末调敷或煎水洗。

【使用注意】内服不宜过量，亦不能持续服用，以防中毒。

浮　萍

【别名】紫背浮萍。

【药用部分】全草。

【性味功效】辛，寒。归肺、膀胱经。发汗解表，疏散风热，祛风止痒，透疹，利水。

【传统主治】风热感冒，斑疹不透，风疹瘙痒，水肿尿少。

【抗癌参考】肝癌、卵巢癌等。

有研究表明，本品所含黄酮对肿瘤坏死因子诱导的人体肝细胞和大鼠肝细胞的凋亡有抑制作用。也有报道指出，黄酮在抑制体外培养的人肝癌和卵巢癌细胞增殖方面有一定的作用。还有实验结果显示，浮萍总黄酮对体外培养的 SMMC – 7721 细胞的生长有明显的抑制作用，同时对 HL – 7702 细胞的生长也有一定的抑制作用，且均呈时间、浓度依赖性。但浮萍总黄酮对 SMMC – 7721 细胞增殖的抑制作用要强于对 HL – 7702 细胞增殖的影响。

【补充说明】现代药理研究表明，本品尚有抗菌、解热、利尿等作用。它可兼治急性肾炎、荨麻疹、痤疮等疾病。

【用法用量】内服：煎汤，3～10g，鲜品 15～30g；或捣汁；或入丸、散；或与黑豆水煎服。外用：适量，煎汤浸洗或研末开水调敷。

瑞香根

【**别名**】山棉皮。

【**药用部分**】根或根皮。

【**性味功效**】辛、甘,平。解毒,活血止痛。

【**传统主治**】咽喉肿痛,胃脘痛,跌打损伤,毒蛇咬伤。

【**抗癌参考**】乳腺癌,鼻咽癌,白血病等。

本品所含的伞形花内酯对鼻咽癌 KB 细胞的 ED_{50} 为 $33\mu g/mL$;所含的荛花醇对小鼠淋巴细胞白血病 P388 有中等抑制活性,并能延长荷瘤小鼠的生命;所含的荛花萜 $(20mg/kg)$ 对小鼠 P388 白血病有显著抑制作用。

【**补充说明**】本品可兼治风湿性关节炎、坐骨神经痛、咽炎等疾病。

【**用法用量**】内服:煎汤,3~6g;或研末;或与鸡蛋水煎,食蛋及汤。

瑞香花

【**别名**】夺香花。

【**药用部分**】花。

【**性味功效**】辛、甘,温。归肺、肝、胃经。活血止痛,解毒散结。

【**传统主治**】头痛,牙痛,咽喉肿痛,乳痈,乳房肿硬,风湿疼痛。

【**抗癌参考**】乳腺癌等。

《抗癌植物药及其验方》载:鲜瑞香花 30g,捣烂,加少许鸡蛋清同捣匀,外敷患处,每日 1 次,可防治乳腺癌。

【**补充说明**】本品可兼治坐骨神经痛。《药性考》云本品,“清利头目,齿痛宜含”。

【**用量用法**】内服:煎汤,3~6g;或捣汁服;或与鸡蛋水煎,食蛋及汤。外用:捣敷或煎水含漱。

石 蒜

【**别名**】老鸦蒜,乌蒜。

【**药用部分**】鳞茎。

【**性味功效**】辛、甘,温。有毒。归肺、肾经。消肿散结,祛痰平喘,解毒杀虫,利尿催吐。

【传统主治】疔疮疖肿，喉风，痰喘，食物中毒，水肿，瘰疬，关节肿痛，毒蛇咬伤。

【抗癌参考】食管癌、贲门癌、胃癌、肝癌、恶性淋巴瘤、肺癌、鼻咽癌、乳腺癌、宫颈癌、卵巢癌、白血病、皮肤癌等。可防治癌性胸、腹水。

试验证明，石蒜碱能抑制小鼠艾氏腹水癌细胞的无氧与有氧酵解，并可使癌细胞肿大、溶解。它和加兰他敏对腹水肝癌（AHI30）及吉田肉瘤也有抑制作用。石蒜碱也对小鼠肉瘤 180 有抑制作用，抑制率为 40% ~ 50%。将石蒜碱的结构进行改造，制成石蒜碱内铵盐（AT‑1840），腹腔注射对大、小鼠多种瘤株的疗效明显优于石蒜碱。体外实验证明，AT‑1840 对小鼠艾氏腹水癌、白血病 L1210 及 P388、Lewis 肺癌等均有明显抑制作用，并对不同分化程度的胃癌细胞具有直接杀伤作用，其作用强度比 5‑FU 更强。石蒜所含的伪石蒜碱能延长 Rauscher 白血病小鼠的生存时间。伪石蒜碱 10 ~ 20mg/kg 腹腔注射，连续 7 天，对大鼠瓦克癌（W256）的抑制率为 49% ~ 76%。石蒜所含的水仙克拉辛具有抗癌活性，对 P388 也有一定抑制作用；所含的雪花莲胺碱对大鼠腹水肝癌和吉田肉瘤均有抑制作用。

【补充说明】现代药理研究表明，本品尚有加强横纹肌收缩、镇静、镇痛、解热、抗炎、降压、祛痰、抗箭毒、促进尿酸排泄和兴奋肠道、子宫平滑肌等作用。它可兼治腮腺炎、淋巴结结核、风湿性关节炎等疾病。

【用法用量】内服：煎汤，1 ~ 3g；或捣汁；或切片蒸瘦肉，吃肉不吃蒜。石蒜碱内铵盐注射液，按其说明书使用。外用：适量，捣敷，或绞汁涂，或煎水熏洗。

【使用注意】孕妇禁服。皮肤破损者禁敷。

山 海 螺

【别名】四叶参。

【药用部分】根。

【性味功效】甘、辛，平。归肺、肝、脾、大肠经。益气养阴，解毒消肿，祛痰散结，排脓催乳。

【传统主治】神倦乏力，头晕头痛，阴虚咳嗽，肺痈，乳痈，疮疡肿毒，瘰疬痰核，产后乳少，毒蛇咬伤。

【抗癌参考】肺癌、甲状腺癌、乳腺癌、恶性淋巴瘤、宫颈癌、子宫体癌等。

体外试验证明，本品有抗癌作用。其煎剂灌服或注射，对移植性小鼠肉瘤 S180 有抑制作用。本品水提取物中相对分子质量在 3500 以上的组分，有较高的抗肿瘤活性。其活性成分可能是多糖类。

【补充说明】现代药理研究表明，本品尚有镇静、抗惊厥、镇痛、抗疲劳、升红细胞、降白细胞、升高血糖、降压、止咳、抗氧化、抗菌等作用。它可兼治肺脓肿、乳腺炎。

【用法用量】内服：煎汤，15～60g，鲜品 50～120g；或煮肉、煮蛋服。外用：适量，捣敷。

两面针

【别名】入地金牛，两边针。

【药用部分】根或枝叶。

【性味功效】辛、苦，微温。有小毒。归肝、心经。行气止痛，活血化瘀，祛风通络，解毒消肿。

【传统主治】风湿痹痛，跌打瘀痛，胃痛，牙痛，咽喉肿痛，疟腮，痛经，毒蛇咬伤，汤火烫伤。

【抗癌参考】鼻咽癌、肺癌、白血病、肝癌、皮肤鳞状上皮癌等。可缓解癌性疼痛。

现代研究表明，本品具有抗肿瘤作用。两面针碱对小鼠白血病 P388 有一定的抑制作用，对小鼠艾氏腹水癌也有抗癌作用。两面针的甲氧基衍生物对小鼠白血病 L1210 显示更强的抑癌作用。此外，两面针对 Lewis 肺癌、人体鼻咽癌、肝癌、慢性粒细胞白血病亦有抑制作用。

【补充说明】现代药理研究表明，本品还具有解痉镇痛、抗菌、抗氧化、局部麻醉等作用。它可兼治胃及十二指肠溃疡、口腔溃疡、风湿性关节炎、急慢性盆腔炎等疾病。

【用法用量】内服：煎汤，5～10g；或研末；或浸酒；或与猪蹄酌加酒水炖服。外用：适量，捣敷，或煎水洗，或含漱。治牙痛可用酊剂。

【使用注意】不能过量服用。忌与酸味食物同服。

艾 叶

【别名】 艾蒿。

【药用部分】 叶。

【性味功效】 辛、苦，温。归肝、脾、肾经。温经止血，散寒止痛，除痰散结，调经安胎，祛湿止痒，通经活络。

【传统主治】 各种出血，少腹冷痛，经寒不调，宫冷不孕，胎动不安，皮肤瘙痒。

【抗癌参考】 胃癌、肠癌、胰腺癌、乳腺癌、宫颈癌、肺癌、恶性淋巴瘤、甲状腺癌、脑瘤、脊髓肿瘤等。

艾叶有抗肿瘤活性和抗噬菌体的作用。本品还能增强网状内皮细胞的吞噬功能，同时对 Hela 细胞有抑制效果。艾叶乙醇提取物体外能逆转肿瘤细胞 KBV200 多药耐药活性。动物实验证明，本品对多种移植性肿瘤细胞有抑制作用。据报道，本品对乳腺癌、胃癌、结肠癌、淋巴肉瘤、甲状腺癌等 10 余种肿瘤有效。《抗癌植物药及其验方》载：艾叶 30g，防风、荆芥、白芷、枯矾各 9g，水煎去渣，取汤洗患处，可防治脊髓肿瘤。

【补充说明】 现代药理研究表明，本品还有缩短出血和凝血时间、化痰、止咳平喘、抗菌、抗病毒、抗过敏、护肝利胆、镇静等作用。它可兼治肝炎、前列腺炎、前列腺肥大、急性尿潴留、气管炎、支气管哮喘、过敏性鼻炎、乳腺小叶增生、功能失调性子宫出血、习惯性流产等疾病。

【用法用量】 内服：煎汤，一般 3～10g，治疗肿瘤时可用至 10～30g；或入丸、散、胶囊；或捣汁。已有注射液，按其说明书使用。外用：适量，煎水熏洗，或炒热温熨，或捣绒作艾条灸。

蓖 麻 子

【别名】 蓖麻仁。

【药用部分】 种子。

【性味功效】 甘、辛，平。有毒。归大肠、肺经。消肿散结，拔毒排脓，泻下通滞，通络利窍。

【传统主治】 痈疽肿毒，喉痹，瘰疬，疥癞癣疮，水肿腹满，大便燥结，口眼歪斜。

【抗癌参考】 宫颈癌、绒毛膜上皮癌、乳腺癌、肝癌、肠癌、肺癌、恶性淋巴瘤、皮肤癌、白血病、脊髓肿瘤等。

本品发挥抗肿瘤作用的有效成分为蓖麻毒蛋白。蓖麻毒蛋白对体外培养的多种肿瘤细胞株和变异细胞株均十分敏感。0.002～0.3mcg/mL 的蓖麻毒蛋白即可以抑制淋巴瘤 S1、BW5147、MBC2、EL2，骨髓瘤 P3、C1、RBC5、S117、S194、J588、MOPC315/P 和骨髓样白血病 C1498 的生长。蓖麻毒蛋白腹腔注射对小鼠肉瘤 37 有抑制作用；外涂对小鼠肉瘤 180 有抑制作用；体外对 Hela 细胞也有抑制作用。蓖麻毒蛋白对小鼠艾氏腹水癌、腹水肝癌、宫颈癌 U14、肉瘤 S180、白血病及 Lewis 肺癌等动物移植性肿瘤均有一定治疗作用。对接种艾氏腹水癌的小鼠注射蓖麻毒蛋白 7.5μg/kg，能完全抑制瘤细胞的生长，使小鼠生存时间延长。蓖麻油、蓖麻酸亦具有抗肿瘤活性。有试验用蓖麻毒蛋白软膏治疗 23 例恶性肿瘤（宫颈癌 10 例，皮肤癌 13 例），在坚持用药的 17 例中，接近治愈 6 例，显效 2 例，好转 1 例。

【补充说明】 现代药理研究表明，本品还有致泻等作用。本品捣敷百会穴，可治疗胃下垂、脱肛、子宫下垂；局部外敷，可治疗面神经麻痹、鸡眼等疾病。

【用法用量】 内服：入丸剂，1～5g；生研或炒食，10～15 粒。外用：适量，捣敷或调敷。

【使用注意】 孕妇忌服。儿童误服生蓖麻子 2～7 粒、成人误服生蓖麻子 20 粒均可中毒致死。加热处理可破坏其毒性。

火麻仁

【别名】 麻子仁。

【药用部分】 果仁。

【性味功效】 甘，平。归脾、胃、大肠经。润燥滑肠，滋养补虚，通淋，活血。

【传统主治】 血虚津亏，肠燥便秘，消渴，热淋，月经不调。

【抗癌参考】 胃癌、大肠癌、肝癌、肺癌、宫颈癌、白血病等。

本品对小鼠肝癌（HAC）有明显的抑制作用。本品所含的 α-亚麻酸，能使癌细胞不容易渗透到血管和器官周围的基底膜中，从而降低癌细胞转移的速度。本品所含的葫芦巴碱，可用于防治宫颈癌，同时对白血病

P388，小鼠肝癌、胃癌肿瘤细胞也有抑制作用。

【补充说明】现代药理研究表明，本品能刺激肠壁，使肠液分泌增多，肠道蠕动加快，有缓泻作用。同时，其还具有降血脂、降压、保肝、保护视力、抗炎、免疫调节、抗氧化、抗疲劳、抗衰老等作用。火麻仁也是我国卫健委公布的"药食同源""药食同用"的医药保健食品。本品是保健饮料的良好原料。经常食用火麻仁，可以减肥。

【用法用量】内服：煎汤，10～15g，打碎入煎；或入丸、散。外用：适量，捣敷或煎水洗。

常 春 藤

【别名】三角风，三角藤。

【药用部分】茎、叶。

【性味功效】苦、辛，温。归肝、脾经。祛风利湿，通经活血，消肿止痛，平肝，解毒。

【传统主治】风湿痹痛，跌打损伤，月经不调，头晕，衄血，痈疽肿毒，皮肤瘙痒。

【抗癌参考】胃癌、肝癌、肠癌、白血病、骨肿瘤等。

本品有抗癌细胞有丝分裂的作用。其能抑制癌细胞生长。本品所含的依米丁体外实验在 10^{-7} mol/L 浓度时，对 EAC 细胞的蛋白质合成的抑制率为 30%。本品对小鼠 P388、L1210 亦显示抑制活性。

【补充说明】本品可兼治慢性肝炎、风湿性关节炎、急性结膜炎等疾病。外用本品，可治脱肛。有资料称，本品别名叫"山葡萄"，而蛇葡萄的别名也叫"山葡萄"，其实两者非同一种药。

【用法用量】内服：煎汤，10～15g；或研末；或浸酒；或捣汁、研水饮。外用：适量，煎水洗，或泡酒外搽，或捣敷。

玉 簪

【别名】白鹤仙，内消花。

【药用部分】全草或根及花。

【性味功效】甘、辛，寒。有毒。归心、肺、肝、肾经。清热解毒，拔脓生肌，通经消肿，利水止血。

【传统主治】咽喉肿痛，疮痈肿毒，瘰疬，经闭，小便不利，咳嗽，血证。

【抗癌参考】乳腺癌、恶性淋巴瘤，食管癌、胃癌、肝癌、皮肤癌、白血病、子宫颈癌等。

经整体动物试验表明，玉簪根的水提取物对艾氏腹水癌细胞具有高度的抗肿瘤活性，抗肿瘤活性成分为高分子化合物。玉簪乙醇浸膏 0.26g/kg 口服或腹腔注射，连续 6 天，对小鼠白血病 L615 有抑制作用，抑制率为 28.5%。另有研究结果表明，玉簪花中的甾体化合物对不同肿瘤细胞具有细胞毒选择性，且有一定的抗癌活性。

【补充说明】本品可兼治乳腺炎、急性咽炎、中耳炎、肺气肿咳喘、诸骨鲠喉等疾病。

【用法用量】内服：煎汤，花 3~6g，全草或根 9~15g，鲜品倍量；或捣汁和酒服。外用：适量，捣敷。

【使用注意】凡服者不可着牙，因其损齿极速。

珍 珠 菜

【别名】狗尾巴草，狼尾草。

【药用部分】根或全草。

【性味功效】辛、苦、微涩，平。归肝、脾经。清热解毒，活血化瘀，化痰散结，利尿消肿，健脾醒胃。

【传统主治】瘰疬，乳痈，喉痛，咳嗽，经闭，白带，水肿，热淋，湿热痢疾，跌打损伤，疔疮痈肿，小儿疳积。

【抗癌参考】食管癌、贲门癌、胃癌、肠癌、肝癌、甲状腺癌、宫颈癌、白血病及淋巴肉瘤等。

动物试验发现，本品所含的黄酮苷有较广的抗癌瘤谱。其对小鼠淋巴肉瘤 1 号腹水型转实体（L1 – 皮下型）、网织细胞肉瘤腹水型的抑制作用较显著；对肝癌腹水型转实体、肝癌、肉瘤 37、肉瘤 180、子宫颈癌 14、艾氏腹水癌及其转实体、肉瘤 180 腹水型、大鼠瓦克癌 256 等均有显著抑制作用。本品的抑瘤作用主要是通过对瘤细胞有丝分裂的抑制而实现的。珍珠菜黄酮苷对小鼠白血病 615 有明显抑制作用。珍珠菜毒性低。

【补充说明】本品可兼治丝虫病所致的急性淋巴管炎、乳腺炎、扁桃体炎。

【用法用量】内服：煎汤，15～30g（防治肿瘤可用至90g）；或泡酒；或鲜品捣汁。外用：适量，煎水洗或鲜品捣敷。

珍珠草

【别名】叶下珠。

【药用部分】全草。

【性味功效】甘、微苦，凉。归肝、肺、肾经。清热解毒，渗湿利水，退黄，明目，消积，杀虫。

【传统主治】湿热黄疸，泻痢，淋证，疮疡肿毒，蛇犬咬伤，目赤肿痛，小儿疳积。

【抗癌参考】肝癌、胆管癌、食管癌、肠癌、脑肿瘤等。可防治癌性腹水。

动物试验证明，本品对小鼠肉瘤180的抑制率为47.2%。其所含的鞣花酸能预防肝细胞的损伤，对癌细胞有明显抑制作用。另有研究也认为，珍珠草对人肝癌细胞具有明显抑制作用。有资料称，抗癌食谱"猪肝珍珠草汤"（含猪肝100g、珍珠草30g）适用于脑肿瘤属肝阳上亢者。

【补充说明】现代药理研究表明，本品尚有抑菌作用。它可兼治乙型病毒性肝炎、菌痢、尿路感染、肾炎水肿、结石病及夜盲症等疾病。

【用法用量】内服：煎汤，9～15g，鲜品30～60g（单用可用至100g）。外用：适量，捣敷。

红根草

【别名】红地胆。

【药用部分】全草。

【性味功效】微苦，凉。疏风清热，解毒利湿，止血安胎。

【传统主治】感冒发热，咽喉肿痛，乳蛾，咳喘，泄泻，痢疾，吐血，胎漏。

【抗癌参考】肺癌、鼻咽癌、胃癌、肠癌、白血病等。

红根草邻醌是从植物中得到的天然产物。体内、外研究均表明，其有明显抗癌作用。红根草邻醌1～10mg/L对体外培养的P388及L1210白血病细胞株有明显细胞毒作用。体内实验显示，红根草邻醌的使用剂量在25mg/kg时，能延长 4 种腹水瘤小鼠的生存时间，T/C 值为 168% ~ 234%。红根草邻醌对肿瘤细胞的 DNA 合成有中等抑制作用，对 RNA 合成的抑制显示明显的量效关系。源自红根草邻醌的新型抗癌药物——沙尔威辛，对包括肺癌、胃癌在内的人多种实体瘤细胞的增殖生长具有显著抑制作用。Ⅰ期临床试验对 16 位患者进行了用药疗效初评，结果显示沙尔威辛的不良反应低于现有的同类药物，特别是骨髓抑制作用很轻。接受治疗的患者中，有 13 人病情稳定，体现了沙尔威辛的初步疗效。红根草对醌对小鼠白血病 P388 细胞也有明显的细胞毒性。红根草内酯体外亦有抗小鼠白血病P388 和鼻咽癌 KB 细胞的作用。

【补充说明】现代药理研究表明，本品尚有抗菌、抗凝血、提高耐缺氧能力、增加冠脉流量的作用。它可兼治急性扁桃体炎、肺炎、肝炎、痢疾、肠炎、肾炎等疾病。星宿菜（珍珠菜）的别名也叫"红根草"，但其与本品科属不同，非同一种药。

【用法用量】内服：煎汤，15 ~ 30g，大剂量可用至 45 ~ 60g；或研末吞服；或与瘦猪肉、白公鸡同煮。

荔枝草

【别名】青蛙草。

【药用部分】全草。

【性味功效】苦、辛，凉。归肺、胃经。清热解毒，凉血散瘀，利水消肿。

【传统主治】咯血，吐血，衄血，尿血，白浊，崩漏，水肿腹水，小便不利，跌打损伤，痈肿疮毒，蛇虫咬伤。

【抗癌参考】肺癌、鼻咽癌等。

本品所含成分泽兰叶黄素和粗毛豚草素，对人体鼻咽癌细胞有细胞毒活性，ED_{50} 分别为 18μg/mL 和 96μg/mL。《抗肿瘤中草药彩色图谱》内载有一防治多种癌症的复方，系以荔枝草为主药。

【补充说明】现代药理研究发现，本品还有抑菌、抑制或杀死钩端螺旋体、止咳祛痰、抗氧化等作用。它可兼治急性扁桃体炎、慢性支气管炎、阴道炎、宫颈糜烂等疾病。

【用法用量】内服：煎汤，9～30g（鲜品可用至60g）；或捣绞汁饮；或与瘦猪肉炖汤服。外用：适量，捣敷或绞汁含漱、滴耳，亦可煎水洗。

泽　漆

【别名】猫儿眼睛草，五凤草。

【药用部分】全草。

【性味功效】辛、苦，微寒。有小毒。归肺、小肠、大肠、膀胱经。利水消肿，化痰止咳，解毒散结，杀虫止痒。

【传统主治】水肿，腹水，痰饮喘咳，瘰疬，癣疮。

【抗癌参考】食管癌、肝癌、肺癌、恶性淋巴瘤、宫颈癌、乳腺癌、卵巢癌、白血病等。可防治癌性胸、腹水与癌性疼痛。

现代研究表明，本品有一定的抗肿瘤活性。动物实验证明，本品对小鼠肉瘤S180、肉瘤S37及小鼠淋巴细胞白血病L160有抑制作用。从泽漆中分离得到的2个单体物质泽漆萜A和泽漆萜B，经研究证明两者均有抗癌活性。有资料称，以20%泽漆中性皂苷注射液，每日1次，每次2mL，肌肉注射，15日为1疗程，可以防治食管癌。

【补充说明】现代药理研究表明，本品尚有抑菌、兴奋平滑肌、退热、降低毛细血管渗透性等作用。它可兼治肝硬化、疟疾、菌痢、慢性支气管炎、肺结核、淋巴结结核、流行性腮腺炎、咽炎、肺源性心脏病、神经性皮炎等疾病。

【用法用量】内服：煎汤，3～9g；或熬膏；或入丸、散用；或与鸡蛋煮食。外用：适量，煎水洗、熬膏涂或研末调敷。

【使用注意】孕妇慎用。剂量不宜过大，宜从小量开始，逐步加量。不宜长期使用本品。

猫 眼 草

【别名】打碗花。

【药用部分】全草。

【性味功效】苦，微寒。有毒。归肺、肝经。止咳，化痰，散结，逐水，拔毒，杀虫。

【传统主治】痰饮咳喘，水肿，瘰疬，疮癣瘙痒。

【抗癌参考】贲门癌、食管癌、胃癌、喉癌、甲状腺癌、乳腺癌、子宫颈癌等。可防治癌性腹水。

猫眼草提取物对癌细胞有抑制和杀伤作用，对动物移植性肿瘤有一定的抑制作用。有资料称，猫眼草、狼毒各 3g，鸡血藤、薏苡仁各 15g，半枝莲 30g，水煎服，可防治胃癌。

【补充说明】现代药理研究表明，本品尚有抗菌、平喘作用。"猫儿眼睛草"是泽漆的别名，泽漆与本品为同科植物的不同品种。本品可兼治慢性气管炎、颈淋巴结结核等疾病。

【用法用量】内服：煎汤，3～9g；或入丸剂；或煮鸡蛋服。外用：适量，熬膏外敷或研末调敷。

【使用注意】内服宜慎。

积 雪 草

【别名】马蹄草。

【药用部分】全草。

【性味功效】苦、辛，寒。归肺、脾、肾、膀胱经。清热利湿，解毒消肿，活血止血。

【传统主治】湿热黄疸，中暑腹泻，砂淋血淋，吐血，衄血，咯血，目赤，咽痛，风疹疥癣，痈肿疮毒，跌打损伤。

【抗癌参考】宫颈癌、黑色素瘤等。

积雪草有激活人体上皮细胞的功能。其能促进正常肉芽细胞形成，有抑制纤维细胞增殖的作用。对于培养中的肿瘤细胞，积雪草甲醇提取物能显示出抗癌作用，还可使荷瘤小鼠的生存时间延长 2 倍。曾有报道称，积雪草提取物具有抗癌作用，如积雪草苷对体外培养的 L929 细胞和 CNE 细胞的增殖有抑制作用，对移植 S180 细胞的增殖也有抑制作用，同时能延长荷 S180 小鼠的存活时间。积雪草苷对 B16 细胞的有丝分裂过程有明显抑制作用，能够诱导细胞凋亡或死亡。这提示了积雪草苷有抗黑色素瘤细胞生长的作用。积雪草苷可诱导肿瘤细胞凋亡，并可与长春新碱起协同作用。积雪草苷对宫颈癌 Hela 细胞的生长有显著抑制作用，并且呈浓度和时间依赖性。

【补充说明】现代药理研究表明，本品尚有镇静、改善和提高智力、抗菌等作用。它可兼治急性扁桃体炎、急性肾炎、尿潴留、尿路结石、风湿性关节炎、皮肤结核、麻风病等疾病。本品别名"连线草"，与活血丹的别名相同，但两者非同属植物。

【用法用量】内服：煎汤，15～30g，鲜品倍量；或捣汁。外用：适量，捣敷或绞汁涂。

薜荔果

【别名】木莲。

【药用部分】花序托（俗称果实）。

【性味功效】甘，平。归肾、肝、脾、胃经。补肾固精，活血通经，催乳消肿，清热解毒，祛风利湿。

【传统主治】肾虚腰酸，阳痿遗精，乳少，闭经，淋浊，久痢，咽喉疼痛，痈肿疮疡，风湿痹痛，跌打损伤。

【抗癌参考】宫颈癌、乳腺癌、绒癌、前列腺癌、睾丸癌、食管癌、胃癌、肠癌、肝癌、肾癌、恶性淋巴瘤、白血病、骨瘤等。

动物体内试验表明，本品有抗癌活性。从本品中提取的多糖，对多种大、小鼠移植性肿瘤的生长有较明显的抑制作用，对淋巴肉瘤 1 号腹水型及皮下型、WK256、S180、网状细胞肉瘤腹水型及皮下型的抑制作用更为显著。其能使 ARS 腹水型的瘤细胞核分裂明显减少，而退变型细胞增加。有实验在投药 24 小时前，给小鼠移植瘤株（EAC），用药 10 日，第 11 日处死动物。结果表明，对照组对 EAC 的抑制率为 43.33%，而先给药组的抑制率为 57%。这说明本品有宿主中介作用，即本品具有活化免疫系统功能。本品所含的 β-谷甾醇，已被证明具有一定的抗肿瘤作用。

【补充说明】本品可兼治乳糜尿，并有食疗作用。其可与精猪肉做成保健药膳食用。由本品为主要原料，制成的霹雳凉粉，适宜于中暑患者食用。有资料称，本品别名也叫"王不留行"，但本品为桑科植物，与石竹科植物王不留行（麦蓝菜）不同。

【用法用量】内服：煎汤，10～30g；或入丸、散；或与猪脚爪同煮服。已有片剂、注射液制剂，按其说明书使用。食用，适量。外用：适量，煎水洗。

【使用注意】胃及十二指肠溃疡者忌食。

薜 荔

【别名】木莲藤。

【药用部分】茎、叶。

【性味功效】酸，凉。归心、肝、肾经。祛风利湿，活血通络，清热解毒，补肾固精，安胎下乳，固涩止泻。

【传统主治】风湿痹痛，淋证，腰痛，精关不固，缺奶，经闭，痈肿，泻痢，跌打损伤。

【抗癌参考】肝癌、淋巴肉瘤、睾丸癌等。

动物体内试验表明，本品有抗癌活性，对瓦克癌 W256、肉瘤 S180、淋巴肉瘤有抑制作用。本品对小鼠腹水肝癌细胞有明显抑制作用。

【补充说明】现代研究表明，本品尚有抗菌作用。它可兼治坐骨神经痛、睾丸炎、先兆流产、湿疹等疾病。本品为桑科植物，虽别名也叫"常春藤"，但与五加科植物常春藤不同。

【用法用量】内服：煎汤，9～15g（鲜品 60～90g）；或捣汁；或浸酒；或研末；或水煎去渣，与鸡蛋同煎服。外用：适量，捣汁涂或煎水熏洗。

黄 精

【别名】黄芝。

【药用部分】根茎。

【性味功效】甘，平。归脾、肺、肾经。补中益气，健脾养胃，养阴生津，润肺益肾。

【传统主治】脾胃虚弱，体倦乏力，口干食少，肺虚燥咳，肾精亏虚，内热消渴，筋骨软弱，风湿疼痛。

【抗癌参考】肺癌、食管癌、贲门癌、口腔癌、大肠癌、肝癌、胆囊癌、肾癌、宫颈癌、急性白血病、恶性黑色素瘤、皮肤癌等。

本品可刺激体内淋巴细胞转化为杀瘤细胞，增强机体抗恶性肿瘤的能力。热河黄精提取物体外实验对子宫颈癌 Hela 细胞有抑制作用。本品所含的黄精多糖成分具有抗肿瘤作用，可杀伤癌细胞，对小鼠 H22 实体瘤和 S180 腹水瘤有抑制作用。

【补充说明】现代药理研究表明，本品还具有抗菌、抗病毒、降血脂、降血压、增加冠脉流量、降血糖、抗衰老、增强免疫等作用。它可兼治肺结核、颈淋巴结结核、带状疱疹。外用本品，可治手足癣、股癣等疾病。

【用法用量】内服：煎汤，10～15g，鲜品30～60g；或熬膏、入丸散；或用水泡发后加冰糖煮食。外用：适量，煎水洗或熬成浸膏外涂。

墨旱莲

【别名】旱莲草。

【药用部分】全草。

【性味功效】甘、酸，寒。归肝、肾经。滋补肝肾，凉血止血，消肿排脓。

【传统主治】肝肾阴虚，眩晕耳鸣，腰膝酸软，须发早白，阴虚血热之出血。

【抗癌参考】食管癌、胃癌、肝癌、肺癌、肾癌、膀胱肿瘤、甲状腺癌、白血病、骨瘤、乳腺癌、宫颈癌、淋巴肉瘤、皮肤癌等。可防治因放、化疗引起的白细胞减少症。

现代研究表明，本品有抗癌作用。体外、体内实验均证明，本品有抑制癌细胞生长的作用。以其生药 40g/（kg·d）给药，对小鼠子宫颈癌 U14、小鼠肉瘤 S180、小鼠淋巴肉瘤 1 号腹水型有抑制作用。本品煎剂对食管癌 109 细胞有中等程度的杀伤作用。本品能促进淋巴母细胞转化，从而提高机体的免疫能力，有利于抑制肿瘤的生长。《抗癌植物药及其验方》载：旱莲草、党参各30g，北沙参、石斛、太子参、白芍、金银花、茯苓各20g，黑木耳6g，甘草3g，水煎服，可防治子宫颈癌。

【补充说明】现代药理研究表明，本品还具有保肝、调节免疫功能、止血、抗菌消炎、抗阿米巴原虫、抗诱变、抗缺氧、增加冠脉流量、镇静、镇痛、促进毛发生长、使头发变黑等作用。它可防治白癜风、水田皮炎，还可兼治急性胃肠炎。

【用法用量】内服：煎汤，6～12g，鲜品加倍；或熬汤代茶饮；或熬膏、捣汁、入丸散。外用：适量，捣敷研末撒或捣敷塞鼻。

五味子

【别名】 五梅子。

【药用部分】 果实。

【性味功效】 酸，温。归肺、心、肾经。补肺滋肾，益气生津，敛汗涩精，止泻宁心。

【传统主治】 久咳虚喘，自汗盗汗，遗精滑精，遗尿尿频，久泻不止，津伤口渴，内热消渴，心悸失眠。

【抗癌参考】 肺癌、鼻咽癌、胃癌、肝癌、白血病、多发性骨髓瘤、子宫体癌、子宫颈癌、膀胱癌等。

五味子能增强机体吞噬能力。体外筛选表明，其对人体子宫颈癌细胞培养株系 JTC26 有抑制作用，抑制率在 90% 以上。五味子素对癌细胞的增殖、DNA 的合成和代谢均有一定的抑制活性。它能对抗黄曲霉素对肝细胞的诱变，进而防治肝癌。五味子素 B 在体外对小鼠腹水型肝癌细胞、肉瘤 S180 和人胚肺成纤维细胞 DNA 合成均有抑制作用。五味子果实提取物对白血病及体外培养的人鼻咽癌细胞有细胞毒作用。有人采用肿瘤移植的动物模型，研究五味子多糖的抑瘤率及其对免疫器官的影响。结果表明，高浓度的五味子多糖有较好的抑瘤作用。高浓度的五味子多糖与环磷酰胺合用，抑瘤率达 74.5%，五味子多糖对荷瘤小鼠的免疫器官有较好的保护作用，说明五味子多糖能抑制肿瘤的生长。

【补充说明】 现代药理研究表明，本品还具有保肝、利胆、镇咳、祛痰、调节血压、强心、舒张血管、提高免疫、抗氧化、抗衰老、抗菌、镇痛、促子宫收缩等作用。它可兼治神经衰弱、精神分裂症、瘙痒性皮肤病等疾病。

【用法用量】 内服：煎汤，2～6g；或研末服；或熬膏；或入丸、散。外用：适量，研末掺或煎水洗。

老鹳草

【别名】 老贯草，牻牛儿苗。

【药用部分】 全草。

【性味功效】辛、苦，平。归肝、脾、肾经。祛风湿，通经络，强筋骨，止泻痢。

【传统主治】风湿痹痛，麻木拘挛，筋骨酸痛，泄泻痢疾，疮疡肿毒，跌打损伤。

【抗癌参考】咽喉肿瘤、鼻咽癌、鼻腔癌、肠癌、胆管癌、乳腺癌、子宫颈癌、子宫体癌等。

现代研究证明，老鹳草总鞣质（HGT）具有抗癌的药理作用。老鹳草鞣质及其分解产物鞣云实精有较强的抗癌活性，对致癌物苯并芘−7,8−二醇−9,10−环氧化物的诱变过程具有强抑制作用。老鹳草热水提取物对肉瘤 S180 的抑制率为 45%。《抗癌本草》载：老鹳草茎叶 10g，加水 200mL，水煎，每日分 3 次服，可防治多种癌症。

【补充说明】现代药理研究表明，本品还具有抗病原微生物、抑制免疫、镇痛、镇咳、抗氧化、保肝、降糖等作用。本品在一定剂量下能抑制肠蠕动，有止泻作用，但剂量过大反而致泻。本品可兼治菌痢、肠炎、乙型肝炎、肝纤维化等疾病。

【用法用量】内服：煎汤，9～15g；或熬膏、酒浸、泡茶服。外用：适量，鲜品捣敷。

天　冬

【别名】天门冬。

【药用部分】块根。

【性味功效】甘、苦，寒。归肺、肾、胃经。养阴润燥，清肺降火，滋肾养胃。

【传统主治】肺燥干咳，咯血痰黏，眩晕耳鸣，骨蒸潮热，咽干口渴，肠燥便秘。

【抗癌参考】肺癌、鼻咽癌、喉癌、食管癌、胃癌、肝癌、恶性淋巴瘤、白血病、乳腺癌、宫颈癌、骨瘤、软组织肉瘤等。

现代研究表明，本品水煎液具有抗肿瘤作用。体外试验（亚甲蓝法及瓦氏呼吸器测定）表明，天冬对急性淋巴细胞白血病、慢性粒细胞白血病及急性单核细胞白血病患者的白细胞脱氢酶有一定的抑制作用，并能抑制急性淋巴细胞白血病患者白细胞的呼吸。动物实验证明，本品对小鼠 S180

有一定抑制作用，抑瘤率为44.2%。其乙醇提取物对人体肿瘤有抑制作用。本品对实验动物有非常显著的抗细胞突变的作用，可升高肿瘤细胞cAMP水平，抑制肿瘤细胞的增殖。天冬胶对于原发性肝癌荷瘤大鼠而言，是良好的末梢型血管栓塞剂，其可以促进肿瘤坏死。

【补充说明】现代药理研究表明，本品还具有降血糖、抗菌、杀虫、抗衰老、增强免疫功能、祛痰、镇咳、平喘、利尿等作用。它可兼治肺结核、支气管炎、胸膜炎、白喉、百日咳、糖尿病、带状疱疹、酒糟鼻等疾病。

【用法用量】内服：煎汤，6~12g；或熬膏；或入丸、散；或鲜品榨汁服。已有注射剂，按其说明书使用。外用：适量，捣敷或捣烂绞汁涂。

麦　冬

【别名】麦门冬。

【药用部分】块根。

【性味功效】甘、微苦，微寒。归胃、肺、心经。养阴润肺，益胃生津，清心除烦，润肠通便。

【传统主治】肺燥干咳，劳嗽咯血，津伤口渴，心烦失眠，内热消渴，肠燥便秘。

【抗癌参考】鼻咽癌、喉癌、声带癌、肺癌、口腔癌、食管癌、贲门癌、胃癌、直肠癌、肝癌、白血病、恶性淋巴瘤、前列腺癌、膀胱癌、骨瘤等。可减轻放、化疗引起的不良反应。

麦冬所含的多糖能增强网状内皮系统的吞噬功能，抑制癌瘤生长。麦冬对人肺腺癌细胞增殖指数的抑制率为17.54%。麦冬皂苷B在100mg/kg剂量时，对小鼠S180的抑制率为44%。

【补充说明】现代药理研究表明，本品尚有祛痰、镇咳、镇静、催眠、抗惊厥、抗菌、抗心律失常、强心利尿、降血糖、耐缺氧、抗应激、保护胃黏膜等作用。它可兼治白喉、冠心病、糖尿病、慢性浅表性胃炎等疾病。

【用法用量】内服：煎汤，6~12g；或入丸、散、膏；或泡水当茶饮。外用：适量，研末调敷或煎汤涂。

石　斛

【别名】杜兰。

【药用部分】茎。

【性味功效】甘，微寒。归胃、肾经。益胃生津，滋阴清热。

【传统主治】阴伤津亏，口干烦渴，食少干呕，病后虚热，目暗不明。

【抗癌参考】肺癌、鼻咽癌、食管癌、贲门癌、胃癌、肝癌、纵隔肿瘤、脑肿瘤、卵巢腺癌、早幼粒细胞白血病等。

体外试验证明，石斛对肿瘤细胞有抑制作用，抑制率为 50% ~ 70%。石斛能使腹腔植入肉瘤 S180 细胞的 ICR 小鼠平均寿命延长。金钗石斛的乙酸乙酯提取物对肿瘤细胞株 A - 549（人体肺癌细胞）、SK - OV - 3（人体卵巢腺癌细胞）和 HL - 60（人体早幼粒细胞白血病）有显著的细胞毒性作用。鼓槌石斛的乙醇提取物及从中分得的 3 个单体均有不同程度的抗肿瘤活性。

【补充说明】现代药理研究表明，本品还有升白细胞与血小板、降血糖、抗衰老、增强免疫功能、促进胃液分泌、助消化、解热镇痛等作用。

【用法用量】内服：煎汤，6 ~ 12g，鲜品可用 15 ~ 30g，宜先煎；或入丸、散；或熬膏；或水煎代茶饮。

玉　竹

【别名】葳蕤。

【药用部分】根茎。

【性味功效】甘，微寒。归肺、胃经。养阴润燥，生津止渴。

【传统主治】肺胃阴伤，燥热咳嗽，咽干痰稠，津伤口渴，内热消渴，消谷易饥。

【抗癌参考】肺癌、鼻咽癌、食管癌、胃癌、结肠癌、白血病、恶性淋巴瘤、乳腺癌、宫颈癌等。

玉竹能调动机体免疫力，增强网状内皮系统吞噬功能，从而抑制癌瘤生长。用吞噬体筛选提示，本品有抗噬菌体作用。玉竹提取物对 S180 小鼠足垫移植瘤具有显著的抑制作用，也可延长腹腔 S180 荷瘤小鼠的生存时间，还能诱导人结肠癌 CL187 细胞凋亡。玉竹水提取物体外实验对人子宫颈癌 JTC26 细胞有抑制活性，抑制率为 70%～90%。玉竹水煎剂灌胃，能够抑制小鼠骨髓微核率的升高。

【补充说明】现代药理研究表明，本品还有强心、降血糖、降血脂、抗氧化、抗衰老、抗菌等作用。本品可兼治冠心病、心绞痛。

【用法用量】内服：煎汤，6～12g；或煎膏、浸酒、入丸散；或煮汁饮。外用：适量，捣敷或熬膏涂。

白 术

【别名】于术。

【药用部分】根茎。

【性味功效】甘、苦，温。归脾、胃经。健脾益气，燥湿利水，固表止汗，和中安胎。

【传统主治】脾虚食少，腹胀泄泻，倦怠乏力，痰饮眩悸，水肿，自汗，胎动不安。

【抗癌参考】食管癌、胃癌、肠癌、肝癌、胆囊癌、阴道癌、胰腺癌、肺癌、肾癌、膀胱癌、阴茎癌、宫颈癌、白血病、骨肉瘤、恶性淋巴瘤等。可防治因放、化疗引起的白细胞减少症。

白术有直接杀伤肿瘤细胞的效果。其抗肿瘤作用与它对免疫功能的调节作用密切相关。白术注射液皮下注射，可使小鼠肉瘤肿瘤组织的坏死程度以及免疫细胞的浸润程度均明显升高。白术注射液能抑制 C57 小鼠 Lewis 瘤的肺转移，并有明显的抗突变和抗启动作用。白术挥发油对动物肿瘤有抑制作用，对 S180 的抑制率为 31%～49%。白术挥发油腹腔注射，对小鼠艾氏腹水癌及淋巴肉瘤腹水型有较强抑制作用；体外对艾氏腹水癌细胞亦有直接杀伤的作用，能够使癌细胞体积缩小，细胞核固缩；对用组织培养人的食管癌细胞亦有抑制作用。白术乙醇提取物对小鼠肉瘤 S180（腹水型）的抑制率为 22.8%；热水提取物的抑制率为 32.1%。

【补充说明】现代药理研究表明，本品还具有增强免疫功能、抗凝血、升白细胞、保肝、利胆、利尿、降压、降血糖、抗菌、抗氧化、调节胃肠运动、抗溃疡、镇静等作用。

【用法用量】内服：煎汤，6～12g，防治原发性肝癌可用 60～100g；或熬膏；或入丸、散。

淫羊藿

【别名】 仙灵脾。

【药用部分】 全草。

【性味功效】 辛、甘，温。归肾、肝经。补肾壮阳，强筋健骨，祛风除湿。

【传统主治】 阳痿尿频，遗精早泄，腰膝酸软，风寒湿痹，肢体麻木，筋骨挛急。

【抗癌参考】 肺癌、大肠癌、胆囊癌、膀胱癌、前列腺癌、绒毛膜上皮癌、乳腺癌、白血病、脑垂体肿瘤、骨肿瘤或肿瘤骨转移等。可减轻化疗引起的骨髓抑制和免疫抑制。

体外筛选表明，本品对肿瘤细胞有抑制作用。动物实验表明，本品对 Lewis 肺癌的抑制率达 86.8%。若本品和化疗药并用，抑制率可达 98.4%。本品提取液对小鼠肉瘤 S180 的抑制率为 60.4%。淫羊藿苷可诱导肿瘤细胞的分化，能提高人高转移肺癌细胞膜流动性，增加肿瘤细胞抗原性，从而起到抗癌作用。淫羊藿苷还可抑制 HL－60、H7402 和 WE－HI3 瘤细胞株增殖。淫羊藿总黄酮也有一定程度抑制肿瘤细胞生长的作用，其还可诱导肿瘤细胞凋亡。箭叶淫羊藿能够体外抑制人肝癌细胞 SK－Hep1 及白血病细胞 K562、U937、P3H1 和 Raji 增殖。比利时专家亦从淫羊藿中提取到抑制呈现微酸性的棕色化合物，该化合物可增强正常细胞对 BC－47 癌细胞的免疫功能。

【补充说明】 现代药理研究表明，本品还具有兴奋性机能、促进精液分泌、提高机体免疫功能、抗菌消炎、抗病毒、镇咳、祛痰、平喘、抗过敏、抗衰老、降血压、降血糖、镇静、麻醉等作用。它可兼治更年期高血压、慢性气管炎等疾病。

【用法用量】 内服：煎汤，6～10g（个别病例可用至 30g）；或浸酒、熬膏；或入丸、散。外用：适量，煎汤含漱。

喉咙草

【别名】 地胡椒。

【药用部分】 全草或果实。

【性味功效】 苦、辛，微寒。归肺、肝、脾经。清热解毒，消肿止痛。

【传统主治】咽喉肿痛，口疮，牙痛，头痛，赤眼，哮喘，淋浊，风湿痹痛，跌打损伤，疔疮肿毒。

【抗癌参考】喉癌。

据《肿瘤疾病家庭防治精选 100 问答》记载，本品主要防治喉癌。

【补充说明】现代药理研究表明，本品还具有强心等作用。它可兼治慢性咽炎、结膜炎、小儿肺炎等疾病。

【用法用量】内服：煎汤，9～15g；或研末；或泡酒；或开水泡代茶。外用：适量，鲜品捣敷或煎水洗、含漱。

铁包金

【别名】老鼠草，老鼠耳。

【药用部分】茎藤或根。

【性味功效】苦、微涩，平。归肝、肺经。消肿解毒，化瘀止血，止咳祛痰，祛风除湿。

【传统主治】痈疽疔毒，咳嗽咯血，跌打损伤，风湿骨痛，风火牙痛。

【抗癌参考】肺癌等。

据《肿瘤疾病家庭防治精选 100 问答》记载，本品主治多种肿瘤。据《实用抗癌验方》介绍，台湾民间方：铁包金、穿破石各 50g，紫草、灵芝各 15g，水煎服，每日 1 剂，可防治肺癌。

【补充说明】本品还可兼治慢性气管炎、肺结核、淋巴结结核、糖尿病、胃溃疡、脑震荡、精神分裂症、睾丸炎、荨麻疹等疾病。本品与勾儿茶为同科植物，但品种不同。

【用发用量】内服：煎汤，15～30g，鲜品可用至 60g；或与鸭蛋，水、酒各半煎服。外用：适量，捣敷或浸酒涂。

勾儿茶

【别名】枪子柴，细纹勾儿茶。

【药用部分】根或全草。

【性味功效】微涩，平。活血化瘀，调经止痛，止咳化痰，健脾益气，祛风湿，消肿毒。

【传统主治】肺痨咯血，咳喘，便血，风湿骨痛，痛经，瘰疬，跌打损伤，疔疮痈肿。

【抗癌参考】白血病、肺癌、子宫颈癌、睾丸癌、胃癌等。

动物体内实验表明，本品对小鼠肉瘤 S180 的抑制率达 50% 以上。体外实验表明，本品对癌细胞的生长有抑制作用。

【补充说明】本品可兼治风湿性关节炎、黄疸型肝炎、急性结膜炎等疾病。有资料称，本品别名为铁包金，且铁包金（老鼠草）与本品的别名都叫乌龙根。其实，以上两者为同科植物的不同品种。

【用法用量】内服：煎汤，15～30g，大剂量可用至 50～90g；或与鸭蛋，水、酒各半煎服。外用：适量，鲜品捣敷或贴敷患眼。

一 枝 黄 花

【别名】野黄菊。

【药用部分】全草或根。

【性味功效】辛、苦，凉。归肺、肝、胆经。疏风散热，解毒消肿。

【传统主治】风热感冒，头风头痛，咽喉肿痛，肺热咳嗽，黄疸，泄泻，跌打损伤，毒蛇咬伤，疮痈肿毒。

【抗癌参考】舌癌、喉癌、食管癌、甲状腺癌、乳腺癌、子宫癌等。

应用总细胞容积法对腹水型肉瘤 S180 进行抑瘤测定，一枝黄花根茎的甲醇提取物以 100mg/kg，每日 1 次，给肿瘤小鼠腹腔注射，5 日后测定结果，得到本品有较强的抗肿瘤活性，抑制率为 82%。一枝黄花中含有的果聚糖，也有抗肿瘤作用。据报道，将一枝黄花的多糖提取液放入定量的癌细胞样本中，能抑制癌细胞的增殖，且呈剂量依赖性。

【补充说明】现代药理研究表明，本品还有抗菌、平喘、祛痰等作用。它可兼治急性咽炎、扁桃体炎、支气管炎、肺炎、乳腺炎、麻疹、百日咳、肾炎、盆腔炎、手癣、足癣、甲癣等疾病。

【用法用量】内服：煎汤，9～15g，鲜品 20～30g；或炖猪蹄服；或鲜品水煎代茶饮。外用：适量，鲜品捣敷，或煎汁搽，或煎汤浸洗。

金 荞 麦

【别名】赤地利。

【药用部分】根茎。

【性味功效】微辛、涩，凉。归肺经。清热解毒，排脓化痰，活血散瘀，祛风除湿。

【传统主治】肺痈，肺热咳嗽，瘰疬疮疡，咽喉肿痛，风湿痹痛，跌打损伤。

【抗癌参考】肺癌、声带癌、鼻咽癌、食管癌、胃癌、肝癌、宫颈癌、黑色素瘤等。

现代药理研究显示，本品具有较强的抗癌活性。其提取物对体外培养的人肺腺癌细胞、宫颈鳞癌细胞、胃腺癌细胞及鼻咽癌细胞均具有杀伤作用。在体内，本品对小鼠移植性肉瘤、Lewis 肺癌、宫颈癌有抑制作用。同时，金荞麦能够抑制端粒酶、MMPs 等物质的活性，使癌细胞凋亡。用 3H‑TdR 标记法观察发现，金荞麦根的有效化学提取物，能明显抑制癌细胞内的核酸代谢。其抑制作用与同浓度的阳性对照氟尿嘧啶近似。金荞麦提取物在 200mg/kg 剂量下，能有效抑制 B16、BL6 黑色素瘤细胞在 C57BL/6 小鼠体内的自发性肺转移。

【补充说明】现代药理研究表明，本品还具有抑菌消炎、解热、祛痰等作用。它可兼治肺炎、支气管炎、肺脓肿、胸膜炎、急性乳腺炎、阴道炎、盆腔炎、蜂窝组织炎、深部脓肿、肝炎、痢疾等疾病。

【用法用量】内服：煎汤，15～30g；或研末；或作胶囊；或捣汁冲酒服。外用：适量，捣汁或磨汁涂敷。

天 麻

【别名】明天麻，赤箭。

【药用部分】块茎。

【性味功效】甘，平。归肝经。息风止痉，平抑肝阳，祛风通络。

【传统主治】肝风内动，惊痫抽搐，眩晕头痛，肢体麻木，手足不遂，风湿痹痛。

【抗癌参考】骨肉瘤等。

本品所含的天麻多糖对小鼠移植性肿瘤有抑制作用。据《抗癌秘验方》介绍，天麻9g，鸭蛋1个，天麻压极细末，鸭蛋放盐水中浸泡7日后，开1小孔，倒出适量（相当于9g天麻的容积）蛋清，放器皿内，再把天麻面装入鸭蛋内（如鸭蛋不充盈，可把倒出的蛋清重新装进蛋内，至鸭蛋充盈为度），用麦面和饼将鸭蛋封固，外用面饼包裹，置火炭中煨熟，备用。早晨空腹服 1 个，每日 1 次，开水送下，可防治骨肉瘤。

【补充说明】现代药理研究表明，本品还有抗惊厥、镇静、增强免疫功能、抗疲劳、抗氧化、抗衰老、改善记忆力、抗炎、镇痛、降低血管阻力、降压、减慢心率、促进胆汁分泌等作用。

【用法用量】内服：煎汤，3～10g；研末冲服，1～1.5g；或入丸、散；或压极细末，装鸭蛋，麦面封，煨熟服。

葛　根

【别名】粉葛。

【药用部分】根。

【性味功效】甘、辛，凉。归脾、胃、肺经。解肌退热，生津止渴，透疹，升阳止泻。

【传统主治】外感发热，项背强痛，热病口渴，阴虚消渴，麻疹不透，脾虚泄泻。

【抗癌参考】乳腺癌、子宫膜癌、卵巢癌、前列腺癌、食管癌、胃癌、结肠癌、肺癌等。

葛根可以提高机体免疫功能，具有防癌抗癌作用。葛根中的有效成分大豆苷元、大豆苷、葛雌素等，对激素依赖性肿瘤如乳腺癌、子宫膜癌、卵巢癌、结肠癌、前列腺癌细胞增殖具有抑制作用。经 3H – TdR 掺入法测定发现，葛根总皂苷、葛根多糖、葛根素和大豆苷元体外均对 P388 白血病细胞有抑制作用，其中葛根总皂苷的作用最强。一项科技成果表明，中药葛根有明显的抗癌作用。研究人员采取现代分离方法，从中药葛根中提取出总黄酮成分进行动物研究，前后用药 90 天，发现该成分对小鼠胃癌的抑制率达 77.77%，对大鼠肺癌的抑制率达 55.65%。研究还发现，葛根黄酮有明显的提高 NK 细胞、SOD 及 P450 酶的活性作用。这几种生化物质可以扼制、杀伤癌细胞。有资料称，单取葛根 10～20g，用水煎汤饮服，有抑制癌细胞生长及防癌功效。葛根提取物与环磷酰胺或 OK432 合用，可对肿瘤生长的抑制起协同作用。

【补充说明】现代药理研究表明，本品还具有抗心肌缺血、抗缺氧、抗心律失常、降压、降血糖、抑制血小板聚集、改善脑血液循环、提高学习记忆能力、解热、解痉和预防酒精中毒等作用。它可兼治冠心病、心绞痛、高血压病、肠炎、中央性视网膜炎等疾病。

【用法用量】内服：煎汤，10～15g；或捣汁。外用：适量，捣敷。

广藿香

【别名】藿香。

【药用部分】全草。

【性味功效】辛，微温。归脾、胃、肺经。芳香化湿，开胃止呕，发表解暑。

【传统主治】湿浊中阻，脘痞呕吐，少食倦怠，夏伤暑湿，恶寒发热，头痛胸闷，腹痛吐泻。

【抗癌参考】胃癌、肝癌、肠癌、唇癌等。

本品所含成分桂皮醛有抗肿瘤作用。桂皮醛 $50\mu g/mg$ 给小鼠注射，能够对 SV40 病毒引起的肿瘤有抑制作用。从本品中分离得到的二萜类成分，具有细胞毒活性。该二萜类成分进行衍生化后所得到的产物也有类似活性。这些化合物在体外能非特异性地作用于多种人癌细胞株。

【补充说明】现代药理研究表明，本品还具有促进胃液分泌、增强消化功能、抗菌、抗病毒、止咳、化痰、平喘、防腐、收敛止泻等作用。它可兼治急性胃肠炎、痢疾、霉菌性阴道炎、口臭等疾病。有资料称本品为藿香，而藿香有广藿香、土藿香 2 种，其形态略有区别，前者主要产地为广东，后者全国各地均产。

【用法用量】内服：煎汤，5～10g，鲜品加倍；或泡茶饮；或入丸、散。外用：适量，水煎熏洗或煎水含漱。

灯 心 草

【别名】灯草。

【药用部分】茎髓。

【性味功效】甘、淡，微寒。归心、肺、小肠经。利尿通淋，清心降火。

【传统主治】小便不利，淋沥涩痛，心烦不寐，口舌生疮，咽喉肿痛。

【抗癌参考】膀胱癌、鼻咽癌等。

有医疗机构曾以灯心草、龙葵、白英、土茯苓各 30g，蛇莓 15g，海金沙 9g（龙蛇羊泉汤），水煎服，每日 1 剂，治疗膀胱癌多例，均取得一定效果。

【补充说明】 现代药理研究表明，本品有利尿、止血等作用。它可兼治膀胱炎、尿道炎、肾炎水肿、急性咽炎、舌炎等疾病。

【用法用量】 内服：煎汤，1.5 ~ 3g（鲜品 15 ~ 30g）；或鲜品捣碎咀嚼；或煎汤代茶服；或入丸、散。外用：适量，煅存性研末撒或鲜品捣敷。

山 泽 兰

【别名】 六月雪。

【药用部分】 全草或花冠。

【性味功效】 苦、辛，微凉。归肺、肝经。活血化瘀，利水消肿，调经止痛，清热解毒。

【传统主治】 头痛，腹痛，水肿，闭经，产后瘀血作痛，跌打损伤，瘰疬疔疮。

【抗癌参考】 肺癌、鼻咽癌、喉癌、白血病、宫颈癌、绒毛膜上皮癌等。

本品提取物有抗癌作用，对白血病细胞、鼻咽癌细胞和喉癌细胞有抑制作用。山泽兰内酯对 Hela 癌细胞、人鼻咽癌细胞、艾氏腹水癌细胞均有明显抑制作用。

【补充说明】 本品兼治肺炎、高血压、糖尿病等疾病。本品为菊科植物，台湾常见。本品别名也叫"六月雪"，但与茜草科植物六月雪（白马骨）不同。

【用法用量】 内服：煎汤，10 ~ 35g，鲜品加倍；或炖猪瘦肉服。

【使用注意】 孕妇忌服。

凉 粉 草

【别名】 仙人草。

【药用部分】 全草。

【性味功效】 甘、淡，寒。清热消暑，解毒，止痛。

【传统主治】中暑，感冒，黄疸，泄泻，肌肉关节疼痛，风火牙痛。

【抗癌参考】鼻咽癌等。

据《实用抗癌验方》介绍，凉粉草干品 50～100g，水煎，长期服用，可以防治鼻咽癌。

【补充说明】现代药理研究表明，本品具有降糖作用。它可兼治糖尿病、高血压、急性肾炎、痢疾、丹毒、梅毒、漆过敏等疾病。《中国药用植物图鉴》谓本品可作暑天饮料。

【用法用量】内服：煎汤，15～60g；或捣烂水煮去渣，加糖代茶饮。外用：适量，研末调敷，或煎水洗，或鲜品捣敷。

木 蝴 蝶

【别名】千张纸，玉蝴蝶。

【药用部分】种子。

【性味功效】苦、甘，微寒。归肺、肝、胃经。清肺利咽，化痰止咳，疏肝和胃，敛疮生肌。

【传统主治】咽痛喉痹，声音嘶哑，肺热咳嗽，肝胃气痛，疮疡久溃不敛。

【抗癌参考】鼻咽癌、喉癌、滋养细胞肿瘤等。

本品所含的白杨素对人体鼻咽癌（KB）细胞有细胞毒活性，其半数有效量为 13mg/mL。《抗癌秘验方》载：紫草根、凤眼草各 30g，玉蝴蝶 6g，水煎服，可防治恶性葡萄胎及绒毛膜上皮癌。

【补充说明】本品尚具有抗炎、抗变态反应、利尿、利胆、降胆固醇的作用。

【用法用量】内服：煎汤，6～9g；研末，1.5～3g；或与鸭肝炖服。外用：适量，敷贴或研末撒。

六 棱 菊

【别名】六耳铃。

【药用部分】全草。

【性味功效】苦、辛，微温。祛风利湿，活血散瘀，消肿解毒。

【传统主治】风湿痹痛，闭经。外治痈疮肿毒，跌打损伤，毒蛇咬伤。

【抗癌参考】骨癌、皮肤癌、乳房肿瘤、白血病等。

本品水煎浓缩乙醇提取液对急性淋巴细胞白血病、急性粒细胞白血病及急性单核细胞白血病患者的血细胞脱氨酶都有较强的抑制作用；对急性淋巴细胞白血病患者白细胞的呼吸也有明显抑制作用。

【补充说明】本品可兼治风湿性关节炎、湿疹等疾病。

【用法用量】内服：煎汤，15～30g；或泡水饮；或捣汁饮。外用：适量，鲜品捣敷或煎水洗患处。

水 龙 骨

【别名】草石蚕，青石莲。

【药用部分】根茎。

【性味功效】甘、苦，凉。归心、肝、肺经。清热解毒，祛风利湿，活血通络，止咳止痛。

【传统主治】咳嗽气喘，小便淋浊，风湿痹痛，牙痛，泄泻，跌打损伤，疮疡肿毒。

【抗癌参考】鼻咽癌、食管癌、肝癌等。

研究发现，水龙骨对肝癌细胞的体外增殖有明显的抑制作用。水龙骨含药血清在体外对人肝癌细胞株 HepG2、SMMC－7721 均有抑制作用，对 HepG2 的最高抑制率为 87.4%，对 SMMC－7721 的最高抑制率为 85.9%。其抑制肝癌细胞的效果优于含 5－氟尿嘧啶血清。

【补充说明】本品可兼治急性结膜炎、尿路感染、风湿性关节炎、荨麻疹等疾病。本品为水龙骨科的蕨类植物。有资料虽也称其别名为"石蚕"，但本品与兰科斑叶兰属植物的石蚕（石上藕）不同，更有别于《本草纲目》虫部和金石部下的石蚕。

【用法用量】内服：煎汤，15～30g；或与冰糖、大枣水煎服。外用：适量，鲜品捣敷或煎水洗。

狗 牙 根

【别名】铁线草。

【药用部分】全草。

【性味功效】苦、微甘，凉。归肝经。祛风活络，凉血止血，清热解毒，散瘀消肿。

【传统主治】 鼻衄，咯血，呕血，便血，脚气水肿，风湿痹痛，半身不遂，手脚麻木，跌打损伤，疮痈肿毒。

【抗癌参考】 肝癌等。

据《实用抗癌验方》介绍，本植物可产生氰酸，人畜若大量食之可产生中毒反应。但氰酸又有抗癌作用，所以适当用之，可能对杀伤癌细胞有效。书中还载有本品与老鼠簕、泽泻、丹参、茵陈、黑栀子、郁金、柴胡、当归、土鳖虫、三棱、白术相配伍的可防治肝癌的台湾验方。

【补充说明】 现代药理研究表明，本品尚有利尿作用。本品可兼治上呼吸道感染、肝炎、泌尿系感染、尿路结石、糖尿病等疾病。

【用法用量】 内服：煎汤，30~60g；或泡酒；或炖猪肉服。外用：适量，捣敷。

爵 床

【别名】 香苏，爵床草。

【药用部分】 全草。

【性味功效】 苦、咸、辛，寒。归肺、肝、膀胱经。清热解毒，利尿消肿，活血止痛，消疳明目，截疟。

【传统主治】 风热感冒，咳嗽，咽痛，目赤肿痛，疳积，疟疾，湿热泻痢，小便淋浊，痈疽疔疮，跌打损伤。

【抗癌参考】 肝癌、乳腺癌、宫颈癌、膀胱癌等。

在临床上，本品不仅在一些治疗癌症的复方中有所应用，而且也有单独水煎服治疗肝癌的验方。《实用抗癌验方》载：当归、夏枯草各20g，爵床草60g，共煎汤，蟾蜍3~6只（清炖后去骨骼）与药汤混合共服之，每天1剂，连服30~100剂，可防治乳腺癌。江苏民间方：蒟蒻、景天三七、爵床、草乌各适量，用鲜品捣烂，外敷肝区，可防治肝癌。

【补充说明】 现代药理研究表明，本品尚有抗菌、抗心律失常等作用。它可兼治钩端螺旋体病、肾盂肾炎、小儿肾炎、肝硬化腹水、口腔炎、淋巴结结核、急性结膜炎等疾病。

【用法用量】 内服：煎汤，10~15g，鲜品30~60g；或捣汁；或研末；或与猪肝、牛肉之类同煎服。外用：适量，鲜品捣敷或煎汤洗浴。

鱼鳖金星

【别名】鱼鳖草，抱石莲。

【药用部分】全草。

【性味功效】甘、苦，寒。归肝、胃、膀胱经。清热解毒，利湿消瘀，祛风化痰。

【传统主治】虚劳咳嗽，咽喉肿痛，痄腮，瘰疬，痞块，鼓胀，淋浊，尿血，风湿骨痛，跌打损伤，疔疮痈肿。

【抗癌参考】乳腺癌等。

据《实用抗癌验方》介绍，鱼鳖金星 15g，以酒内服或煎汤，每日 1 剂，对早期乳腺癌有效。

【补充说明】现代药理研究表明，本品尚有抑菌等作用。它可兼治淋巴结炎、淋巴结结核、肺结核、支气管炎、高血压、胆囊炎等疾病。

【用法用量】内服：煎汤，15～30g；或开水泡茶喝。外用：适量，捣敷。

山　稔　根

【别名】岗稔根。

【药用部分】根。

【性味功效】辛、甘，平。理气止痛，利湿止泻，解热祛风，活络止血，益肾养血。

【传统主治】脘腹疼痛，泻痢，积聚，劳伤出血，跌打伤痛，风湿痹痛，肾虚腰痛，膝软，尿频，浮肿，痈肿。

【抗癌参考】肝癌、绒毛膜上皮癌及恶性葡萄胎等。

《实用抗癌验方》载：山稔根、预知子、白花蛇舌草各 60g（复方八月札汤），水煎服，每日 1 剂，可防治滋养细胞肿瘤。另有资料称，山稔根 50g 和羊肉 500g 煮食，对腹腔肿块有效。

【补充说明】本品兼治胃肠炎、消化不良、肝炎，风湿性关节炎、腰肌劳损、功能失调性子宫出血、脱肛、慢性中毒等疾病。

【用法用量】内服：煎汤，15～60g；或酒、水各半煎；或炖肉。外用：适量，烧存性研末调涂。

鸭跖草

【别名】鸭舌草。

【药用部分】全草。

【性味功效】甘、淡，寒。归肺、胃、小肠经。清热解毒，利水消肿。

【传统主治】风热感冒，高热烦渴，咽喉肿痛，水肿尿少，热淋涩痛，痈疮疔毒。

【抗癌参考】膀胱癌、肾盂癌、肾癌、白血病、鼻咽癌、喉癌、扁桃体癌、口腔肿瘤等。可防治肿瘤患者感染发热。

据《中医肿瘤学》记载，本品鲜草洗净捣汁，频频含服，可防治鼻咽癌、喉癌、扁桃体癌、口腔肿瘤等。

【补充说明】现代研究证明，本品有明显的解热作用，还有抗菌、抗病毒、保肝、抗氧化、降血糖等作用。它可兼治急性上呼吸道感染、肺炎、尿路感染、菌痢、高血压病等疾病。

【用法用量】内服：煎汤，15～30g，鲜品60～90g。对肿瘤患者的感染发热，可用鲜品150～250g，煎汤代茶饮。外用：适量，捣敷。

羊蹄草

【别名】一点红，紫背草。

【药用部分】全草。

【性味功效】苦，凉。归肝、胃、肺、大肠、膀胱经。清热解毒，利尿消肿，活血散瘀。

【传统主治】淋证，疮痈。

【抗癌参考】乳腺癌、食管癌、淋巴细胞白血病、鼻咽癌等。

本品所含成分蓝花楹酮，是自然界中存在的具有抗癌活性的最简单的化合物。在体内、体外，蓝花楹酮均有抗癌活性。蓝花楹酮对小鼠淋巴细胞白血病 P388 剂量为 2mg/kg 时，即有显著抑瘤作用。该物质对人体鼻咽癌细胞的 ED_{50} 为 2.1mg/mL。羊蹄草甲醇提取物是 DL、EAC、L-929 细胞的细胞毒素。给小鼠以羊蹄草甲醇提取物 100mg/kg 的剂量灌胃，能抑制肿瘤的生长，延长肿瘤小鼠的存活时间，还能抑制肿瘤细胞 DNA 的合成。

【补充说明】现代药理研究表明，本品对溶血性金黄色葡萄球菌有抑制作用。它可兼治上呼吸道感染、急性扁桃体炎、肺炎、肠炎、菌痢、尿路感染、睾丸炎、乳腺炎、结膜炎、中耳炎、口腔溃疡、蜂窝组织炎等疾病。本品与羊蹄根和羊蹄叶不是同科植物。

【用法用量】内服：煎汤，9～18g，鲜品可用至30g；或捣汁含咽。外用：适量，鲜品捣敷或煎水洗。

小升麻

【别名】金丝三七，三面刀。

【药用部分】根茎。

【性味功效】甘、苦，寒。有小毒。清热解毒，理气活血，消肿止痛。

【传统主治】咽喉干痛，跌打损伤，风湿疼痛，疗肿。

【抗癌参考】喉癌、扁桃体癌、皮肤癌等。

本品所含的β-谷甾醇有抗癌作用。本品在体外对癌细胞有抑制作用。

【补充说明】本品在四川作升麻使用，被称为"南川升麻"。有资料称，其还可以降低血压。

【用法用量】内服：煎汤，3～9g；或嚼含服；或浸酒。外用：适量，捣敷。

千金藤

【别名】金线吊乌龟。

【药用部分】根或茎叶。

【性味功效】苦、辛，寒。归肝、脾、大肠经。清热解毒，利水消肿，祛风止痛。

【传统主治】咽喉肿痛，牙痛，胃痛，风湿痹痛，水肿，淋浊，痈肿疮疡，毒蛇咬伤。

【抗癌参考】舌癌、食管癌、乳腺癌、宫颈癌、白血病、肝癌、膀胱癌、鼻咽癌等。

本品含有的抗癌有效成分粉防己碱，体内对艾氏腹水癌、肝癌等有明显的抑制作用。其所含的千金藤碱，对大鼠移植性瓦克癌 W256 具有明显的抑制作用，抑制率为31.3%～64%；对小鼠肉瘤 S180 的抑制率为16%～34%。千金藤中的生物碱对人鼻咽癌细胞有抑制作用。据《中草药通讯》载，千金藤全草，鲜品每次 25g，干品每次 10g，水煎服，可防治多种癌症。

【补充说明】本品尚可使骨骼肌松弛。以"千金藤"为名的药物有多种。本品与防己均属防己科植物，但品种不同。本品与千金子非同科植物。

【用法用量】内服：煎汤，9～15g（鲜品可用至 25g）；或入丸、散。叶可冲水当茶饮。外用：适量，捣敷或研末撒，或磨汁含咽。

女 金 丹

【别名】血人参。

【药用部分】根和叶。

【性味功效】辛、微苦，温。解表化痰，利湿活血，止痛止血。

【传统主治】感冒咳嗽，头痛，胃痛，黄疸，腰痛，淋浊，血崩，痈疽疔疮。

【抗癌参考】乳腺癌、宫颈癌、肺癌等。

本品所含的黄酮苷类有一定的抗癌活性。体外试验表明，本品对癌细胞生长有一定的抑制作用。浙江民间方：女金丹、土茯苓、墓头回、白花蛇舌草各 30g，水煎服，可防治子宫颈癌。

【补充说明】研究发现，女金丹尚能增强卵巢的功能。

【用法用量】内服：煎汤，9～15g，鲜品 30～60g；或炖肉。外用：适量，捣敷。

【使用注意】孕妇忌服。

王 瓜 根

【别名】土花粉。

【药用部分】根。

【性味功效】苦，寒。归大肠、胃经。清热解毒，利尿通便，活血散瘀，消肿止痛。

【传统主治】毒蛇咬伤，咽喉肿痛，痈疮肿毒，跌打损伤，经闭癥瘕，热病烦渴，热结便秘，小便不利。

【抗癌参考】鼻咽癌、甲状腺癌、乳腺癌、卵巢癌、宫颈癌、急性白血病等。

本品对艾氏腹水癌、肉瘤 S180、人子宫颈癌 JTC26 有抑制作用。研究发现，从王瓜根中分离得到的葫芦素浓度为 20μg/mL 时，对癌细胞的杀伤率为 82.6%，当浓度提高至 80μg/mL 时，其杀伤率达 94.1%，表明王瓜根葫芦素对鼻咽癌细胞具有较强的杀伤作用。葫芦素是王瓜根发挥抗癌作用的有效活性成分。同时，葫芦素有促进正常淋巴细胞转化的功能。王瓜根原汁对鼻咽癌细胞的杀伤力较葫芦素强，但对淋巴细胞也有明显的杀伤作用。王瓜根原汁中的植物蛋白成分，经加热会丢失，使其杀癌细胞作用较原汁低，表明王瓜根毒蛋白也是一种抗癌有效成分。《抗癌植物药及其验方》载：王瓜根、天冬、岩白菜各等量，全用鲜品，捣烂取汁 12～30mL，用糖水冲服，每日 1 次，可防治急性白血病。

【补充说明】有研究表明，本品尚有催吐作用。它可兼治急性扁桃体炎、咽喉炎、睾丸炎等疾病。

【用法用量】内服：煎汤，9～15g（鲜品 60～90g）；或捣汁。外用：适量，捣敷或磨汁涂。

【使用注意】孕妇慎服。

日本水杨梅

【别名】路边香，水益母。

【药用部分】全草。

【性味功效】辛，温。归肺、肾、肝经。补虚益肾，活血解毒。

【传统主治】头晕目眩，四肢无力，遗精阳痿，表虚感冒，咳嗽吐血，虚寒腹痛，月经不调，疮肿，骨折。

【抗癌参考】肝癌、胃癌、恶性淋巴瘤、宫颈癌等。

用总细胞容积法体外实验表明，本品热水提取物对小鼠腹水型肉瘤 S180 的抑制率为 54%。本品水煎液对人子宫颈癌 JTC26 的抑制率达 90% 以上。

【补充说明】有资料称，本品别名也叫"水杨梅"，其实本品属蔷薇科植物，与属于茜草科植物的水杨梅（水杨柳）非同一种药。

【用法用量】内服：煎汤，9～15g；或用其根炼蜜为丸服。外用：适量，捣敷。

开口箭

【别名】 心不干。

【药用部分】 根茎。

【性味功效】 辛、苦，温。有毒。归肺、胃经。温中散寒，行气止痛。

【传统主治】 胃痛，跌打损伤。

【抗癌参考】 子宫颈癌、肺癌、鼻咽癌、胃癌等。

用百合科开口箭属植物的有效成分制成注射液，经动物体内抗癌实验表明，其对小鼠移植性实体瘤，如小鼠肉瘤 S180、艾氏腹水癌、子宫颈癌 U14、Lewis 肺癌有明显抑制作用，瘤重抑制率达 50% 以上，且给药组瘤重明显小于对照组。开口箭提取物 25（27）- 螺甾烯五醇和螺甾四醇 A，对人胃肿瘤细胞均有较强的抑制作用。通过临床试验表明，开口箭具有抗癌效用。有资料称，本品的抗癌有效成分为其所含的甾体皂苷。

【补充说明】 临床试验证明，本品还具有止血等作用。它可兼治胃溃疡、肝硬化腹水等疾病。

【用法用量】 内服：煎汤，1.5～3g；或研末；或捣汁饮；或浸酒；或做药膳。外用：适量，捣敷。

【使用注意】 孕妇忌服。

石豆兰

【别名】 麦斛，青兰。

【药用部分】 全草。

【性味功效】 甘，凉。清热化痰，养胃生津，消肿止痛。

【传统主治】 肺痨，咳喘，咽痛，胃痛，月经不调，小儿惊痫，心烦口渴，痈肿疔疮，风湿痹痛，跌打损伤。

【抗癌参考】 肺癌、鼻咽癌、乳腺癌、宫颈癌、眼睑板腺癌等。

噬菌体法筛选表明，石豆兰的提取物有明显的抗噬菌体作用，提示本品有一定的抗癌活性。有研究表明，广东石豆兰所含的乙酸乙酯和正丁醇，具有一定的杀伤肿瘤细胞的作用。《台湾治癌中药》载，石豆兰 60g、陈棉花子 30～60g、半枝莲 60～120g、山海螺 15g，水煎服，每日 1 剂，可防治肺癌。

【补充说明】本品可兼治乳腺炎、支气管扩张等疾病。

【用法用量】内服：煎汤，6～15g，鲜品30～60g；或浸酒；或与猪蹄炖服。外用：适量，捣敷或研末调敷。

白花丹

【别名】乌面马，一见消。

【药用部分】根或全草。

【性味功效】辛、苦、涩，温。有毒。祛风除湿，行气活血，解毒消肿。

【传统主治】风湿痹痛，心胃气痛，血瘀经闭，跌打损伤，痈肿瘰疬，疥癣瘙痒。

【抗癌参考】白血病、纤维肉瘤等。

研究发现，白花丹素在体内和体外对多种肿瘤细胞均具有明显的生长抑制作用。白花丹素以2mg/kg给大鼠口服和瘤内注射，对甲基胆蒽所致肿瘤的生长抑制率分别达60%和70%。白花丹素还可通过调节骨内微环境，阻断肿瘤转移的"恶性循环"，抑制肿瘤细胞骨转移。另有实验表明，白花丹精对大鼠纤维肉瘤及P388淋巴细胞白血病有抑制及抗癌活性，且为有丝分裂抑制剂。从白花丹中分离得到的白花丹醌，对小鼠P388白血病和大鼠实验肿瘤显示良好的抗癌活性。

【补充说明】现代药理研究证明，本品还有抗菌等作用。它可兼治风湿性关节炎、肝脾肿大等疾病。

【用法用量】内服：煎汤，9～15g；或浸酒；或与瘦猪肉炖服。外用：适量，煎水洗，或捣敷，或研末调敷。

【使用注意】孕妇禁服。

白药子

【别名】白药。

【药用部分】块根。

【性味功效】苦、辛，凉。归脾、肺、肾经。清热解毒，凉血止血，散瘀化痰，止痛消肿，祛风利水。

【传统主治】胃痛，胁痛，肠痛，痹证，咽喉肿痛，吐血，衄血，痈疽肿毒，跌打损伤，毒蛇咬伤。

【抗癌参考】甲状腺癌、喉癌、鼻咽癌、肝癌、白血病、软组织肉瘤等。

本品所含的粉防己碱，对小鼠艾氏腹水癌、小鼠肝癌 129、大鼠瓦克癌 W256 有明显抑制作用，对鼻咽癌 KB 细胞也有明显抑制作用。体外试验表明，本品所含的千金藤碱对 Hela 和 Hela－S3 人体癌细胞的生长有抑制作用，ED_{50} 分别为 5.5μg/mL 和 7μg/mL。体内实验证明，千金藤碱对艾氏腹水癌 EAC、肉瘤 S180 均有抑制作用。在组织培养液中，千金藤碱能抑制艾氏腹水癌 EAC 细胞中 DNA 的合成。

【补充说明】本品可兼治急性肝炎、菌痢、急性阑尾炎、肺脓肿、肺结核、肾炎水肿。外用本品，可治腮腺炎、淋巴结炎、神经性皮炎。

【用法用量】内服：煎汤，9～15g；或入丸、散；或为末，煎猪蹄汤服。外用：适量，捣敷或研末敷。

猫儿眼睛

【别名】头状蓼，尼泊尔蓼。

【药用部分】全草。

【性味功效】苦，寒。清热解毒，收敛固肠。

【传统主治】咽喉痛，目赤，牙龈肿痛，赤痢，关节痛，胃痛。

【抗癌参考】肝癌、胰腺癌、白血病等。

噬菌体法试验表明，本品有抗噬菌体作用，提示本品有抑制癌细胞的活性。体外试验表明，本品对癌细胞的生长有抑制作用。其同属植物蓼蓝，对白血病细胞有明显抑制作用。

【补充说明】本品尚有解痉作用。本品属蓼科植物，与属大戟科、别名叫"猫儿眼睛草"的泽漆不同。

【用法用量】内服：煎汤，9～15g；或切碎与白公鸭煮汤服。

地 桃 花

【别名】假桃花。

【药用部分】根或全草。

【性味功效】甘、辛，凉。归肺、脾经。祛风利湿，清热解毒，凉血消肿。

【传统主治】感冒发热，风湿痹痛，痢疾，水肿，淋证，带下，喉痹，乳痈，跌打损伤。

【抗癌参考】喉癌、肺癌等。

木品体外试验有明显的抗噬菌体作用，提示本品有抑制癌细胞增殖的活性。地桃花全草的乙醇提取物，对小鼠肉瘤 S180 的抑制率达 50% 以上。其所含的木质素可提高巨噬细胞吞噬细菌、异物和坏死细胞的功能，从而能够提高机体的抗癌能力。《闽南民间草药》载：地桃花 60g，洗净切碎，猪精肉 150g，水适量炖服，每日 1 次，可防治肺癌咯血。

【补充说明】本品可兼治风湿性关节炎、乳腺炎、肠炎、流感、小儿肺炎等疾病。

【用法用量】内服：煎汤，30~60g；或捣汁；或浸酒，或与猪瘦肉炖服。外用：适量，捣敷。

西番莲

【别名】玉蕊花，转心莲。

【药用部分】全草。

【性味功效】苦，温。祛风除湿，活血止痛，止咳化痰。

【传统主治】感冒头痛，鼻塞流涕，风湿痹痛，痛经，失眠，风热咳嗽，下痢，骨折。

【抗癌参考】鼻咽癌、结肠癌、白血病等。

四雄蕊西番莲茎叶提取物对小鼠白血病 P388 细胞具有细胞毒作用（$IC_{50} < 1\mu g/mL$）。西番莲中含有大量的超纤维，这种纤维物质可以加快人体中废物的排泄，降低结肠癌的发病率。因此，西番莲是人们理想的抗癌食品。《抗癌植物药及其验方》载：西番莲 15g，蒲公英、白花蛇舌草各 30g，天龙 2 条，淡竹叶 25g，水煎服，可防治鼻咽癌。

【补充说明】本品尚具有清理人体肠胃垃圾和美容等作用。它可兼治神经痛、精神失常等疾病。西番莲果实也是一种具有保健功能的水果。

【用法用量】内服：煎汤，15~20g；或泡酒；或食用。外用：适量，鲜品捣敷。

硬骨凌霄

【别名】 竹林标。

【药用部分】 全草。

【性味功效】 微苦、辛，凉。清热解毒，散瘀消肿，止咳定喘。

【传统主治】 咳嗽，哮喘，咽喉肿痛，跌打损伤，瘀血肿痛。

【抗癌参考】 肺癌等。

硬骨凌霄主要活性成分拉帕酚，对吉田肉瘤的抑制率为86%，对瓦克癌 W256 的抑制率为50%。《抗癌植物药及其验方》载：竹林标 30g，泡水代茶饮，可防治多种癌症。

【补充说明】 本品可兼治肺结核、肺炎、支气管炎。

【用法用量】 内服：煎汤，10～15g；或泡水代茶饮。外用：适量，捣敷。

【使用注意】 孕妇慎用。

决 明 子

【别名】 草决明。

【药用部分】 种子。

【性味功效】 甘、苦、咸，微寒。归肝、大肠经。清热明目，润肠通便。

【传统主治】 目赤肿痛，畏光多泪，目暗不明，头痛眩晕，肠燥便秘。

【抗癌参考】 宫颈癌、阴道癌、眼睑腺癌、黑色素瘤等。

体外筛选结果证明，本品对人子宫颈癌 JTC26 有抑制作用，抑制率达90%以上。其所含的大黄素、大黄酸有抗癌作用。大黄酸 50mg/kg 剂量时，对小鼠黑色素瘤的抑制率为76%。《抗癌植物药及其验方》载：决明子、牻牛儿苗、鱼腥草各适量，煎汤代茶饮，可防治子宫颈癌、阴道癌。

【补充说明】 现代药理研究表明，本品还具有抗菌、保肝、泻下、利尿、抗氧化、降血压、抗血小板聚集、降血脂、减肥、抗衰老、散瞳等作用。它可兼治高血压、高脂血症、口腔炎、真菌性阴道炎等疾病。

【用法用量】 内服：煎汤，10～15g，大量可用至30g；或研末；或泡茶饮。外用：适量，研末调敷。

红木香

【别名】紫金皮，紫金藤。

【药用部分】根或根皮。

【性味功效】辛、苦，温。归脾、胃、肝经。理气活血，祛风通络，消肿止痛。

【传统主治】胃痛，腹痛，风湿痹痛，月经不调，咽喉肿痛，跌打损伤。

【抗癌参考】鼻咽淋巴癌、骨肉瘤等。

本品体外试验对癌细胞的生长有抑制作用，对癌细胞的 DNA 合成有一定的抑制作用。《抗癌植物药及其验方》载：紫金藤鲜根二层皮 120g，水煎取汁，炖猪肥肉，适量食用；或配菝葜 30g，水、酒各半煎服，均可防治鼻咽淋巴癌。

【补充说明】现代药理研究表明，本品还具有抗菌消炎、抗胃溃疡、镇静、镇痛、镇咳祛痰等作用。它可兼治病毒性肝炎、烧伤。本品别名与虎杖别名同叫"大活血"，与茜草别名同叫"小血藤"，与丹参别名同叫"大红袍"，其实本品与上述药物均不同。本品与木香也是非同科植物。

【用法用量】内服：煎汤，9~15g；或研末，1~1.5g；或水煎取汁炖肥猪肉服。外用：适量，煎汤洗，或研末调敷，或熬膏涂。

【使用注意】孕妇慎用。

簕苋菜

【别名】刺苋，刺苋菜。

【药用部分】全草。

【性味功效】甘、淡，微寒。清热解毒，除湿消肿，收敛止泻，凉血止血。

【传统主治】泄泻，淋证，白带，瘰疬，便血，浮肿，胁痛，胃痛，痔疮，脓疡，毒蛇咬伤。

【抗癌参考】子宫颈癌、肠癌等。

本品体内实验有抗肿瘤活性。本品对小鼠艾氏癌实体型 ECS 有抑制作用。

【补充说明】现代研究表明，本品尚有镇痛、抗炎等作用。它可兼治菌痢、肠炎、胆囊炎、胆道结石等疾病。有资料称，本品别名也叫"苋菜"，其实本品与一般所说的苋菜，为同科植物的不同品种。

【用法用量】内服：煎汤，9~15g，鲜品 30~60g；或与猪小肠炖服。外用：适量，捣敷或煎汤熏洗。

【使用注意】孕妇忌服。

刺 参

【药用部分】根。

【性味功效】甘、微苦，温。归肺、肝、脾、胃、肾经。补肺止咳，健脾益胃，补气养血，安神涩带，补肾壮阳，续筋接骨。

【传统主治】肺虚咳嗽，白带过多，阳痿，骨折，跌打损伤。

【抗癌参考】肺癌、乳腺癌等。

实验表明，刺参酸性黏多糖能够明显抑制小鼠 S180 及乳腺癌细胞 DNA 的合成，对荷瘤小鼠正常肝细胞 DNA 的合成则具有促进作用。刺参黏多糖同可的松合用，对于小鼠 S180 实体瘤的生长有明显的抑制作用，该作用与肝素合用可的松的作用相似。

【补充说明】本品尚具有镇静作用。它可兼治神经衰弱、消化不良、子宫脱垂、贫血等疾病。海参的别名亦叫"刺参"，而本品为川续断科植物细叶摩苓草的根，故两者完全不同。同时，本品与五加科的"刺人参"也有区别。

【用法用量】内服：煎汤，3~5g；或炖肉服。外用：适量，捣敷。

鸢 根

【别名】鸢头，扁竹根。

【药用部分】根茎。

【性味功效】辛、苦，寒。有毒。归脾、胃、大肠经。活血祛瘀，行水，解毒，消积，杀虫。

【传统主治】跌打损伤，咽喉肿痛，食积腹胀，癥瘕积聚，痈疽肿毒，蛔虫腹痛。

【抗癌参考】胃癌、大肠癌、肝癌、膀胱癌、子宫颈癌、淋巴肉瘤、急性白血病等。

本品所含的鸢尾醌腹腔注射 7mg/kg 时，对小鼠肿瘤 U14 的抑制率为 44%～55.5%，对肝癌实体型的抑制率为 38%；当剂量为 3mg/kg 时，对淋巴肉瘤的抑制率为 33.3%。口服给药鸢尾醌，剂量为 180mg/kg 时，对小鼠肿瘤 U14 的抑制率为 30.6%；剂量为 200mg/kg 时，对小鼠淋巴肉瘤的抑制率为 41%～48%。鸢尾醌对急性白血病有治疗效果。

【补充说明】现代研究表明，本品尚有抗炎、解热、抗过敏、祛痰等作用。它可兼治肝硬化腹水和肾炎水肿等疾病。有资料称，本品为"鸢尾"，其实"鸢尾"系本品同一植物的叶或全草。

【用法用量】内服：煎汤，1～3g；或研末；或绞汁；或煎鸡蛋吃。外用：适量，捣敷或干品研末敷。

岩白菜

【别名】岩壁菜。

【药用部分】全草。

【性味功效】甘、微涩，凉。归肝、肺、脾经。滋补强壮，清热解毒，化痰止咳，止血调经。

【传统主治】肺虚咳嗽，虚弱头晕，咯血，吐血，衄血，便血，崩漏，白带，月经不调，淋浊，肿毒。

【抗癌参考】肺癌、胃癌、食管癌等。

动物实验证明，岩白菜对小鼠前胃Ⅲ级癌的诱发有明显的抑制作用。本品全草提取物能抑制食管上皮细胞增生，对食管癌有预防效果。《常氏抗癌验方》载：岩白菜全草 100g、黄芪 30g、鱼腥草 20g，水煎服，每日 1 剂，可防治肺癌。《抗癌植物药及其验方》载：岩白菜、白及各 10g，旱莲草、白茅根各 15g，水煎服，每日 1 剂，可防治胃癌。

【补充说明】现代药理研究表明，本品还具有抗菌消炎、抗病毒、护肝、增强免疫、镇咳等作用。它可防治慢性支气管炎，还可兼治肺结核、胃及十二指肠溃疡、慢性胃炎、肠炎、菌痢、功能失调性子宫出血、子宫糜烂等疾病。本品与水龙骨的别名都叫"石蚕"，但两者为不同科属的植物。

【用法用量】内服：煎汤，6～12g（鲜品 60～120g）；或煮鸡蛋、炖猪瘦肉内服。外用：适量，鲜品捣敷或研末调敷。

金边桑

【**别名**】金边莲。

【**药用部分**】叶。

【**性味功效**】微苦，凉。清热，凉血，止血。

【**传统主治**】牙龈出血，咳嗽，暑热。

【**抗癌参考**】白血病、子宫颈癌等。

在抗肿瘤植物药筛选中，金边桑 A（水提取部分）0.25～0.3g/kg、金边桑 B（醇提取可溶部分）2g/kg、金边桑 X（乙醇提取未除叶绿素部分）1g/kg，腹腔给药，显示不同程度的抗肿瘤作用，肿瘤抑制率分别为41.0%、54.57%、45.57%，其中以对小鼠宫颈癌 U14 疗效较好，对 S180 实体型肿瘤疗效次之。福建验方：金边莲、猪殃殃、大青叶、百合各 30g，炙鳖甲 60g，水煎服，可防治白血病。

【**补充说明**】现代药理研究表明，本品还具有抗病原微生物作用。它可兼治再生障碍性贫血。《福建药物志》载：金边桑 7～11 片，冰糖适量，水煎服，或炖瘦猪肉服，可治疗血小板减少性紫癜。

【**用法用量**】内服：煎汤，15～30g；或炖瘦猪肉服。

金雀花

【**别名**】锦鸡儿。

【**药用部分**】花。

【**性味功效**】甘，微温。归肝、脾、胃经。滋阴补阳，健脾益肾，和血祛风，止咳化痰。

【**传统主治**】劳热咳嗽，头晕，耳鸣，乳痈，腰膝酸软，带下，小儿疳积，风湿疼痛，跌打损伤。

【**抗癌参考**】乳腺癌、白血病等。

金雀花对强致癌性小梗囊胞菌素有显著的抑制作用。金雀花的乙醇提取物对防治白血病有效。蛋白激酶 C（PKC）与人的多种疾病如肿瘤有联系，而金雀花 95% 乙醇提取液有明显的 PKC 抑制活性。《抗癌中药制剂》载：金雀花、八角莲、地鳖虫、白蔹各 9g，木馒头、天葵子、芸苔各

30g，漏芦 15g，水煎服，可防治乳腺癌。

【补充说明】本品尚有抗病毒作用。它可兼治神经衰弱、痛风、风湿关节痛、口腔糜烂等疾病。《重庆草药》载：金雀花同猪肉做汤或蒸鸡蛋服，可健脾补肾、明目聪耳。

【用法用量】内服：煎汤，3～15g；或研末；或同猪肉做汤；或蒸鸡蛋服。

响 铃 草

【别名】马响铃。

【药用部分】全草。

【性味功效】甘、微酸，寒。归肺经。滋肾养肝，补脾敛肺，止咳平喘，利尿，解毒。

【传统主治】久咳痰血，耳鸣，耳聋，头目眩晕，遗精，白带，哮喘，水肿，小便不利，乳蛾，瘰疬，疔毒，恶疮。

【抗癌参考】肺癌、白血病、皮肤癌等。

本品所含成分野百合碱对小鼠肉瘤 S180、白血病 L615 和大鼠瓦克癌 W256 等，均有一定的抑制作用（癌瘤接种后 24 小时开始治疗），其中以对瓦克癌 W256 的效果最为显著。本品对小鼠肉瘤 S37 的抑制率为54%～75%。

【补充说明】《云南中草药选》称，本品具有消炎作用。本品可兼治肾炎、肾结石、膀胱炎、慢性支气管炎、扁桃体炎、腮腺炎、淋巴结炎等疾病。本品与野百合、大猪屎豆为同属植物，且均含野百合碱等成分。

【用法用量】内服：煎汤，15～30g；或炖肉服。外用：适量，鲜品捣敷。

粘 毛 卷 耳

【别名】瓜子草。

【药用部分】全草。

【性味功效】甘，凉。清热解表，解毒。

【传统主治】感冒身热，鼻塞，乳痈，疔疽。

【抗癌参考】皮肤癌、乳房肿瘤，卵巢癌、鼻咽癌等。

粘毛卷耳提取物对人鼻咽癌细胞和中国田鼠卵巢癌细胞有杀伤作用。

【补充说明】现代药理研究证明，本品尚有降压作用。它可兼治高血压、乳腺炎等疾病。

【用法用量】内服：煎汤，15～30g；或炖猪大肠服。外用：适量，捣敷或煎水熏洗。

黄蜀葵根

【药用部分】根。

【性味功效】甘、苦，寒。清热利水，活血散瘀，解毒消肿，行滞通乳。

【传统主治】水肿，淋证，乳汁不通，痈肿，痄腮，跌打损伤。

【抗癌参考】膀胱癌、肾癌等。

黄蜀葵新鲜根提取物对肿瘤的抑制率为87%。

【补充说明】本品可兼治腮腺炎、骨折等疾病。

【用法用量】内服：煎汤，9～15g；或研末，每次1.5～3g；或炖猪蹄服。外用：适量，鲜品捣敷，或研末调敷，或煎水外洗。

【使用注意】孕妇忌服。

雀梅藤

【别名】刺杨梅。

【药用部分】全株。

【性味功效】甘、微苦，凉。归肺、胃、大肠经。降气化痰，散结止痛。

【传统主治】感冒，口疮，咳嗽气喘，咽喉肿痛，胃痛，水肿，疮疡肿毒，水火烫伤。

【抗癌参考】肺癌、胃癌、结肠癌等。

本品根的醇提取物对小鼠肉瘤 S180、S37 有抑制作用，抑制率分别为59.9%、42%；对艾氏腹水癌的抑制率为61%。本品乙醇提取物用氯仿提取所得的粗碱部分对艾氏腹水癌有抑制作用，抑制率为83.3%；对小鼠肉瘤 S180 的抑制率为54.3%。其所含的麦胚碱对小鼠肉瘤 S180 的抑制率为50.5%。

【补充说明】本品尚具有护肝、抗菌等作用。

【用法用量】内服：煎汤，9～15g，叶可用至30g；或浸酒；或代茶饮。外用：适量，捣敷。

银 线 草

【别名】四叶草，四块瓦。

【药用部分】全草。

【性味功效】辛、苦，温。有毒。归肺、心、肝经。活血行瘀，散寒祛风，除湿解毒。

【传统主治】跌打损伤，瘀血肿痛，风湿痹痛，风寒感冒，肿毒疮疡，毒蛇咬伤。

【抗癌参考】牙龈癌、淋巴肉瘤等。

对已接种S180的小鼠给予本品所含成分异白蜡树定60mg/kg，每日3次，共用10日，对小鼠肉瘤S180的抑制率为37%～38%，且小鼠体重不下降。其所含的金粟兰内酯A、金粟兰内酯B、金粟兰内酯C、金粟兰内酯D对小鼠淋巴肉瘤L5178Y细胞具有细胞毒活性，ID_{50}分别为2.5μg/mL、1.0～2.5μg/mL、20μg/mL、50μg/mL。有资料称，银线草50%乙醇洗脱组分具有较强的抗肿瘤活性。

【补充说明】本品尚具有抗真菌作用。它可兼治神经衰弱。

【用量用法】内服：煎汤，3～6g；或浸酒；或炖鸡肉服。外用：适量，捣敷。

【使用注意】孕妇忌服。

紫 茉 莉

【别名】水粉头，白丁香花。

【药用部分】根或全草。

【性味功效】甘、淡，凉。归膀胱经。清热解毒，活血调经，利湿消肿。

【传统主治】淋浊，白带，月经不调，跌打损伤，痹证，疮痈。

【抗癌参考】肠癌、肾癌、肺癌、肝癌、白血病、淋巴肉瘤等。

紫茉莉粗制剂22mg/kg对肉瘤S180的抑制率达84%。同属植物多花紫茉莉根的水提取物给药剂量为 10mg/kg 时，对小鼠肉瘤 S180 有抑制作用；12mg/kg 时，对小鼠 Lewis 肺癌及 P1798 淋巴肉瘤有抑制作用；45mg/kg 时，对 W256 瘤有抑制作用。

【补充说明】 本品可兼治扁桃体炎、前列腺炎、尿路感染、子宫颈糜烂、紫癜性肾炎、乳腺炎、糖尿病、雀斑、湿疹等疾病。

【用量用法】 内服：煎汤，根 15～30g，鲜品 30～60g，花 60～120g；或与肥猪肉炖服；或鲜品捣汁服。根、全草外用：适量，鲜品捣敷或煎汤洗。

【使用注意】 孕妇禁服。

茉 莉 花

【别名】 白末利。

【药用部分】 花。

【性味功效】 辛、微甘，温。归脾、胃、肝经。理气开郁，辟秽和中。

【传统主治】 泻痢腹痛，胸脘闷胀，头晕头痛，目赤肿痛。

【抗癌参考】 肝癌等。

腹腔注射茉莉花粗多糖，可延长接种腹水肝癌细胞小鼠的生存时间，还可抑制癌细胞，提高脾指数，促进巨噬细胞吞噬功能和 T 淋巴细胞转化。

【补充说明】 现代药理研究表明，本品尚具有抑乳作用。其与紫茉莉花非同科植物。泡汤吞服本品，可治妇人难产。用其洗眼，可治结膜炎。

【用法用量】 内服：煎汤，3～10g；或代茶饮；或与鲢鱼头炖服。外用：适量，煎水洗目或菜油浸滴耳。

酸 浆

【别名】 醋浆，锦灯笼。

【药用部分】 全草。

【性味功效】 酸、苦，寒。归肺、脾经。清热解毒，通利二便，消肿散结。

【传统主治】 咽喉肿痛，肺热咳嗽，黄疸，痢疾，小便淋涩，大便不通，水肿，疔疮。

【抗癌参考】鼻咽癌、白血病、膀胱癌等。

研究发现，酸浆中含有一种或一种以上，具有明显抗癌作用的蛋白质。这种蛋白质能够激发体内免疫系统的防御功能，增强免疫细胞对致癌物的吞噬能力。我国学者从锦灯笼种子中提取出一种蛋白质类的有机物——锦灯笼素，该物质可抑制亚性肿瘤细胞分泌的蛋白酶，进而阻止癌细胞的生长和扩散。本品所含酸浆苦素 B 体外实验对鼻咽癌细胞的 ED_{50} 为 3.1μg/mL，对 PS（小鼠淋巴细胞白血病）细胞的 ED_{50} 为 0.89μg/mL。体内实验证明，300mg/kg 剂量的酸浆苦素 B 对 PS 的 T/C 值为 137%。以酸浆苦素 B 为原料合成的环氧酸浆苦素，对鼻咽癌、P388 细胞有显著活性。《中医药研究资料》记载：酸浆果实 150g，加 500mL 水煎，分 3 次服，每日 1 剂，可防治多种癌症。

【补充说明】现代药理研究表明，本品尚有抗菌、兴奋子宫、解热、强心及抗乙肝表面抗原等作用。它可兼治急性扁桃体炎、老年慢性气管炎、流感、湿疹、丹毒等疾病。本品与假酸浆为同科植物的不同品种。本品与龙葵的别名都叫"酸浆草"，两者也是同科植物的不同品种。

【用量用法】内服：煎汤，9~15g；或捣汁、研末；或煮蛋服；或冲茶服。外用：适量，煎水洗、研末调敷或捣敷。

【使用注意】本品有堕胎之弊，孕妇忌用。

蜘蛛香

【别名】马蹄香，九转香。

【药用部分】根茎。

【性味功效】辛、微苦，温。归脾、胃经。理气和中，散寒除湿，活血消肿。

【传统主治】脘腹胀痛，呕吐泄泻，小儿疳积，风寒湿痹，月经不调，跌打损伤，水肿，疮疖。

【抗癌参考】肝癌、肺癌、结肠癌等。

蜘蛛香中的化合物，在体外对肝细胞瘤有细胞毒作用，能够影响肿瘤细胞的超微结构。本品包括败酱科植物心叶缬草。从心叶缬草中分离得到的 3 种缬草三酯，包括 VT、DV、BD，均对 HTC 系肝癌细胞有明显细胞毒作用。其中，VT、DV 作用更明显，而 VT 的细胞毒作用大于 DV 两倍，大于 BD 8 倍。用 DV 腹腔注射治疗 Krebs Ⅱ 型腹水癌小鼠，48 小时后，腹水明显减少。蜘蛛香提取物能够显著抑制结肠癌 SW480 细胞的增殖，促进细胞凋亡，对癌细胞的移动能力也有明显的影响。

【补充说明】现代药理研究表明，本品尚有镇静、催眠、抗惊厥和一定的镇痛作用。它可兼治流感、疟疾、消化不良等疾病。

【用量用法】内服：煎汤，3～9g；或研末开水吞服。外用：适量，磨汁涂。

榼藤子

【别名】象豆。

【药用部分】种子。

【性味功效】涩、甘，平。归胃、肝、大肠经。行气止痛，利湿消肿，涩肠止泻，解诸药毒。

【传统主治】脘腹胀痛，黄疸，水肿，痢疾，痔疮，脱肛，喉痹，药物中毒。

【抗癌参考】直肠癌、喉癌、白血病等。

榼藤子水溶性提取物体外实验具有显著的抗肿瘤活性。从本品种子中提取得到的皂苷元，有抗肿瘤作用。皂苷元的给药剂量为 15～30mg/kg 时，对大鼠瓦克癌的抑制率为 64%。每日给予本品所含的皂苷 14～45mg/kg，连续 3 天，对大鼠瓦克癌 256 有明显的抗癌活性。

【补充说明】本品尚具有杀菌等作用。本品可兼治腮腺炎、淋巴结炎、急性肠炎、胃炎等疾病。有报告称，本品种子能致吐泻。

【用量用法】内服：烧存性研末，1～3g；米汤调服或冲酒服；或煎服。外用：适量，捣敷或研末调敷。

冬葵子

【别名】葵子。

【药用部分】种子。

【性味功效】甘，寒。归大肠、小肠、膀胱经。利水通淋，润肠通便，下乳。

【传统主治】淋证，水肿，乳汁不通，乳房胀痛，大便秘结。

【抗癌参考】 肾癌、膀胱癌、尿道癌等。

体外试验表明，本品有抑制肿瘤细胞的作用。《抗癌植物药及其验方》载：冬葵子、车前子、瞿麦各 30g，石韦、王不留行、当归各 20g，研为细末，口服，每次 6g，每日 2 次，饭前煎木通汤调下，可防治肾癌、膀胱癌、尿道癌。

【补充说明】 从本品中提取得到的中性多糖，能明显增强网状肉皮系统的吞噬活性。它可兼治尿路感染、宫颈炎、泌尿系结石、胎盘滞留等疾病。本品为冬葵（冬苋菜）的种子。有人将苘麻子当冬葵子用，其实两者为同科植物的不同品种，效用不同。

【用法用量】 内服：煎汤，6～15g；或研末入乳汁等分和服；或入丸、散剂。

【使用注意】 孕妇慎用。

马　兰

【别名】 紫菊，马兰头。

【药用部分】 全草或根。

【性味功效】 辛，微寒。归肺、肝、胃、大肠经。清热解毒，凉血散瘀，利湿消肿。

【传统主治】 吐血，衄血，血痢，崩漏，创伤出血，黄疸，水肿，淋浊，咽痛喉痹，痔疮，痈肿，小儿疳积。

【抗癌参考】 腮腺癌、白血病等。

马兰体外实验有抗癌活性。其水浸液在肿瘤组织培养液中对白血病细胞有抗肿瘤作用。《抗癌植物药及其验方》载：马兰、生地黄、马鞭草、白花蛇舌草、蒲葵子、白花丹各 30g，夏枯草 15g，水煎服，可防治急性白血病。

【补充说明】 现代研究表明，本品尚有镇咳、镇痛和抗惊厥作用。其水浸液还对金黄色葡萄球菌有抑制作用。马兰可兼治急性咽炎、慢性气管炎、扁桃体炎、腮腺炎、肝炎、胃溃疡、消化不良、肠炎、痢疾、乳腺炎、中耳炎、急性睾丸炎、颈淋巴结结核、白喉、丹毒等疾病。其幼叶可作蔬菜食用。有资料将"蟛蜞菊"也列为本品的别名。其实，本品与蟛蜞菊（马兰草）虽同属菊科植物，但并非同一种药。

【用法用量】内服：煎汤，10～30g，鲜品 30～60g；或捣汁。幼叶食用，适量，可炒食、凉拌或做汤。外用：适量，捣敷，或煎水熏洗，或捣汁滴耳。

【使用注意】孕妇慎服。

乌蔹莓

【别名】乌蔹草。

【药用部分】全草。

【性味功效】苦、酸，寒。归心、肝、胃经。清热利湿，解毒消肿，活血散瘀。

【传统主治】热毒痈肿，疔疮，痄腮，咽喉肿痛，蛇虫咬伤，水火烫伤，风湿痹痛，黄疸，泻痢，白浊，尿血。

【抗癌参考】恶性淋巴瘤、肠癌、肝癌、膀胱癌等。

乌蔹莓在《中医肿瘤学》中，被列为大肠癌的常用药和原发性肝癌的对症选药之一。《抗肿瘤中药的临床应用》载，金钱草、薏苡仁根、鸭趾草、乌蔹莓各 30g，水煎服，每日 1 剂，可防治膀胱癌。

【补充说明】现代药理研究表明，本品尚有抗病毒、抗菌、解热、促血栓形成、提高血清高密度脂蛋白等作用。它可兼治腮腺炎、化脓性淋巴结炎、肺结核咯血、风湿性关节炎、带状疱疹等疾病。

【用法用量】内服：煎汤，15～30g；研末、浸酒或捣汁饮。外用：适量，捣敷。

半边旗

【别名】半边蕨。

【药用部分】全草或根茎。

【性味功效】苦、辛，凉。归肝、大肠经。清热利湿，凉血止血，解毒消肿。

【传统主治】泻痢，黄疸，目赤肿痛，牙痛，吐血，痔疮出血，外伤出血，跌打损伤，疔疮痈肿，皮肤瘙痒，毒蛇咬伤。

【抗癌参考】肺癌、鼻咽癌、胃癌、肝癌、白血病等。

从半边旗醇提物中分离纯化得到的二萜类化合物 5F、6F、A 及 PSE，对人胃腺癌细胞（MGC-803）、人低分化鼻咽癌细胞（CNE-2Z）、人肺腺癌细胞（SPC-AI）、人肝癌细胞（BEL-7402）、人肝癌细胞（HepG2）均有不同程度的杀伤作用，且呈明显的剂量依赖关系。其中，6F 的活性最强，其次是 A、5F。另有资料称，半边旗水提液（PWE）和醇提液（PAE）对体外培养的人白血病细胞株 HL-60 和 K562 有明显抑制细胞增殖的作用，呈浓度依赖性。PWE 和 PAE 还可明显降低 HL-60 细胞的分裂指数。PWE 对小鼠 S180 肉瘤和小鼠 HepA 肝癌有明显的抑瘤作用。低 10 倍剂量的 PWE 与低剂量 5-FU 联合用药，可使 5-FU 的抑瘤率提高，且在抑瘤的同时，能不降低荷瘤鼠末梢血白细胞数。

【补充说明】本品可兼治菌痢。其别名也叫"半边莲"，但本品为凤尾蕨科植物，与一般常用的属桔梗科植物的半枝莲不同。本品与凤尾草为同科植物的不同品种。

【用法用量】内服：煎汤，9~15g（鲜品可用 60g）；或捣汁服；或煎水当茶饮。外用：适量，捣敷、研末撒或煎水熏洗。

光 慈 菇

【别名】毛地梨。

【药用部分】鳞茎。

【性味功效】甘、辛，寒。有小毒。归肺、肝经。清热解毒，散结消肿，行血化瘀。

【传统主治】咽喉肿痛，瘰疬结核，痈疖肿毒，瘀血疼痛，月经不调，蛇虫咬伤。

【抗癌参考】乳腺癌、宫颈癌、十二指肠腺癌、恶性淋巴瘤、白血病等。

本品含秋水仙碱。给小鼠皮下（或腹腔）注射 2mg/kg 秋水仙碱，能抑制细胞的有丝分裂，使之停止于中期。其对分裂较快的肿瘤细胞最敏感，且对急性淋巴细胞白血病和急性粒细胞白血病患者的血细胞脱氢酶有抑制作用。《抗癌植物药及其验方》载：光慈菇、蜂房各 15g，雄黄 6g，研细末，口服，每次 1.5g，每日 2 次，可防治乳腺癌。

【补充说明】本品尚具有预防痛风等作用。本品对急性痛风性关节炎效果较好。本品与丽江山慈菇为同科植物的不同品种。

【用法用量】内服：煎汤，3～6g（治癌症有人用至30g）；或研末；或水煎代茶饮；或与猪肾及睾丸煮食。外用：适量，研末以醋调敷或捣汁涂。

大叶藻

【别名】海草，海马蔺。

【药用部分】全草。

【性味功效】咸，寒。归膀胱经。软坚散结，清热化痰，利水消肿。

【传统主治】瘿瘤结核，疝瘕，水肿，脚气。

【抗癌参考】胃癌、腮腺肿瘤、白血病等。

大叶藻中所含的藻胶酸与实验小鼠体内的放射性物质锶、镉结合，成为不溶解的化合物，该物质有预防白血病的作用。本品所含的多糖对胃癌细胞有抑制作用。山东验方：海草、灵芝、薏苡仁、海藻、半枝莲、天冬、夏枯草、僵蚕、仙鹤草、当归各20g，蟾皮、天龙各5g，九香虫、姜半夏各10g，太子参60g，水煎服，可防治胃癌。

【补充说明】现代药理研究表明，本品尚具有抑菌作用。有的文献称，本品别名为"海带"。但其与别名也叫"海带"的昆布非同一植物。《玉楸药解》称本品"治鼓胀瘿瘤，与昆布、海藻同功"。

【用法用量】内服：煎汤，5～10g；或入丸、散。

肾子草

【别名】灯笼婆婆纳。

【药用部分】全草。

【性味功效】辛、苦、咸，平。祛风湿，强腰膝，截疟。

【传统主治】风湿痹痛，肾虚腰痛，久疟。

【抗癌参考】鼻咽癌等。

肾子草地上部分甲醇提取物在$50\mu g/mL$浓度时，对人表皮样瘤KB（鼻咽癌）癌细胞有明显细胞生长抑制作用，抑制率为45.3%。

【补充说明】本品煎水熏洗，可以治疗小儿阴囊肿大。

【用法用量】内服：煎汤，15～30g；或煮酒温服；或炖肉吃。外用：适量，煎水熏洗。

络 石 藤

【**别名**】石龙藤。

【**药用部分**】带叶藤茎。

【**性味功效**】苦，微寒。归心、肝、肾经。祛风通络，凉血消肿。

【**传统主治**】风湿痹痛，腰膝酸痛，筋脉拘挛，咽喉肿痛，痈肿，跌打损伤，蛇犬咬伤。

【**抗癌参考**】乳腺癌等。

经口服给予本品所含的牛蒡苷，能够对 2－氨基－1－甲基－6－苯并咪唑－吡啶诱发的雌性大鼠乳腺癌的促进阶段明显抑制，而且其抑制率与给药量呈现出量效关系。

【**补充说明**】现代药理研究表明，本品尚有抑菌抗炎、镇痛、抗痛风、抗氧化等作用。它可兼治肺结核。

【**用法用量**】内服：煎汤，6~15g，单味可用至30g；或浸酒；或与猪肺炖服；或入丸、散。外用：适量，研末调敷或捣汁涂。

臭 草

【**别名**】臭艾，芸香。

【**药用部分**】全草。

【**性味功效**】辛、微苦，寒。归肝、脾经。祛风清热，活血散瘀，消肿解毒。

【**传统主治**】感冒发热，小儿高热惊风，痛经，闭经，跌打损伤，热毒疱疮，蛇虫咬伤。

【**抗癌参考**】白血病等。

本品所含的补骨脂素可与小鼠白血病 L1210 细胞结合。其还可和环磷酰胺合用，能显著降低动物死亡率。

【**补充说明**】现代药理研究表明，本品尚有解痉、抗菌等作用。鲜芸香茎、叶 6~9g，绿豆 9g，开水泡服，可治疗小儿湿疹。

【**用法用量**】内服：煎汤，3~9g，鲜品 15~30g；或捣汁。外用：适量，捣敷或塞鼻。

【**使用注意**】孕妇忌用。

海 茜

【别名】 马尾藻，鼠尾藻。

【药用部分】 藻体。

【性味功效】 咸，寒。归肝、胃、肾经。软坚散结，清热化痰，利水消肿。

【传统主治】 瘰疬，瘿瘤，咽喉肿痛，咳嗽痰结，小便不利，水肿，疮疖。

【抗癌参考】 白血病等。

动物实验表明，鼠尾藻多糖腹腔注射对艾氏腹水癌有抑制作用。鼠尾藻热水提取物对小鼠 S180 实体瘤的抑制率达 31.57% 以上。鼠尾藻水提取物的透析液，对小鼠接种 S180 腹水瘤和 S180 实体瘤均显示抗肿瘤作用。马尾藻多糖部分对 L1210 小鼠白血病细胞也有抗肿瘤作用。

【补充说明】 现代药理研究表明，本品还具有降血脂、抗血凝、抗溃疡、抗感染等作用。它可兼治缺碘性甲状腺肿、颈部淋巴结肿大、颈淋巴结结核、高血压病、高脂血症、心绞痛等疾病。本品与"大叶藻"的别名都为"海草"，其实两者非同科植物。

【用法用量】 内服：煎汤，9~15g；或加冰糖煎服；或浸酒。

【使用注意】 不宜与甘草同用。

鹿 衔 草

【别名】 鹿蹄草，鹿含草。

【药用部分】 全草。

【性味功效】 甘、苦，温。归肝、肾经。补肾强骨，祛风除湿，止咳止血。

【传统主治】 肾虚腰痛，风湿痹痛，筋骨痿软。

【抗癌参考】 白血病等。

体外试验表明，鹿衔草所含的 N-苯基-α 萘胺、伞形梅笠草素、没食子酸、鹿蹄草素等成分，对 P388 淋巴细胞白血病细胞有抑制作用。

【补充说明】 现代药理研究表明，本品还有抗菌消炎、平喘祛痰、增强免疫、调整心率、避孕等作用。它可兼治菌痢、肠炎、风湿性关节炎、慢性肾炎、高血压病、肺炎、骨质增生、功能失调性子宫出血等疾病。

【用法用量】 内服：煎汤，15～30g；或与猪蹄炖食；或入丸、散。外用：适量，捣敷，或研末撒，或煎水洗。

【使用注意】 孕妇禁服。

萱　藻

【别名】 海通草。

【药用部分】 藻体。

【性味功效】 咸，寒。清热解毒，软坚化痰。

【传统主治】 干咳。

【抗癌参考】 肺癌、白血病等。

萱藻甲醇提取物在体外可抑制人肺腺癌 A549、白血病 HL－60 细胞。

【补充说明】 现代药理研究表明，本品尚有免疫抑制、抗血小板聚集等作用。它可兼治喉炎、颈部淋巴结肿大及甲状腺肿等疾病。

【用法用量】 内服：煎汤，10～15g；或加冰糖煎服。

韩 信 草

【别名】 大力草。

【药用部分】 全草。

【性味功效】 辛、苦，寒。归心、肝、肺经。清热解毒，活血止血。

【传统主治】 痈肿疔毒，肺痈，肠痈，瘰疬，毒蛇咬伤，肺热咳嗽，牙痛，喉痹，筋骨疼痛，吐血，便血，跌打损伤，皮肤瘙痒。

【抗癌参考】 白血病等。

韩信草中的化合物在体外对白血病细胞株 L1210、HL－60 和 K562 细胞均有细胞毒性。据《陕甘宁青中草药选》记载，本品可抗癌。

【补充说明】 现代药理研究表明，本品尚具有抗病毒作用。它可治急、慢性尿路感染。

【用法用量】 内服：煎汤，10～15g；或捣汁，鲜品 30～60g；或煎汤代茶；或与瘦肉炖服；或浸酒。外用：适量，捣敷或煎汤洗。

蜜柑草

【别名】夜关门。

【药用部分】全草。

【性味功效】苦，寒。清热利湿，清肝明目。

【传统主治】黄疸，痢疾，泄泻，水肿，小儿疳积，目赤肿痛，毒蛇咬伤。

【抗癌参考】肺癌等。

蜜柑草中的鞣云实精在体外可抑制 KB、A2780 肿瘤细胞，在体内可对小鼠 Lewis 肺癌有抗癌作用。

【补充说明】本品可兼治黄疸型肝炎、肠炎、尿路感染等疾病。

【用法用量】内服：煎汤，15~30g；或与猪肝煲服。外用：适量，煎水洗或鲜草捣敷。

麒 麟 菜

【别名】鸡脚菜。

【药用部分】藻体。

【性味功效】咸，平。清热，消痰。

【传统主治】咳嗽，瘰疬，瘿瘤，痔疮。

【抗癌参考】白血病等。

本品所含的蕨藻红素，对 HL-60 细胞有一定的细胞毒和细胞诱导凋亡作用。

【补充说明】本品可兼治支气管炎。本品包含麒麟菜和珍珠麒麟菜 2 种藻体。其中，珍珠麒麟菜在广西亦被称为"珍珠菜"。珍珠麒麟菜为红翎菜科植物，与报春花科植物珍珠菜（狗尾巴草）完全不同。

【用量用法】内服：煎汤，15~30g；或水煮和白糖食之。

蜀 葵

【别名】戎葵，胡葵。

【药用部分】根、苗、花、种子。

【性味功效】甘、咸，凉。清热利湿，凉血止血，解毒排脓。

【传统主治】淋证，带下，吐血，血崩，痢疾，疮疡肿毒，水火烫伤。

【抗癌参考】肾癌、膀胱癌等。

《抗癌秘验方》一书中载有蜀葵煎汤口服治膀胱癌的单方偏方（详见上篇膀胱癌用药）。

【补充说明】现代药理研究表明，蜀葵花尚有镇痛、抗炎作用。有资料称，其还可解河豚毒，治疗尿路结石。《本草纲目》云蜀葵苗，"作蔬食，滑窍治淋，润燥易产"。《太平圣惠方》载，本品可治小儿口疮。有资料称，蜀葵根可治肠胃生痈。

【用法用量】内服：煎汤，根或苗 6～18g，花或种子 3～9g；或研末；或煮食；或捣汁。外用：根或苗捣敷，花或种子研末调敷，花之鲜品亦可捣敷。

【使用注意】花与种子孕妇禁服。

第二节　临床常用中药

郁　金

【别名】温郁金，玉金。

【药用部分】块根。

【性味功效】辛、苦，寒。归肝、胆、心经。行气解郁，活血化瘀，清心凉血，利胆退黄。

【传统主治】气滞血瘀，胸胁刺痛，脘腹胀闷，经闭痛经，热病神昏，癫痫痰闭，吐血衄血，尿血血淋，湿热黄疸。

【抗癌参考】食管癌、胃癌、肝癌、胆囊癌、胰头癌、肺癌、鼻咽癌、脑瘤、乳腺癌、淋巴瘤、骨转移癌、白血病、皮肤癌等。可防治癌性胸、腹水。

郁金可抑制癌细胞。郁金提取物对胃癌细胞的生长有显著的抑制作用，且存在明显的量效关系。其抑制肿瘤细胞生长的作用与阳性对照药物氟尿嘧啶效果相当。郁金水蒸气蒸馏提取液，对裸小鼠皮下移植瘤的生长具有明显的抑制使用。从郁金中提取得到的抗癌活性成分榄香烯，对肿瘤细胞有直接杀伤作用。榄香烯注射液合并放、化疗，对肺癌、肝癌、食管癌、鼻咽癌、脑瘤、骨转移癌等恶性肿瘤的治疗效果更好。此种疗法还可用于介入、腔内化疗及癌性胸腹水的治疗。另外，美国也通过对鼷鼠的动物实验，得到了郁金可抑制皮肤癌的结论。

【补充说明】现代药理研究表明，郁金还具有保护肝细胞、促进肝细胞再生、溶解胆固醇、抑制肝细胞纤维化、对抗肝脏毒性病变、促进胆汁分泌、松弛胆道括约肌、增加血清蛋白、刺激胃酸和十二指肠液分泌、降低血黏度、抑制血小板聚集、抑菌抗炎、止痛、抗心律失常、抗过敏、抗早孕等作用。

【用法用量】内服：煎汤，3～12g。已有注射剂，按其说明书使用。

山豆根

【别名】广豆根。

【药用部分】根及根茎。

【性味功效】苦，寒。有毒。归肺、胃经。清热解毒，消肿利咽。

【传统主治】火毒蕴结，咽喉肿痛，牙龈肿痛，咳嗽，黄疸，金疮出血，痈疮肿毒。

【抗癌参考】食管癌、肺癌、肝癌、胆道癌、胃癌、肠癌、喉癌、舌癌、鼻咽癌、鼻窦癌、扁桃体癌、腮腺癌、膀胱癌、滋养叶细胞癌、宫颈癌、乳腺癌、白血病、脑瘤、淋巴肉瘤、软组织肉瘤等。

动物实验表明，山豆根对恶性肿瘤有效，且不良反应小，可不使白细胞减少。山豆根所含的多种生物碱为其抗肿瘤有效成分。据报道，国外有专家用山豆根治疗恶性肿瘤获得显著效果。山豆根水提取物对子宫颈癌有显著抑制作用。山豆根对白血病细胞有抑制作用。其所含的苦参碱、氧化苦参碱对小鼠S180、S37、U14和艾氏腹水癌均呈抑制作用。山豆根所含的染料木素对人体鼻咽癌细胞有细胞毒活性。山豆根所含的紫檀素、槐树素、红车轴草根苷、山槐素等成分，亦均有抗癌作用。山豆根所含的苦参碱成分，能对抗由辐射引起的白细胞减少症。

【补充说明】现代药理研究表明，山豆根还具有抗菌消炎、抗病毒、抗溃疡、增强免疫功能、平喘、升高白细胞、抗心律失常、保肝、止血等作用。它可兼治扁桃体炎、急性咽喉炎和银屑病等疾病。

【用法用量】内服：煎汤，3～6g；或磨汁服。外用：适量，煎水含漱或捣敷。

【使用注意】用量不宜过大。

北豆根

【别名】北山豆根，蝙蝠葛根。

【药用部分】根茎。

【性味功效】苦，寒。有小毒。归心、肺经。清热解毒，祛风止痛。

【传统主治】热毒壅盛，咽喉肿痛，泄泻痢疾，风湿痹痛，湿疹顽癣。

【抗癌参考】食管癌、贲门癌、咽喉癌、肺癌、肝癌、膀胱癌、滋养叶细胞癌、白血病等。

本品所含的蝙蝠葛碱（北豆根碱）或山豆根碱，对白血病细胞有抑制作用，对腹水型肝癌大鼠有明显的延缓其死亡的作用。有人认为，北豆根的抑癌作用主要是通过增强宿主自身抗癌机能所致。有人用北豆根针剂及冲剂治疗 47 例中、晚期食管癌及贲门癌，部分患者配合中草药对症处理，治疗效果较好。

【补充说明】北豆根还具有抗菌消炎、降压、抗心律失常、抑制血小板聚集、镇咳、祛痰、抑制胃液分泌、增强免疫功能、抗过敏等作用。北豆根可兼治肺炎、气管炎、肠炎、痢疾及蛇虫咬伤。北豆根为山豆根的另一品种，两者功用相似、种属不同、产地有别。

【用法用量】内服：煎汤，3～10g。已有针剂与冲剂，按其说明书使用。外用：适量。

苦豆子

【别名】西豆根。

【药用部分】全草及种子。

【性味功效】苦，寒。有毒。归胃、大肠经。清热燥湿，止痛杀虫。

【传统主治】湿热泻痢，胃脘痛，咽喉肿痛，牙痛，哮喘，白带过多，湿疹顽癣，疮疖，烫伤。

【抗癌参考】滋养叶细胞肿瘤、白血病、宫颈癌、胃癌、大肠癌等。

本品生物总碱有抗癌作用。其提取物 B、提取物 C 在体外对肺癌细胞系 H69 有抑制作用。苦豆子所含的槐果碱对小鼠肉瘤180、肉瘤37、子宫颈癌 14、淋巴肉瘤皮下型均有抑制作用。有人用槐果碱治疗白血病 11 例，结果表明显效 3 例，好转 3 例。

【补充说明】现代药理研究表明，苦豆子还具有抗炎杀菌、抗变态反应、抗心律失常、抗溃疡、升高白细胞、平喘止咳，解热镇静、镇痛、杀虫、抗病毒等作用。本品可以防治动脉粥样硬化，还可以治疗喘息性气管炎、前列腺炎、急性菌痢、滴虫性肠炎、阴道滴虫、宫颈糜烂等疾病。

【用法用量】内服：煎汤，1.5～6g；种子炒用研末服，每次 1g，每日 3 次。外用：适量，煎水洗。已有注射剂，按其说明书使用。

【使用注意】内服用量不宜过大。

牛蒡子

【别名】大力子，鼠粘子。

【药用部分】果实。

【性味功效】辛、苦，寒。归肺、胃经。疏散风热，宣肺祛痰，利咽透疹，解毒消肿。

【传统主治】风热感冒，咳嗽痰多，麻疹，风疹，咽喉肿痛，疬腮丹毒，痈肿疮毒。

【抗癌参考】喉癌、鼻窦癌、肺癌、食管癌、恶性淋巴瘤、胰腺癌、肝癌、宫颈癌、皮肤癌等。

现代药理研究表明，本品具有抗肿瘤作用。其乙醇提取液可抑制多种癌株细胞生长，还可延长腹水型小鼠的生存时间，并可抑制荷瘤小鼠瘤体的生长。其热水提取物可减少人癌细胞（JTC26）的抗药性。牛蒡子苷和牛蒡子苷元对人肝癌 HepG2 细胞具有强毒性。牛蒡苦素能抑制癌细胞中磷酸果糖激酶的活性，故可抗癌。牛蒡子苷具有抗胰腺癌活性，对体外培养的 HepG2 细胞生长有抑制作用。其作用机制之一是能够诱导细胞凋亡。从牛蒡子中分离出的牛蒡酚是一种广谱抗癌物质，对 S180、S37 有一定抑制作用。

【补充说明】本品还具有增强机体免疫功能、抗疲劳、预防肾脏病变、抗菌、抗病毒、解热、利尿、降血压、降血糖、扩张血管、扩张子宫、扩张肠管及通便等作用。它可兼治流行性腮腺炎、急性咽炎、肾炎，还可预防猩红热。

【用法用量】内服：煎汤，6~12g。外用：适量，捣敷。

野 百 合

【别名】农吉利。

【药用部分】全草。

【性味功效】甘、淡，平。有毒。归肺、肝、大肠经。清热解毒，利湿杀虫，止咳平喘。

【传统主治】痢疾，痈肿疔疮，无名肿毒。

【抗癌参考】皮肤癌、阴茎癌、乳腺癌、宫颈癌、恶性葡萄胎、肝癌、食管癌、胃癌、直肠癌、骨癌、基底细胞癌、白血病、肺癌、恶性淋巴瘤等。

本品对治疗癌症有确切疗效。其主要抗癌成分为生物碱。经元素分析确定，农吉利甲素（即野百合碱）对多种癌细胞有强力的抑制作用，对动物实验性肿瘤，如 S180、S37、WK256、L615、L1、U14、腺癌 755、腹水肝癌等，均有一定的抑制作用。野百合碱为广谱抗癌药，其抗癌作用与烷化剂相似。有资料称，野百合主要用于防治皮肤癌，次用于防治子宫颈癌、食管癌、直肠癌、白血病等。据报道，浙江、武汉等地用野百合碱治疗白血病与恶性葡萄胎，效果较佳。

【补充说明】本品水煎剂可以抑制金黄色葡萄球菌。本品粗提物有止咳、祛痰、平喘作用。本品可兼治砒霜、毒菌、食物中毒和慢性支气管炎。有人也称本品为"刘寄奴"。但一般所说的"刘寄奴"，是菊科植物奇蒿，与本品不同。

【用法用量】内服：煎汤，10~30g。已有片剂、糖浆、注射液，按其说明书使用。外用：适量，研末撒，或盐水调涂，或鲜品捣敷，或制成栓剂和软膏。

【使用注意】内服宜慎。有肝、肾疾患者禁服。制剂应用时，需多注意观察病情变化。

半 夏

【别名】掌叶半夏。

【药用部分】块茎。

【性味功效】辛，温。有毒。归脾、胃、肺经。燥湿化痰，降逆止呕，消痞散结，祛风止痉。

【传统主治】痰多咳喘，痰饮眩悸，痰厥头痛，呕吐反胃，胸脘痞闷，梅核气，痈肿痰核，蛇毒咬伤。

【抗癌参考】食管癌、贲门癌、胃癌、肝癌、肺癌、支气管癌、舌癌、鼻咽癌、鼻腔癌、口腔癌、上颌窦癌、甲状腺肿瘤、脑肿瘤、骨肿瘤、宫颈癌、卵巢癌、乳腺癌、恶性淋巴瘤、白血病、皮肤癌、神经系统癌症等。

本品的稀醇和水浸液或其多糖组分、生物碱，均具有广泛的抗肿瘤作用。半夏蛋白能凝集人肝癌细胞（QGY7703-3、7402）、艾氏腹水癌和腹水型肝癌细胞。半夏对皮肤癌和肺癌细胞有抑制作用。半夏对实验性动物肿瘤，如宫颈癌14、肉瘤180、肝癌实体型等，均有一定抑制作用。半夏能明显促进癌细胞脱落，而使癌体缩小，甚至消失。半夏各炮制品总生物碱对慢性髓细胞性白血病（K562）有抑制作用，能损伤其细胞形态，抑制其增殖。从半夏中提取得到的多糖，具有较强的网状内皮系统激活活性，能增强网状内皮系统的吞噬功能和分泌作用，抑制肿瘤的发生。

【补充说明】现代研究表明，本品还具有镇咳、祛痰、镇吐、抗心律失常、抑制胃液分泌、促进胆汁分泌、降血脂、抗早孕、镇痛、镇静和催眠等作用。它可以防治胃溃疡，还可以兼治气管炎、慢性咽炎、慢性胃肠炎与妊娠呕吐、病毒性心肌炎等疾病。半夏研末，用生姜汁调涂，每日早、晚各1次，可治斑秃。本品与八角莲的别名都叫"独叶一枝花"，但两者是科属不同的中药。

【用量用法】内服：煎汤，5~10g；或入丸、散。已有针剂和栓剂，按其说明书使用。外用：适量，捣敷或研末调敷。

【使用注意】反乌头。本品有毒，须控制用量。经煎煮后毒性减少。

拳 参

【别名】红蚤休。

【药用部分】根茎。

【性味功效】苦、涩，微寒。归肺、肝、大肠经。清热解毒，凉血止血，镇惊息风，消肿散结，利湿止痢。

【传统主治】痈肿瘰疬，毒蛇咬伤，热病神昏，惊痫抽搐，热泻赤痢，肺热咳嗽，血热出血，口舌生疮。

【抗癌参考】头颈部癌症、鼻咽癌、鼻窦癌、食管癌、肠癌、肝癌、胰腺癌、乳腺癌、宫颈癌、恶性淋巴瘤、白血病等。

动物实验证明，本品能抑制动物移植性肿瘤的生长。拳参对小鼠肉瘤 180 有抑制作用。其水浸液对小鼠子宫颈癌 U14 有抑制作用。临床研究表明，拳参可用于防治多种癌症。有资料称，将拳参配伍其他药物水煎服或制成多种制剂，可防治鼻咽癌、直肠癌、宫颈癌，也可防治食管癌、胰腺癌、头颈部恶性肿瘤。

【补充说明】现代药理研究证明，拳参还具有抗菌、止血、止泻、镇痛、中枢抑制和保护心肌缺血的作用。它可兼治肺结核、慢性气管炎、胃及十二指肠球部溃疡、肠炎、菌痢、口腔炎、牙龈炎、银屑病、子宫出血及痔疮出血等疾病。拳参与七叶一枝花的别名都叫"草河车"，与石见穿的别名都叫"紫参"。实际上，三者科属均不相同，故不可混淆。本品同属植物耳叶蓼、石生蓼等，在东北地区也作拳参用。

【用法用量】内服：煎汤，5～15g，或入丸、散。已有注射液制剂，按其说明书使用。外用：适量，捣敷或煎水含漱、熏洗。

禹白附

【别名】白附子，野半夏。

【药用部分】块茎或全草。

【性味功效】辛，温。有毒。归胃、肝经。燥湿化痰，祛风止痉，解毒散结，止痛止痒。

【传统主治】中风痰壅，口眼㖞斜，语言謇涩，破伤风，痰厥头痛，偏正头痛，喉痹咽痛，瘰疬痈肿，蛇虫咬伤，湿疹疥癣。

【抗癌参考】恶性淋巴瘤、食管癌、胃癌、肝癌、乳腺癌、宫颈癌、脑胶质瘤、皮肤癌、滑膜肉瘤、鼻咽癌等。可缓解癌性疼痛。

体外试验表明，本品对癌细胞生长有抑制作用。其根和根茎所含的抗癌成分鬼臼毒素，能抑制细胞中期的有丝分裂。鬼臼毒素对动物多种肿瘤，如瓦克癌256、腹水型吉田肉瘤、小鼠肉瘤180、肉瘤37 和子宫颈癌14 等癌株，均有抑制作用。本品对小鼠肉瘤180 实体瘤的抑制率在30% 以上，虽比环磷酰胺41%的抑制率低，但却能明显提高小鼠淋巴细胞的转化率，增强免疫功能。

【补充说明】现代研究表明，本品还具有降胆固醇、免疫调节、祛痰镇咳、镇静、抗惊厥、抗破伤风、抗炎、抗结核杆菌等作用。它可兼治癫痫、面瘫、颈淋巴结结核等疾病。"白附子"是禹白附和关白附的通称。关白附的功效与禹白附相近，但因其毒性大，现已较少应用。

【用法用量】内服：煎汤，3~6g；研末服，0.5~1g；或浸酒服。外用：适量，捣烂敷或研末调敷。

【使用注意】孕妇忌服。内服宜炮制用。生用时，当严格控制用量。

附 子

【别名】附片。

【药用部分】块根。

【性味功效】辛、甘，大热。有毒。归心、肾、脾经。回阳救逆，补火助阳，散寒止痛。

【传统主治】亡阳虚脱，脉微肢冷，阳痿宫冷，心腹冷痛，虚寒吐泻，阴寒水肿，阳虚外感，风寒湿痹。

【抗癌参考】肺癌、食管癌、胃癌、肝癌、宫颈癌、鼻咽癌、脑瘤、白血病等。

附子粗多糖和附子酸性多糖，对H22和S180荷瘤小鼠肿瘤均有显著的抑瘤作用，均可延长荷瘤小鼠的存活时间。其中，附子粗多糖对S180荷瘤小鼠的抑瘤作用强，附子酸性多糖对H22荷瘤小鼠的疗效好。附子对小鼠腺癌75、Lewis肺癌和大鼠瓦克癌W256均有抗癌活性。附子多糖可诱导HL-60细胞向粒细胞方向分化。

【补充说明】现代研究表明，附子还具有抗休克、强心、保护心肌、抗心律失常、镇静、镇痛、局麻、提高免疫功能、抗寒冷、抗炎、抗过敏、抗氧化和抗衰老等作用。

【用法用量】内服：煎汤，3~15g，宜先煎、久煎，回阳救逆可用至18~30g；或入丸、散。外用：适量，研末调敷。

【使用注意】孕妇忌用。反半夏、瓜蒌、贝母、白蔹、白及。内服过量或用法不当，可引起中毒。内服须炮制，生品供外用。

川 乌

【别名】川乌头。

【药用部分】块根。

【性味功效】辛、苦，热。生川乌有大毒，制川乌有毒。归心、肝、肾、脾经。祛风除湿，温经止痛。

【传统主治】风寒湿痹，关节疼痛，心腹冷痛，寒疝作痛，跌打伤痛，麻醉止痛。

【抗癌参考】胃癌、肝癌、肺癌、鼻咽癌、食管癌、贲门癌、胰腺癌、乳腺癌、宫颈癌、脑瘤、白血病、淋巴肉瘤、骨肉瘤、皮肤纤维瘤等。可缓解癌性疼痛。

本品注射液对胃癌细胞有抑制作用，对实体动物肿瘤的抑制率可达50%以上。病理观察可见，本品可使癌细胞发生核空泡、变性回缩及淋巴结构破碎等退行性变。由川乌和草乌提取物制备的注射液，对小鼠肝癌实体瘤的抑制率为47.8%～57.4%，对小鼠前胃癌 FC 和 S180 的抑制率为26%～46%。由川乌为主药成分的 409 注射液，对胃癌细胞也有明显的抑制和杀伤作用。复方三生注射液（生川乌、生附子、生南星等）对小鼠 Lewis 肺癌、肝癌、艾氏腹水癌等多种移植性肿瘤有抑制作用，对体外培养的人胃癌、肺癌及肝癌细胞均有直接杀伤和抑制作用。

【补充说明】现代药理研究表明，本品还具有抗炎、镇静、镇痛、降血糖和局麻等作用。它可兼治肩关节周围炎。

【用法用量】内服：煎汤，1.5～3g，须炮制，宜先煎、久煎；或入丸、散。生品宜外用：适量。

【使用注意】生品内服宜慎，孕妇忌用。制川乌孕妇慎用。本品不宜与半夏、瓜蒌、天花粉、川贝母、浙贝母、白及、白蔹同用。

草 乌

【别名】草乌头，竹节乌头。

【药用部分】块根。

【性味功效】辛、苦，热。有大毒。归肝、胃、脾、肾、肺经。祛风除湿，温经止痛。

【传统主治】风寒湿痹，关节疼痛，心腹冷痛，寒疝作痛，麻醉止痛。

【抗癌参考】肝癌、胃癌、乳腺癌、皮肤癌、白血病、舌癌等。可缓解癌症疼痛。

草乌提取物在 $200\mu g/mL$ 时，能抑制胃癌细胞的存活，并可抑制人体外胃癌细胞的有丝分裂，对肝癌实体型细胞的抑制率为 47.77% ~ 57.38%。生草乌提取物有显著抑瘤效果，且随剂量增加，其抑瘤率亦增加，动物死亡数也随之增加。这表明，草乌的毒性成分可能就是其抗癌活性成分。江苏民间方：蒟蒻、景天三七、爵床、草乌各适量，用鲜品捣烂，外敷肝区，可防治肝癌。

【补充说明】现代药理研究表明，本品尚有解热、镇痛、抗炎、抗组胺和局部麻醉等作用。它可兼治风湿性关节炎。有资料称，本品别名也叫"乌头"。其实乌头有两种含义，一是指附子的主干；二是将乌头分为川乌、草乌 2 种。川乌多系栽培，草乌多为野生。两者作用相同，而草乌毒性更强，故入药多用川乌或两者同用。

【用法用量】同川乌。

【使用注意】同川乌。

红 藤

【别名】大血藤。

【药用部分】藤茎。

【性味功效】苦，平。归大肠、肝经。清热解毒，活血化瘀，消痈止痛，祛风杀虫。

【传统主治】肠痈，乳痈，热毒疮疡，跌打损伤，瘀血肿痛，经闭痛经，风湿痹痛，赤痢，血淋，疳积，虫痛。

【抗癌参考】肠癌、肝癌、胰腺癌、骨瘤、子宫癌等。

用抗噬菌体法筛选提示，本品有抗癌活性。在体内，本品有抗肿瘤作用。研究表明，红藤脂酸钠注射液（以红藤为主要成分的中药复方制剂提取物）是一种具有抗癌活性的新药。该药对人肝癌细胞系 SMMC – 7721 细胞的生长有很强的抑制作用。这种抑制作用的机制可能是其能诱导肿瘤细胞发生凋亡，并与药物浓度和药物作用时间成正相关。有人用本品复方治疗肠癌 14 例，其中显效 2 例，无效 7 例。

【补充说明】现代研究表明，本品还具有抗菌消炎、抗病毒、抗辐射、抗过敏、抑制血小板聚集、增加冠脉流量、抑制血栓形成、提高耐缺氧能力等作用。它可兼治阑尾炎、胆道蛔虫病、风湿性关节炎等疾病。

【用法用量】内服：煎汤，9 ~ 15g；或研末；或浸酒。外用：适量，捣敷。

【使用注意】孕妇慎服。

石 菖 蒲

【别名】菖蒲。

【药用部分】根茎。

【性味功效】辛、苦，温。归心、胃经。开窍豁痰，化湿和胃，醒神益智，杀虫止痛。

【传统主治】痰蒙清窍，神志昏迷，湿阻中焦，脘腹痞满，噤口下痢，健忘失眠，耳鸣耳聋，声音嘶哑，痈疽疮疡，跌打伤痛。

【抗癌参考】脑瘤、食管癌、贲门癌、胃癌、肝癌、肺癌、鼻咽癌、宫颈癌、淋巴瘤、皮肤癌等。

本品所含的 α - 细辛醚、β - 细辛醚对人宫颈癌 Hela 株、人肺转移癌 P6 和人胃癌 SGD - 7901 株均有杀伤作用。20% 石菖蒲煎剂能在体外杀伤小鼠腹水癌细胞。石菖蒲挥发油 0.085mL/kg 剂量口服，能对小鼠肝癌、S180 有显著的抗癌作用。

【补充说明】现代研究证明，本品还具有镇静、降温、抗惊厥、抗癫痫、促进消化液分泌、抑制胃肠内物质异常发酵、缓解平滑肌痉挛、抗菌、平喘、祛痰、镇咳、抗血栓形成和增强免疫功能等作用。本品可兼治肺性脑病、脑梗死、癫痫、老年痴呆、脑震荡后遗症、神经衰弱、心律失常、心肌梗死、神经性呕吐和小儿流口水等疾病。

【用法用量】内服：煎汤，3 ~ 10g（鲜品加倍）；或入丸、散，外用：适量，煎水洗或研末调敷。

水 菖 蒲

【别名】白菖蒲。

【药用部分】根茎。

【性味功效】 辛、苦，温。归心、肝、胃经。化痰开窍，除湿健胃，辟秽杀虫。

【传统主治】 痰厥昏迷，中风，癫痫，惊悸健忘，耳鸣耳聋，食积腹痛，痢疾泄泻，风寒湿痹，湿疹，疥疮。

【抗癌参考】 胃癌、肺癌、子宫颈癌、乳腺癌等。

研究表明，水菖蒲挥发油提取物 α–细辛醚对人胃癌 SGC–7901 细胞株、人肺转移癌 Detroit–6 细胞株、人子宫颈癌 Hela 细胞株等均有一定的抗癌活性。其抑制和杀伤作用，与药物浓度和药物作用时间有关，药物浓度越大，作用时间越长，则抑制和杀伤作用越明显。

【补充说明】 水菖蒲与石菖蒲是同属植物。其药理作用及功用、主治与石菖蒲相似。现代研究表明，水菖蒲亦具有抗菌、平喘、镇咳、祛痰和缓解平滑肌痉挛等作用。水菖蒲可兼治慢性支气管炎、菌痢、肠炎等疾病。

【用法用量】 内服：煎汤，3～6g；或入丸、散。外用：适量，煎水洗或研末调敷。

何 首 乌

【别名】 制首乌。

【药用部分】 块根。

【性味功效】 苦、甘、涩，微温。归肝、心、肾经。制用：补益肝肾，养血安神。生用：解毒，截疟，润肠通便。

【传统主治】 精血亏虚，眩晕失眠，耳鸣耳聋，须发早白，腰膝酸软，久疟久痢，瘰疬疮痈，风疹瘙痒，肠燥便秘。

【抗癌参考】 食管癌、胃癌、肝癌、白血病、脑肿瘤、恶性淋巴瘤、脂肪肉瘤、黑色素瘤、乳腺癌等。

何首乌所含的蒽醌苷类化合物，对小鼠 MFC 实体肿瘤和 S180 肉瘤均有生长抑制作用。其所含的大黄素、大黄酸，对小鼠黑色素瘤、乳腺癌和艾氏腹水癌均有抑制作用。有资料称，何首乌可广泛用于治疗各种肿瘤，尤多用于治疗肝癌、白血病以肝肾阴血不足为主者。含何首乌的抗癌类药物蓼参胶囊，对于食管癌和胃癌有很好的治疗作用。

【补充说明】 现代研究证明，本品还具有抗衰老、强心、保肝、增强免疫功能、兴奋肾上腺皮质功能、降血脂、减轻动脉粥样硬化、促进造血功能、抗菌、促进肠蠕动等作用。它可兼治高脂血症、高血压、冠心病、胃及十二指肠溃疡、精神分裂症、神经衰弱、糖尿病、贫血等疾病。

【用法用量】内服：煎汤，6～12g；或熬膏、浸酒；或入丸、散。外用：适量，煎水洗、研末撒或调敷。

白首乌

【别名】隔山消，隔山撬。

【药用部分】块根。

【性味功效】甘、微苦，微温。归脾、胃、肝、肾经。补肝肾，强筋骨，健脾胃，益精血，催乳，解毒。

【传统主治】肝肾两虚，头晕眼花，失眠健忘，须发早白，阳痿遗精，腰膝酸软，脾虚不运，脘腹胀满，食欲不振，腹泻，产后乳少，疮毒。

【抗癌参考】食管癌、肝癌、肺癌、鼻咽癌、脑瘤、白血病、宫颈癌等。

白首乌甾体总苷有较强的体外细胞毒作用。白首乌总苷对 EAC、S180、H22 及鼻咽癌（CNF2）、肝癌（H7402）、Lewis 肺癌等癌株，均有明显的抑制作用。有专家还发现，白首乌可明显地增强化疗药物的抗癌作用，而减轻其不良反应。另有资料称，C21 甾体苷是白首乌主要的活性成分。其抗肿瘤作用主要表现在其可抑制多种人类肿瘤细胞系的生长。

【补充说明】现代研究表明，白首乌还具有抗病原微生物、调节免疫、抗衰老、保肝、降血脂、预防动脉粥样硬化、抑制心肌收缩、调节氧代谢和促进毛发生长等作用。

【用法用量】内服：煎汤，6～15g，鲜品加倍；或入丸、散；或浸酒。外用：适量，鲜品捣敷。

钩　吻

【别名】胡蔓藤。

【药用部分】全草。

【性味功效】辛、苦，温。有大毒。归心、肺、大肠、小肠经。攻毒拔毒，软坚散结，消肿止痛，祛风除湿，利水平喘，杀虫止痒。

【传统主治】疔疮，疥癣，瘰疬，痈肿，跌打损伤，风湿痹痛，四肢拘挛，喘证，水肿。

【抗癌参考】食管癌、贲门癌、胃癌、肠癌、肝癌、肺癌、骨肉瘤、白血病、皮肤癌等。可缓解癌性疼痛。

有关钩吻的抗肿瘤作用及其临床应用已有大量报道。据介绍，钩吻总生物碱对动物移植性肿瘤小鼠肉瘤 180 有抑制作用。钩吻所含的钩吻素子在体内、外均对肿瘤有明显的抑制作用。该物质对人大肠癌细胞具有明显的杀伤作用，并可以阻止细胞由 G1 期向 S 期转化，诱导其凋亡。钩吻碱注射液于体外对人肺腺癌细胞 AGZY－83－a 和胃腺癌细胞 Sc－823 的增殖有一定抑制作用。其可使癌细胞的增长速度减慢；有丝分裂指数下降；细胞膜脂流动性降低；死亡率增高。有研究表明，钩吻对原发性肝癌的治疗效果较佳，其不良反应的发生率远较临床常用化疗药物低，且对造血系统没有损害，反而可促进红细胞、血红蛋白水平的升高。钩吻总碱注射液治疗肝、肺、食管癌疗效显著，不仅可缓解癌症症状，还有很好的镇痛效果。《肿瘤临证备要》载：钩吻 0.1g，水煎代茶饮，可防治胃癌。《实用抗癌验方》载：钩吻烧灰，口服，每次 0.1g，每日 2 次，开水冲服或入稀饭内服，可防治食管癌和贲门癌。

【补充说明】现代研究证明，钩吻还具有镇痛、镇静、抗炎、散瞳等作用。本品别名虽也叫"黄藤"，但本品属马钱科植物，与防己科植物黄藤不同。

【用量用法】内服：研粉，每次 50mg，每日 3 次，每日最大量不超过 300mg。已有注射液，按其说明书使用。外用：适量，捣敷或研末调敷；煎水洗或烟熏。

【使用注意】本品有剧毒，一般只作外用。

雷公藤

【别名】红药。

【药用部分】根或根的木质部。

【性味功效】苦，寒。有毒。归肝、肾经。清热解毒，祛风除湿，活血通络，消肿止痛，杀虫止痒。

【传统主治】风湿顽痹，乳痈疥癣，疔疮肿毒，虫蛇咬伤。

【抗癌参考】肝癌、肺癌、白血病、鼻咽癌、子宫癌、乳腺癌、食管癌、贲门癌、胃癌、前列腺癌、恶性淋巴瘤、胶质瘤、纵隔肿瘤等。可缓解癌性疼痛。

雷公藤及其多种成分对白血病 HL－60、L615、L1210、P388，人类乳腺癌和胃癌细胞，艾氏腹水癌，肝腹水癌，肉瘤 S180、S37，鼻咽癌，肺癌，胶质瘤等均有不同程度抑制作用。雷公藤甲素对小鼠 S37、肝癌及大鼠 W256 等有一定的疗效。雷公藤内酯也具有抗肿瘤作用。据报道，雷公藤红素具有非常好的抗癌效果。实验证明，雷公藤红素可有效抑制裸鼠前列腺癌的增生。有资料称，雷公藤木质部适量，煎 2 小时，每天 2 次口服，10 天 1 疗程，对癌症顽固性疼痛确有明显效果。

【补充说明】现代研究证明，本品还具有抗炎抑菌、镇痛、降低血液黏滞性、抗凝、纠正纤溶障碍、改善微循环、降低外周血阻力、抗生育等作用。它可兼治类风湿关节炎、麻风病、肾炎等疾病。外用本品，可治蜂窝组织炎。本品别名也叫"黄藤"，但与防己科黄藤不是同一种药。

【用法用量】内服：煎汤，1～3g（带根皮者减量），文火煎 1～2 小时；研粉，每日 1.5～4.5g；糖浆，每次 10mL，每日 3 次。外用：适量，捣敷或捣汁擦。

【使用注意】内脏有器质性病变及白细胞减少者慎用；孕妇忌用。本品有毒，服用过量可引起严重中毒症状，甚至可导致猝死。

昆明山海棠

【别名】六方藤，火把花。

【药用部分】根或全草。

【性味功效】苦、辛，温。有大毒。归肝、脾、肾经。祛风除湿，祛瘀通络，续筋接骨，止痛止血，解毒杀虫。

【传统主治】风湿痹痛，筋骨无力，腰膝酸软，四肢麻痹，月经过多，顽癣疮毒。

【抗癌参考】宫颈癌、白血病、恶性淋巴瘤、肝癌、阴茎癌、阴道癌、鼻咽癌、骨瘤等。

现代药理研究证明，本品具有抗癌作用。其醇提取物对小鼠宫颈癌和小鼠肉瘤 S180、S37 有抑制作用，其中对小鼠宫颈癌 U14 的抑制率为

40%。其粗提取物对白血病 L615 及其他肿瘤有抗肿瘤作用，能明显延长荷瘤小鼠的生存期。据《云南抗癌中草药》载，本品可防治白血病、骨肉瘤、淋巴肉瘤、甲状腺癌、肺癌等。《一味中药巧治病》载，六方藤 20g，水煎服，可防治阴茎癌和阴道癌。《抗癌本草》载，每次服六方藤片剂 3 片（每片相当于生药 3.3g），每日 3 次，可防治恶性淋巴瘤和肝癌。

【补充说明】现代药理研究表明，本品还具有解热、镇痛、抗炎、抗血管平滑肌细胞增殖、改善心肌收缩功能、减低外周血流阻力、改善微循环障碍、改善肾脏功能、免疫调节、抗生育（停药后可恢复其生育能力）等作用。它可兼治急性传染性肝炎、慢性肾炎、类风湿关节炎、红斑狼疮、骨髓炎、骨结核、附睾结核、银屑病、神经性皮炎等疾病。

【用法用量】内服：煎汤，6～15g（茎枝 20～30g），先煎；或浸酒服。外用：适量，研末敷，或煎水涂，或鲜品捣敷。

黄 藤

【别名】伸筋藤。

【药用部分】根茎或叶。

【性味功效】苦，寒。归心、肝经。清热解毒，利尿通便。

【传统主治】饮食中毒，热郁便秘，咽喉肿痛，黄疸，疮痈，赤眼，烧烫伤。

【抗癌参考】肺癌等。

黄藤根中所含的掌叶防己碱等成分已被证明有抗癌活性。有资料称，黄藤素对小鼠腹水癌细胞对氧的摄取，有强烈的抑制作用。据介绍，"理肺保元汤"：黄藤、黑大豆各 15g，白花蛇舌草、海藻、王不留行、薏苡仁各 30g，云母石 9g，水煎服，每日 1 剂，对肺癌的治疗效果甚佳。

【补充说明】现代研究证明，黄藤还具有抑菌、降压等作用。它可兼治流脑、肝炎、胃肠炎、菌痢、扁桃体炎、咽喉炎、结膜炎、输卵管炎、子宫内膜炎、盆腔炎、阴道炎等疾病。本品别名虽也叫"天仙藤"，但本品属防己科植物，与马兜铃科植物天仙藤不同。

【用法用量】内服：煎汤，10～30g。外用：适量，煎水洗患处。

天 仙 藤

【别名】 马兜铃藤，青木香藤。

【药用部分】 茎叶。

【性味功效】 苦，温。归肝、脾、肾经。理气祛湿，活血止痛，利水消肿。

【传统主治】 胃脘痛，疝气痛，产后腹痛，妊娠水肿，风湿痹痛，癥瘕积聚。

【抗癌参考】 肝癌，甲状腺癌等。

现代药理研究表明，天仙藤有一定的抗癌作用。马兜铃酸Ⅰ为本品的抗癌活性成分。其丙酮提取物对小鼠腹水癌有抑制作用。体外试验表明，天仙藤对癌细胞生长有抑制作用。

【补充说明】 鲜北马兜铃叶在试管内对金黄色葡萄球菌有一定的抑制作用。

【用法用量】 内服：煎汤，3～10g；或入丸、散。外用：适量，煎水洗；鲜品捣敷；研末调敷；磨汁涂。

【使用注意】 本品所含的马兜铃酸为有毒成分，故用量不宜过大。

马 兜 铃

【别名】 马铃果。

【药用部分】 果实。

【性味功效】 苦，微寒。归肺、大肠经。清肺降气，止咳平喘，清肠消痔。

【传统主治】 肺热咳喘，痰中带血，肠热痔血，痔疮肿痛。

【抗癌参考】 肺癌、食管癌、肝癌、大肠癌、恶性淋巴瘤、子宫颈癌、喉癌、眼部肿瘤等。可防治癌性腹水。

本品所含的马兜铃酸在动物体内具有抗癌活性。马兜铃酸对小鼠腹水癌有抑制作用，对肉瘤 AK 的生长亦有一定的抑制作用。马兜铃酸腹腔注射，可抑制大、小鼠移植性肉瘤（W256、S37、S180）和肝癌（HepA）的生长，对 Hela 细胞也有抑制作用。马兜铃酸 A 可抗甲基胆蒽的致癌作用。马兜铃水提取液对人子宫颈癌 JTC26 有抑制作用，体外实验抑制率为

50%～70%。马兜铃酸能提高肿瘤患者巨噬细胞的活性。

【补充说明】现代研究证明，本品尚具有止咳、祛痰、扩张支气管、缓解支气管痉挛、抗病原微生物、镇痛、增强吞噬细胞活性、降压等作用。它可兼治高血压病。

【用法用量】内服：煎汤，3～9g。外用：适量，煎汤熏洗患处。

【使用注意】用量不宜过大，以免引起呕吐。服用马兜铃30～60g，可引起中毒反应。

青木香

【别名】马兜铃根，土木香。

【药用部分】根。

【性味功效】辛、苦，寒。归胃、肺经。行气止痛，平肝清热，散风祛湿，解毒消肿。

【传统主治】胸腹胀痛，头痛头晕，疔疮肿毒，皮肤湿疮，毒蛇咬伤。

【抗癌参考】肺癌、胃癌、肠癌、子宫颈癌等。

青木香水浸出物对人子宫颈癌细胞 JTC26 的抑制率为 50%～70%。青木香所含的马兜铃酸对移植性小鼠艾氏腹水癌有抑制作用，对小鼠腺癌775 亦有抑制作用。马兜铃皮下注射 5 天，可明显延长肉瘤 37 小鼠的生存期。但也有资料称，马兜铃酸有一定的致突变和致癌作用。

【补充说明】现代研究证明，青木香还具有降压、镇静、抑菌、提高机体免疫功能、增加腹腔巨噬细胞吞噬活性等药理作用。本品可兼治高血压病、风湿性关节炎、胃溃疡、慢性胃肠炎、食物中毒和菌痢等疾病。

【用法用量】内服：煎汤，3～9g（有资料称，可用至30g，鲜品倍量）；散剂，每次1.5～3g（有资料称可用至9g）；酒剂，15～20mL；流浸膏，6～15g。外用：适量，研末敷患处。

【使用注意】本品不宜多服，过量可引起恶心、呕吐等胃肠反应。

木香

【别名】广木香。

【药用部分】根。

【性味功效】辛、苦，温。归脾、胃、大肠、胆、三焦经。行气止痛，温中和胃，健脾消食，实肠止泻。

【传统主治】胸腹胀痛，呕吐泄泻，痢疾，食积不消，不思饮食，黄疸，寒疝。

【抗癌参考】食管癌、贲门癌、胃癌、结肠癌、肝癌、胆囊癌、胰腺癌、乳腺癌、肺癌、鼻咽癌、软组织肉瘤等。可缓解癌性疼痛。

体外试验证实，本品有抑制肿瘤细胞的作用。木香根的甲醇提取物倍半萜烯内酯对肿瘤坏死因子 α（TNFα）有显著的抑制作用。木香中所含的 18 种倍半萜单体化合物，对 6 种人源肿瘤细胞的增殖有抑制作用。其所含的木香烯内酯对人体鼻咽癌细胞有细胞毒作用。木香配伍佛手、预知子组成的复方，对小鼠肿瘤（S180、Lewis 肺癌）生长有抑制作用。

【补充说明】现代研究证明，本品还具有利胆、松弛气道平滑肌、抗菌、利尿、降血压、降血糖和促进纤维蛋白溶解等作用。它可兼治胆囊炎、胆石症、胆绞痛、消化性溃疡和菌痢等疾病。

【用法用量】内服：煎汤，3～10g；或入丸、散。

藤　黄

【别名】月黄，玉黄。

【药用部分】树脂。

【性味功效】酸、涩，凉。有毒。消肿止痛，攻毒蚀疮，止血散结，杀虫止痒。

【传统主治】痈疽肿毒，顽癣恶疮，损伤出血，牙疳蛀齿，烫火伤。

【抗癌参考】乳腺癌、宫颈癌、食管癌、胃癌、胰腺癌、肝癌、皮肤癌、恶性淋巴瘤、纤维肉瘤、基底细胞瘤、肺癌、白血病、阴茎癌、头颈部癌症等。可缓解癌性疼痛。

藤黄在体内和体外均有选择性抗癌作用。在体内，其对小鼠艾氏腹水癌、S180、S37、W256、ARA4、ARS、MA737 和 U14 等恶性肿瘤有明显抑制作用。在体外，其对人体肝癌细胞 7402 和实验宫颈癌细胞均有明显抑制和杀伤作用。其抗癌作用与药物浓度和作用时间呈正相关。藤黄的抑癌作用比喜树碱、石蒜碱内胺盐和漳州水仙碱都明显。藤黄总酸对肿瘤细胞的体内、外生长，均有明显抑制作用。藤黄酸具有抗癌作用。藤黄酸有诱导肿瘤细胞分化的作用。藤黄酸对多种肿瘤显示较强的抗肿瘤活性，对人癌体外培养 Hela 细胞及体内小鼠腹水肝癌细胞均有抑制作用，对大鼠乳腺癌 737、子宫颈癌 U14 癌细胞有直接杀伤作用，对胰腺癌细胞具有一定的抑制作用和诱导凋亡作用。另外，藤黄对肿瘤的放疗有增敏作用，并在其有效剂量范围内不良反应发生率比较低。本品对心、肝、肾无明显毒性损害，对造血系统和免疫系统功能没有影响，这是目前肿瘤化疗药物所不具备的。有资料称，本品可用于防治多种恶性肿瘤。本品制剂在治疗皮肤癌中，对鳞状基底细胞癌效果最好。

【补充说明】 现代药理研究证明，本品还具有抗菌、抗病毒等作用。它可兼治龋牙、宫颈糜烂等疾病。

【用法用量】 内服：0.03~0.06g（有资料称最多可用至 0.15g），入丸剂，不入煎剂。已有片剂、注射剂，按其说明书使用。外用：适量，研末调敷，或磨汁涂，或熬膏涂，或用栓剂。

【使用注意】 内服应严格掌握用量，不可多服，以免中毒。

黄 连

【别名】 玉连。

【药用部分】 根茎。

【性味功效】 苦，寒。归心、脾、胃、肝、胆、大肠经。清热燥湿，泻火解毒。

【传统主治】 湿热痞满，呕吐吞酸，泻痢，黄疸，高热神昏，心烦不寐，血热吐衄，目赤，牙痛，消渴，痈肿疔疮。外治湿疹，湿疮。

【抗癌参考】 食管癌、胃癌、直肠癌、肝胆肿瘤、鼻窦癌、鼻咽癌、唇癌、舌癌、中耳癌、宫颈癌、白血病、骨肉瘤、皮肤癌等。

大量研究表明，黄连及其所含的小檗碱、生物碱等均具有抗肿瘤作用，而能够诱导肿瘤细胞凋亡是其主要机制之一。黄连及黄连复方对裸鼠鼻咽肿瘤移植瘤有明显治疗作用。黄连对人子宫颈癌 Hela 裸鼠移植瘤有抑制作用。单味黄连对鼻咽癌的抑瘤率达 86.3%，对宫颈癌的抑瘤率达 77.0%。黄连所含的小檗碱（黄连素）及其一些衍生物均有抗癌活性。本品对艾氏腹水癌及淋巴瘤 NK/LY 细胞有一定抑制作用。它能抑制癌细胞呼吸，还可抑制癌细胞对羧胺的利用，从而抑制嘌呤及核酸的合成。它还可阻断促癌物质对具有潜在发生癌变细胞的作用。

【补充说明】现代研究证明，黄连还具有抗病原微生物、抗毒素、解热、镇痛、镇静、抗氧化、利胆、抑制胃液分泌、抗溃疡、调节菌群失调、抗腹泻、升白细胞、增强免疫等作用。黄连可兼治菌性及阿米巴痢疾、肠伤寒、结核病、百日咳、猩红热、气管炎、大叶性肺炎、急性结膜炎、化脓性中耳炎、急性咽炎、扁桃体炎、牙周炎及口腔溃疡和滴虫性阴道炎等疾病。

【用法用量】内服：煎汤，2～5g；研末吞服，每次1～2g，每日2～3次。外用：适量，研末吹口或外敷，亦可用水浸汁点眼或外涂。

白屈菜

【别名】地黄连，山黄连。

【药用部分】全草。

【性味功效】苦，微寒。有小毒。归肺、心、肾经。清热解毒，消肿止痛，利水止咳。

【传统主治】黄疸，水肿，胃痛，腹痛，泻痢，咳嗽，疥癣，疮肿，蛇虫咬伤。

【抗癌参考】食管癌、胃癌、肝癌、胆肿瘤、胰腺癌、肠癌、宫颈癌、肺癌、鼻咽癌、白血病、淋巴肉瘤、恶性黑色素瘤、皮肤癌等。可防治癌性疼痛与癌性胸、腹水。

本品含多种生物碱，这些物质有抑制癌细胞有丝分裂的作用。在体外，生物碱能抑制成纤维细胞之有丝分裂，延缓恶性肿瘤之生长。本品有效成分白屈菜碱、原阿片碱、黄连碱及白屈菜默碱都具有细胞毒活性。白屈菜红碱和血根碱也有抗肿瘤活性。白屈菜甲醇提取物、白屈菜碱和原阿片碱对小鼠S180和小鼠艾氏腹水癌有明显抑癌作用。小檗碱、黄连碱对艾氏腹水癌及实体淋巴肉瘤有抑制作用。白屈菜对食管癌细胞具有较强的杀伤作用。有资料称，本品可防治各种恶性肿瘤，其中较多用于消化系统恶性肿瘤的防治。

【补充说明】现代研究证明，本品还可防止过敏性休克或组胺休克的发生，并具有抗菌消炎、抗病毒、镇咳、镇静、催眠、镇痛、缓解平滑肌痉挛、抗心律失常和利胆等作用。它可兼治慢性支气管炎、百日咳、胃炎、胃溃疡、肠炎、痢疾、肝炎、蛔虫病等疾病。本品与钩吻、雷公藤、昆明山海棠以及乌头、狼毒的别名都叫"断肠草"，其实它们都不是同一科属的植物。本品与黄藤的别名都叫"土黄连"，实际这两者也非同一种药。

【用法用量】 内服：煎汤，3~6g。外用：适量，捣汁涂或研粉调涂。

【使用注意】 用量不宜过大。

三棵针

【别名】 铜针刺，刺黄连。

【药用部分】 全株或根皮、茎皮。

【性味功效】 苦，寒。归肝、胃、大肠经。清热燥湿，泻火解毒，清肝明目，散瘀消肿。

【传统主治】 泻痢，黄疸，咽喉肿痛，火眼赤痛，痈肿疮毒，跌打损伤。

【抗癌参考】 肺癌、肠癌、肝癌、白血病等。

体外实验表明，本品所含的小檗碱对艾氏腹水癌和淋巴瘤 NK/LY 细胞有一定抑制作用。小檗碱尚能抑制 S180 细胞的 DNA、RNA、蛋白质、脂类合成。本品所含的小檗胺有抗肿瘤作用。小檗胺对小鼠肉瘤 S180 的抑制率为 75%~78%，对小鼠肝癌腹水型（HAC）和小鼠艾氏腹水癌（EAC）的生命延长率均为 68%~80%，对大鼠瓦克癌 W256 有显著的治疗作用。小檗胺与环磷酰胺合用，效果比两者单用均强。

【补充说明】 现代药理研究表明，本品还具有抗菌消炎、升白细胞、抑制血小板聚集、抗血栓形成、降压、利胆、镇静、兴奋子宫等作用。它可兼治痢疾、肠炎、咽喉炎、结膜炎、丹毒、湿疹等疾病。

【用法用量】 内服：煎汤，10~30g；或泡酒；或入丸、散。外用：适量，研末调敷。

胡黄连

【别名】 胡连。

【药用部分】 根茎。

【性味功效】 苦，寒。归肝、胃、大肠经。清热燥湿，解毒消疳，退虚热，除骨蒸。

【传统主治】湿热泻痢，黄疸，痔疮，骨蒸潮热，小儿疳热。

【抗癌参考】白血病、胃癌、肝癌、胰腺癌、肠癌、肛管癌、鼻咽癌、喉癌、扁桃体癌等。

现代研究表明，本品具有抗肿瘤作用。体外筛选发现，本品对肿瘤细胞有抑制作用。动物体内筛选也证实，其对肿瘤细胞有抑制作用。有资料称，本品有抗白血病细胞的作用。本品提取物能抑制肿瘤的生长，且能对 20 - 甲基胆蒽诱发的肉瘤有显著抑制作用。

【补充说明】现代药理研究表明，本品尚有抗菌消炎、抗病毒、利胆保肝、降酶、降血糖、降血脂、保护脑及心脏、拮抗平滑肌痉挛、抗哮喘等作用。本品可兼治肝炎、尿路感染等疾病。本品清热燥湿之功与黄连相似，但较黄连苦寒之性要轻，而清下焦湿热之力要胜。

【用法用量】内服：煎汤，1.5 ~ 9g；或入丸、散。外用：适量，研末调敷或浸汁点眼。

马尾连

【别名】马尾黄连。

【药用部分】根及根茎。

【性味功效】苦，寒。归心、肝、胆、大肠经。清热燥湿，泻火解毒，凉肝明目。

【传统主治】湿热泻痢，呕吐，黄疸，目赤肿痛，口舌生疮，痈肿疮疖。

【抗癌参考】食管癌、胃癌、肠癌、肝癌、胆囊癌、胰腺癌、肺癌、鼻咽癌、舌癌、口腔癌、膀胱癌、宫颈癌等。

本品所含的唐松草碱对白血病细胞有抑制作用。体内试验表明，唐松草碱对小鼠吉田肉瘤、金生肉瘤均有抑制活性；体外试验表明，其对肝癌细胞也有抑制活性。唐松草卡品碱、紫唐松草碱、香唐松草碱对大鼠瓦克癌 256 及小鼠 Lewis 肺癌有效。紫唐松草碱对鼻咽癌（KB）细胞也有抑制作用。

【补充说明】现代研究证明，本品尚有抗菌消炎、解热、抗凝、利胆、降压、镇静、镇痛等作用。其功效与黄连相近。它可兼治菌痢、肠炎、肝炎、高血压等疾病。

【用法用量】内服：煎汤，3~15g；或研末；或制成冲剂。外用：适量，鲜品捣敷，或煎水洗，或研末调敷，或制成软膏敷。

岩 黄 连

【别名】岩胡。

【药用部分】根。

【性味功效】苦，凉。归胃、大肠经。清热解毒，止痛止血。

【传统主治】火眼，目翳，痢疾，腹泻，急性腹痛，痔疮出血。

【抗癌参考】肝癌等。

本品提取物浓度为1:300时，对肿瘤细胞有较显著的抑制作用。体外亚甲蓝法及伊红染色法表明，本品对癌细胞有一定的直接杀伤作用。体内实验表明，本品总生物碱对小鼠肉瘤S180、艾氏腹水癌、瓦克癌W256、肝癌腹水型均有抑制效果。其总生物碱在1:300浓度下，对小鼠肉瘤S180、大鼠肉瘤W256有抑制作用。

【补充说明】现代药理研究表明，本品还具有抗肝炎病毒、镇痛、镇静、抗菌、提高免疫功能等作用。它可兼治肝炎、肝硬化、高胆红素血症、口舌糜烂等疾病。

【用法用量】内服：煎汤，3~15g。已有岩黄连注射液，按其说明书使用。外用：适量，研末点患处。

黄 芩

【别名】条芩。

【药用部分】根。

【性味功效】苦，寒。归肺、胆、脾、大肠、小肠经。清热燥湿，泻火解毒，止血，安胎。

【传统主治】湿温，暑湿，胸闷呕恶，湿热痞满，黄疸，泻痢，肺热咳嗽，血热吐衄，便血，崩漏，痈肿疮毒，胎动不安。

【抗癌参考】肺癌、肝癌、胆道系统癌、胃癌、肠癌、子宫颈癌、乳腺癌、鼻窦癌、鼻咽癌、喉癌、扁桃体癌、眼睑腺癌、白血病、肾癌、膀胱癌、睾丸癌、脑瘤、皮肤癌、黑色素瘤、骨肉瘤、胸膜肿瘤等。

黄芩提取物有明显的抗肿瘤活性，尤其善于抗肿瘤转移。其醚提取物对小鼠白血病 L1210 细胞有细胞毒作用，ED_{50} 为 10.4mg/mL。其所含的黄芩素和黄芩黄酮 A，能诱导大鼠胶质瘤细胞系 C6 细胞和人白血病 K562 细胞等多种癌细胞的凋亡。汉黄芩素有较强的抗癌活性。在体外，汉黄芩素对白血病细胞有抑制作用。黄芩生药 50g/（kg·d）给药，对小鼠子宫颈癌 14、小鼠肉瘤 180、小鼠淋巴肉瘤 1 号腹水型均有抑制作用。

【补充说明】现代研究证明，黄芩还具有解热、抗过敏、抗病原微生物、保护心肌、抗心律失常、降压、降脂、抗血栓形成、镇静解痉、利尿、保肝、利胆、护脑、增强免疫、抑制子宫收缩、抑制肠管蠕动、抗氧化及抗休克等作用。它可兼治肺炎、肝炎、菌痢、肠炎、高血压等疾病。

【用法用量】内服：煎汤，3～10g。清热多生用，安胎多炒用，清上部热宜用酒炒，止血可炒炭用。

红豆蔻

【别名】红蔻，良姜子。

【药用部分】大高良姜的果实。

【性味功效】辛，温。归脾、肺经。燥湿散寒，醒脾消食，行气止痛，解酒毒。

【传统主治】脘腹冷痛，食积胀满，呕吐泄泻，饮酒过多。

【抗癌参考】食管癌等。

从本品的甲醇提取物中分离得到 1 - 乙酰氧基胡椒酚乙酸酯及 1' - 乙酰氧基丁香油酚乙酸酯，给小鼠腹腔注射 10mg/kg 的剂量，连续 5 日。结果表明，上述两种物质具有抗小鼠腹腔型肉瘤 S180 的作用，且后者的毒性比前者小。其作用机制可能与亲核攻击有关。

【补充说明】现代研究证明，本品还有抗溃疡、抗真菌等作用。

【用法用量】内服：汤剂，生用，每次 3～6g；或入丸剂。外用：适量。

白豆蔻

【别名】白蔻。

【药用部分】果实。

【性味功效】辛，温。归肺、脾、胃经。化湿行气，温中止呕，开胃消食。

【传统主治】湿阻气滞，湿温初起，胸腹胀痛，食欲不振，食积不消，恶心呕吐。

【抗癌参考】食管癌、胃癌、胆囊癌等。

本品具有抗肿瘤作用。动物实验表明，其提取物可增强对肿瘤的免疫功能，破坏癌细胞外围防护因子，使癌组织容易被损害。

【补充说明】现代研究证明，本品能促进胃液分泌，增强肠管蠕动，防止肠内异常发酵，并有止呕等作用。用其 0.3~0.9g，分数次含口中，缓慢咀嚼，既助消化，又除口臭。

【用法用量】内服：煎汤，3~6g，宜后下；散剂，1.5~3g。

砂　仁

【别名】缩砂仁。

【药用部分】果实。

【性味功效】辛，温。归脾、胃、肾经。化湿行气，温脾止泻，开胃消食，止痛安胎。

【传统主治】湿阻中焦，脘痞不饥，脾胃虚寒，呕吐泄泻，妊娠恶阻，胎动不安。

【抗癌参考】食管癌、胃癌、肝癌、胰腺癌、白血病、鼻咽癌、乳腺癌等。可缓解癌性疼痛。

本品对癌细胞有抑制作用。其体外试验对人癌细胞的生长显示有一定的抑制作用。

【补充说明】现代研究证明，本品还具有增强胃肠运动、消除肠胀气、抗溃疡、抗炎、抗真菌、镇痛、兴奋中枢神经系统、利胆、扩张血管、改善微循环、抗血小板聚集和抗氧化等作用。

【用法用量】内服：煎汤，3~6g，宜后下。

红景天

【别名】高山红景天。

【药用部分】根茎。

【性味功效】甘、苦，平。归肺、心经。健脾益气，活血化瘀，清肺止咳，通脉平喘。

【传统主治】脾气虚衰，倦怠乏力，胸痹心痛，中风偏瘫，咳嗽气喘。

【抗癌参考】肝癌、胃癌、肺癌、鼻咽癌、喉癌、乳腺癌、白血病等。并可减轻化疗、放疗的不良反应。

本品所含的红景天素，对小鼠移植的5种人癌细胞（肝癌、胃癌、肺癌、Hela细胞、鼻咽癌）均由一定的抑制作用，对S180肉瘤细胞亦有抑制作用。本品提取物能抑制小鼠肿瘤扩散。本品的植物多糖成分能增强肿瘤杀伤的效应细胞增殖活性和细胞毒活性。一些报告指出，红景天的抗癌机制在于其能控制细胞生长周期，并使细胞凋亡。一项研究指出，红景天能抑制HL-60白血病细胞的分裂过程，并能减少此类细胞的生存机会。另外，红景天可直接抑制肺癌细胞的生长及扩散。

【补充说明】现代研究证明，本品还具有抗衰老、增强脑功能、抗疲劳、抗缺氧、抗寒冷、抗辐射、抗损伤、增强免疫功能、强心、保护心肌、改善微循环、改善造血功能、抗凝、抗菌、抗病毒、预防糖尿病及镇静等作用。本品对胃和十二指肠溃疡有效。其复方制剂对肾间质的纤维化有较好的效果。本品还可预防高山症。外用本品，可治疗跌打损伤和烧烫伤。

【用法用量】内服：煎汤，3～6g。外用：适量，捣敷或研末调敷。

狗牙花

【别名】狮子花，马蹄花。

【药用部分】根、叶。

【性味功效】酸，凉。清热解毒，消肿止痛，利尿凉血。

【传统主治】咽喉肿痛，胃痛腹痛，痈疽疮毒，跌打损伤，蛇虫咬伤。

【抗癌参考】腹腔癌症、胃癌、黑色素瘤等。

狗牙花的甲醇提取物有良好的抗小鼠B16黑色素瘤的活性。其同属植物大叶马蹄花亦有抗癌作用。

【补充说明】现代研究证明，本品还具有降压等作用。它可兼治高血压病。

【用量用法】内服：煎汤，10～30g。外用：适量，鲜品捣敷。

山芝麻

【别名】野芝麻。

【药用部分】根或全株。

【性味功效】辛、微苦,凉。有小毒。清热解毒,利湿消肿,解表祛瘀,止咳祛痰,凉血止痒。

【传统主治】感冒发热,头痛,口渴,咳嗽,痄腮,瘰疬,痔疮,痈肿疮毒,毒蛇咬伤,外伤出血。

【抗癌参考】肺癌、阴道癌、恶性黑色素瘤等。

体外实验表明,本品有抗癌作用。山芝麻根所含有的黄酮苷有一定的抗肿瘤作用。

【补充说明】本品可兼治肺结核、颈淋巴结结核、扁桃体炎、咽喉炎、腮腺炎、麻疹、痢疾和湿疹等疾病。

【用法用量】内服:煎汤,9～15g(鲜品可用至60g);或入丸、散。外用:适量,捣敷或干根研粉外敷。

【使用注意】内服量不宜过大,以防中毒。孕妇忌服。

骨 碎 补

【别名】猴姜。

【药用部分】根茎。

【性味功效】苦,温。归肾、肝经。补肾强骨,活血止血,续伤止痛。

【传统主治】肾虚腰痛,耳鸣久泻,牙齿松动,跌仆闪挫,筋骨折伤。

【抗癌参考】骨肉瘤、尤文氏瘤、多发性骨髓瘤、甲状腺癌、宫颈癌、脑瘤等。

本品体外对肿瘤细胞有抑制作用。它对骨肿瘤病灶周围的正常骨细胞有保护和促进作用,有利于控制癌肿的发展。

【补充说明】现代研究证明,本品尚有促进骨对钙的吸收、镇痛、镇静、降血脂、防止动脉粥样硬化等作用,还能抑制葡萄球菌。它可兼治阑尾炎。外用本品,可治斑秃、白癜风等疾病。

【用法用量】内服:煎汤,3～9g(治癌单方有人用至50～100g);或入丸、散。外用:适量,捣烂或晒研末敷,也可浸酒搽。

鸡蛋花

【别名】缅栀子，蛋黄花。

【药用部分】花或茎皮。

【性味功效】甘、微苦，凉。归肺、大肠经。清热解毒，利湿解暑，清肠止泻，止咳化痰。

【传统主治】感冒发热，肺热咳嗽，湿热黄疸，泄泻痢疾，预防中暑。

【抗癌参考】肠癌等。

本品树皮所含的鸡蛋花苷、茎枝的乳汁含有的羽扁醇和乙毒，具有抗癌作用。

【补充说明】现代研究表明，本品还具有抗菌、通便及利尿等作用。其可兼治百日咳、气管炎、肝炎、菌痢、尿路结石。本品与藿香均为暑湿时令要药。暑湿兼表，每用藿香；湿热兼痢，常用本品。

【用法用量】内服：煎汤，花 5~10g，茎皮 10~15g。外用：适量，捣敷。

金　纽　扣

【别名】金扣钮，金吊钮。

【药用部分】根及全草。

【性味功效】苦，凉。有小毒。清热解毒，散瘀止痛。

【传统主治】头痛，鼻渊，牙痛，胃痛，跌打损伤，痈疮肿毒。

【抗癌参考】结肠癌、鼻咽癌、宫颈癌、肝癌、神经胶质瘤、黑色素瘤等。

金纽扣全株乙醇提取物的氯仿溶解成分和氯仿不溶成分，对结肠癌 CoLo-205 细胞、鼻咽癌 KB 细胞、子宫颈癌 Hela 细胞、肝细胞瘤 HA22T 细胞、喉表皮瘤 Hep-2 细胞、神经胶质瘤 GBM8401/TSGH 细胞和黑色素瘤 H1477 细胞有一定的细胞毒性。从金纽扣中分离得到的薯蓣皂苷、甲基原薯蓣皂苷的细胞毒性更强。

【补充说明】本品与龙葵的别名都叫"天茄子"，但两者为同科植物的不同品种。本品可兼治扁桃体炎、咽喉炎、淋巴结炎等疾病。

【用量用法】内服：煎汤，9~15g；或研末，1.5~3g。外用：适量，捣敷。

【使用注意】本品有毒，不宜过量服用。

竹节香附

【别名】两头尖。

【药用部分】根茎。

【性味功效】辛，热。有毒。归脾经。祛风湿，消痈肿。

【传统主治】风寒湿痹，手足拘挛，骨节疼痛，痈疽肿毒。

【抗癌参考】肺癌、肝癌、卵巢癌、白血病、恶性淋巴瘤、骨肿瘤、眼癌等。

本品所含的多被银莲花素 A 的浓度为 $30\mu g/mL$ 时，在体外能显著抑制小鼠 S180 和腹水型肝癌细胞 DNA、RNA 和蛋白质的合成，抑制率随作用时间（12~48 小时）延长而增加。它对 DNA 合成 48 小时的 ID_{50} 为 $21\mu g/mL$。多被银莲花素 A 可提高细胞内或细胞外的 cAMP 含量，有防止细胞癌变及抑制其分裂的作用。动物实验表明，本品所含的三萜皂苷类，即竹节香附素有较强的抗癌活性。三萜皂苷 R3 可明显抑制白血病细胞 L7112、腹水型肝癌细胞、肉瘤 S180 的 DNA 合成。

【补充说明】本品可兼治风湿性关节炎。

【用量用法】内服：煎汤，1.5~3g；或入丸、散。外用：适量，研末撒膏药上敷贴。

【使用注意】本品有毒，内服用量不宜过大。孕妇忌用。

紫 藤

【别名】朱藤。

【药用部分】茎、叶、根及藤上赘瘤。

【性味功效】甘，微温。有小毒。归肾经。利水消肿，除痹，杀虫。

【传统主治】水肿，腹痛，关节疼痛，蛲虫病。

【抗癌参考】胃癌、肠癌、肝癌、宫颈癌、白血病、喉癌等。

本品具有抗癌作用。本品藤瘤热水提取物对小鼠艾氏腹水癌有较强的抑制效果，且对雄性小鼠肉瘤 S180（腹水型）有防治作用。本品茎、根有抗白血病细胞的活性。日本民间以紫藤瘤研末口服治胃癌。日本还有人以紫藤瘤配菱角肉、薏苡仁和诃子水煎服，作为防治胃癌的主要方剂（无瘤可用茎叶或根）。

【用量用法】内服：煎汤，9~15g（根可用至30g）；或研末服。

穿山龙

【别名】穿地龙。

【药用部分】根茎。

【性味功效】甘、苦，平。归肝、肺经。祛风除湿，活血通络，止咳平喘。

【传统主治】风湿痹痛，肢体麻木，胸痹心痛，跌打损伤，痈肿疮毒。

【抗癌参考】口腔上皮鳞癌等。

现代研究表明，穿山龙有抗肿瘤的药理作用。其粗提物具有明显的抗肿瘤作用，对人口腔上皮鳞癌 KB 细胞株有明显的细胞毒作用，半数抑制浓度（IC_{50}）为 $4.13 \pm 0.40\mu g/mL$；对其相应的多药耐药株 KBV200 细胞也很敏感，IC_{50}为 $4.20 \pm 0.63\mu g/mL$，且不表现交叉耐药。

【补充说明】现代药理研究表明，穿山龙还具有抗炎镇痛、增强心肌收缩力、减慢心率、降低动脉压、改善冠脉血液循环、降低血清胆固醇、镇咳、平喘、祛痰、抗病原微生物等作用。本品可兼治冠心病、心绞痛、风湿性关节炎、慢性气管炎、骨质增生、过敏性紫癜、甲状腺瘤和甲亢等疾病。

【用法用量】内服：煎汤，6~9g（鲜品30~45g）；或作丸散剂、酒剂。外用：适量，鲜品捣敷或熬膏涂。

野菊花

【别名】野菊。

【药用部分】头状花序。

【性味功效】苦、辛，微寒。归肝、心经。清热解毒，消肿止痛。

【传统主治】疔疮痈肿，目赤肿痛，头痛眩晕。

【抗癌参考】肝癌、胰腺癌、胃癌、肺癌、鼻咽癌、舌癌、颌窦癌、甲状腺癌、脑瘤、乳腺癌、宫颈癌、恶性淋巴瘤和白血病等。

本品对各种肿瘤均有一定抑制作用。其提取物对移植性小鼠艾氏腹水癌及人类宫颈癌 JTC26 等癌细胞的抑制率均在 90% 以上。药理研究发现，菊藻丸（含野菊花、海藻）具有直接细胞毒作用，对小鼠淋巴细胞白血病 L1210 细胞、人胃癌 803 细胞、人宫颈癌 Hela 癌细胞的生长有明显的抑制作用。

【补充说明】现代药理研究表明，本品还具有抗病原微生物、增强免疫功能、抗氧化、降压、扩张冠脉、抗蛇毒等作用。本品可兼治高血压、流感、流行性腮腺炎、大叶性肺炎、肺脓肿、急性肾盂肾炎、膀胱炎、慢性骨髓炎、急性结膜炎等疾病。

【用法用量】内服：煎汤，10 ~ 15g，鲜品 30 ~ 60g；或研末。外用：适量，捣敷、煎水漱口或外洗。

白 芷

【别名】香白芷。

【药用部分】根。

【性味功效】辛，温。归肺、胃、大肠经。解表散寒，祛风除湿，通窍止痛，消肿排脓。

【传统主治】感冒头痛，眉棱骨痛，牙痛，鼻渊，风湿痹痛，带下赤白，疮疡肿痛。

【抗癌参考】脑瘤、鼻咽癌、鼻窦癌、乳腺癌、宫颈癌、白血病、骨瘤、甲状腺癌、恶性黑色素瘤、眼癌、耳癌、脊髓肿瘤等。

现代研究表明，白芷具有抗癌作用。本品所含的异欧前胡素和白当归素具有对人子宫颈癌 Hela 细胞的细胞毒作用。异欧前胡素的 ED_{50} 为 100μg/mL。欧前胡内酯能诱导白血病细胞 HL－60 凋亡，这与细胞色素 C 从线粒体中释放有关。本品的水提取物在体内能促进干扰素的产生，具有抗肿瘤作用。

【补充说明】现代药理研究表明，本品还具有解热、抗炎抑菌、镇痛、解痉、抗真菌、扩张冠状血管、抗过敏和止血等作用。本品可兼治白癜风及银屑病。其制剂加黑光照射治疗银屑病的疗效与 8－甲氧基补骨脂素相当。

【用法用量】内服：煎汤，3 ~ 10g；或入丸、散。外用：适量，研末撒或调敷。

防　风

【别名】青防风。

【药用部分】根。

【性味功效】辛、甘，微温。归膀胱、肝、脾经。祛风解表，胜湿止痉。

【传统主治】感冒头痛，风湿痹痛，风疹瘙痒，破伤风。

【抗癌参考】皮肤癌、乳腺癌、恶性黑色素瘤、眼癌、脊髓肿瘤等。

防风多糖体内应用，能明显抑制 S180 瘤的生长，抑瘤率为 52.92%。防风多糖能提高 S180 瘤免疫小鼠腹腔巨噬细胞（MΦ）的吞噬活性，并能提高 MΦ 与 S180 瘤细胞混合接种时的抗肿瘤活性。其抗肿瘤作用与其促进 MΦ 中的抗肿瘤作用有密切关系。防风的有效成分人参醇，能降低各种肿瘤细胞的调节蛋白 E 的 mRNA，进而抑制 G1 期转变为 S 期，抑制肿瘤细胞增殖。

【补充说明】现代药理研究表明，本品还具有解热、抗炎抑菌、镇静、镇痛、抗惊厥、抗过敏、抗病毒、抗凝血等作用。

【用法用量】内服：煎汤，5 ~ 10g；或入丸、散。外用：适量，煎水熏洗。

漏　芦

【别名】漏卢，山防风。

【药用部分】根。

【性味功效】苦，寒。归胃经。清热解毒，消痈排脓，散结下乳，舒筋通脉。

【传统主治】痈疽疮毒，瘰疬结核，乳房肿痛，乳汁不下，湿痹拘挛。

【抗癌参考】肝癌，胰腺癌、胃癌、肠癌、肺癌、鼻咽癌、舌癌、乳腺癌、宫颈癌、卵巢癌、肾癌、恶性淋巴瘤、白血病、骨肿瘤、皮肤癌等。

实验证明，漏芦抽提剂（RHU）在大剂量时可发挥直接抑瘤抗癌作用，在小剂量时可发挥突出的逆转耐药作用，有助于让已经耐药的细胞株对化疗药重获敏感。漏芦能促进淋巴细胞转化，提高机体免疫力，可间接地抑制癌细胞的生长。有专家表示，根据初步的体外试管试验证实，漏芦对于肾癌、乳腺癌、大肠癌、卵巢癌等多种癌细胞具有抑制效用。

【补充说明】现代药理研究表明，本品具有抑菌、强心、降低胆固醇、抗动脉粥样硬化、抗氧化、防衰老、增强免疫功能、保肝等作用。它可兼治乳腺炎、腮腺炎、风湿性关节炎、高脂血症、尿毒症等疾病。

【用法用量】内服：煎汤，5~9g；或入丸、散。外用：适量，煎水洗或研末调敷。

紫 花 地 丁

【别名】箭头草。

【药用部分】全草。

【性味功效】苦、辛，寒。归心、肝经。清热解毒，凉血消肿。

【传统主治】疔疮肿毒，痈疽发背，目赤肿痛，毒蛇咬伤。

【抗癌参考】食管癌、乳腺癌、宫颈癌、淋巴瘤、唇癌、舌癌、牙龈癌、白血病、睾丸癌等。

抗噬菌体法筛选提示，本品有抗癌作用。体外试验表明，本品对癌细胞生长有抑制作用。本品所含的黄酮类成分是一种天然的抗氧化剂，对肿瘤有一定抑制和杀伤作用。

【补充说明】现代药理研究表明，本品还具有抗菌消炎、抗病毒、抗钩端螺旋体、调节免疫、解热、消痰、抗蛇毒等作用。本品可兼治呼吸道感染、化脓性感染、扁平疣、褥疮等疾病。本品别名也叫地丁草。实际上，"地丁草"有紫、黄2种，紫色的为本品，黄色的为蒲公英。

【用法用量】内服：煎汤，15~30g，鲜品30~60g。外用：适量，捣烂敷患处。

鸦 胆 子

【别名】鸭胆子。

【药用部分】果实。

【性味功效】苦，寒。有小毒。归大肠、肝经。清热解毒，截疟，止痢，腐蚀赘疣。

【传统主治】痢疾，疟疾，鸡眼，赘疣。

【抗癌参考】食管癌、贲门癌、胃癌、肝癌、肠癌、肛门癌、宫颈癌、乳腺癌、肺癌、皮肤癌、甲状腺癌、白血病、膀胱癌、骨瘤、五官科肿瘤等。

药理实验表明，本品有细胞毒样作用。其所含的多种成分，如甲醇提取物、鸦胆子苷 A 及鸦胆子苷 B、鸦胆子苦素 D 和鸦胆子油，均有抗肿瘤作用。本品抗癌作用不仅为外用去腐，而且能够使瘤组织细胞发生退行性变与坏死。鸦胆子油、乳剂对小鼠实体型和腹水型肝癌、大鼠瓦克癌 256、艾氏腹水癌、肉瘤 37、肉瘤 180、子宫颈癌 14 均有抑制作用。鸦胆子提取物及其有效成分鸦胆子苷 A、鸦胆子苷 B，对白血病也有显著抑制作用。用 10% 鸦胆子油乳膀胱灌注，对以致癌剂诱导的膀胱癌病变有明显的抑制效果。鸦胆子水煎剂及氯仿提取物，对体外培养的人鼻咽癌 KB 细胞有显著抑制作用。鸦胆子苦烯及 7 种苦木苦味素，对 KB 细胞亦均有抑制作用。鸦胆子苦醇、鸦胆子苦素 D 和另一种新鸦胆子苦素类成分，体外实验均有一定抗肿瘤作用。鸦胆子仁糊剂或水剂局部应用，能使诱发的小鼠皮肤癌和乳头状瘤癌细胞退变和坏死。

【补充说明】现代药理研究表明，本品还具有杀灭阿米巴原虫、疟原虫及阴道滴虫，驱除鞭虫、蛔虫、绦虫，增强免疫，抗流感病毒，抗消化道溃疡和兴奋平滑肌等作用。

【用量用法】内服：0.5 ~ 2g，或 10 ~ 15 粒（治疟疾），或 10 ~ 30 粒（治痢疾）。多去壳取仁，以干龙眼肉或胶囊包裹吞服；亦可制成丸剂、片剂或乳剂服。已有注射液，按其说明书使用。外用：适量，捣敷或制成鸦胆子油局部涂敷。

【使用注意】不宜入煎剂。内服需严格控制剂量，外用需保护好正常皮肤。孕妇及小儿慎用。胃肠出血及肝、肾病患者忌用或慎用。

苦　参

【别名】野槐根。

【药用部分】根。

【性味功效】苦，寒。归心、肝、胃、大肠、膀胱经。泻火清热，除湿利尿，祛风杀虫。

【传统主治】热痢，便血，黄疸，尿闭，赤白带下，阴肿阴痒，湿疹湿疮，皮肤瘙痒，疥癣麻风。

【抗癌参考】食管癌、胃癌、肠癌、肝癌、肺癌、宫颈癌、恶性葡萄胎、绒毛膜上皮癌、阴道癌、乳腺癌、膀胱癌、卵巢癌、肾癌、皮肤癌、恶性淋巴瘤、白血病、舌癌、软组织肉瘤等。

国内外大量研究发现，苦参所含的苦参碱能有效地抑制肿瘤细胞增殖、诱导肿瘤细胞分化和程序性细胞死亡、抑制肿瘤侵袭转移、逆转肿瘤多药耐药等。苦参碱在体外具有降低小鼠腹腔巨噬细胞、抑制 P815 肿瘤细胞增殖的效应。苦参碱在体外及体内对小鼠艾氏腹水癌及小鼠肉瘤 180 均有抑制作用。氧化苦参碱对 S180 亦有抑制作用。氧化苦参碱能增强环磷酰胺对艾氏癌实体型的抑制作用。本品所含的槐果碱亦有抗癌活性。在实验小鼠体内，槐果碱对 S180、U14、EACL 等瘤株均表现明显的抑制作用。苦参煎剂能诱导人早幼粒白血病细胞向单核巨噬细胞分化。

【补充说明】现代药理研究表明，本品还具有抗病原微生物、抗寄生虫、抗心律失常、减慢心律、扩张冠状动脉、增加冠脉流量、降血压、降血脂、祛痰、平喘、抗溃疡、保肝、升高白细胞、抗辐射、抗过敏、利尿、镇静、镇痛等作用。本品可兼治心律失常、急性肠炎、菌痢、阿米巴痢疾、结核性胸膜炎、慢性气管炎、支气管哮喘、急慢性肾炎、尿路感染、白塞氏病、滴虫性阴道炎、慢性唇炎、蛲虫病等疾病。

【用量用法】内服：煎汤，4.5 ~ 10g；或入丸、散、胶囊服。已有注射液，按其说明书使用。外用：适量，煎水熏洗，或研末调敷，或浸酒搽。

【使用注意】反藜芦。

寻骨风

【别名】巡骨风。

【药用部分】全草。

【性味功效】苦，平。归肝、胃经。祛风除湿，活血通络，消肿止痛。

【传统主治】风湿痹痛，跌打损伤，瘰疬，胃痛，牙痛，疝痛，痈肿。

【抗癌参考】骨肿瘤、肺癌、食管癌、胃癌、肠癌、肝癌、宫颈癌、软组织肉瘤等。

用本品全草的粉末混于饮料中喂小鼠，能够对艾氏腹水癌和腹水总细胞起到明显的抑制作用，对艾氏皮下型瘤亦有明显效果。动物实验证明，本品对小鼠 S37 有一定抑制作用。

【补充说明】现代研究表明，本品还具有镇痛、抗炎、解热、抑制葡萄球菌及抗早孕等作用。它可兼治风湿性关节炎、类风湿关节炎及多种化脓性感染等疾病。本品属马兜铃科植物，与白英、苦茄（蜀羊泉）、鸡屎藤的别名都叫"白毛藤"，其实上述植物彼此的科属均不相同。

【用量用法】内服：煎汤，10～20g；或浸酒；或作片剂。已有注射液，按其说明书使用。外用：适量。

龙 葵

【别名】苦葵。

【药用部分】全草。

【性味功效】苦、微甘，寒。有小毒。归肺、肝、胃、膀胱经。清热解毒，活血散结，利水消肿、化痰解痉，清肝明目，祛风止痒。

【传统主治】咽喉肿痛，痈肿疔疮，瘰疬，水肿，小便不利，跌打扭伤，热证惊风，目赤肿痛，皮肤瘙痒。

【抗癌参考】食管癌、胃癌、直肠癌、肝癌、肺癌、鼻咽癌、鼻窦癌、舌癌、喉癌、声带癌、宫颈癌、乳腺癌、恶性葡萄胎、绒毛膜癌、卵巢癌、膀胱癌、肾癌、脑瘤、恶性网状细胞瘤、白血病、骨肉瘤等。可防治癌性疼痛与癌性胸、腹水。

本品所含的生物总碱具有明显的细胞毒样作用，并可抗细胞核分裂，对实验性肿瘤如 S180、U14、H22、EAC 均有抑制作用。给接种艾氏腹水癌、淋巴细胞白血病、肉瘤 S180、肉瘤 S37 等肿瘤细胞的小鼠应用本品，能够对这些肿瘤瘤株有抑制作用。动物体内实验证明，本品还能抑制胃癌细胞。临床试验证实，复方龙葵注射液对肝癌细胞的增殖有明显的抑制作用，抑制率达 87.35%。

【补充说明】现代研究证明，本品尚有抗炎抑菌、抗休克、降压、镇静、降温、镇咳、祛痰、平喘、止血、升高血糖等作用。它可兼治慢性气管炎、支气管哮喘、白喉、急性扁桃体炎、痢疾、乳腺炎、前列腺炎、急性肾炎、尿路感染及胃出血等疾病。

【用量用法】内服：煎汤，15～30g。已有注射液，按其说明书使用。外用：适量，捣敷或煎水洗。

【使用注意】用量过大可引起毒性反应。久服、多服可引起白细胞下降及肝功能损伤。

板 蓝 根

【别名】大青叶根。

【药用部分】根。

【性味功效】苦，寒。归心、胃经。清热解毒，凉血利咽。

【传统主治】外感发热，温毒发斑，咽喉肿痛，喉痹，痄腮，大头瘟疫，痈肿。

【抗癌参考】食管癌、胃癌、肝癌、腮腺癌、鼻窦癌、鼻咽癌、喉癌、乳腺癌、卵巢癌、恶性淋巴瘤、白血病、网状细胞肉瘤、鼻恶性肉芽肿、皮肤癌、纵隔肿瘤、胸膜肿瘤、头颈部肿瘤等。可防治癌性发热。

本品对多种肿瘤，特别是淋巴系统肿瘤细胞有较好的抑制或杀伤作用。其热水提取物对人子宫颈癌细胞的抑制率为 50%～70%。板蓝根二酮 B 可抑制肝癌 BEL-7042 细胞及卵巢癌 A278 细胞的增殖，并具有诱导分化、降解低端粒酶活性的表达和逆转肿瘤细胞向正常细胞转化的能力。板蓝根高级不饱和脂肪酸有体外抗人肝癌 BEL-7402 细胞活性，并可抑制 S180 肉瘤的生长，延长 H22 腹水型肝癌小鼠的生命。本品所含的靛玉红可直接杀伤白细胞，有显著的抗白血病作用，并对大鼠 W256 实体瘤和小鼠 Lewis 肺癌、乳腺癌、腹水型肝癌、肉瘤 180 均有抑制作用。有人曾以板蓝根 120g，配金银花、连翘、皂角刺各 9g，水煎服，每日 1 剂，治疗皮肤癌多例，且均有显著效果。

【补充说明】现代研究证明，本品尚有抗菌消炎、抗病毒、抗内毒素、解热、抑制血小板聚集、增强免疫功能、降血脂、抗氧化、镇咳、祛痰等作用。它可兼治流感、流脑、乙脑、猩红热、腮腺炎、肝炎、丹毒等疾病。

【用量用法】内服：煎汤，10～15g，大剂量可用 60～120g；或入丸、散。外用：适量，煎汤熏洗。

青 黛

【别名】靛花。

【药用部分】大青叶加工品。

【性味功能】咸，寒。归肝经。清热解毒，凉血止血，清肝泻火，消斑定惊。

【传统主治】温毒发斑，血热吐衄，胸痛咯血，喉痹口疮，火毒疮疡，痄腮，暑热惊痫，惊风抽搐。

【抗癌参考】白血病、肺癌、鼻窦癌、鼻咽癌、舌癌、喉癌、腮腺癌、食管癌、胃癌、肝癌、胰腺癌、乳腺癌、阴茎癌、阴道癌、皮肤癌、涎腺恶性肿瘤等。可防治癌性发热与癌症放、化疗后所致的口腔溃疡。

青黛中所含的成分靛玉红，具有抗肿瘤活性。青黛原粉、靛玉红均对动物白血病 7212 有治疗作用，可使其生存期显著延长（$P<0.01$）。靛玉红对瓦克癌 256 以及艾氏腹水癌、肝癌（腹水型）有抑制作用。靛玉红对肺癌的抑制率为 43％左右。靛玉红对小鼠乳腺癌亦有一定的抑制作用。据统计，单用靛玉红治疗 314 例慢性粒细胞白血病，临床疗效较佳。

【补充说明】现代研究证明，本品尚有抗菌消炎、镇痛、增强机体免疫功能、保肝、抗溃疡等作用。它可兼治扁桃体炎、咽喉溃疡、口炎、腮腺炎、慢性气管炎等疾病。

【用量用法】内服：1～3g。本品难溶于水，一般作散剂冲服，或入丸剂、片剂、胶囊。外用：适量，干撒或调敷。

了 哥 王

【别名】九信菜，山麻皮。

【药用部分】茎叶。

【性味功效】苦、辛，寒。有毒。归心、肺、小肠经。清热解毒，消肿散结，止咳化痰，祛风除痹。

【传统主治】痈肿疮毒，瘰疬，痹证，跌打损伤，蛇虫咬伤。

【抗癌参考】肺癌、肝癌、恶性淋巴瘤、白血病、体表癌等。

了哥王茎的甲醇提取物腹腔注射 50mg/kg，对小鼠艾氏腹水癌（EAC）生长的抑制率为 97％，对淋巴细胞白血病 P388 小鼠的生命延长率（T/C）

为180%。但也有资料称，了哥王对大鼠实验性鼻咽癌有促发作用。了哥王提取物对单纯疱疹病毒和甲基胆蒽诱发的小鼠宫颈癌均有促癌作用。

【补充说明】 现代药理研究表明，本品还有抗菌消炎、抗病毒、镇痛等作用。它可兼治扁桃体炎、支气管炎、乳腺炎、阴道炎等疾病。

【用量用法】 内服：煎汤（宜久煎4小时以上），6~9g。外用：适量，捣敷，或研末调敷，或煎水洗。

【使用注意】 孕妇忌服。内服宜久煎煮，以减其毒性。

了哥王根

【别名】 地棉根。

【药用部分】 根或根皮。

【性味功效】 苦、辛，寒。有毒。归肝、脾、肺经。清热解毒，散结逐瘀，利水杀虫。

【传统主治】 痈疽肿毒，水肿鼓胀，痹证，闭经，跌打损伤，蛇虫咬伤。

【抗癌参考】 恶性淋巴瘤、乳腺癌、肺癌、肝癌、宫颈癌等。可防治癌性胸、腹水。

动物实验表明，了哥王根水煎剂对小鼠淋巴肉瘤-1号腹水型的抑制率达45.4%，对小鼠宫颈癌U14及小鼠肉瘤S180亦有抑制作用。从了哥王根及根皮分离纯化得到的了哥王多糖体-1（WIP-1），对小鼠辐射损伤显示明显的保护作用。但也有报道称，了哥王多糖对移植小鼠的瘤体生长显示出促进作用。《福建民间草药》载：了哥王根30g，久煎4小时以去毒，然后内服，每日1剂，可防治恶性淋巴瘤。还有资料载，了哥王根30~60g，研末，用冷开水或米酒调服，每次1.5g，每日2次，可防治乳腺癌。

【补充说明】 现代药理研究表明，本品尚有抑菌、引产、利尿、泻下等作用。它可兼治肺炎、支气管炎、腮腺炎、咽喉炎、鼻炎、淋巴结炎、乳腺炎、子宫颈炎、睾丸炎、肝硬化、阿米巴痢疾、风湿性关节炎、坐骨神经痛、麻风等疾病。有资料将本品与了哥王编在一起，以致了哥王有"地棉根"一类别名。其实，了哥王的药用部分一般是"茎叶"，与同一植物的"根"（即本品）有别。

【用量用法】内服：煎汤（宜煎 4 小时以上），10 ～ 15g；或作片剂。已有注射液制剂，按其说明书使用。外用：适量，捣敷或研末调敷。

【使用注意】孕妇忌服。内服宜久煎煮，以减其毒性。

大　黄

【别名】将军。

【药用部分】根及根茎。

【性味功效】苦，寒。归脾、胃、大肠、心包、肝经。泻下攻积，清热泻火，凉血解毒，逐瘀通经。

【传统主治】实热便秘，积滞腹痛，泻痢不爽，血热吐衄，目赤咽肿，黄疸淋证，肠痈腹痛，痈肿疔疮，瘀血经闭，跌打损伤，水火烫伤。

【抗癌参考】食管癌、胃癌、大肠癌、肝癌、胆囊癌、胰头癌、肺癌、白血病、黑色素瘤、宫颈癌、乳腺癌、卵巢癌、肾癌、膀胱癌、脑瘤、喉癌、鼻窦癌、淋巴肉瘤、多发性骨髓瘤、甲状腺肿瘤、皮肤癌、脊髓肿瘤等。

药理研究发现，大黄游离蒽醌衍生物和糖类有抗癌作用。其粗提取物皮下注射，对小鼠肉瘤 37 有直接伤害能力。大黄素和大黄酸对体外培养的宫颈癌、小鼠黑色素瘤、淋巴肉瘤、乳腺癌及艾氏腹水癌细胞均有明显抑制作用。大黄酸、大黄素和芦荟大黄素对 P388 白血病小鼠的存活延长率分别为 61%、47% 和 36%。大黄酸、大黄素和芦荟大黄素能明显抑制 P388 癌细胞 DNA、RNA 和蛋白质的生物合成，且呈剂量依从性。大黄素浓度在 $10\mu g/mL$ 时，对人肺癌 A － 549 细胞的分裂有明显的抑制作用。大黄多糖对肉瘤 S180 有明显抑制作用。大黄的热水提取物对小鼠肉瘤 S180 的抑制率为 48.8%。

【补充说明】现代药理研究表明，大黄还能增加肠蠕动、抑制肠内水分吸收、促进排便。本品还具有解热、抗病原微生物、利胆、护肝、保护胃肠黏膜、改善肾功能、止血、降压、降血脂等作用。它可兼治阑尾炎、胆石症、胆囊炎、急性化脓性扁桃体炎、急性乳腺炎、慢性前列腺炎、上消化道出血、高脂血症、复发性口疮、乳糜尿、甲沟炎、血栓性浅静脉炎、神经性皮炎、慢性荨麻疹等疾病。

【用量用法】内服：煎汤，5 ～ 15g；热结重者，可用 15 ～ 20g（有人治喉癌用至 30g）；或入丸、散、胶囊。外用：适量。

【使用注意】生用入汤剂应后下。妇女胎前、产后、月经期、哺乳期应忌用。

马 勃

【别名】马粪包。

【药用部分】子实体。

【性味功效】辛，平。归肺经。清热解毒，利咽止血。

【传统主治】咽喉肿痛，咳嗽失声，吐血衄血，外伤出血。

【抗癌参考】喉癌、鼻咽癌、舌癌、扁桃体癌、颌窦癌、声带癌、肺癌、食管癌、肝癌、甲状腺癌、恶性淋巴瘤、白血病、神经胶质瘤、皮肤癌等。

研究证明，本品所含的马勃素为一种抗癌活性物质，对多种癌细胞均有抑制作用。马勃水浸液在肿瘤组织培养液中对白血病细胞有抑制效果。马勃提取物对 S180 等 13 种动物移植性肿瘤有抑制作用。

【补充说明】现代药理研究表明，本品尚有抗菌、抗炎等作用。它可兼治咽喉炎、扁桃体炎、冻疮等疾病。

【用量用法】内服：煎汤，2~6g，包煎；或入丸、散。外用：适量，研末撒或调敷。

水 杨 梅

【别名】水杨柳。

【药用部分】茎叶及花果序。

【性味功效】苦、涩，凉。归肺、胃、小肠、大肠经。清热解毒，利湿消肿，散瘀止血。

【传统主治】热痢，泄泻，疔疮肿毒，风火牙痛，跌打损伤，外伤出血。

【抗癌参考】胃癌、肝癌、宫颈癌、白血病、淋巴肉瘤等。

本品具有抗癌活性，对子宫颈癌细胞及小鼠肉瘤 SAK、大鼠瓦克癌 W256 有抑制作用，对白血病 L615 的抑制率为 21.4%。

【补充说明】现代药理研究表明，本品尚有抗菌等作用。它可兼治菌痢、肠炎、滴虫性阴道炎、湿疹等疾病。本品为茜草灌木，与《本草纲目》所载的草本水杨梅不同。

【用量用法】内服：煎汤，15～30g。外用：适量，捣敷，或煎水含漱，或研末干撒。

水 杨 梅 根

【别名】头晕药根。

【药用部分】根。

【性味功效】苦、涩，凉。归肺、肝、肾经。泻肺止咳，清热解毒，散瘀消肿，祛风利湿。

【传统主治】风热感冒，肺热咳嗽，咽喉肿痛，跌打损伤，痈疽肿痛。

【抗癌参考】食管癌、胃癌、肝癌、直肠癌、肾癌、白血病、乳腺癌、宫颈癌、绒毛膜癌、恶性葡萄胎、淋巴肉瘤等。

水杨梅根醇浸膏以 5g/（kg·d）的剂量，连续灌胃或腹腔注射 6 天，对小鼠 L615 白血病有抑制作用，抑制率为 21.4%；对宫颈癌细胞、AK 肉瘤、W256 也有抑制作用。

【补充说明】现代药理研究表明，水杨梅根尚有抗菌消炎、抑制滴虫等作用。它可兼治腮腺炎、流感、菌痢、肠炎、肝炎、风湿性关节痛等疾病。

【用量用法】内服：煎汤，15～30g（鲜品倍量）。外用：适量，捣敷或煎水熏洗。

茅 莓

【别名】红梅消，蛇泡簕。

【药用部分】全草。

【性味功效】甘、苦、涩，凉。归肝、胃、肺、膀胱经。清热解毒，凉血止血，活血散结，利尿消肿。

【传统主治】感冒发热，咽喉肿痛，咯血，吐血，月经不调，白带，跌伤，风湿骨痛，肠痈肿毒。

【抗癌参考】肝癌、食管癌、肺癌、鼻咽癌、子宫癌、白血病、骨肿瘤等。

本品在体内有抗肿瘤作用。据《新中医》报告，茅莓、徐长卿、生半夏、虎杖、丹参各30g，生地15g，生甘草6g，水煎服，每日1剂，可防治多发性骨髓瘤。

【补充说明】现代药理研究表明，本品还具有抑菌和抑制钩端螺旋体的作用。它可兼治痢疾、肠炎、肝炎、肝脾肿大、肾炎水肿、泌尿系感染和结石、过敏性皮炎等疾病。

【用量用法】内服：煎汤，15～30g（鲜品倍量）。外用：适量，捣敷或煎水熏洗。

【使用说明】孕妇忌服。

穿心莲

【别名】一见喜。

【药用部分】全草。

【性味功效】苦，寒。归心、肺、大肠、膀胱经。清热解毒，消肿止痛，凉血，燥湿。

【传统主治】感冒发热，咽喉肿痛，口舌生疮，肺热咳喘，肺痈吐脓，湿热泻痢，热淋涩痛，痈肿疮毒，蛇虫咬伤。

【抗癌参考】食管癌、贲门癌、胃癌、肠癌、肛门癌、肝癌、肺癌、鼻咽癌、白血病、乳腺癌、子宫癌、绒毛膜上皮癌及恶性葡萄胎、皮肤癌等。

脱水穿心莲内酯琥珀酸半酯对 W256 移植性肿瘤有一定的抑制作用。脱水穿心莲内酯二琥珀酸半酯氢钾制成精氨酸复盐，无论剂量大小，对肿瘤细胞的生长均有抑制作用，且随剂量的增加，作用增强。体外实验发现，穿心莲对培养的癌细胞 3H－TdR 掺入有抑制作用。穿心莲提取物对乳腺癌细胞株 MCF7、肝癌细胞株 HepG2、肠癌细胞株 HT20、SW620 和 LS180 均有不同程度的增殖抑制作用。本品可使滋养叶肿瘤细胞发生胞浆固缩、核固缩或碎裂、溶解等退行性改变。

【补充说明】现代药理研究表明，本品尚有抗菌消炎、抗病毒、抗螺旋体、解热、利胆保肝、增强免疫功能、抑制血小板聚集、抗心肌缺血、调脂、降血压、抗动脉粥样硬化、抗生育、抗蛇毒等作用。它可兼治肠炎、菌痢、流脑、气管炎、百日咳、肺炎、肺结核、肺脓肿、腮腺炎、扁桃体炎、胆囊炎、传染性肝炎、尿路感染、急性盆腔炎、结膜炎、化脓性中耳炎、钩端螺旋体病等疾病。

【用量用法】内服：煎汤，6～9g，单味大剂量可用至 30～60g；或作丸、散、胶囊。已有穿心莲注射液，按其说明书使用。外用：适量，煎汁涂或研末调敷。

【使用注意】不宜多服、久服。

白 鲜 皮

【别名】北鲜皮。

【药用部分】根皮。

【性味功效】苦，寒。归脾、胃、膀胱经。清热燥湿，泻火解毒，祛风止痒。

【传统主治】湿热疮毒，风疹疥癣，湿热黄疸，风湿热痹，皮肤瘙痒。

【抗癌参考】食管癌、贲门癌、胃癌、肠癌、肝癌、胆管癌、肺癌、骨瘤、子宫癌、阴道癌、阴茎癌、白血病、恶性淋巴瘤、肾癌、膀胱癌、皮肤癌等。

伊红染色法结果表明，本品非极性溶剂提取物及挥发油有体外抗癌活性。从本品乙醚提取物中分离得到的栎皮酮、白鲜碱及其挥发油中的一种无色透明液体，为其体外抗癌的有效成分。这些成分能杀伤小鼠艾氏腹水癌、肉瘤 S180 及宫颈癌 U14 细胞。体内实验表明，这些成分对移植性小鼠肉瘤 S180 的癌组织有抑制其生长的作用。本品所含的葫芦巴碱有一定抗癌作用。当其剂量为 12.5mg/kg 时，能使 P388 白血病小鼠的生命延长率升高。

【补充说明】现代药理研究表明，本品尚有抗菌消炎、解热、改善肝损伤、抗溃疡、耐缺氧、抗疲劳等作用。它可兼治急性肝炎、荨麻疹、痤疮、麻疹、湿疹、神经性皮炎、外阴炎、阴道炎、鹅掌风等疾病。

【用量用法】内服：煎汤，5～10g；或入丸、散。外用：适量，煎水洗，或研末撒，或捣敷。

肺 形 草

【别名】黄金线。

【药用部分】全草。

【性味功效】甘、辛，寒。归肺、肾、肝、脾经。清热解毒，祛痰止咳，止血，利尿。

【传统主治】肺热咳嗽，肺痨咯血，肺痈，乳痈，疔疮疖肿，创伤出血，毒蛇咬伤。

【抗癌参考】肺癌、乳腺癌、胃癌、淋巴网状细胞肉瘤、淋巴肉瘤、绒毛膜癌等。

药敏试验证明，本品对胃癌细胞敏感。

【补充说明】本品对金黄色葡萄球菌有一定的抑制作用。它可兼治气管炎、肺炎、肺脓肿、肺结核、支气管扩张、肾炎、泌尿系感染等疾病。

【用量用法】内服：煎汤，9~15g，鲜品30~60g。外用：适量，鲜品捣敷或研末撒。

蟛蜞菊

【别名】马兰草，水兰。

【药用部分】全草。

【性味功效】甘、淡，凉。归肺、肝经。清热解毒，散瘀消肿，凉血利湿。

【传统主治】外感风热，咽喉肿痛，肺热咳嗽，鼻衄，齿衄，吐血，尿血，疔疮疖肿，血痢，痔疮。

【抗癌参考】喉癌、舌癌、齿龈癌、腮腺癌、肺癌、大肠癌、肝癌、白血病等。

本品水提取物腹腔注射，对小鼠艾氏腹水癌有一定的抑制作用。本品对标准 Ehrlich 腹水癌和 Schwartz 白血病肿瘤腹水型显示中度活性。动物实验证明，蟛蜞菊糖苷对由黄曲霉素诱发的肿瘤有抑制作用。

【补充说明】现代药理研究表明，本品尚有抗菌作用。它可兼治白喉、百日咳、流行性乙型脑炎、咽喉炎、扁桃体炎、腮腺炎、气管炎、肺炎、急性乳腺炎、颈淋巴结结核、肝炎、急性睾丸炎、风湿性关节炎、中耳炎、胃溃疡、消化不良及狂犬病等疾病。本品与马兰的别名都叫"路边菊"，但两者为同科植物的不同品种。

【用量用法】内服：煎汤，15~30g，鲜品加倍。外用：适量，捣敷或捣汁含漱。

【使用注意】孕妇慎用。

白头翁

【别名】白头公。

【药用部分】根。

【性味功效】苦，寒。归胃、大肠经。清热解毒，凉血止痢，消肿破结。

【传统主治】热毒血痢，疮痈肿毒，阴痒带下，血热出血。

【抗癌参考】肠癌、胃癌、肝癌、肺癌、宫颈癌、膀胱癌、脑垂体瘤、甲状腺癌、恶性淋巴瘤、白血病等。

本品醇提取物（PAE）分别以 $30g/(kg\cdot d)$、$20g/(kg\cdot d)$、$10g/(kg\cdot d)$ 的剂量灌胃 9 日，均对小鼠肉瘤 S180、HepA 肝癌有抑制作用。本品水提液（PWE）分别给小鼠 S180、HepA 肝癌、Ehrlich 腹水癌、Lewis 肺癌和大鼠肉瘤 W256 灌胃，结果表明 PWE 对 5 种可移植性肿瘤动物的 ID_{50} 分别为 $20.0g/kg$、$23.3g/kg$、$48.8g/kg$、$16.3g/kg$ 和 $18.9g/kg$。本品 PWE 在体外对人红白血病细胞株 K562 和大肠癌细胞株 SW1116 的 IC_{50} 分别为 $28.8mg/L$ 和 $27.8mg/L$。本品所含的白头翁皂苷对人肝癌 7721 及人宫颈癌 Hela 细胞株的生长均有抑制作用。白头翁皂苷 A3 在 $100\mu g/mL$ 的浓度时，对白血病 P388 的抑制率为 53.7%。其所含的白头翁素对移植性动物肿瘤有抑制生长的活性，并可延长荷瘤动物的存活期。

【补充说明】现代药理研究证明，本品尚有抗菌消炎、抗病毒、抗阿米巴原虫、杀灭阴道滴虫、增强免疫功能、保肝、镇静、镇痛及抗惊厥等作用。它可兼治阿米巴痢疾、菌痢、滴虫性阴道炎等疾病。

【用法用量】内服：煎汤，10～15g；或入丸、散及胶囊服。外用：适量，捣敷或煎水洗。

丽江山慈菇

【别名】草贝母。

【药用部分】鳞茎。

【性味功效】甘、微辛，凉。有小毒。归肝、脾经。清热解毒，化痰散结，消肿止痛，止咳平喘。

【传统主治】痈疽疗毒，瘰疬痰核，癥瘕痞块，咳嗽哮喘。

【抗癌参考】食管癌、贲门癌、胃癌、大肠癌、肝癌、胰腺癌、胆管癌、肺癌、鼻窦癌、鼻咽癌、唾液腺癌、扁桃体癌、腮腺癌、硬腭癌、卵巢癌、乳腺癌、宫颈癌、恶性淋巴瘤、甲状腺癌、骨肉瘤肺转移、白血病、皮肤癌、膀胱癌等。可缓解癌性疼痛。

本品所含的秋水仙碱及其衍生物秋水仙酰胺，对多种动物移植性肿瘤均有抑制作用。秋水仙酰胺抗肿瘤作用更明显，如其对小鼠肉瘤 S180、S37 及肝癌的抑制率约为 70%，对瓦克癌 W256 的抑制率约为 60%。秋水仙酰胺对肿瘤的抑制率高于秋水仙碱，且比秋水仙碱的抗癌谱广，毒性小，安全范围大，故被广泛用来防治乳腺癌、宫颈癌、食管癌、肺癌、胃癌、皮肤癌等多种癌症。其抗癌机制在于该药可抑制微管蛋白，阻滞有丝分裂，使细胞分裂停止于中期，随之使细胞核结构改变，细胞发生畸形和坏死。秋水仙碱具有细胞毒作用，其也可选择性地将正常细胞阻断于有丝分裂中期。本品可抑制血流中的癌细胞，从而减少癌细胞的血行转移，且对淋巴肉瘤有抑制作用。本品以防治乳腺癌的疗效最为显著。

【补充说明】现代药理研究证明，本品尚有抗炎、镇痛、镇静、催眠、降低体温、抗辐射、保肝、抑制瘢痕增殖、防止粘连形成等作用。它可兼治痛风、白塞氏症、肝硬化、支气管炎、萎缩性胃炎、淋巴结结核及乳腺增生、甲状腺瘤、血管瘤等疾病。本品属百合科植物。别名与其同称"山慈菇"者，不仅有同科的老鸦瓣，还有兰科植物杜鹃兰、独蒜兰、云南独蒜兰，防己科植物青牛胆、金果榄等。

【用法用量】内服：煎汤，3~6g（有人治胆管癌、胰腺癌、急性白血病用至 30g）；或入丸、散。秋水仙碱或秋水仙酰胺注射液，按其说明书使用。外用：适量，捣敷或研末调敷。

【使用注意】本品过量服用可引起中毒。孕妇禁服。

龙 胆

【别名】龙胆草。

【药用部分】根及根茎。

【性味功效】苦，寒。归肝、胆经。清热燥湿，泻肝胆火，定惊，健胃。

【传统主治】湿热黄疸，阴肿阴痒，带下，湿疮，肝火头痛，目赤耳聋，胁痛口苦，惊风抽搐。

【抗癌参考】肝癌、胆囊癌、胰腺癌、胃癌、鼻咽癌、眼睑癌、甲状腺癌、宫颈癌、脑瘤、白血病、淋巴肉瘤、黑色素瘤等。

龙胆热水提取物对小鼠肉瘤 S180 及人子宫颈癌 JTC26 均有抑制作用。其热水浸出物体外实验对 JTC26 的抑制率为 70%～90%。龙胆的甲醇提取物对小鼠子宫颈癌 U14、肉瘤 180 及淋巴肉瘤 1 号腹水型均有抑制作用，其中对小鼠肉瘤 S180 的抑制率为 52%。龙胆多糖具有抗肿瘤和增效减毒双重作用。现代研究表明，含有龙胆草的"化癌丹"对小鼠艾氏腹水癌确有抗癌作用。

【补充说明】现代药理研究表明，本品尚有保肝、利胆、抗菌消炎、抗疟原虫、镇痛、镇静、利尿、降压、减缓心率、降血脂、抗凝血、增强免疫功能等作用。它可兼治肝炎、胆囊炎、流行性乙型脑炎。

【用法用量】内服：煎汤，3～6g；或入丸、散、糖浆。已有注射剂，按其说明书使用。外用：适量，水煎洗或研末调敷。

知　母

【别名】连母。

【药用部分】根茎。

【性味功效】苦、甘，寒。归肺、肾、胃经。清热泻火，生津润燥，滋肾滑肠。

【传统主治】热病烦渴，肺热燥咳，骨蒸潮热，内热消渴，肠燥便秘。

【抗癌参考】食管癌、胃癌、肠癌、肝癌、肺癌、鼻咽癌、肾癌、膀胱癌、前列腺癌、宫颈癌、脑肿瘤、头颈部肿瘤、眼癌、白血病、骨肿瘤、皮肤癌等。

体外筛选显示，本品对肿瘤细胞有抑制作用。动物体内筛选也证实，其对肿瘤有抑制作用。体外实验证明，本品对移植性小鼠肉瘤 S180 和人子宫颈癌 JTC26 细胞均有抑制活性。其煎煮液对肝癌 H22、人子宫颈癌 Hela 细胞也有抑制作用。知母皂苷可抑制人肝癌移植裸大鼠模型肿瘤的生长，并可使其生存期延长。据报道，从西陵知母中分离得到的 β-谷甾醇，可防治皮肤鳞状细胞癌、宫颈癌等恶性肿瘤，且无不良反应发生。

【补充说明】现代药理研究表明，本品尚有解热、抗菌、降血糖、降血压、改善脑功能、镇静、抗精神抑郁、利尿、利胆、祛痰、增强机体免疫功能等作用。

【用法用量】内服：煎汤，6～12g；或入丸、散。

茜　草

【别名】茜草根。

【药用部分】根及根茎。

【性味功效】苦，寒。归肝经。凉血止血，祛瘀通经。

【传统主治】各种出血，血瘀经闭，跌打损伤，风湿痹痛，黄疸，疮痈。

【抗癌参考】食管癌、胃癌、肠癌、肝癌、肺癌、鼻窦癌、鼻咽癌、白血病、乳腺癌、宫颈癌、卵巢癌、绒毛膜癌、脑瘤、膀胱癌、肾癌、黑色素瘤等。可防治癌性出血与放疗引起的血小板减少症。

通过实验癌瘤的广谱筛选证实，从茜草中分离出的具有抗肿瘤活性的环己肽类化合物 RA－Ⅶ、RA－Ⅴ、RA－Ⅴ－23、RA－Ⅳ和 RA－Ⅲ，对多种癌症均有明显的活性。茜草中所含的环六肽类成分及甲醇提取物对肺癌、艾氏实体癌、白血病、结肠癌、B16 黑色素瘤等均有抗癌作用，并能控制癌转移。其抗癌性与长春新碱、丝裂霉素 C、阿霉素相当，且对正常细胞毒性很低。本品甲醇提取物对移植性小鼠肉瘤 S180、人类子宫颈癌细胞 JTC26 的抑制率均在 90% 以上。

【补充说明】现代药理研究表明，本品还具有促进血液凝固、升高白细胞、抗菌消炎、镇痛、镇咳、祛痰、抗氧化、清除自由基、保肝、促进子宫收缩等作用。茜草与铁苋菜的别名均叫"血见愁"，与葎草的别名均叫"锯锯藤"，其实三者均非同科植物。

【用法用量】内服：煎汤，6～10g；或入丸、散、酒剂。外用：适量，捣敷。

玄　参

【别名】元参。

【药用部分】根。

【性味功效】甘、苦、咸，微寒。归肺、胃、肾经。清热凉血，泻火解毒，滋阴润燥，利咽散结。

【传统主治】温热入营，热病伤阴，舌绛烦渴，温毒发斑，津伤便秘，骨蒸劳嗽，目赤咽痛，瘰疬，痈肿。

【抗癌参考】肺癌、鼻窦癌、鼻咽癌、喉癌、甲状腺肿瘤、恶性淋巴瘤、白血病等及放、化疗后阴液耗损者。

用抗噬菌体法筛选抗癌中药提示，本品有抗癌活性。体外实验表明，本品对癌细胞生长有抑制作用。

【补充说明】现代药理研究表明，本品还具有解热、抗炎抑菌、抗氧化、降压、抗血栓、保肝、利胆、强心、降血糖、镇痛、镇静、抗惊厥、增强体液免疫等作用。据报道，含本品的"四妙勇安汤"对血栓闭塞性脉管炎有效。

【用法用量】内服：煎汤，10~15g。

【使用注意】本品小量有强心作用，大量则使心脏中毒。反藜芦。

茵 陈

【别名】茵陈蒿。

【药用部分】幼苗。

【性味功效】苦、辛，微寒。归脾、胃、肝、胆经。清热利湿，利胆退黄。

【传统主治】黄疸尿少，湿疮瘙痒。

【抗癌参考】肝癌、胰腺癌、胆囊癌、胃癌、白血病、鼻咽癌、舌癌、宫颈癌、滋养细胞肿瘤、腹腔肿瘤等。可防治癌性胸、腹水。

用抗噬菌体法筛选抗癌中草药提示，本品有抗噬菌体的作用。茵陈水煎剂在试管内有抗艾氏腹水癌的作用。其热水提取物及乙醇提取物对小鼠肉瘤 S180 均有抑制活性。从茵陈乙醇提取物中分离得到的蓟黄素与茵陈色原酮，在体外能抑制人子宫颈癌 Hela 细胞的增殖。茵陈色原酮体外对白血病 L929 和鼻咽癌 KB 细胞有杀伤作用。口服含有茵陈色原酮的提取物，能抑制小鼠 MethA 肉瘤的生长。

【补充说明】现代药理研究表明，本品还具有显著的利胆作用，并有护肝、利尿、扩张血管、降压、降脂、抗凝血、解热、抗病原微生物、抗辐射、升白细胞、抑制肠蠕动等作用。它可兼治黄疸型肝炎、肝硬化、胆囊炎、胆道蛔虫病、高脂血症、复发性口腔溃疡、荨麻疹等疾病。

【用法用量】 内服：煎汤，6～15g；或入丸、散。外用：适量，煎水熏洗。

熟 地 黄

【别名】 熟地。

【药用部分】 经炮制的块根。

【性味功效】 甘，微温。归肝、肾经。补血滋阴，益精填髓。

【传统主治】 血虚萎黄，心悸怔忡，月经不调，崩漏，眩晕，肝肾阴虚，腰膝酸软，骨蒸潮热，盗汗遗精，消渴，耳鸣，须发早白。

【抗癌参考】 肺癌、食管癌、胃癌、肝癌、胆囊癌、乳腺癌、宫颈癌、肾癌、前列腺癌、骨肿瘤、多发性骨髓瘤、白血病、恶性淋巴瘤、脑瘤、软组织肉瘤等。

本品所含的地黄多糖，具有明显的免疫抑瘤活性。其除能促进T淋巴细胞活化，直接杀伤肿瘤细胞外，还可通过促进T淋巴细胞而产生一系列的淋巴因子，发挥杀伤肿瘤细胞的作用。动物实验证明，含本品的六味地黄汤能明显对抗N-亚硝基肌氨酸乙酯诱发的小鼠前胃鳞状上皮细胞癌（类似人的食管癌）。六味地黄汤对小鼠宫颈癌U14腹水型癌细胞的增殖有明显抑制效果，平均抑制率为65.9%；对氨基甲酸乙酯所致的肺癌也有抑制效果。六味地黄汤还对小鼠腹水型癌细胞内的cAMP含量有提高作用。

【补充说明】 现代药理研究表明，本品还具有强心、利尿、保肝、降血压、降血糖、抗增生、抗渗出、抗炎、抗真菌、抗放射等作用。熟地黄炭能止血。

【用法用量】 内服：煎汤，10～15g；或入丸、散；或熬膏；或浸酒。

柴 胡

【别名】 茈胡。

【药用部分】 根或全草。

【性味功效】 苦、辛，微寒。归肝、胆、肺经。和解表里，疏散退热，疏肝解郁，升举阳气。

【传统主治】感冒发热，寒热往来，肝郁气滞，胸腹胀痛，月经不调，气虚下陷，脏器脱垂。

【抗癌参考】肝癌、胰腺癌、食管癌、胃癌、乳腺癌、宫颈癌、卵巢癌、阴道癌、白血病、脑瘤、肺癌、鼻咽癌、喉癌、恶性淋巴瘤、软组织肉瘤、皮肤癌等。

柴胡醇制剂对人体卵巢癌、纤维肉瘤等瘤细胞均有抗癌作用。柴胡提取物对人肝癌 SMMC – 7721 细胞线粒体代谢活性、细胞增殖以及小鼠移植 S180 实体肿瘤有明显抑制作用。柴胡皂苷具有抗癌作用。柴胡皂苷 D 对艾氏腹水癌小鼠以腹腔注射或口服给药，均呈强抑制活性。柴胡皂苷 A 有显著降低艾氏腹水癌细胞表面的负电荷和破坏其微绒毛的作用。以柴胡为主药的小柴胡汤对小鼠 Lewis 肺癌有抗肿瘤作用，实验组的生命延长率比对照组高 20%。实验还发现，小柴胡汤对 Lewis 肺癌有一定的抗转移效果。

【补充说明】现代药理研究表明，柴胡还具有镇静安定、镇痛、镇咳、解热、抗炎抑菌、抗病毒、抗疟、抗内毒素、护肝利胆、降低转氨酶、兴奋肠平滑肌、抑制胃酸分泌、抗溃疡、抑制胰蛋白、降血脂、降血压、抗过敏、抗辐射、增强免疫功能、保肾、减少尿蛋白等作用。它可兼治流感、结核病、疟疾、肝炎、肝硬化、胆囊炎、胆石症、胰腺炎、泌尿系感染、胃下垂、子宫下垂、肾下垂、脱肛等疾病。

【用法用量】内服：煎汤，3 ~ 10g；或入丸、散。已有注射剂，按其说明书使用。外用：适量，煎水洗或研末调敷。

升 麻

【别名】绿升麻。

【药用部分】根茎。

【性味功效】微甘、辛，微寒。归肺、脾、胃、大肠经。发表透疹，清热解毒，升举阳气。

【传统主治】风热头痛，麻疹不透，牙痛口疮，咽喉肿痛，皮肤疮毒，温毒发斑，气虚下陷，脏器脱垂。

【抗癌参考】舌癌、喉癌、扁桃体癌、鼻咽癌、肺癌、肝癌、胃癌、结肠癌、直肠癌、宫颈癌、乳腺癌、甲状腺癌、恶性淋巴瘤、白血病、阴道癌、皮肤癌等。

体外试验证实，本品有抑制肿瘤细胞的作用。其热水提取物对 JTC26 肿瘤细胞有抑制活性。以 500μg/mL 的浓度，将 20mL 升麻热水提取物注入 JTC26 培养基中，对肿瘤细胞有强抑制作用。有研究人员从升麻中提取出一系列新的化合物，并发现这些化合物可以抑制肝癌等人体癌细胞的增长，且具有抗乳腺癌的活性成分。初步机制研究发现，升麻中的三萜皂苷活性化合物可以不同程度地激活人体蛋白酶的活性，诱导癌细胞的凋亡。

【补充说明】现代药理研究表明，本品还具有抗菌消炎、抑制艾滋病毒、解热、镇痛、抗惊厥、抗辐射、升白细胞、抑制血小板聚集、抑制肠管及妊娠子宫痉挛、减慢心率、降低血压、保肝、抗骨质疏松等作用。它可兼治麻疹、口腔炎、扁桃体炎、子宫脱垂、肾下垂等疾病。

【用法用量】内服：煎汤，3～10g；或入丸、散。外用：适量，研末调敷或煎水含漱。

白 及

【别名】白芨。

【药用部分】块茎。

【性味功效】苦、甘、涩，微寒。归肺、肝、胃经。收敛止血，补肺生肌，解毒消肿。

【传统主治】肺胃出血，外伤出血，痔疮肿毒，皮肤皲裂，水火烫伤。

【抗癌参考】肺癌、鼻咽癌、鼻腔癌、食管癌、胃癌、直肠癌、肝癌、肾癌、甲状腺癌、恶性淋巴瘤、白血病、乳腺癌、宫颈癌、绒毛膜癌、阴茎癌、骨肉瘤、恶性黑色素瘤、皮肤癌、纵隔肿瘤等。

白及所含的多糖具有抗肿瘤活性，对肿瘤的发生、发展均有抑制作用。动物实验证明，白及对肿瘤的抑制率达 70% 以上。从白及中提取出的黏液质对移植性肿瘤有抗癌活性。经腹腔给药，白及中的黏液质对大鼠瓦克癌 W256、子宫颈癌 U14、艾氏腹水癌（实体型）、肝癌、小鼠肉瘤 S180 均有抑制效果。白及葡萄糖注射液对大鼠肝癌有明显的抑制作用。将白及作为血管栓塞剂进行肿瘤介入治疗，除了能大面积阻断肿瘤有效血供外，还能阻止肿瘤再血管化的形成，能明显延长肿瘤患者的生存时间。

【补充说明】现代药理研究表明，本品还具有缩短出血和凝血时间、抗溃疡、抗菌、增强机体免疫功能等作用。它可兼治胃溃疡穿孔、肺结核、尘肺、百日咳、支气管扩张出血、急性胰腺炎、乳糜尿等疾病。

【用法用量】 内服：煎汤，6～15g，大剂量可至30g；或入丸、散，外用：适量，研末撒或调敷。

【使用注意】 不宜与乌头类药材同用。

金果榄

【别名】 金苦榄，金牛胆。

【药用部分】 块根。

【性味功效】 苦，寒。归肺、大肠经。清热解毒，利咽散结，止痛止嗽。

【传统主治】 咽喉肿痛，口舌糜烂，疟腮，目痛，胃脘热痛，泻痢腹痛，痈肿疔毒。

【抗癌参考】 喉癌、鼻咽癌、肺癌、胃癌、淋巴瘤等。

体内、外实验均证明，本品对肿瘤细胞有抑制活性。据《简明实用中药药理手册2009》介绍，金果榄具有抑制癌基因表达的药理作用。《抗癌植物药及其验方》载：金果榄与白花蛇舌草、半枝莲配伍，水煎服，可防治鼻咽癌、胃癌。

【补充说明】 现代药理研究表明，本品还具有抗菌消炎、镇痛、抗应激、抗溃疡、抗肾上腺素、抗胆碱酯酶、降血糖及兴奋子宫等作用。它可兼治咽喉炎、急性扁桃体炎、静脉炎等疾病。

【用法用量】 内服：煎汤，3～9g；或研末；或磨汁。外用：适量，磨汁涂、捣敷或研末吹喉。

千里光

【别名】 九里明。

【药用部分】 全草。

【性味功效】 苦，寒。归肺、肝、肾、大肠经。清热解毒，清肝明目，祛风燥湿，杀虫止痒。

【传统主治】 痈肿疮毒，目赤肿痛，湿热泻痢，热痹，湿癣。

【抗癌参考】 眼睑腺癌、鼻咽癌、喉癌、肺癌、食管癌、结肠癌、肝癌、膀胱癌、宫颈癌、白血病、黑色素瘤等。

由峨眉千里光中提取得到的千里光 A 碱和千里光 B 碱，对瓦克癌 W256、肉瘤 S180、白血病 L615、宫颈癌 U14、艾氏腹水癌和黑色素瘤 B16 等 6 种动物移植肿瘤具有明显的抑瘤作用，其中对瓦克癌 W256 的抑制率达 75%。千里光碱对小鼠肝癌、大鼠肉瘤 S45、大鼠瓦克癌 W256 均有抑制作用。

【补充说明】现代药理研究表明，本品尚有抗菌消炎、抑制钩端螺旋体及阴道滴虫、镇咳、解痉、镇痛等作用。它可兼治伤寒、菌痢、肠炎、大叶性肺炎、扁桃体炎、急性结膜炎、皮肤瘙痒、过敏性皮炎、荨麻疹等疾病。

【用法用量】内服：煎汤，15～30g，鲜品可用至 50g。外用：适量，煎水洗、捣敷或熬膏涂。

土贝母

【别名】藤贝母。

【药用部分】鳞茎。

【性味功效】苦，微寒。归肺、脾经。清热解毒，散结消肿，化痰敛疮。

【传统主治】瘰疬痰核，乳痈乳岩，疮疡肿毒。

【抗癌参考】鼻咽癌、肺癌、舌癌、鼻窦癌、食管癌、胃癌、肠癌、乳腺癌、宫颈癌、甲状腺癌、白血病、恶性淋巴瘤、软组织肉瘤、睾丸癌等。

经体内、外筛选表明，土贝母对肿瘤细胞均有抑制作用。动物试验证明，土贝母结晶 D 对小鼠 S180、艾氏腹水癌和肝癌 H22 都有明显的抑制效果，且不造成白细胞减少，反而可以升高白细胞。在小鼠皮肤二阶段致癌试验中，土贝母糖苷 I 具有很强的抗致癌作用。土贝母苷甲对动物肿瘤亦有一定的抑制作用。土贝母注射液能降低甲基胆蒽的宫颈癌诱发率。

【补充说明】现代药理研究表明，本品尚有抗病毒、溶血、杀精的作用。它可兼治淋巴结结核、急性乳腺炎等疾病。本品为葫芦科植物，虽然丽江山慈菇的别名也叫"土贝母"，但其为百合科植物，与本品不是同一种药。

【用法用量】内服：煎汤，4.5～9g；或入丸、散。外用：适量，研末调敷或熬膏贴敷。

浙贝母

【别名】浙贝，象贝。

【药用部分】鳞茎。

【性味功效】苦，寒。归心、肺经。清热化痰，散结消痈，制酸止痛。

【传统主治】风热犯肺，痰热咳嗽，肺痈，乳痈，瘰疬，瘿瘤，肠痈肿毒，胃痛吐酸。

【抗癌参考】肺癌、喉癌、腮腺癌、纵隔肿瘤、乳腺癌、宫颈癌、甲状腺癌、恶性淋巴瘤、睾丸癌、软组织肉瘤等。

体外试验发现，本品有抗肿瘤细胞的作用。其热水提取物对人子宫颈癌 JTC26 的抑制率为 70% ~ 90%。贝母素甲和贝母素乙在剂量为 10mg/（kg·d）时，也具有与氟尿嘧啶相当的抗肿瘤活性，但毒性较大。

【补充说明】现代药理研究表明，本品还具有扩张支气管平滑肌、祛痰、镇咳、镇静、镇痛、抗菌等作用。它可兼治乳腺炎、淋巴结炎、淋巴结结核等疾病。

【用法用量】内服：煎汤，5 ~ 10g；或入丸、散。外用：适量，研末调敷。

【使用注意】反乌头。

乌骨藤

【别名】奶浆藤，通关散。

【药用部分】茎藤、根或叶。

【性味功效】苦、微甘，凉。归肺、肝、胃、膀胱经。清热解毒，止咳平喘，活血通络，通乳利尿。

【传统主治】咳喘，乳少，小便不利，痈疽疔疮，跌打损伤。

【抗癌参考】食管癌、贲门癌、胃癌、肝癌、肺癌、鼻咽癌、喉癌、宫颈癌、乳腺癌、白血病、霍奇金淋巴瘤、淋巴肉瘤、网织细胞肉瘤、骨肉瘤等。可防治放、化疗后白细胞降低等不良反应。

体外实验证实，本品对肿瘤细胞有明显的抑制作用。动物实验发现，以乌骨藤生药60g/（kg·d）的剂量给药，能够对小鼠宫颈癌14、小鼠肉瘤

180、小鼠淋巴肉瘤 1 号等癌细胞有抑制作用。药理试验显示，本品对实体瘤 W256、肉瘤 S180、子宫颈癌 U14、肝癌和艾氏腹水癌的抑制率分别为 61.6%、59.7%、65.9%、43.6% 和 56.7%。有资料称，以本品为主要成分的中药制剂消癌平，临床上用于治疗肝癌、胃癌等各种晚期恶性肿瘤，已获良好疗效。

【补充说明】现代药理研究表明，本品还具有免疫调节、保肝、利水、抗组胺、降压、消炎镇痛、抗菌等作用。它可兼治支气管炎、支气管哮喘等疾病。本品为萝藦科牛奶菜属植物。不同地区作"乌骨藤"用的植物至少有 10 种之多，应用时当注意辨析。《中国药典》所载的"通关散"（含皂荚、鹅不食草、细辛）与本品不同。

【用法用量】内服：煎汤，9~15g；或研末；或入片剂、糖浆、丸剂、胶囊、酊剂。已有注射液，按其说明书使用。外用：适量，捣敷。

防 己

【别名】汉防己。

【药用部分】根。

【性味功效】苦，寒。归膀胱、肺经。祛风除湿，利水消肿，活血通络，清热止痛。

【传统主治】风湿痹痛，水肿脚气，小便不利，痈疮肿毒。

【抗癌参考】肺癌、鼻咽癌、淋巴瘤、白血病、食管癌、贲门癌、胃癌、肠癌、肝癌、肾癌、膀胱癌、骨肿瘤、乳腺癌、卵巢癌等。可防治癌性胸、腹水。

本品所含的粉防己碱（即汉防己甲素）有明显的抗癌作用。粉防己碱在体外 1∶4000 浓度时，可杀伤艾氏腹水癌细胞，对 KB 细胞、Hela 细胞、Hela－S3 细胞、人体肝癌细胞株（BEL－7402、BEL－7405、SMMC－7721）、肉瘤 180 细胞均有明显抑制作用。粉防己碱在体内对艾氏腹水癌腹水型小鼠瘤株、B 型及 T 型肝癌小鼠瘤株、大鼠 W256 均有明显抑制作用。

【补充说明】现代药理研究表明，本品还具有抗炎抑菌、解热、镇痛、抗过敏、抗原虫、保护心肌、增加冠脉流量、降压、抗心律失常、抑制血小板聚集、松弛肌肉等作用。它可以防治硅肺，还可兼治高血压、冠心病、心律失常、肺纤维化等疾病。马兜铃科植物"广防己"（木防己），过去与本品通称"防己"。但因其含马兜铃酸，该物质具有肾毒性，故为保证用药安全，国家已于2004年发布文件，停用广防己，以"粉防己"代之。

【用法用量】内服：煎汤，5~10g；或入丸、散。已有粉防己碱片剂、栓剂和注射液，按其说明书使用。

木防己

【别名】广防己。

【药用部分】根。

【性味功效】苦、辛，寒。归肺、脾、肾经。祛风止痛，通经活络，清热利水。

【传统主治】湿热身痛，风湿痹痛，水肿，痰饮，小便不利，跌打损伤，痈肿。

【抗癌参考】白血病、鼻咽癌等。可防治癌性疼痛与癌性胸、腹水。

从木防己的茎和根茎中分离得到一种吗啡烷类生物碱，该物质具有抗肉瘤S180A和P388白血病的活性。木防己体外试验对人鼻咽癌KB细胞有明显抑制作用；体内试验对大鼠W256有抑制作用。其所含的异防己碱对Hela-S3、小鼠EAC和S180都有很强的活性。其所含的木防己碱对Hela-S3细胞亦有很强的细胞毒活性。

【补充说明】现代药理研究表明，本品还有解热、镇痛、抗炎、镇静、降压、抗心律失常、抑制血小板聚集、抗过敏和利尿等作用。它可兼治坐骨神经痛。

【用法用量】内服：煎汤，5~10g。外用：适量，煎水熏洗或捣敷。

【使用注意】本品已于2004年停用。

天花粉

【别名】栝楼根。

【药用部分】根。

【性味功效】甘、微苦，微寒。归肺、胃经。清热解毒，生津止渴，消肿排脓。

【传统主治】热病烦渴，肺热燥咳，内热消渴，疮疡肿毒。

【抗癌参考】恶性葡萄胎、绒毛膜上皮癌、宫颈癌、乳腺癌、肺癌、鼻窦癌、鼻咽癌、喉癌、食管癌、胃癌、肝癌、胆囊癌、胰头癌、结肠癌、恶性淋巴瘤、白血病、黑色素瘤、皮肤癌、骨肉瘤等。

药理研究证实，本品对宫颈癌 U14、肉瘤 S180 和艾氏腹水癌细胞均有抑制作用。天花粉腹腔注射对小鼠艾氏腹水癌、腹水型肝癌、移植性肝癌实体瘤均有抑制作用。天花粉温浸冷冻干燥制剂或水浸剂，对子宫颈癌 U14 有抑制效果。本品对体外培养的人黑色素瘤细胞 M21 具有强烈的抑制活性。本品所含的天花粉蛋白，对滋养层细胞和绒癌细胞有高度专一亲和性的特殊细胞毒作用；对结肠癌细胞、肝癌细胞、不同分化程度的胃癌细胞等，均有高效的直接杀伤作用；对肺腺癌细胞具有轻度抑制作用；对小鼠移植性肝癌、乳腺癌、网织细胞肉瘤腹水型及大鼠瓦克癌，亦有一定的抑制活性。在体外，天花粉蛋白能够明显抑制人急性早幼粒细胞白血病 NB4 细胞的增长，并可诱导细胞凋亡，还能抑制骨肉瘤细胞株（HDS）。

【补充说明】现代药理研究表明，本品还具有抗菌、抗病毒、抗早孕、致流产、抗溃疡、调节免疫功能等作用。它可兼治心绞痛、乳腺炎等疾病。

【用法用量】内服：煎汤，10～15g；或入丸、散。已有注射液，按其说明书使用。外用：适量，研末撒或调敷。

【使用注意】不宜与乌头类药物同用。心、肝、肾功能不全及精神病患者慎用。静脉注射前须做皮试。

瓜 蒌

【别名】栝楼。

【药用部分】果实。

【性味功效】甘、微苦，寒。归肺、胃、大肠经。清热化痰，宽胸散结，润肠通便。

【传统主治】肺热咳喘，痰浊黄稠，胸痹心痛，结胸痞满，乳痈，肺痈，肠痈肿痛，肠燥便秘。

【抗癌参考】乳腺癌、肺癌、支气管癌、扁桃体癌、食管癌、胃癌、结肠癌、胰腺癌、纵隔恶性肿瘤、胸膜肿瘤、甲状腺肿瘤、淋巴肉瘤、皮肤湿疹样乳头瘤等。

　　动物试验表明，瓜蒌对肉瘤有一定的抑制作用。1∶5 瓜蒌煎剂在体外（玻片法）能杀死小鼠腹水癌细胞。其煎剂体外对子宫颈癌细胞也有直接抑制作用，并呈浓度依赖性。在体内，本品对肉瘤的生长也有一定抑制作用。

　　【补充说明】现代药理研究表明，本品还具有祛痰、抗菌、扩张冠脉和微血管、改善微循环、抑制血小板凝集、抗缺氧、降血脂、致泻等作用。瓜蒌可兼治冠心病、心绞痛、肺炎、气管炎、乳腺炎等疾病。瓜蒌古方全用，不分仁、皮，现代临床常仁、皮分用。

　　【用法用量】内服：煎汤，10～15g；或入丸、散、片剂。已有注射液，按其说明书使用。

　　【使用注意】本品反乌头。

瓜 蒌 仁

　　【别名】瓜蒌子，栝楼子。

　　【药用部分】种子。

　　【性味功效】甘、微苦，寒。归肺、胃、大肠经。清肺化痰，滑肠通便。

　　【传统主治】燥咳痰黏，肠燥便秘，痈肿，乳少。

　　【抗癌参考】肺癌、胃癌、乳腺癌、白血病等。

　　瓜蒌仁体外有抗癌作用。从瓜蒌种子中提取出的瓜蒌子糖蛋白，具有核糖体灭活作用。瓜蒌子糖蛋偶联单克隆抗体（抗原为 Thy1）可选择性地杀灭表达 Thy1 抗原的白血病细胞。瓜蒌子糖蛋白免疫毒素进入细胞的机制与蓖麻毒蛋白 A 链免疫毒素不同，前者在体内的应用前景更好。

　　【补充说明】现代药理研究表明，本品尚有泻下、抑制血小板聚集等作用。

　　【用法用量】内服：煎汤，9～15g；或入丸、散。外用：适量，研末调敷。

　　【使用注意】不宜与乌头、附子同用。

娃儿藤

【别名】三十六荡。

【药用部分】根或全草。

【性味功效】辛，温。有小毒。归肝、脾、肺经。祛风除湿，祛瘀化痰，止咳定喘，解毒止痛。

【传统主治】小儿惊风，哮喘痰咳，咽喉肿痛，风湿骨痛，跌打损伤，毒蛇咬伤。

【抗癌参考】急、慢性白血病，红白血病，恶性淋巴瘤，皮肤癌，宫颈癌等。

体外试验证明，本品对 S180 癌株、白血病细胞及精原细胞均有显著抑制作用。其总碱对白血病患者的白血病细胞有损害作用，能降低吉田腹水肉瘤细胞的分裂指数，可抑制有丝分裂。体内实验亦证明，本品总碱对小鼠 S180、U14、L615 及大鼠 WK256 均有抑制作用。其中，甲素对 S180，乙素对 U14、S180 分别具有明显的抑制作用。有人用娃儿藤总碱制剂治疗各种白血病 113 例，从疗效分析来看，该药物对小儿白血病较成人白血病为佳，而并用泼尼松及连续用药者又比单用及间歇用药者为好。

【补充说明】现代药理研究表明，本品尚有抑菌、降压、镇咳的作用。它可兼治白喉、口腔炎、牙周炎等疾病。本品与同科植物徐长卿及松萝科植物松萝的别名都叫"老君须"，其实三者不是同一种药。也有资料将"双飞蝴蝶"列为本品别名。其实，双飞蝴蝶为本品的同属植物，可能与本品含有相同植物碱及抗肿瘤活性物质，但非本品。

【用法用量】内服：煎汤，3～12g（鲜品倍量捣汁服）；散剂，6～12g。已有注射剂，按其说明书使用，外用：适量，捣敷。

【使用注意】本品有毒，体弱者及孕妇忌用。用量较大时会出现中毒症状，用量过大可致呼吸困难，甚至心跳停止。

小白薇

【别名】水辣子根。

【药用部分】根。

【性味功效】苦、微涩，微温。归肝、胃、脾、膀胱经。舒筋活血，调经止痛。

【传统主治】跌打损伤，风湿骨痛，脘腹痛，胁痛。

【抗癌参考】宫颈癌、白血病等。

本品所含的娃儿藤总碱有抗癌作用。其可抑制肿瘤细胞的有丝分裂，对肿瘤生长有抑制作用。娃儿藤总碱对小鼠肉瘤 S180、宫颈癌 U14、白血病 L615 和大鼠瓦克癌 W256 均有抑制作用，其中对 S180、W256 的抑制作用最强。

【补充说明】本品为民族药。它可兼治肝炎、胃溃疡、恶性疟疾、小儿麻痹后遗症等疾病。有资料称，本品的别名为"白薇""娃儿藤"。其实，本品与白薇和娃儿藤（卵叶娃儿藤）为同科植物的不同品种。

【用法用量】内服：煎汤，9～15g；或研末；或泡酒。外用：适量，鲜品捣敷。

徐 长 卿

【别名】寮刁竹。

【药用部分】根及根茎或带根全草。

【性味功效】辛，温。归肝、胃经。祛风化湿，行气活血，止痛止痒，解毒消肿。

【传统主治】风湿痹痛，胃痛胀满，牙痛，腰痛，跌打损伤，风疹，顽癣，毒蛇咬伤。

【抗癌参考】食管癌、贲门癌、胃癌、肠癌、肛门癌、胰腺癌、肝癌、肺癌、鼻咽癌、恶性淋巴瘤、白血病、骨癌、前列腺癌、软组织肉瘤等。可缓解癌性疼痛。

本品有抑制淋巴细胞白血病的作用。从本品中提取的牡丹酚具有防治肝癌的作用。实验表明，用极少剂量的牡丹酚和葫芦素 B 就能显著抑制苯在大鼠肝微粒体中的代谢，从而抑制了致癌物的形成。徐长卿多糖灌胃给药，对小鼠移植性腹水癌 H22、EAC 和实体瘤 S180 的生长具有抑制作用。本品能抑制病毒复制，提高机体的体液免疫和细胞免疫，保护肝细胞，防止癌变。有资料称，用徐长卿6～15g（止痛时用达30g），水煎服，可以防治多种癌症。

【补充说明】现代药理研究表明，本品还具有降血压、降血脂、抗动脉粥样硬化、增加冠脉血流量、改善心肌代谢、缓解心肌缺血、抗菌、解痉、镇痛、镇静、杀灭疟原虫等作用。它可兼治慢性气管炎、湿疹、荨麻疹、带状疱疹、接触性皮炎等疾病。

【用法用量】内服：煎汤，3～12g，不宜久煎；或入丸、散；或浸酒。已有注射液，按其说明书使用。外用：适量，煎水洗或鲜品捣敷。

三　棱

【别名】山棱。

【药用部分】块茎。

【性味功效】辛、苦，平。归肝、脾经。破血祛瘀，行气止痛，消积和胃。

【传统主治】癥瘕积聚，瘀血经闭，痛经，食积，脘腹胀满，跌打损伤。

【抗癌参考】食管癌、胃癌、肠癌、肝癌、腹腔癌症、宫颈癌、乳腺癌、卵巢癌、肺癌、鼻窦癌、甲状腺癌、恶性淋巴瘤、白血病、骨肉瘤、脑瘤、前列腺癌、软组织肉瘤、皮肤癌等。

三棱能直接抑制、破坏肿瘤细胞。三棱提取物及挥发油对肺癌、胃癌细胞有抑制作用。三棱莪术注射液（30%）对小鼠肉瘤180有明显的抑制作用，对人癌细胞有抑制作用。三棱对小鼠白血病L615、实体型肝癌有抑制作用，对人肺癌细胞的凋亡有诱导作用。

【补充说明】现代药理研究表明，本品尚有改善血液流变性、抑制血小板聚集、降低全血黏度、抗凝血及抗血栓形成等作用。它可兼治肝脾肿大、慢性淋巴结炎、甲状腺结节等疾病。三棱与莪术功用相近，然三棱偏于破血，莪术偏于行气，两者常作为"对药"相须为用。

【用法用量】内服：煎汤，3～10g；或入丸、散。三棱莪术注射液，按其说明书使用。

【使用注意】孕妇及月经多者忌用。

莪　术

【别名】蓬莪术。

【药用部分】根茎。

【性味功效】辛、苦，温。归肝、脾经。破血行气，消积止痛。

【传统主治】血瘀经闭，癥瘕积聚，胸痹心痛，饮食积滞，脘腹胀痛，跌打损伤。

【抗癌参考】宫颈癌、卵巢癌、乳腺癌、肝癌、扁桃体癌、食管癌、贲门癌、胃癌、胆管癌、胰腺癌、肠癌、肾癌、膀胱癌、肺癌、鼻咽癌、鼻窦癌、白血病、恶性淋巴瘤、甲状腺癌、唇癌、阴道癌、脑瘤、骨肉瘤、皮肤癌、黑色素瘤、横纹肌肉瘤、腹腔肿瘤等。

莪术油制剂在体外对小鼠艾氏腹水癌细胞、615 纯系小鼠的 L615 白血病及腹水型肝癌细胞等多种瘤株的生长有明显抑制和破坏作用。莪术注射液 0.3 ~ 0.5mL 给小鼠腹腔注射，对肉瘤 S180 有较好的疗效，抑瘤率达50%。本品所含的莪术醇、莪术二酮、姜黄素等物质为抗癌的有效成分。本品所含的 β - 榄香烯，亦是具有抗癌作用的主要活性成分。从莪术油中分离得到的莪术醇、莪术二酮对小鼠肉瘤 37、子宫颈癌 14、艾氏腹水癌均有抑制作用。体外试验证明，本品对艾氏腹水癌细胞有明显破坏作用，能使其变性坏死。本品挥发油制剂全身用药，对卵巢癌、恶性淋巴瘤、肺癌和肝癌有一定的疗效。β - 榄香烯能显著延长艾氏腹水癌和腹水型网织细胞肉瘤 ARS 小鼠的生存时间，能直接引起小鼠乳腺癌 Ca761 - 86 细胞系肿瘤细胞变性坏死。在体外，β - 榄香烯对白血病 L615 细胞有直接细胞毒作用，对培养的肝癌细胞有较强的杀伤作用。榄香烯注射液在临床上合并放、化疗常规方案，对肺癌等多种恶性肿瘤的疗效更佳，且能减少放、化疗的不良反应。实验研究表明，莪术具有抑杀癌细胞和增强机体免疫力的双重作用。这与一般化疗药物在抑杀癌细胞的同时，也抑制机体免疫机制有着重要区别。在临床上，本品对子宫颈癌的疗效最为确切。

【补充说明】现代药理研究表明，本品还具有抗血小板聚集、抗凝血、调节血液流变性、抗炎抑菌、抗病毒、抗胃溃疡、保肝和抗早孕等作用。

【用法用量】内服：煎汤，3 ~ 10g；或入丸、散、糖浆。已有注射液，按其说明书使用。外用：适量，煎汤洗，或研末调敷，或用栓剂、膏剂和粉剂等。

【使用注意】孕妇及月经过多者忌用。

丹 参

【别名】 紫丹参。

【药用部分】 根及根茎。

【性味功效】 苦，微寒。归心、肝经。活血祛瘀，调经止痛，养心安神，凉血消痈。

【传统主治】 月经不调，闭经痛经，产后瘀滞腹痛，血瘀心痛，脘腹疼痛，癥瘕积聚，热痹肿痛，跌打损伤，热入营血，烦躁神昏，心悸失眠，疮痈肿毒。

【抗癌参考】 肝癌、胆囊癌、食管癌、胃癌、肠癌、白血病、骨肉瘤、多发性骨髓瘤、脑肿瘤、恶性淋巴瘤、宫颈癌、子宫体癌、乳腺癌、绒癌、甲状腺癌、肺癌、鼻窦癌、阴茎癌、皮肤癌等。

丹参可以延长 Ehrlich 腹水癌小鼠的存活时间。应用艾氏腹水癌、肝癌、肉瘤 S180 和白血病 L615 进行的动物实验表明，丹参对喜树碱的抗癌活性有增效作用。丹参所含的丹参酮可促进肿瘤细胞凋亡的发生。从丹参中分离出的有明显抗肿瘤活性的成分紫丹参甲素，对小鼠 Lewis 肺癌、黑色素瘤 B16 和肉瘤 S180 有不同程度的抑制作用。

【补充说明】 现代药理研究表明，本品还具有扩张冠脉、增加冠脉血流量、改善脑循环血液流变性、抑制血小板聚集、抗凝血、抗血栓形成、扩张血管、降血压、降血糖、降血脂、抗动脉粥样硬化、保肝、保护胃黏膜、改善肾功能、镇静、镇痛、抗氧化、抗过敏、抗炎抑菌等作用。丹参可兼治冠心病、心绞痛、高血压、脑血栓、脑梗死、肝炎、脂肪肝、肝纤维化、肝硬化、糖尿病、神经衰弱、再生障碍性贫血、过敏性紫癜、脉管炎等疾病。

【用法用量】 内服：煎汤，10～15g；或入片剂、酒剂。已有注射液，按其说明书使用。

泽 兰

【别名】 虎兰。

【药用部分】 茎叶或全草。

【性味功效】 苦、辛，微温。归肝、脾经。活血祛瘀，通经散结，行水消肿。

【传统主治】月经不调，经闭，痛经，产后腹痛，跌打损伤，水肿，痈肿。

【抗癌参考】肝癌、胃癌、肺癌、鼻咽癌、乳腺癌、卵巢癌、输卵管癌、绒毛膜癌、葡萄胎、宫颈癌、盆腔恶性肿瘤等。可防治癌性胸、腹水。

本品对人鼻咽癌细胞及瓦克癌 256 有抑制作用。体外筛选试验提示，其对肿瘤细胞有抑制作用。抗噬菌体筛选抗癌药提示，本品有抗噬菌体作用。本品所含的泽兰内酯对 Hela 细胞有抑制效果。《中医肿瘤学》云，本品走血分，为妇科肿瘤要药。

【补充说明】现代药理研究表明，本品还具有抗凝血、抗血栓形成、保肝利胆、降血脂、强心等作用。本品是活血化瘀药中最平和之药，能祛邪不伤正。它可兼治肝硬化腹水、肺心病水肿等疾病。

【用法用量】内服：煎汤，6～12g；或入丸、散。外用：适量；捣敷或煎水熏洗。

赤　芍

【别名】赤芍药。

【药用部分】根。

【性味功效】苦，微寒。归肝经。清热凉血，活血散瘀，消肿止痛。

【传统主治】温毒发斑，血热吐衄，目赤肿痛，经闭痛经，癥瘕腹痛，跌打损伤，痈肿疮疡。

【抗癌参考】鼻咽癌、喉癌、筛窦癌、肺癌、食管癌、肝癌、胆囊癌、胰腺癌、结肠癌、直肠癌、宫颈癌、卵巢癌、乳腺癌、肾癌、白血病、甲状腺癌、恶性淋巴瘤、软组织肉瘤、骨肉瘤、皮肤癌、胸膜肿瘤等。可缓解癌性疼痛。

经药理研究证实，本品具有一定的抗癌作用。体外筛选表明，本品对肿瘤细胞有抑制作用。用噬菌体法筛选抗癌药提示，其有抗噬菌体作用。本品能促进吞噬细胞的吞噬功能。赤芍的正丁醇提取物（赤芍 D）有直接抗癌作用。赤芍 D1～2g/kg 腹腔注射，对 S180 实体瘤有明显的抑制作用，抑制率为 36%～44%。赤芍合用某些抗癌药物，也可增加对一些实验肿瘤的抑制效果。

【补充说明】 现代药理研究表明，赤芍尚有抗动脉粥样硬化、扩张冠脉、增加冠脉血流量、抑制血小板聚集、镇痛、镇静、解热、抗炎抑菌、抗惊厥、解痉、抗溃疡、降压等作用。

【用法用量】 内服：煎汤，6～12g；或入丸、散。

【使用注意】 反藜芦。

白 芍

【别名】 白芍药。

【药用部分】 根。

【性味功效】 苦、酸，微寒。归肝、脾经。养血敛阴，柔肝止痛，平抑肝阳，调经止汗。

【传统主治】 肝血亏虚，月经不调，肝脾不和，胸胁胀痛，脘腹疼痛，四肢挛痛，头痛眩晕，自汗盗汗。

【抗癌参考】 胃癌、肝癌、胆囊癌、胰腺癌、肠癌、恶性淋巴瘤、乳腺癌、宫颈癌、卵巢癌、膀胱癌、阴茎癌、白血病、皮肤癌等。可缓解癌性疼痛。

研究发现，白芍能促进淋巴母细胞转化，抑制肿瘤生长。其水煎剂在体外对小鼠艾氏腹水癌细胞有抑制活性。体外实验表明，白芍水提取物对人子宫颈癌 JTC26 细胞有抑制作用。白芍总苷能抑制人肝癌细胞株 HepG2 细胞生长，且呈浓度依赖性，并能诱导细胞凋亡。芍药苷可通过抑制 NF－κB，活化调节人胃癌细胞的多药抗药性。白芍能增强丝裂霉素 C 的抗肿瘤作用。

【补充说明】 现代药理研究表明，白芍尚有护肝、抗氧化、镇静、镇痛、抗惊厥、解痉、增强免疫功能、解热、抗炎抑菌、抗病毒、扩张冠脉及外周血管、抗胃溃疡、保护肾脏等作用。

【用法用量】 内服：煎汤，6～15g；或入丸、散。

川 芎

【别名】 芎䓖。

【药用部分】 根茎。

【性味功效】辛，温。归肝、胆、心包经。活血行气，祛风止痛。

【传统主治】月经不调，经闭痛经，癥瘕腹痛，胸胁刺痛，头痛头风，风湿痹痛，跌打损伤，痈疽疮疡。

【抗癌参考】白血病、乳腺癌、食管癌、胃癌、大肠癌、肝癌、眼癌、舌癌、腹腔肿瘤、黑色素瘤、脊髓肿瘤等。可防治癌性贫血。

抗癌药理证实，川芎提取液体外具有抗癌抑癌活性。其所含的川芎嗪能抑制癌细胞的转移。在 20mg/（kg·d）剂量下，川芎嗪能显著抑制 B16 黑色素瘤的人工肺转移，其肺转移结节数由 134 个下降至 72 个。川芎嗪还对小鼠肝癌细胞有一定的抗转移作用，并能增强抗癌药阿霉素的细胞毒作用，可纠正部分癌细胞的抗药性。川芎和川芎嗪还可提高肿瘤对放射的敏感性，减轻放射损伤。

【补充说明】现代药理研究表明，川芎可改善心肌缺血、缺氧状态。本品还具有改善脑血液循环、扩张血管、降低血压、抑制血小板聚集、抗血栓形成、解痉、镇静、抑菌、利尿、抗肾间质纤维化、改善肾功能、抗自由基损伤、抗射线及氮芥损伤、抗维生素 E 缺乏、抗组胺和利胆等作用。

【用法用量】内服：煎汤，3～10g；研末吞服，1～1.5g；或入丸、散。外用：适量，研末撒或煎汤漱口。

【使用注意】孕妇慎用。

当 药

【别名】青叶胆。

【药用部分】全草。

【性味功效】苦、甘，寒。清热解毒，清肝利胆，利湿驱虫。

【传统主治】感冒发热，黄疸尿赤，热淋涩痛。

【抗癌参考】胆囊癌、宫颈癌等。可防治癌症化疗脱发。

当药的热水浸出物体外试验对人子宫颈癌细胞 JTC26 的抑制率为 50%～70%。当药甲醇提取物 1%～2% 的水溶液，对细胞分裂有抑制作用，对肿瘤有防治作用。

【补充说明】现代药理研究表明，本品还具有保肝、降转氨酶作用。它可兼治肝炎（故有"肝炎草"别名）、肠炎、痢疾、蛔虫病。

【用法用量】内服：煎汤，10～30g。外用：适量，鲜品捣敷或煎水洗。

牡 丹 皮

【别名】丹皮。

【药用部分】根皮。

【性味功效】苦、辛，微寒。归心、肝、肾经。清热凉血，活血散瘀。

【传统主治】温毒发斑，血热吐衄，阴虚发热，夜热早凉，无汗骨蒸，经闭痛经，跌打损伤，痈肿疮毒。

【抗癌参考】肺癌、鼻窦癌、鼻咽癌、肝癌、胃癌、大肠癌、宫颈癌、卵巢癌、乳腺癌、阴道癌、白血病、恶性淋巴瘤、膀胱癌、前列腺癌、甲状腺癌、骨肉瘤、网状细胞肉瘤、舌癌、皮肤癌等。

试验证实，本品对小鼠艾氏腹水癌有抑制作用。体外筛选显示，其对肿瘤细胞有抑制作用。抗噬菌体筛选提示，其有抗噬菌体作用。本品提取物在953.54mg/L浓度时，体外的杀瘤细胞率可达97.26%，体内的抑瘤率为56.49%。其热水浸出物体外实验对人子宫颈癌细胞JTC26的抑制率在90%以上。其所含的丹皮酚对体外培养的人红白血病细胞株、乳腺癌基因细胞株的生长均有抑制作用。丹皮酚灌胃给药，对小鼠体内肿瘤HepA也有抑制作用。丹皮酚注射液50～100mg/kg给小鼠腹腔注射，对小鼠子宫颈癌U14、白血病、肉瘤S180等实验肿瘤均有抑制作用。

【补充说明】现代药理研究表明，本品还具有抗菌消炎、抗凝、抗血栓、抗动脉粥样硬化、增加冠脉血流量、解热、镇静、镇痛、抗惊厥、降血压、提高免疫功能、利尿、抗溃疡、抗早孕等作用。本品既能凉血，又能活血，凉血而不瘀滞，活血而不妄行，故为血分要药。

【用法用量】内服：煎汤，6～12g；或入丸，散。

【使用注意】孕妇不宜用。

急 性 子

【别名】凤仙子。

【药用部分】种子。

【性味功效】微苦、辛，温。有小毒。归肝、肺经。降气行瘀，软坚消积，散结消肿。

【传统主治】 癥瘕积块，经闭，噎膈，骨鲠咽喉。

【抗癌参考】 食管癌、贲门癌、胃癌、肝癌、直肠癌、鼻咽癌、舌癌、扁桃体癌、脑瘤、乳腺癌、宫颈癌、白血病、淋巴肉瘤、皮肤癌等。

急性子有一定的抗癌作用。药敏试验证实，本品对胃淋巴肉瘤细胞敏感。以本品生药 100g/（kg·d）给药，对小鼠肉瘤 180 及小鼠淋巴肉瘤－1 号均有抑制作用，对子宫颈癌有一定的防治作用。动物体内筛选表明，本品对肿瘤有抑制作用。有人用急性子配伍其他中药制成的敌癌片治疗鼻咽癌、肝癌、直肠癌、舌癌、乳腺癌、白血病等多种恶性肿瘤，取得一定疗效。

【补充说明】 现代药理研究表明，本品尚有兴奋子宫、抑制血小板形成、抗菌消炎等作用。

【用法用量】 内服：煎汤，3 ~ 4.5g；或入丸、散。外用：适量，研末或熬膏贴。

【使用注意】 孕妇忌用。

雪上一枝蒿

【别名】 铁棒锤。

【药用部分】 块根。

【性味功效】 苦、辛，温。有大毒。归肝经。祛风除湿，活血止痛。

【传统主治】 风湿痹痛，牙痛，跌打损伤，疮疡肿毒，毒蛇咬伤。

【抗癌参考】 胃癌、食管癌、肺癌等。可缓解癌性疼痛。

现代药理研究表明，本品有抗肿瘤作用。其所含的乌头碱有抑制癌肿生长和癌细胞自发转移作用。乌头碱对小鼠前胃癌 F 和肉瘤 S180 均有一定抑制作用，并能抑制 Lewis 肺癌的自发转移。

【补充说明】 现代研究证明，本品尚有抗炎、镇痛及局麻等作用。

【用法用量】 内服：研末，0.02 ~ 0.04g；或作片剂。已有注射液，按其说明书使用。外用：适量，泡酒外搽，或研末调敷，或煎汤熏洗。

【使用注意】 内服须经炮制，并严格控制剂量。孕妇、老弱、小儿及心肺病、溃疡病患者忌服。

火鱼草

【**别名**】三叶草。

【**药用部分**】全草。

【**性味功效**】甘、苦、涩，平。归肺、肝、肾经。清热利湿，消食除积，祛痰止咳，散瘀消肿，补肝益肾。

【**传统主治**】胃痛，目赤肿痛，白带，咳嗽，遗尿。

【**抗癌参考**】脑肿瘤等。

据《实用抗癌验方》记载，火鱼草汤：火鱼草、苍耳草、薏苡仁根各50g，蛇六谷、七叶一枝花各30g，水煎服，每日1剂，对脑肿瘤有效。

【**补充说明**】本品可兼治慢性浅表性胃炎、胃肠炎、菌痢、黄疸型肝炎、急性肾炎、慢性气管炎、口腔炎。外用本品，可治带状疱疹。本品的别名与威灵仙的别名都叫"铁扫帚"，与马鞭草的别名都叫"铁马鞭"。其实，三者的植物科属各不相同，均非同一种药。

【**用法用量**】内服：煎汤，15～30g（治肿瘤可用至50g）。外用：适量，鲜品捣敷。

牛　膝

【**别名**】怀牛膝。

【**药用部分**】根。

【**性味功效**】苦、酸、甘，平。归肝、肾经。逐瘀通经，补肝肾，强筋骨，利水通淋，引火（血）下行。

【**传统主治**】经闭痛经，癥瘕，腰膝酸痛，筋骨无力，淋证，水肿，眩晕，牙痛，口舌生疮，吐血衄血，风湿痹痛，跌打损伤。

【**抗癌参考**】白血病、膀胱癌、前列腺癌、宫颈癌、卵巢癌、盆腔肿瘤、喉癌、眼部肿瘤、软组织恶性肿瘤、滑膜肿瘤、骨肉瘤和肿瘤骨转移等。

体外试验证实，牛膝对肿瘤细胞有抑制作用。牛膝多糖腹腔注射或灌胃，可显著抑制小鼠移植性肉瘤 S180 生长。牛膝多糖腹腔注射能提高荷瘤鼠天然杀伤细胞活性。牛膝热水提取物对小鼠肉瘤 S180 的抑制率为56.7%。牛膝所含的齐墩果酸能抑制 S180 肉瘤株生长。牛膝总皂苷体内对肝癌实体瘤的抑制率为 46.2%。

【补充说明】现代药理研究表明，本品还具有扩张血管、降血压、降血脂、降血糖、兴奋呼吸、兴奋胃肠和子宫平滑肌、改变血液流变性、抗菌消炎、镇痛、护肝、提高免疫功能、抗生育、抗衰老等作用。牛膝有怀牛膝和川牛膝之分，两者功能基本相同。但川牛膝长于活血通经，怀牛膝长于补肝肾、强筋骨。

【用法用量】内服：煎汤，5 ~ 12g；或浸酒；或入丸、散。外用：适量，捣敷或捣汁滴鼻。

【使用注意】孕妇忌服。

延 胡 索

【别名】延胡。

【药用部分】块茎。

【性味功效】辛、苦，温。归肝、脾经。活血散瘀，行气止痛。

【传统主治】胸胁、脘腹疼痛，经闭痛经，癥瘕，疝痛，风湿痹痛，跌打损伤。

【抗癌参考】胃癌、贲门癌、结肠癌、直肠癌、肝癌、胆囊癌、胰腺癌、乳腺癌、宫颈癌、卵巢癌、白血病、恶性黑色素瘤、骨巨细胞癌等。可缓解癌性疼痛。

体外试验表明，本品能抑制肿瘤细胞的活性。体内试验表明，其对脱氧胆酸诱发的大鼠大肠癌具有显著抑制作用。有资料称，本品在体内显抗肿瘤作用。本品可防治消化系统肿瘤，以气血瘀滞、瘀血凝结者尤为适宜。

【补充说明】现代药理研究表明，本品还具有镇痛、镇静、催眠、扩张冠脉及外周血管、抗心律失常、抗心肌缺血、降血压、抗溃疡、抑制胃液分泌、松弛肌肉、解痉等作用。

【用法用量】内服：煎汤，3 ~ 9g；研末吞服，1 ~ 3g；或入丸、散。

预 知 子

【别名】木通子，八月札。

【药用部分】种子。

【性味功效】苦，平。归肝、胆、胃、膀胱经。疏肝理气，活血散结，健胃除烦，利尿杀虫。

【传统主治】肝胃气痛，胃热食呆，经闭痛经，烦渴瘰疬，小便不利，蛇虫咬伤。

【抗癌参考】食管癌、贲门癌、胃癌、肝癌、胰腺癌、肠癌、肺癌、乳腺癌、宫颈癌、绒毛膜上皮癌、恶性葡萄胎、甲状腺癌、睾丸癌等。可缓解癌性疼痛。

动物体内、外筛选表明，本品对肿瘤细胞均有抑制作用。其所含的木通苷对小鼠肉瘤 S180、肉瘤 S37 有抑制作用。体外实验表明，本品水煎液对人子宫颈癌 JTC26 的抑制率为 50%～70%。动物药理实验表明，本品乙醇提取物对癌细胞有抑制作用。有研究证明，预知子籽、预知子和预知子非籽皮囊部分，均可有效抑制原发性肝癌细胞的恶性增殖。其中，预知子籽是预知子全果实饮片抑制肝癌细胞恶性增殖的主要有效部位。其作用与其能选择性造成肝癌细胞内质网应激有关。

【补充说明】现代药理研究表明，本品对金黄色葡萄球菌、福氏痢疾杆菌、大肠杆菌等有抑制作用。

【用法用量】内服：煎汤，10～15g，大剂量可用 30～60g；或烫酒。

【使用注意】孕妇慎服。

木 通

【别名】八月札藤。

【药用部分】藤茎。

【性味功效】苦，寒。归心、小肠、膀胱经。降火利水，通经下乳。

【传统主治】小便短赤，淋沥涩痛，脚气水肿，胸中烦热，口舌生疮，风湿痹痛，经闭痛经，乳汁不通。

【抗癌参考】肝癌、胰腺癌、胆囊癌、胆管癌、口腔癌、舌癌、乳腺癌、宫颈癌、肺癌、肾癌、前列腺癌、膀胱癌、恶性淋巴瘤、白血病等。可防治癌性腹水。

现代药理研究证明，木通能抑制某些肿瘤细胞。木通热水提取液经减压蒸馏制得的干燥粉末，以 500μg/mL 的浓度在体外对人子宫颈癌 JTC26 的抑制率为 90% 以上。体内实验表明，木通的热水浸出液对小鼠肉瘤 S180

（腹水型）的抑瘤率为 21.5%。木通所含的马兜铃酸有抑制肿瘤细胞生长的作用。实验报道，本品多次腹腔注射可抑制大鼠腹水型肝癌的生长。

【补充说明】现代药理研究表明，本品还具有利尿、强心、抗菌等作用。本品属木通科植物。据考证，我国历代本草所记载使用的木通即为本品，而非关木通。考虑到近年来，国内外有大量有关关木通引起肾脏损害等不良反应的报道，故有关部门决定用木通或川木通代替马兜铃科植物关木通，以确保用药安全。今之木通，古书有称通草，其实本品与通草有别，注意区分。

【用法用量】内服：煎汤，3 ~ 6g，有时可用至 10 ~ 15g；或入丸、散。

【使用注意】不宜过量服或久服，孕妇忌服。

瞿　麦

【别名】石竹，麦句姜。

【药用部分】带花全草。

【性味功效】苦，寒。归心、小肠经。利尿通淋，破血通经，清热止血，消肿止痛。

【传统主治】热淋，血淋，石淋，闭经，目赤肿痛，痈肿疮毒。

【抗癌参考】膀胱癌、肾癌、食管癌、贲门癌、胃癌、肠癌、鼻咽癌、乳腺癌、宫颈癌、宫体癌、卵巢癌、前列腺癌、阴茎癌等。

现代研究表明，本品具有抗癌活性。体外试验表明，本品水煎剂与乙醇制剂对贲门癌、膀胱癌的癌细胞均有抑制作用。本品根水提物对 JTC26 及 S180 均有抑制活性。体内实验表明，本品根热水提取物对小鼠肉瘤 S180 的抑制率为 35.9%。本品水和甲醇提取物在体内对小鼠艾氏腹水癌、Hela 细胞有抑制作用，对人食管细胞 109 株亦有抑制作用。

【补充说明】现代药理研究表明，本品尚有利尿、抗病原微生物、兴奋肠管、抑制心脏、降低血压等作用。它可兼治尿路感染。本品包括了石竹科瞿麦和石竹 2 种植物，多数文献将两者同列于"瞿麦"药下，仅个别文献分为两药。

【用法用量】内服：煎汤，9 ~ 15g；或入丸、散。外用：适量，煎汤洗或研末撒。

【使用注意】孕妇忌服。

泽 泻

【别名】 及泻。

【药用部分】 块茎。

【性味功效】 甘、淡，寒。归肾、膀胱经。利水渗湿，泄热通淋。

【传统主治】 小便不利，水肿泄泻，痰饮眩晕，热淋涩痛。

【抗癌参考】 膀胱癌、肾癌、肾盂癌、肺癌、胃癌、肝癌、肠癌、脑瘤、宫颈癌、卵巢癌、阴道癌、白血病、骨肉瘤等。可防治癌性胸、腹水。

体外试验表明，泽泻对实体肿瘤细胞有抑制作用。荧光显微镜法筛选表明，本品抗白血病细胞指数为 60.8%（超过 25% 为有抗白血病细胞作用）。本品所含的泽泻素，对白血病 L615 小鼠的淋巴细胞有明显凝集作用。本品制剂能增强机体抗肿瘤的免疫功能，还能延长荷瘤小鼠的生存期。

【补充说明】 现代药理研究表明，本品还有降血脂、预防脂肪肝、利尿、降压、降血糖、抑菌等作用。它可兼治高脂血症、高血压病、肾炎水肿等疾病。

【用法用量】 内服：煎汤，6～10g；或入丸、散。已有泽泻降脂片，按其说明书服用。

远 志

【别名】 棘菀。

【药用部分】 根。

【性味功效】 苦、辛，温。归心、肾、肺经。安神益智，祛痰开窍，消散痈肿。

【传统主治】 失眠多梦，心悸怔忡，健忘神昏，咳嗽痰多，咳痰不爽，疮疡肿毒，乳房肿痛。

【抗癌参考】 脑肿瘤、肺癌、甲状腺癌、乳腺癌、白血病等。

现代药理研究证实，远志有抗突变、抗癌作用。其提取物有抑制小鼠 P388 淋巴细胞白血病作用。有资料称，远志临床常被用于防治颅脑肿瘤、肺癌、甲状腺癌、乳腺癌等癌瘤中属痰湿凝滞者。

【补充说明】现代药理研究表明，远志尚有镇静、镇痛、催眠、抗惊厥、祛痰、镇咳、抑菌、降压、增强体力及智力、抗衰老、促进子宫收缩、保护生殖细胞、溶血、解酒等作用。

【用法用量】内服：煎汤，3～10g；或浸酒；或入丸、散服。外用：适量，研末，酒调敷。

【使用注意】有胃溃疡或胃炎者慎用。

前 胡

【别名】水前胡。

【药用部分】根。

【性味功效】降气化痰，宣散风热。

【传统主治】风热咳嗽，痰热喘咳，咯痰黄稠，咳出不爽。

【抗癌参考】肺癌、鼻咽癌、耳部肿瘤、乳腺癌、白血病、黑色素瘤等。

药理研究证实，前胡有抗癌作用。本品对小鼠腹水癌、乳腺癌、鼻咽癌 KB 细胞、P388 白血病等均有抑制作用，其中体内对腹水癌的抑制率为 70%，对小鼠乳腺癌的抑制率为 30%～40%。本品对人的黑色素瘤和肉瘤亦有效。有资料称，本品临床常被用于防治肺癌、鼻咽癌以及耳部肿瘤等癌瘤中属痰热互结者。

【补充说明】现代药理研究表明，本品尚有祛痰、抗心肌缺血、抗心衰、扩张血管、降血压、抗血小板凝集、抗菌消炎、抗过敏、抑制溃疡、解痉、镇静、镇痛等作用。其祛痰效力同桔梗。

【用法用量】内服：煎汤，3～10g；或入丸、散。

紫 菀

【别名】青菀。

【药用部分】根及根茎。

【性味功效】辛、苦，温。归肺经。润肺下气，化痰止咳。

【传统主治】痰多喘咳，咯痰不爽，新久咳嗽，痰中带血。

【抗癌参考】肺癌、胃癌、乳腺癌、绒毛膜癌、白血病等。

从紫菀中分离出的表无羁萜醇，对小鼠艾氏腹水癌有抑瘤作用。从紫菀根的正丁醇提取部分分离出的环肽类化合物，对S180有抗肿瘤活性。紫菀中的表木栓醇对P388淋巴细胞白血病细胞的生长有抑制作用。紫菀氯环五肽J也能抗白血病。紫菀水提取物的剂量为2.50g/（kg·d）和5.00g/（kg·d）时，对荷S180小鼠的抑瘤率分别是18.94%、57.71%，且有量效依存关系。

【补充说明】现代药理研究表明，紫菀尚有祛痰镇咳、平喘、利尿、抗菌、抗病毒、抗氧化等作用。

【用法用量】内服：煎汤，5～10g；或入丸、散剂。

百 部

【别名】百部根。

【药用部分】块根。

【性味功效】甘、苦，微温。归肺经。润肺止咳，杀虫灭虱。

【传统主治】新久咳嗽，肺痨咳嗽，头虱，疥癣，阴痒。

【抗癌参考】肺癌、膀胱癌、淋巴细胞白血病、肝癌等。

体外筛选证实，本品对肿瘤细胞有抑制作用。动物体内实验亦证明，本品对肿瘤有抑制作用。从对叶百部中分离得到的3,5－二羟基－4－甲基联苯的剂量为10μg/mL时，对P388瘤株及肝癌细胞株具有抑制作用，抑制率分别达99.7%和83.6%。

【补充说明】现代药理研究表明，百部能抑制呼吸中枢及咳嗽反射，还可镇咳，并具有缓解支气管痉挛、抗寄生虫、抗菌、抗毒、镇静、镇痛等作用。它可兼治肺结核、百日咳、慢性支气管炎、慢性咽喉炎。外用本品，可防治蛲虫病、酒糟鼻、皮肤过敏瘙痒等疾病。

【用法用量】内服：煎汤，5～10g；或入丸、散。外用：适量，煎水洗，或研末调敷，或浸酒搽。

毛 茛

【别名】毛茛草。

【药用部分】全草及根。

【性味功效】辛，温。有毒。利湿退黄，散寒通滞，消肿止痛，截疟杀虫。

【传统主治】胃痛，黄疸，痈肿，疮癣。

【抗癌参考】肺癌、食管癌、贲门癌、白血病、皮肤癌、黑色素瘤等。

现代研究表明，本品具有抗癌活性。毛茛全草对动物肿瘤有抑制作用。其所含的原白头翁素，对多种肿瘤细胞有较强的抑制作用，肿瘤细胞大多呈急性坏死。本品发挥抗肿瘤功效以新鲜毛茛为好，根最佳，叶次之，以保存日久的毛茛枯枝效果最差。毛茛全草对动物肿瘤的抑制，可能是其能抑制磷酸果糖激酶的结果。其所含的毛茛苷，对各种白血病细胞均有一定的杀伤作用。在达到同样的杀伤效果时，毛茛苷的剂量要比高三尖杉酯碱高出 100 倍左右。

【补充说明】现代药理研究表明，本品尚具有抗菌、抗组胺等作用。它可兼治关节炎、关节结核、骨结核、淋巴结结核、传染性肝炎、疟疾、支气管哮喘、慢性血吸虫病等疾病。

【用法用量】本品一般不作内服。已有注射液，按其说明书肌肉注射或静脉滴注。外用：适量，捣敷患处或穴位，在局部发赤起泡时取去；或煎水洗。

【使用注意】注射时，可引起局部血管疼痛。孕妇慎用。

猫 爪 草

【别名】猫爪儿草，小毛茛。

【药用部分】块根。

【性味功效】甘、辛，温。归肺、肝经。解毒散结，化痰消肿。

【传统主治】瘰疬瘿瘤，疔疮疖肿，蛇虫咬伤。

【抗癌参考】肺癌、鼻咽癌、脑瘤、恶性淋巴瘤、白血病、甲状腺癌、乳腺癌、滑膜肉瘤、皮肤癌等。可防治癌性胸、腹水。

猫爪草有一定的抗肿瘤作用。动物实验证实，本品所含的皂苷、多糖成分，对小鼠 S180、S37、艾氏腹水癌 EAC 及人乳腺癌细胞株 MCF－T 均有抑制作用。猫爪草提取物（70% 的乙醇浸膏）不仅对上述癌株有抑制作用，而且对肿瘤坏死因子（TNF）具有较强的诱生作用。其所含的 RTG－Ⅲ，能够增强免疫细胞对肿瘤细胞 HL－60 的抑制作用。有报道称，复方三草汤（鱼腥草、仙鹤草、猫爪草等组成）加减，水煎服，每日 1 剂，可防治晚期肺癌。另有资料称，外用鲜品猫爪草，可治疗体表肿瘤。

【补充说明】现代药理研究表明，本品还具有镇咳、祛痰、抗病原微生物等作用。它可兼治肺结核、淋巴结结核、淋巴结炎、咽喉炎、疟疾等疾病。

【用法用量】内服：煎汤，15～30g。已有注射液，按其说明书使用。外用：适量，捣敷或研末调敷。

桔　梗

【别名】苦桔梗。

【药用部分】根。

【性味功效】苦、辛，平。归肺经。宣肺，利咽，祛痰，排脓。

【传统主治】咳嗽痰多，胸闷不畅，咽痛音哑，肺痈咳嗽，疮疡脓成不溃。

【抗癌参考】肺癌、鼻咽癌、鼻窦癌、眼癌、喉癌、乳腺癌、甲状腺癌、脑肿瘤、恶性淋巴瘤、睾丸癌、软组织肉瘤等。

现代药理研究表明，本品有显著的抗癌活性。本品可以延长移植肿瘤动物的寿命。用噬菌法筛选抗肿瘤细胞提示，本品有抗噬菌体作用。本品对小鼠肉瘤（腹水型）、艾氏腹水癌细胞有抑制作用。其乙醇提取物对小鼠肉瘤（腹水型）的抑制率为72.9%；其水提取物对小鼠肉瘤（腹水型）的抑制率为37.4%。桔梗石油醚部分对人类癌细胞（HT-29、HRT-18和HepG2）具有显著的细胞毒性。

【补充说明】现代药理研究表明，本品还有祛痰、镇咳、平喘、抑制胃液分泌、抗消化性溃疡、降血脂、降血压、降血糖、减慢心率、松弛平滑肌、镇静、镇痛、解热、抗炎抑菌、增强免疫、抗氧化、抗过敏和溶血等作用。它可兼治支气管炎、肺脓肿、胸膜炎、慢性咽喉炎等疾病。

【用法用量】内服：煎汤，3～10g；或入丸、散。外用：适量，烧灰研末敷。

【使用注意】用量过大易致恶心呕吐。

矮 地 茶

【别名】平地木，紫金牛。

【药用部分】全草。

【性味功效】辛、微苦，平。归肺、肝经。止咳化痰，平喘活血，清利湿热。

【传统主治】新久咳喘，湿热黄疸，血瘀经闭，风湿痹痛，跌打损伤。

【抗癌参考】慢性白血病、肺癌、胆囊癌、肝癌、消化道肿瘤等。

据《简明实用中药药理手册》介绍，国内外进行的多项抗肿瘤实验，结果均显示矮地茶中的三萜皂苷有较强的抗肿瘤活性。同科植物大叶紫金牛（走马胎）可抗鼻咽癌。

【补充说明】现代药理研究表明，本品有明显的镇咳和祛痰作用。其煎剂的祛痰作用强度与等量的桔梗相当。同时，本品还具有抗病原微生物等作用。它可兼治慢性支气管炎、肺脓肿、肺炎、肺结核咯血、神经衰弱、皮肤瘙痒等疾病。

【用法用量】内服：煎汤，10～30g，鲜品可用至60g；或入丸、散。外用：适量，捣敷或水煎洗。

常 山

【别名】黄常山。

【药用部分】根。

【性味功效】苦、辛，寒。有毒。归肺、心、肝经。涌吐痰涎，杀虫截疟。

【传统主治】痰饮，疟疾。

【抗癌参考】胃癌、肝癌、黑色素瘤等。

常山总碱对艾氏腹水癌、肉瘤S180及腹水型肝癌有抑制作用。体外试验表明，常山碱乙对艾氏腹水癌细胞呈明显抑制作用。体内试验表明，常山碱乙对小鼠艾氏腹水癌的抑瘤率为50%，对艾氏腹水癌实体型的抑瘤率为45%，对肉瘤S180的抑瘤率为45%，对小鼠黑色素瘤的抑瘤率为75%，对大鼠腹水肝癌的抑瘤率为55%，对大鼠肉瘤S45的抑瘤率为30%，对大鼠瓦克癌的抑瘤率为45%。常山碱丙在体外对艾氏腹水癌细胞也有一定的杀伤作用。

【补充说明】现代药理研究表明，本品有催吐、抗疟、抗阿米巴原虫、抗流感病毒、解热、降压、兴奋子宫等作用。

【用法用量】内服：煎汤，5～9g；或入丸、散。涌吐宜生用，截疟宜酒炒用。

【使用注意】用量不宜过大。孕妇慎用。

苍耳子

【别名】苍耳实。

【药用部分】果实。

【性味功效】辛、苦,温。有毒。归肺经。发散风寒,升阳通窍,祛风除湿,通络止痛。

【传统主治】风寒感冒,头身疼痛,鼻渊流涕,风湿痹痛。

【抗癌参考】鼻咽癌、额窦瘤、颅内肿瘤、神经系统恶性肿瘤、甲状腺癌、乳腺癌、子宫颈癌、阴茎癌、白血病、皮肤癌等。

苍耳子热水浸出液对人子宫颈癌有抑制效果。体外实验表明,本品对人子宫颈癌 JTC26 的抑制率为 50% ~ 70%。其热水浸出物对腹水型肉瘤 S180 亦有很强的抑制作用,抑瘤率为 50.2%。

【补充说明】现代药理研究表明,本品还有抗炎抑菌、镇痛、镇咳、抗病毒、抗排异、降血糖、降血压、抗氧化等作用。它可兼治急慢性鼻炎、过敏性鼻炎、牙周炎、腮腺炎等疾病。

【用法用量】内服:煎汤,3 ~ 10g;或入丸、散。外用:适量,水煎洗或捣敷。

【使用注意】过量服用易致中毒。

蛇床子

【别名】蛇床实。

【药用部分】成熟果实。

【性味功效】辛、苦,温。有小毒。归肾经。温肾壮阳,燥湿祛风,杀虫止痒。

【传统主治】肾虚阳痿,宫冷不孕,寒湿带下,湿痹腰痛,疥癣湿疮。

【抗癌参考】子宫颈癌、肛门癌、皮肤癌等。

蛇床子中的欧前胡内酯等成分,对耐药的肿瘤细胞 KBV200 具有逆转作用。其所含成分欧芹酚甲醚腹腔注射,对 BALB/C 裸鼠的人肺鳞癌和肺腺癌的瘤体生长有抑制作用。蛇床子水提取液在体内具有较强的抗肿瘤作用,能抑制肿瘤生长并延长荷瘤动物的生存天数。蛇床子水溶性提取物在

Ames 试管中，随着剂量的增加，对诱癌剂黄曲霉素 B_1 的抗诱变作用越强。蛇床子对致癌启动因子 TPA 诱发的炎症具有抑制效果。

【补充说明】现代药理研究表明，本品有雄激素样作用，并具有抗菌消炎、抗病毒、抗寄生虫、抗心律失常、扩张血管、降低血压、镇痛、局麻、镇静、催眠、促进记忆、祛痰平喘、增强免疫功能、抗变态反应、抗诱变、抗衰老、抗骨质疏松等作用。它可兼治滴虫性阴道炎、阴囊湿疹、过敏性皮炎等疾病。

【用法用量】内服：煎汤，3~9g；或入丸、散。外用：适量，煎水熏洗或研末调敷。

狼　毒

【别名】续毒。

【药用部分】根。

【性味功效】辛，平。有毒。归肝、脾经。泻水逐饮，祛痰散结，破积杀虫，除湿止痒。

【传统主治】水肿腹胀，痰、食、虫积，心腹疼痛，痈肿恶疮，瘰疬，疥癣。

【抗癌参考】食管癌、胃癌、肝癌、肠癌、肺癌、鼻咽癌、恶性淋巴瘤、甲状腺癌、乳腺癌、宫颈癌、脑胶质瘤、白血病、黑色素瘤等。

动物实验证明，狼毒对肿瘤细胞有一定抑制作用。狼毒腹腔注射和口服均能抑制 Lewis 肺癌，并对小鼠移植性肿瘤 S180、子宫颈癌 U14、肝癌有抑制作用。腹腔注射瑞香狼毒醇提液或水提液对 Lewis 肺癌的抑制率分别为 70.2% 及 59.91%。瑞香狼毒水提液对肝癌的抑制率为 36.77%，对 U14 的抑制率为 48.52%。瑞香狼毒中所含的尼地吗啉，对小鼠实体瘤路易斯肿瘤、黑色素瘤和结肠癌也显示一定的抗癌活性，对人体白血病和胃癌细胞的生长有很强的抑制作用。瑞香狼毒能抑制癌细胞的增殖和 DNA 合成。《肿瘤临证备要》载：狼毒、大枣各 500g，共煮，去狼毒，吃大枣，每次 5 枚，每日 2~3 次，可防治乳腺癌。《抗癌食物中药》载：狼毒 3g，先煎 10 分钟，打入荷包蛋 2 枚煮熟，吃蛋喝汤（不吃狼毒），每日 1 剂，分 2 次服，可防治胃癌。

【补充说明】本品尚可提高实验小鼠痛阈值、增强小肠蠕动、促进排便。它可兼治气管炎、淋巴结结核、骨结核、皮肤结核、牛皮癣、神经性皮炎及滴虫性阴道炎等疾病。

【用法用量】内服：煎汤，1~3g；或入丸、散；或制成狼毒枣、狼毒鸡蛋服。已有注射液，按其说明书使用。外用：适量，可磨汁涂、煎水洗、研末调敷或熬膏外敷。

【使用注意】本品毒性大，内服必须注意用量。孕妇忌服。慢性胃溃疡者慎用。

旋覆花

【别名】夏菊，金沸花。

【药用部分】花。

【性味功效】苦、辛、咸，微温。归肺、脾、胃、大肠经。消痰平喘，降气止呕，软坚行水。

【传统主治】痰饮蓄结，胸膈痞满，咳喘痰多，噫气呕吐，心下痞硬。

【抗癌参考】食管癌、胃癌、肺癌、乳腺癌、恶性淋巴瘤、白血病等。

从旋覆花中得到的许多倍半萜类化合物，均具有良好的细胞毒活性，对P388、KB-3、KB-V1等肿瘤细胞有显著的细胞毒活性。从旋覆花中提取得到的旋覆花内酯为抗癌的有效成分。该物质有较强的抑制癌细胞作用，其抗癌效价大于常用的化疗药5-FU。

【补充说明】现代药理研究表明，本品尚有抗病原微生物、平喘、镇咳、祛痰、利尿、兴奋中枢、抗寄生虫、抗氧化等作用。

【用法用量】内服：煎汤，3~10g（包煎）；或入丸、散服。

马钱子

【别名】番木鳖。

【药用部分】种子。

【性味功效】苦，寒。有大毒。归肝、脾经。通络止痛，散结消肿。

【传统主治】风湿顽痹，麻木瘫痪，跌打损伤，痈疽疮毒，咽喉肿痛。

【抗癌参考】食管癌、胃癌、肠癌、肛门癌、肝癌、肺癌、鼻咽癌、甲状腺癌、乳腺癌、宫颈癌、子宫体癌、恶性淋巴瘤、白血病、脑肿瘤、骨肿瘤、皮肤癌、骨髓肿瘤等。可缓解癌性疼痛。

动物试验证明，本品有抗肿瘤作用。本品对小鼠 S180 及白血病细胞有抑制作用。体外试验表明，本品对肿瘤细胞有抑制活性。通过体外培养肿瘤细胞发现，其所含的异士的宁及其氮氧化合物，对肿瘤细胞株具有抑制生长和抑制形态损伤作用。其机制可能是这些化合物具有抑制肿瘤细胞的蛋白质合成作用，而不是直接作用。有人曾用本品治疗食管癌 54 例，其中有效 45 例、无变化 5 例、恶化 3 例、死亡 1 例。

【补充说明】现代药理研究证明，本品还可兴奋脊髓、脑神经，提高味、触、听、视觉感官功能。其还具有镇痛、镇咳、祛痰、平喘、抗炎抑菌、抗心律失常、改善微循环、抗血栓、提高肌张力等作用。它可兼治面神经麻痹、小儿麻痹后遗症、再生障碍性贫血等疾病。

【用法用量】内服：0.3～0.6g，炮制后入丸、散用。马钱子酊和士的宁注射液，按其说明书使用。外用：适量，研末吹喉或调敷。

【使用注意】内服不宜生用及多服、久服。本品所含有毒成分能被皮肤吸收，故外用面积不宜过大。孕妇禁用。

木鳖子

【别名】木蟹，土木鳖。

【药用部分】种子。

【性味功效】苦、微甘，凉。有毒。归肝、脾、胃经。攻毒疗疮，散结消肿。

【传统主治】疮疡肿毒，乳痈，瘰疬，痔漏，干癣，秃疮，风湿痹痛，筋脉拘挛。

【抗癌参考】鼻窦癌、鼻咽癌、食管癌、胃癌、肠癌、皮肤癌、白血病、脑肿瘤、乳腺癌、膀胱癌等。

木鳖子皂苷为齐墩果烷型三萜皂苷。体外试验表明，木鳖子皂苷对艾氏腹水癌细胞有细胞毒作用。木鳖子皂苷体内对小鼠肉瘤 180 腹水型及肝癌实体瘤有抑制作用。在试管内，木鳖子对白血病细胞有明显的抑制活性。其乙醇提取物对小鼠肉瘤 S180（腹水型）的抑制率为 21.8%。

【补充说明】现代药理研究表明，本品还有降压、抗炎等作用。

【用法用量】内服：煎汤，0.9～1.2g，多入丸，散用。外用：适量，研末，用油或醋调涂；或煎水熏洗。

【使用注意】孕妇忌服。

千金子

【别名】续随子。

【药用部分】种子。

【性味功效】辛，温。有毒。归肝、肾、大肠经。逐水消肿，破血消癥，攻毒杀虫。

【传统主治】水肿，痰饮，积滞胀满，二便不利，癥瘕，经闭，恶疮肿毒，顽癣，疣赘。

【抗癌参考】白血病、鼻咽癌、肺癌、喉癌、食管癌、贲门癌、肝癌、胆囊癌、乳腺癌、皮肤癌、脑瘤等。可防治癌性胸、腹水。

动物体内筛选证实，本品对肿瘤有抑制作用。千金子提取物具有较高的抗癌活性。其乙醇提取物对肉瘤 S180 的抑制率为 68.2%；其热水提取物为 90.2%。其甲醇提取物体外对人红白血病细胞、单核细胞性白血病细胞、急性淋巴细胞白血病细胞和 Hela 细胞、肝癌细胞均有抑制效应。本品甲醇提取物对小鼠进行灌胃给药，结果表明其对 S180、EAC 也有抑制活性。千金子的抗癌活性与其所含的巨大戟二萜醇 – 3、棕榈酸酯等成分有关。在临床上，用千金子霜防治白血病，已取得较好疗效。

【补充说明】现代药理研究表明，本品还有致泻（强度为蓖麻油的 3 倍）、利尿、抗炎、镇痛、镇静等作用。

【用法用量】内服：1～2g，去壳、去油用，多入丸、散服。外用：适量，捣敷或研末调敷。

【使用注意】孕妇忌服。

牵牛子

【别名】黑丑，白丑。

【药用部分】种子。

【性味功效】苦，寒。有毒。归肺、肾、大肠经。泻火通便，行气消痰，杀虫攻积。

【传统主治】水肿胀满，二便不通，痰饮积聚，气逆喘咳，虫积腹痛。

【抗癌参考】肺癌、食管癌、胃癌、肠癌、肝癌等。可防治癌性腹水。

体外试验证明，本品有抑制肿瘤细胞的作用，其抑制率可达 50% ～ 70%。《当代中医师灵验奇方真传》载：生黑牵牛 20g，生五灵脂、生香附子、生广木香各 10g，共研细末，白米醋糊为丸，绿豆大，阴干收藏，口服，每次 10g，生姜汁送服，每日 3～4 次，小儿减半，可防治多种癌症。

【补充说明】现代药理研究证明，本品还有利尿、致泻、驱虫等作用。它可兼治肾性水肿、肝硬化腹水。本品研末，用鸡蛋白调搽，可治雀斑。

【用法用量】内服：煎汤，3～6g（有的治肺癌方用至 30g）；或入丸、散服，每次 1.5～3g。

【使用注意】孕妇忌用。不宜与巴豆、巴豆霜同用。

芫　花

【别名】杜芫。

【药用部分】花蕾。

【性味功效】苦、辛，温。有毒。归肺、脾、肾经。泻水逐饮，祛痰止咳，解毒杀虫。

【传统主治】水肿胀满，胸腹积水，痰饮积累，气逆喘咳，顽癣，头疮，痈肿。

【抗癌参考】子宫体癌、子宫颈癌、直肠癌、淋巴肉瘤、白血病、皮肤癌等。可防治癌性腹水。

从芫花花部的甲醇提取物中分离得到的 2 种强力抗 P388 淋巴细胞白血病的二萜化合物——芫花瑞香宁和芫花萜，在体内低剂量（0.8mg/kg）时，即显强力抑制活性，其 T/C 值分别为 175% 和 151%。研究还表明，芫花瑞香宁与芫花萜均可抑制 P388 癌细胞核酸与蛋白质的合成。芫花萜对多种癌细胞有较强的抑制活性。对 DNA 拓扑异构酶 I 的抑制作用，可能是其抗癌的机制。芫花萜和芫花酯乙对人黑色素瘤细胞 A375 有明显的抑制活性。有资料称，本品广泛用于防治各种肿瘤。

【补充说明】现代药理研究表明，本品还有利尿、镇痛、镇静、镇咳、祛痰、抗菌、抗生育等作用。它可兼治晚期血吸虫腹水、肝硬化腹水、渗出性胸膜炎等疾病。

【用法用量】内服：煎汤，1.5～3g；散剂，每次 0.6～1g，每日 1 次。外用：适量，研末调敷或煎水洗。

【使用注意】孕妇忌用。不宜与甘草同用。

芫花根

【别名】黄大戟。

【药用部分】根。

【性味功效】辛、苦，温。有毒。归肺、脾、肝、肾经。逐水泄湿，解毒疗疮，散结消肿。

【传统主治】水肿，瘰疬，乳痈，痔漏，疥疮，风湿痹痛，跌打损伤。

【抗癌参考】子宫颈癌、恶性葡萄胎、白血病等。

研究结果表明，芫花根总黄酮（TFRD）具有显著的抗肿瘤活性。其抗肿瘤活性是通过对肿瘤细胞的选择毒性和提升机体免疫力实现的。芫花根所含的芫花萜在 $20\mu g/kg$ 剂量时，对小鼠 P388 白血病有显著的抑制作用。

【补充说明】现代药理研究表明，本品还有兴奋子宫、扩张冠状血管等作用。

【用法用量】内服：煎汤，1.5～4.5g；捣汁或入丸、散。外用：适量，捣敷，或研末调敷，或熬膏涂。

【使用注意】孕妇忌服。反甘草。

大 戟

【别名】下马仙，京大戟。

【药用部分】根。

【性味功效】苦，寒。有毒。归肺、脾、肾经。泻水逐饮，消肿散结，攻毒疗疮。

【传统主治】水肿腹水，饮停胸胁，痰浊阻肺，肿胀喘满，瘰疬，痈肿疮毒。

【抗癌参考】食管癌、肝癌、胰腺癌、肛门癌、甲状腺癌、子宫癌、乳腺癌、白血病、皮肤癌等。

体外试验表明，本品对肿瘤细胞有抑制作用，抑制率达 70%～90%。红牙大戟热水提取物对子宫颈癌 JTC26 的抑制率可达 70%～90%。源于《外科正宗》的中成药紫金锭，即含有大戟。近年研究已肯定紫金锭也具有抗癌作用，并常应用在食管癌、胰腺癌、乳腺癌等恶性肿瘤的治疗中。

【补充说明】现代药理研究证明，本品还对肺炎球菌、链球菌、痢疾杆菌等有抑制作用。它可兼治肝硬化腹水及晚期血吸虫腹水。

【用法用量】内服：煎汤，1.5~3g；或入丸、散服。外用：适量，研末或熬膏敷，或煎水熏洗。

【使用注意】孕妇忌服。反甘草。

甘　遂

【别名】甘泽。

【药用部分】块根。

【性味功效】苦，寒。有毒。归肺、肾、大肠经。泻水逐饮，消肿散结。

【传统主治】水肿胀满，胸腹积水，风痰癫痫，气逆喘咳，二便不利，疮痈肿毒。

【抗癌参考】鼻咽癌、肺癌、胸膈肿瘤、食管癌、胃癌、肠癌、肝癌、胰腺癌、乳腺癌、白血病、恶性黑色素瘤、皮肤癌等。可防治癌性胸、腹水。

甘遂提取物对小鼠移植瘤细胞 Hep、S180 有明显抑制作用，也对人上皮样肝癌 BEL7402 细胞生长具有显著的抑制作用，而且抑制效果随提取物浓度的增加而递增。甘遂的脱蛋白水溶液，用 5% 葡萄糖注射液稀释作静脉注射，对肺部鳞癌、未分化癌及恶性黑色素瘤有效，肿瘤细胞多呈急性坏死。甘遂所含的甘遂素 A、甘遂素 B，均有抗白血病的作用。

【补充说明】现代药理研究表明，甘遂生用泻下作用较强，毒性也较大；醋制后泻下作用和毒性均有所减轻。甘遂尚有利尿、抗病毒、抗生育、镇痛等作用。

【用法用量】内服：煎汤，0.5~1.5g。炮制后多入丸、散用。外用：适量，研末调敷。

【使用注意】孕妇忌用。

甘　松

【药用部分】根及根茎。

【性味功效】辛、甘，温。归脾、胃经。行气止痛，开郁醒脾。

【传统主治】 脘腹胀痛，不思饮食，牙痛，脚肿。

【抗癌参考】 贲门癌、皮肤癌、白血病等。

《简明实用中药药理手册》云，本品具有细胞毒活性的抗癌作用。甘松中的倍半萜类物质对小鼠白血病 P388 细胞有细胞毒性。甘松过氧化物对 FM3A 细胞、异甘松过氧化物对 KB 细胞均有细胞毒活性。

【补充说明】 现代药理研究表明，本品还有镇静安定、抗溃疡、抗心律不齐、抗心肌缺血、调节血压、抗惊厥、抑菌等作用。它可兼治癔症性神经衰弱等多种神经疾患。

【用法用量】 内服：煎汤，3~6g；或入丸、散。外用：适量，泡汤漱口、煎汤洗脚或研末敷。

骆驼蓬

【别名】 骆驼蒿。

【药用部分】 种子或全草。

【性味功效】 辛、苦，凉。归心、肝、肺经。宣肺止咳，通经活络，祛风除湿，解毒消肿。

【传统主治】 咳嗽气喘，风湿痹痛，心慌气短，头痛，头晕，月经不调，无名肿毒。

【抗癌参考】 食管癌、贲门癌、胃癌、肠癌、宫颈癌、鼻咽癌、肝癌、白血病、网状细胞肉瘤等。

经试验证明，骆驼蓬水、醇提取物对大鼠 W256 和小鼠 EAC 有一定抑制作用。本品所含的哈梅灵和哈尔明碱，对小鼠肝癌、网状细胞肉瘤 LID、S180 等瘤株均有肯定的抑制作用。用小鼠移植性肿瘤和裸鼠异体移植人肿瘤模型的研究表明，骆驼蓬总碱对小鼠 S180 及裸鼠移植人鼻咽癌（CNF2）和人（BEL7402）肝癌均有抗肿瘤作用。研究还发现，骆驼蓬总碱与顺铂或阿霉素合用，具有协同抗肿瘤作用。骆驼蓬种子混合生物碱能抑制 Hela 细胞的生长。本品种子中吲哚生物碱的抗肿瘤作用效能更高。对从骆驼蓬种子中提取出来的生物碱（2A－1、2B－2）进行体外抑癌试验，结果表明生物碱对癌细胞 L1210 和 K562 均有明显的抑制作用，且强度和药物浓度呈正相关。本品种子所含的去氢骆驼蓬碱、骆驼蓬碱对人胃癌细胞系 BGC823、人大肠癌细胞系 LoVo、人宫颈癌细胞系 Hela 以及小鼠肉瘤细胞

S180 均有明显的生长抑制作用。据《毒药本草》介绍，骆驼蓬种子总生物碱片或注射液单用，可防治多种恶性肿瘤。

【补充说明】现代研究表明，本品尚有兴奋中枢、减缓心率、降血压、保护胃黏膜、抗菌、抑制细胞免疫及体液免疫等作用。它可兼治气管炎、风湿性关节炎等疾病。

【用法用量】内服：煎汤，全草 3 ~ 6g，种子 1.5 ~ 3g；研末，0.6g。外用：适量，鲜品捣敷或煎水洗。

贯　众

【别名】贯仲。

【药用部分】根茎。

【性味功效】苦，微寒。有小毒。归肝、胃经。清热解毒，凉血止血，杀虫驱虫。

【传统主治】风热感冒，热毒疮疡，斑疹，疟腮，血热出血，虫积腹痛。

【抗癌参考】鼻咽癌、肺癌、胃癌、肠癌、肝癌、宫颈癌、绒毛膜上皮癌、卵巢癌、乳腺癌、脑瘤、白血病等。

现代研究表明，贯众有抗肿瘤作用。贯众提取物（DCN）对体外培养的人肝癌细胞有抑制活性。间苯三酚类化合物是绵马贯众抗肿瘤的有效成分。它对小鼠 P388 白血病和 Lewis 肺癌有明显的抑制活性。经临床证明，其粗制剂对卵巢癌有效。本品粗制剂腹腔注射对 ARS 腹水型、U14 子宫颈癌、S180 肉瘤、B22 脑瘤、Lewis 肺癌、MA 乳腺癌、P388 白血病腹水型有效；口服对 MA737 乳腺癌有抑制作用，抑制率为 58.2%。实验结果表明，贯众间苯三酚类化合物有抑制肿瘤细胞呼吸、损伤线粒体、干扰肿瘤细胞能量代谢及抑制肿瘤生长的作用。绵马贯众素在杀伤癌细胞的同时，能够不损伤宿主的骨髓造血细胞。

【补充说明】现代药理研究表明，本品尚有抗菌、抗病毒、驱虫、护肝、收缩子宫、抗早孕、刺激肠道平滑肌、止血、抗凝等作用。它可预防麻疹、流感、流脑、乙脑，还可兼治咽喉炎、扁桃体炎、颈淋巴结结核、病毒性肝炎、病毒性肠炎、病毒性肺炎、病毒性心肌炎、病毒性角膜炎、上消化道出血、乳糜尿等疾病。

【用法用量】内服：煎汤，5~10g（有资料称大剂量可用至 30g）；或入丸、散。外用适量，研末调敷。

【使用注意】杀虫及清热解毒宜生用，止血宜炒炭用。紫萁贯众无毒，绵马贯众有小毒，用量不宜过大。孕妇忌用。

管 仲

【别名】番白叶。

【药用部分】全草。

【性味功效】苦、涩，寒。归胃、肺、大肠经。清热解毒，涩肠止泻，凉血止血。

【传统主治】赤白下痢，肠风下血，肺痨咯血，吐血，衄血，崩漏带下，外伤出血，疔疮，烫烧伤。

【抗癌参考】恶性淋巴瘤等。

管仲根水提取物对小鼠腹水型大细胞淋巴瘤有抗肿瘤作用。

【补充说明】现代药理研究表明，本品尚具有抗菌、降血糖的作用。它可兼治消化道、上呼吸道出血，贫血，菌痢，阿米巴痢疾等疾病。本品为蔷薇科植物。《本草纲目》将"贯众"别名也叫管仲，但"贯众"为鳞毛蕨科植物，与本品不同。

【用法用量】内服：煎汤，15~30g；或研末；或浸酒。外用：适量，捣敷或研末撒。

葫 芦

【别名】葫芦壳。

【药用部分】果皮。

【性味功效】甘，平。归肺、肾、脾经。利水消肿，通淋散结，利湿退黄。

【传统主治】水肿鼓胀，淋证，黄疸。

【抗癌参考】鼻咽癌、鼻腔癌、肝癌、乳腺癌、卵巢癌等。可防治癌性胸、腹水。

早在 20 世纪 50 年代初，葫芦科植物便被发现有较强的抗癌作用。其有效成分为葫芦素。葫芦素 B 及葫芦素 B、葫芦素 E 混合物对实体瘤 S180

和肝癌有抑制作用，对 S37 的抑制率为 57.0% ，对 S180 腹水癌、艾氏腹水癌和网状细胞腹水瘤有显著抑制作用。体外实验表明，葫芦素 B 可抑制人乳腺癌细胞系 MCF – 7 的增殖，还可引起 S 期和 G2/M 期阻滞，诱导乳腺癌细胞凋亡。葫芦素 B、葫芦素 D 对体外 KB 细胞与 Hela 细胞均有明显的抑制作用（ED_{50} 为 1 ~ 0.005μg/mL）。葫芦素 D 对 S37、Blank 肉瘤也有抑制作用。

【补充说明】现代药理研究表明，本品尚有增强免疫功能、护肝、抗炎、避孕等作用。它可兼治肝硬化腹水、血吸虫病腹水等疾病。

【用法用量】内服：煎汤，15 ~ 30g，鲜品加倍。

胡 芦 巴

【别名】葫芦巴。

【药用部分】成熟种子。

【性味功效】苦，温。归肾、肝经。温肾助阳，散寒止痛。

【传统主治】肾阳不足，寒气凝滞，寒疝腹痛，腹胁胀痛，足膝冷痛，寒湿脚气，阳痿滑泄，精冷囊湿。

【抗癌参考】乳腺癌、白血病、鼻咽癌、肠癌、睾丸肿瘤等。

本品所含的番木瓜碱对淋巴细胞白血病 L1210 有显著抗癌活性，对 P388 也有一定活性。葫芦巴碱具有抗癌作用。在剂量为 12.5mg/kg 时，葫芦巴碱对白血病 P388 小鼠的生命延长率为 31% 。胡芦巴中的成分能抑制人白血病 HL – 60 细胞生长，诱导 HL – 60 细胞凋亡。胡芦巴对鼻咽癌细胞的抑制率为 21% ~ 55% 。

【补充说明】现代药理研究表明，本品尚有降血糖、降血脂、利尿、强心、抗生育和刺激毛发生长等作用。本品属豆科植物，与含有葫芦素的葫芦科植物葫芦不同。

【用法用量】内服：煎汤，5 ~ 10g；或入丸、散。

海 金 沙

【别名】海金砂，左转藤。

【药用部分】孢子、蔓藤或根茎。

【性味功效】甘、咸，寒。归膀胱、小肠经。清热解毒，利尿通淋，止痛消肿。

【传统主治】淋证，水肿，白浊，白带，痈肿。

【抗癌参考】膀胱癌、肾盂癌、肾癌、肝癌、乳腺癌等。

体外试验噬菌体法提示，本品对肿瘤细胞有抑制作用。体外试验证明，本品对癌细胞生长有抑制作用。

【补充说明】现代药理研究表明，本品尚有抗菌消炎、利胆、镇痛和生发等作用。它可兼治上呼吸道感染、菌痢、肠炎、黄疸型肝炎、尿道炎、尿路结石、急性乳腺炎等疾病。有资料将海金沙（孢子）与海金沙藤（全草）分为2种药，其实两者性能、功效相似。

【用法用量】内服：煎汤，海金沙（包煎）9～15g，治黄疸；痈肿可用至30g。海金沙藤15～30g，鲜品30～60g。外用：适量，全草煎汤洗或捣敷。

棉花根

【别名】土黄芪。

【药用部分】根。

【性味功效】甘，温。归肺、脾、肝经。补中益气，止咳平喘，调经止血。

【传统主治】气虚乏力，肺虚咳喘，月经不调，崩漏，脱肛，体虚浮肿。

【抗癌参考】食管癌、贲门癌、胃癌、肝癌、肺癌、喉癌、恶性淋巴瘤、睾丸精原细胞瘤、睾丸畸胎瘤、乳腺癌、膀胱癌、黑色素瘤等。

本品的抗癌活性主要与其所含的棉酚有关。试验表明，棉酚对吉田肉瘤有显著抑制作用，对艾氏腹水癌、黑色素瘤也有一定效果。在实验性移植瘤中，棉酚对小鼠艾氏腹水癌、肉瘤37、肉瘤180，大鼠腹水型肝肿瘤、瓦克氏癌肉瘤及小鼠乳腺癌也有一定作用。其中，棉酚对小鼠艾氏腹水癌及S180的抑制率分别为40%与62%。棉酚衍生物棉酚钠、巴比妥棉酚、棉酚锑、氨基乙磺酸棉酚，均对动物肝癌、瓦克癌W256有抑制作用。取棉酚后的棉花根皮剩余物对瓦克癌256亦有抑制作用。这说明了棉花根皮中抗肿瘤的成分不只棉酚一种。有人用棉酚片治疗胃癌（88例）、食管癌（15例）、贲门癌（15例）、肺癌（14例）、肝癌（8例）等多种肿瘤149

例。在可作疗效评价的 133 例中，显效 15 例、有效 64 例。

【补充说明】现代药理研究表明，本品尚有止咳、祛痰、平喘、抗菌消炎、抗病毒、抗寒、抗过敏、止痛、抗生育、收缩子宫等作用。它可兼治慢性气管炎、慢性肝炎、贫血、子宫脱垂、乳糜尿等疾病。据报道，本品可代替黄芪使用。

【用法用量】内服：煎汤，15～30g。已有片剂、糖浆、注射液，按其说明书使用。

【使用注意】孕妇忌服。本品所含棉酚有杀精的作用。

棉花子

【别名】木棉子。

【药用部分】种子。

【性味功效】辛，热。有毒。归肾、脾经。补肾强腰，暖胃止痛，止血，催乳。

【传统主治】肾虚腰痛，足膝无力，阳痿，遗尿，乳汁缺少，胃痛，便血，崩漏，带下。

【抗癌参考】肺癌、食管癌、贲门癌、胃癌、肝癌、胰腺癌、乳腺癌、膀胱癌、黑色素瘤等。

棉花子也含有棉酚成分，而棉酚及其衍生物对多种癌症都有抑制作用（详见棉花根）。棉酚是一种低毒的萘类化合物。它可被肿瘤细胞中的 Thyrozinase 酶转化为高毒的棉酮类化合物，从而抑制瘤细胞的生长，杀伤癌细胞。

【补充说明】现代药理研究表明，棉花子还有抗生育等作用。《现代实用中药》称，本品有促进母乳分泌之效。《本草纲目拾遗》称，本品 9～12g，每日煎汤 1 碗，空腹服，连用三四日，可治盗汗不止。

【用法用量】内服：煎汤，9～15g；或入丸、散。外用：适量，煎水熏洗。

独 活

【别名】大活。

【药用部分】根。

【性味功效】辛、苦，微温。归肾、膀胱经。祛风除湿，通痹止痛，解表。

【传统主治】风寒湿痹，腰膝重痛，少阴头痛，皮肤瘙痒。

【抗癌参考】骨肉瘤、皮肤癌、乳腺肿瘤、宫颈癌等。

现代研究表明，本品有抗肿瘤的药理作用。其所含的呋喃香豆素类成分，如香柑内酯和花椒毒素具有抑制 Hela 细胞（人宫颈癌细胞）的作用。花椒毒素、香柑内酯等物质对艾氏腹水癌细胞有杀伤作用。其所含的东莨菪素，能抑制化学物质诱发的大鼠乳腺肿瘤的生长。

【补充说明】现代药理研究表明，本品尚有抗炎抑菌、镇痛、镇静、催眠、解痉、扩张血管、降压、抑制血小板聚集、兴奋呼吸中枢等作用。本品与羌活均治风寒湿痹。一般痛在下半身者，常用本品；痛在上半身者，常用羌活；一身尽痛者，两者常相须为用。

【用法用量】内服：煎汤，3～10g；或浸酒；或入丸、散。外用：适量，煎水洗。

丁公藤

【别名】包公藤。

【药用部分】藤茎。

【性味功效】辛，温。有小毒。归肝、脾、胃经。祛风除湿，消肿止痛。

【传统主治】风湿痹痛，半身不遂，跌打损伤，瘀肿疼痛。

【抗癌参考】白血病、鼻咽癌等。

现代研究表明，本品所含的东莨菪素（包公藤素）有抗肿瘤作用。在体内，东莨菪素对小鼠淋巴细胞白血病有抑制作用；在体外，对鼻咽癌 9KB 的 ED_{50} 为 $100\mu g/mL$。

【补充说明】现代药理研究表明，本品尚有抗炎、镇痛、抑制副交感（缩瞳）、强心、增强全身性免疫功能及发汗等作用。《本草拾遗》将"南藤"称为"丁公藤"，但南藤与本品不属同科植物，虽功用相似，但实为两物，不可混淆。

【用法用量】内服：煎汤，3～6g；或浸酒。外用：适量，浸酒外搽。

【使用注意】孕妇忌服。

狗　脊

【别名】金毛狗脊。

【药用部分】根茎。

【性味功效】苦、甘，温。归肝、肾经。祛风湿，补肝肾，强腰膝，温养固摄，止血生肌。

【传统主治】风湿痹痛，腰膝酸痛，足软无力，尿频，遗尿，遗精，白带，金疮跌损。

【抗癌参考】骨肉瘤、癌性骨折、乳腺癌、子宫颈癌等。

用噬菌体法筛选表明，金毛狗脊有抗噬菌体作用。这提示本品对肿瘤细胞有抑制作用。

【补充说明】现代药理研究表明，本品尚有抗血小板聚集、增加心肌血流量、抗炎、抗风湿、降血脂等作用。

【用法用量】内服：煎汤，6～12g；或浸酒；或入丸、散服。外用：适量，鲜品捣敷。

天山雪莲花

【别名】雪莲。

【药用部分】带花全株。

【性味功效】苦、辛，热。有毒。温肾助阳，祛风胜湿，通经活血。

【传统主治】阳痿，腰膝软弱，风湿痹证，月经不调，经闭痛经，小腹冷痛，寒饮咳嗽。

【抗癌参考】肝癌等。

天山雪莲花所含的黄酮类化合物，如4',5,7 - 三羟基3,6 - 二甲氧基黄酮和粗毛豚草素，均可明显抑制腹水型肝癌和肉瘤 S180 癌细胞的 DNA 合成。两者对腹水型肝癌细胞 DNA 合成的 ID_{50} 为 70.8μg/mL 和 116μg/mL，强于对肉瘤 S180 的抑制作用。天山雪莲花生物碱对 L7712 癌细胞 DNA 合成的 ID_{50} 为 51.7g/mL。本品总生物碱80g/mL 对肿瘤细胞 DNA、RNA 和蛋白质均有显著的抑制作用，24 小时作用的抑制率均在 80% 以上；对 RNA 合成的抑制方式可能是模板损伤型。用天山雪莲花的甲醇提取物涂抹肿瘤，可明显延缓癌细胞的形成，且对肿瘤有抑制作用。

【补充说明】 现代药理研究表明，本品尚有抗炎、镇痛、降压、增强心肌收缩力、增加心排血量、兴奋子宫、终止妊娠、抗氧化等作用。本品可兼治风湿性关节炎。本品同科植物绵头雪莲花、鼠曲雪莲花、水母雪莲花等，都可作为雪莲花入药，且与本品效用相似。但本品有毒，故服用量较小。

【用法用量】 内服：煎汤，0.6~1.5g；或酒浸服。外用：适量。

【使用注意】 孕妇忌服。过量服用可致中毒。

仙鹤草根芽

【别名】 狼牙草根芽。

【药用部分】 带有不定芽的根茎。

【性味功效】 苦，微寒。归大肠经。杀虫。

【传统主治】 绦虫病。

【抗癌参考】 阴道癌、脑瘤、黑色素瘤等。

有研究表明，本品醇溶性成分能使癌细胞核分裂减少，退变坏死严重，胞质呈网状或空泡状，严重者可致核破裂和核固缩及多聚核蛋白体解聚。仙鹤草根芽对小鼠肉瘤 S180、脑瘤 B22、艾氏腹水癌、黑色素瘤 B16、大鼠瓦克癌 W256 等多种癌细胞均有良好的抑制效果。这主要是因其具有细胞毒的功能。

【补充说明】 本品可兼治滴虫性肠炎。

【用法用量】 内服：不宜入煎；粉剂，成人 30~50g，小儿 0.7~0.8g/kg，晨空腹 1 次服。浸膏、鹤草酚结晶和鹤草酚粗芯片，按其说明书使服。外用：适量，捣敷。

凌 霄 花

【别名】 紫葳。

【药用部分】 花。

【性味功效】 甘、酸，寒。归肝、心包经。破瘀通经，凉血祛风。

【传统主治】 血瘀经闭，癥瘕积聚，跌打损伤，风疹，皮肤瘙痒，便血，崩漏。

【抗癌参考】 肝癌等。

据多种文献介绍，本品具有抗癌的药理作用。亦有临床报道，应用凌霄花治疗原发性肝癌取得了一定疗效。

【补充说明】现代药理研究表明，本品尚有抑菌抗炎、抗血栓形成、抗溃疡、降胆固醇、止咳等作用。它可兼治胃肠道息肉、急性胃肠炎、红斑狼疮、酒渣鼻、荨麻疹等疾病。

【用法用量】内服：煎汤，3～10g；或入散剂。外用：适量，研末调涂或煎汤熏洗。

【使用注意】孕妇忌用。

亚 乎 奴

【别名】亚乎鲁。

【药用部分】全株。

【性味功效】甘、苦，温。归肝、脾经。消肿止痛，止血生肌。

【传统主治】外伤肿痛，创伤出血，风湿疼痛。

【抗癌参考】鼻咽癌等。

现代药理研究发现，亚乎奴对癌细胞的生长有抑制作用。其所含的锡生藤碱对人体鼻咽癌（KB）细胞有细胞毒活性，ED_{50} 为 1.1～3.8μg/mL。其所含的轮环藤碱对 Hela 人体癌（HE）细胞有细胞毒活性，ED_{50} 为 12μg/mL。

【补充说明】现代药理研究表明，本品尚有松弛骨骼肌的作用。现有用其提取物锡生藤碱，作手术麻醉肌松剂的报道。

【用法用量】内服：煎汤，9～15g。外用：适量，鲜品捣敷，或干粉外敷，或用酒、蛋清调敷。

【使用注意】重症肌无力患者禁服。

土 麦 冬

【别名】山麦冬，湖北麦冬。

【药用部分】块根。

【性味功效】甘、微苦，微寒。归心、肺、胃经。养阴生津，润肺清心。

【传统主治】肺燥干咳，虚劳咳嗽，津伤口渴，心烦失眠，肠燥便秘。

【抗癌参考】肝癌等。

研究证明，山麦冬多糖对小鼠原发性肝癌实体瘤有一定的抑制作用。短葶山麦冬皂苷 C 能抑制 S180 肉瘤和腹水癌的生长。

【补充说明】现代药理研究表明，本品尚有镇静、镇痛、增强免疫、抗炎、强心扩冠、抗心肌缺血、抗心律失常、耐缺氧等作用。

【用法用量】内服：煎汤，10～15g。

菟丝子

【别名】菟丝实。

【药用部分】种子。

【性味功效】辛、甘、平。归脾、肝、肾经。滋补肝肾，固精缩尿，安胎，明目，益脾止泻。

【传统主治】阳痿遗精，遗尿尿频，腰膝酸软，目昏耳鸣，肾虚胎漏，胎动不安，脾肾虚泻。

【抗癌参考】肾癌、骨癌、胃癌、鼻咽癌、肺癌、原发性肝癌、皮肤癌等。可防治放、化疗所致的白细胞减少症。

本品具有抗肿瘤作用。实验证明，本品对艾氏腹水癌有抑制作用，能够抑制癌细胞 DNA 的合成，并随剂量增加而作用增强。本品的热水提取物对 7,12－二甲基苯并蒽（DMBA）引起的小鼠皮肤刺瘤和恶性肿瘤有抑制作用，能明显地延缓刺瘤的生长和恶性肿瘤的扩散。本品所含的维生素 A 能阻止致癌物与 DNA 的紧密结合，从而修复 DNA 损伤，阻止肿瘤生长。

【补充说明】现代药理研究表明，本品尚有增强免疫功能、抗氧化、抗衰老、抗菌、保肝、增强离体蟾蜍心肌收缩力、促进离体狗肠管运动、兴奋离体子宫等作用。它可兼治糖尿病、子宫脱垂、男性不育症、乳糜尿等疾病。外用本品，可治白癜风。

【用法用量】内服：煎汤，6～12g；或入丸、散；或泡酒。外用：适量，炒研调敷。

补骨脂

【别名】破故纸。

【药用部分】果实。

【性味功效】辛、苦，温。归肾、脾经。补肾壮阳，固精缩尿，温脾止泻，纳气平喘。

【传统主治】肾虚阳痿，遗精早泄，腰膝冷痛，遗尿尿频，肾虚作喘，五更泄泻。

【抗癌参考】食管癌、胃癌、肝癌、结肠癌、直肠癌、骨肉瘤、甲状腺癌、肺癌、鼻咽癌、膀胱癌、肾癌、脑瘤、急性白血病、皮肤癌、宫颈癌、乳腺癌、睾丸精原细胞瘤等。可防治放、化疗引起的白细胞减少症。

补骨脂所含的多种成分，均具有抗肿瘤活性。补骨脂挥发油、补骨脂素对多种癌瘤细胞有选择性抑制和杀伤作用，并有放射增敏作用。补骨脂对 KB 细胞、Hela 细胞、小鼠肉瘤、艾氏腹水癌等均有抑制作用。体外试验表明，补骨脂素（250μg/mL）对小鼠肉瘤 S180 细胞有高效杀伤作用。补骨脂素对人黏液表皮样癌的生长有较强抑制作用，抑制率为 79.1%。用补骨脂素（0.05mg/mL）给小鼠腹腔注射 0.2mL，每日 1 次，连续 10 日，对小鼠移植性肿瘤的抑制率分别为：肉瘤 S180 为 40.2%、艾氏腹水癌（EAC）为 68.0%、肝癌 H22 为 20.5%。补骨脂素对乳腺癌有防治作用。补骨脂素类在加长波紫外线的照射下，抗癌作用会增强。

【补充说明】现代药理研究表明，本品尚有增强免疫、抗衰老、升高白细胞、促进骨髓造血、止血、扩张冠脉、兴奋心脏、护肝、清除自由基、抗着床、抗早孕、抗菌、杀虫、兴奋平滑肌等作用。外用本品，可促使皮肤色素新生。本品酒浸外涂，可治白癜风、斑秃、鸡眼。

【用法用量】内服：煎汤，6～10g；或入丸、散。已有注射液，按其说明书使用。外用：适量，制成酊剂或浸酒涂。

仙　茅

【别名】仙茅参。

【药用部分】根茎。

【性味功效】辛，热。有毒。归肾、肝、脾经。温肾壮阳，祛寒除湿。

【传统主治】阳痿精冷，小便频数，腰膝冷痹，筋骨痿软，须发早白，目昏目暗。

【抗癌参考】肺癌、鼻咽癌、肠癌、肝癌、乳腺癌、子宫颈癌、子宫体癌、前列腺癌、白血病等。

仙茅的丙酮提取物对艾氏腹水癌实体型瘤有抑制作用。其醇提取物具有抗癌活性。仙茅所含的石蒜碱能抑制小鼠腹水癌细胞的无氧酵解。由于癌细胞一般以无氧酵解为能量的主要来源，故可认为仙茅对癌细胞的糖代谢有一定干扰功效。

【补充说明】现代药理研究表明，本品兴奋性机能作用较强。仙茅还具有抗骨质疏松、增强免疫功能、抗突变、抗衰老、保肝、镇静、催眠及抗惊厥等作用。它可兼治精液不液化、神经衰弱、更年期综合征、风湿性关节炎等疾病。

【用法用量】内服：煎汤，3～10g；或酒浸；或入丸、散。外用：适量，捣敷。

【使用注意】本品燥烈有毒，不宜久服。

巴戟天

【别名】巴戟。

【药用部分】根。

【性味功效】辛、甘，微温。归肾、肝经。补肾阳，强筋骨，祛风湿。

【传统主治】肾虚阳痿，遗精早泄，宫冷不孕，月经不调，少腹冷痛，小便频数，腰膝酸软，风湿痹痛。

【抗癌参考】肺癌、白血病、多发性骨髓瘤、胃癌、肝癌、脑肿瘤、前列腺癌等。

巴戟天对多种癌症均有不同程度的抑制作用。巴戟天水提液有明显的抑制小鼠 HepA 肝癌模型肿瘤生长的作用，并呈现良好的剂量关系。从巴戟天甲醇提取物中分离得到的蒽醌类化合物，对强致癌促进剂 TPA 诱发的 EB 病毒早期抗原有一定抑制效果。巴戟天蒽酮类粗晶对 L1210 白血病细胞生长有抑制作用，对 S180 有抑制作用。有资料称，本品对胃癌、骨癌的防治效果较好。

【补充说明】现代药理研究表明，本品还有明显的促肾上腺皮质激素样作用，并有增强免疫功能、促进骨细胞生长、增重、抗疲劳、抗缺氧、增强学习记忆能力、抗衰老等作用。

【用法用量】内服：煎汤，3～10g；或浸酒、熬膏、入丸散。

肉苁蓉

【别名】大芸。

【药用部分】肉质茎。

【性味功效】甘、咸，温。归肾、大肠经。补肾助阳，生精益血，润肠通便。

【传统主治】肾虚阳痿，遗精早泄，宫冷不孕，腰膝酸痛，筋骨无力，肠燥便秘。

【抗癌参考】肾癌、前列腺癌、睾丸癌、卵巢癌、阴道癌、骨癌、食管癌、白血病及癌性肠梗阻等。

体外试验表明，本品对肿瘤细胞有抑制作用，抑制率在 50% ~ 70%。本品水提液能明显提高巨噬细胞的吞噬能力，提高机体的抗癌能力。

【补充说明】现代药理研究表明，本品尚有抗衰老、抗氧化、抗辐射、降血压、促进唾液分泌和保护肾功能等作用。本品温而不燥、滋而不腻、补而不峻，既可补阳，又可补阴。

【用法用量】内服：煎汤，6~10g，或入丸剂；或浸酒。

益智仁

【别名】益智子。

【药用部分】果实。

【性味功效】辛，温。归脾、肾经。温脾开胃摄唾，暖肾固精缩尿。

【传统主治】脾胃虚寒，腹痛吐泻，口多涎唾，肾虚遗尿，小便频数，遗精白浊。

【抗癌参考】胃癌、肠癌、皮肤癌等。

体外试验表明，本品对肿瘤细胞有抑制作用，抑制率达 70% ~ 90%。其水提物对移植于小鼠腹腔内的腹水型肉瘤 S180 细胞增长有中等强度的抑制作用。本品甲醇提取物有抑制小鼠皮肤癌细胞增长活性和诱导 HL - 60 细胞凋亡活性。

【补充说明】现代药理研究表明，本品还有抗利尿、镇静、镇痛、增强免疫及记忆功能等作用。本品与补骨脂均归脾、肾经，两者作用相似。但本品偏于脾，后者偏于肾，两者常相须为用。

【用法用量】内服：煎汤，3～10g；或入丸、散。

博 落 回

【别名】勃勒回。

【药用部分】根或全草。

【性味功效】辛、苦，温。有大毒。归心、肝、胃经。散瘀消肿，祛风解毒，杀虫止痒。

【传统主治】疔毒痈肿，顽癣，跌打损伤，风湿痹痛。

【抗癌参考】皮肤癌、宫颈癌、乳腺癌、甲状腺癌、鼻咽癌、白血病等。

本品对鼻咽癌 KB 细胞、小鼠淋巴细胞白血病 388、大鼠瓦克癌肉瘤 256 等恶性肿瘤有抑制作用。体外活性试验表明，本品所含的化合物血根碱、氧化血根碱和原阿片碱，对几种癌细胞均显示出很强的细胞毒活性。博落回总生物碱灌胃，能使小鼠肉瘤细胞变性坏死。

【补充说明】现代药理研究表明，本品还有抗菌、驱虫、杀蛆等作用。它可兼治滴虫性阴道炎、肺炎、气管炎、急性扁桃体炎、中耳炎、急性阑尾炎、胆囊炎、酒渣鼻、白癜风、湿疹等疾病。

【用法用量】外用：适量，捣敷，或煎水熏洗，或研末调敷。已有注射液，按其说明书使用。

【使用注意】禁内服。博落回碱静脉注射，局部刺激性较大，易产生脉管闭塞。有报道称，使用本品制成的注射液曾引起心源性脑缺血综合征数例。孕妇及心功能不全者不宜使用。

白 蔹

【别名】猫儿卵。

【药用部分】块根。

【性味功效】苦，微寒。归心、胃经。清热解毒，消痈散结，敛疮生肌，凉血止血。

【传统主治】疮痈肿毒，瘰疬痰核，水火烫伤，咯血，吐血，血痢，肠风。

【抗癌参考】宫颈癌、乳腺癌、鼻咽癌、皮肤癌、阴道癌等。

体外试验表明，本品对人子宫颈癌细胞培养系 JTC26 有抑制作用，抑制率在 90% 以上。本品能延长移植性肿瘤动物的寿命。

【补充说明】现代药理研究表明，本品尚有抗菌、增强免疫功能等作用。它可兼治菌痢。在具有抗癌作用的中药中，本品与白及的别名都叫"白根"，与鬼箭羽和商陆的别名都叫"见肿消"。实际上，本品为葡萄科蛇葡萄属植物，与其他 3 药均非同一科属植物。

【用法用量】内服：煎汤，3 ~ 10g。外用：适量，煎汤外洗，或研末撒，或调涂。

【使用注意】反乌头。

金 剪 刀

【别名】河边威灵仙。

【药用部分】根及全草。

【性味功效】辛、咸、微苦，温。归肝、膀胱经。祛风除湿，解毒散结，消肿止痛。

【传统主治】深部脓肿，风湿痹痛。

【抗癌参考】脑瘤、白血病等。

有资料记载，本品主要用来防治脑肿瘤。《实用抗癌验方》载：鲜金剪刀根适量，清水洗净，放少许食盐，捣敷患处，24 ~ 36 小时取下，可防治脑肿瘤。

【补充说明】本品还可兼治风湿性关节炎、淋巴结结核等疾病。本品为毛茛科铁线莲属植物湖州铁线莲，与威灵仙（铁脚威灵仙）同科同属，但非同一品种。

【用法用量】外用：适量，鲜品捣烂敷，24 ~ 36 小时后，或发泡后除去。

钩 藤

【别名】双钩藤。

【药用部分】带钩茎枝。

【性味功效】甘，凉。归肝、心包经。清热平肝，息风止痉。

【传统主治】头痛，眩晕，惊痫抽搐，感冒夹惊，小儿惊啼。

【抗癌参考】口腔上皮癌、结肠癌、乳腺癌、肺癌、鼻咽癌、脑瘤、白血病、膀胱癌、骨肉瘤等。

本品所含的钩藤总碱可逆转 KBV200 细胞（口腔上皮癌细胞 KB 的多药耐药细胞）对长春新碱的耐药性。从钩藤的氯仿提取物中分得的多种化合物，均可抑制磷脂酶过分表达的肿瘤细胞，如 HCT－15（结肠癌）、MCF－7（乳腺癌）、A549（肺癌）和 HT－1197（膀胱癌）的增殖。从大叶钩藤中分得的乌索酸，对体外培养的 U20S 骨肉瘤细胞的增殖以及小鼠实体瘤肉瘤 S180 均有较强的抑制作用，显示了其在体外和体内的抗肿瘤活性。

【补充说明】现代药理研究表明，本品还有镇静、抗惊厥、抗癫痫、降压、抗心律失常、预防脑缺血、保护红细胞、抗血小板聚集、抗血栓形成、降血脂等作用。

【用法用量】内服：煎汤，3～12g，宜后下；或入散剂。

蒺 藜

【别名】刺蒺藜，白蒺藜。

【药用部分】果实。

【性味功效】辛、苦，微温。有小毒。归肝经。平肝疏肝，活血祛风，明目，止痒。

【传统主治】肝阳上亢，头痛眩晕，胸胁胀痛，乳闭乳痈，目赤翳障，风疹瘙痒。

【抗癌参考】乳腺癌、肝癌、肾癌、鼻咽癌、神经系统恶性肿瘤等。

本品醇提物中的蒺藜总皂苷，可显著抑制人乳腺髓样癌细胞 Bcap－37 的增殖。据报道，蒺藜皂苷（GSTT）在体外能抑制肝癌细胞（BEL－7402）、肾癌细胞（786－0）的增殖，并能诱导细胞凋亡。

【补充说明】现代药理研究表明，本品还有抗衰老、抗疲劳、扩冠、改善冠脉循环、降低血液黏稠性、抗血栓形成、抗动脉粥样硬化、降压、利尿、强心、降血糖、降血脂、提高机体免疫功能、强壮、提高性功能、抗炎、抗过敏等作用。本品与沙苑子（潼蒺藜）的别名都叫"白蒺藜"。其实，两者非同科植物，应注意区分。

【用法用量】内服：煎汤，6～9g；或入丸、散。外用：适量，水煎洗或研末调敷。

【使用注意】孕妇慎用。

薄　荷

【别名】南薄荷。

【药用部分】茎叶。

【性味功效】辛，凉。归肺、肝经。疏散风热，清利头目，利咽透疹，疏肝行气。

【传统主治】风热感冒，温病初起，头痛，目赤，咽喉肿痛，麻疹不透，风疹瘙痒，肝郁气滞，胸闷胁痛。

【抗癌参考】舌癌、喉癌、眼癌、鼻窦癌、鼻咽癌、宫颈癌、恶性淋巴瘤、肛门癌、皮肤癌、体表肿瘤。

体外试验表明，薄荷有抗癌作用。有科学家研究发现，薄荷叶能够阻止癌症病变处的血管生长，使癌肿得不到血液供应，最终"饥饿"而死。薄荷对人子宫颈癌 JTC26 株有抑制作用。薄荷对患者癌肿放疗区域皮肤有保护作用。据《湖北中医杂志》报告，以薄荷油涂擦表浅肿瘤患处，每日 2～3 次，疗效显著。

【补充说明】现代药理研究表明，本品还有发汗解热、抑制胃肠平滑肌收缩、解痉（抗乙酰胆碱）、保肝、利胆、抗菌消炎、抗病毒、溶解结石、祛痰、止咳、局麻、镇痛、抗早孕、抗着床、抗血管扩张等作用。

【用法用量】内服：煎汤，3～6g，宜后下；或入丸、散。外用：适量，煎水洗或捣汁涂敷。

佩　兰

【别名】兰草。

【药用部分】茎叶。

【性味功效】辛，平。归脾、胃、肺经。芳香化湿，醒脾开胃，发表解暑。

【传统主治】湿浊中阻，脘痞呕恶，口中甜腻，口臭，多涎，暑湿表证，头胀胸闷。

【抗癌参考】食管癌、鼻咽癌、子宫颈癌等。

研究证明，本品具有抗癌作用。其所含的成分对人体鼻咽癌、皮肤样癌细胞（KB 细胞）有细胞毒性作用。日本佩兰生物总碱在体外试验中，表现出一定的抗肿瘤活性。在 103.4±9.8μg/mL 的浓度下，日本佩兰生物总碱对体外培养的人宫颈癌 Hela 细胞有 50% 的抑制率。体内试验表明，腹腔注射日本佩兰生物总碱 50mg/（kg·d），连续 7 日，腹水型 S180 肉瘤小鼠的生存期限显著延长。实验证明，佩兰生物总碱与环磷酰胺合用时，可延长小鼠生命，且呈协同作用。佩兰的乙醇提取物对小鼠肉瘤 S180 的抑制率达 80%。佩兰的热水浸出物对人子宫颈癌细胞 JTC26 的抑制率为 90% 以上。据《抗癌植物药及其验方》载，佩兰 10g，加水 200mL，煎服，可以防治多种癌症。

【补充说明】现代药理研究表明，本品还有抗菌消炎、抗病毒、促进子宫复位、增加乳汁分泌和祛痰等作用。

【用法用量】内服：煎汤，3~10g，鲜品可用至 15~30g。

苍　术

【别名】赤术，仙术。

【药用部分】根茎。

【性味功效】辛、苦，温。归脾、胃、肝经。燥湿健脾，祛风散寒，明目。

【传统主治】湿阻中焦，脘腹胀闷，呕恶食少，痰饮水肿，湿热痿痹，风湿痹痛，湿浊带下，雀目夜盲。

【抗癌参考】食管癌、胃癌、宫颈癌、骨癌、恶性黑色素瘤等。

苍术挥发油、茅术醇和桉叶醇在体外对食管癌细胞均有抑制作用。其中，茅术醇作用最强。

【补充说明】现代药理研究表明，本品还有抗菌、抗溃疡、保肝、促进胆汁分泌、促进骨骼钙化、排钾、排钠等作用。它可兼治维生素 D 缺乏性佝偻病、骨结核、皮肤角化。

【用法用量】内服：煎汤，5~10g；或入丸、散。

颈　草

【别名】鹿子草。

【药用部分】根或根茎。

【性味功效】辛、甘，温。归心、肺经。养心安神，祛风除湿，活血通络，理气止痛。

【传统主治】心神不安，心悸失眠，癫狂脏躁，风湿痹痛，脘腹胀痛，痛经，经闭，跌打损伤。

【抗癌参考】肝癌、宫颈癌等。

本品所含的乙酰缬草素对肝癌细胞反应迅速，可致肝癌细胞死亡。从缬草中提取分离的缬草环烯醚萜类物质具有显著的细胞毒与抗肿瘤作用，尤其是环烯醚萜酯。体内与体外实验表明，缬草环烯醚萜苷与环烯醚萜酯对 K562、HL-60、U937、HepG 和 Hela 细胞株具有突出的细胞毒作用，对小鼠体内的 EAC（腹水型）、S180（实体型）呈现出明显抑瘤作用。

【补充说明】现代药理研究表明，本品还有镇静、抗惊厥、扩张冠脉血管、改善心肌缺血、降低心肌耗氧量、抗心律失常、调节血脂、保护肾脏、抗菌、抗病毒、抗抑郁等作用。它可兼治神经衰弱、癔症、心肌炎。本品研末外敷，可治外伤出血。有资料称本品为"甘松"，其实缬草与甘松为同科植物的不同品种。

【用法用量】内服：煎汤，3~9g；或研末；或酒浸服。外用：适量，研末调敷。

蒲　黄

【别名】蒲花。

【药用部分】花粉。

【性味功效】甘，平。归肝、心包经。收敛止血，活血化瘀，利尿通淋。

【传统主治】吐血，衄血，咯血，尿血，便血，崩漏，外伤出血，经闭痛经，脘腹刺痛，跌打损伤，血淋涩痛。

【抗癌参考】肺癌、膀胱癌、胃癌、胰腺癌、胆道肿瘤、绒毛膜癌、皮肤癌、鼻窦癌、唇癌、扁桃体鳞状上皮癌等。

体外试验证实，本品有抑制肿瘤细胞的作用，抑制率达 50%~90%。有资料称，本品的抗癌作用可能与其在大剂量时能显著提高吞噬细胞的吞噬功能有关。

【补充说明】现代药理研究表明，本品还具有收缩子宫、缩短凝血时间、扩张血管、增加冠脉流量、改善微循环、降压、降血脂、抗菌消炎、镇痛、利胆、解痉、抗过敏、抗缺氧、抗疲劳等作用。它可兼治高脂血症、冠心病、心绞痛、湿疹、真菌性口腔炎等疾病。

【用法用量】 内服：煎汤，5～10g，包煎；或入丸、散。外用：适量，研末撒或调敷。

朱砂莲

【别名】 辟毗雷。

【药用部分】 块根。

【性味功效】 苦、辛，寒。归心、肺、肝经。清热解毒，理气止痛，散血消肿，收敛止泻。

【传统主治】 痈疡肿毒，腹泻痢疾，胸腹疼痛，头痛，牙痛，咽喉肿痛，毒蛇咬伤。

【抗癌参考】 胆管癌、胃癌、肠癌等。可缓解癌性疼痛。

本品所含的主要成分为马兜铃酸。该物质是一种硝基化合物，具有抗癌作用。马兜铃酸 C 还具有增强吞噬细胞功能的作用。据报道，有人曾使用本品片剂，对胆道及胃肠病、癌症引起的疼痛 23 例进行观察，其中有效 21 例。本品片剂对头痛的治疗效果更加明显，甚至比吗啡的镇痛时间还要长。

【补充说明】 现代药理研究表明，本品还有镇痛、护肝、升白细胞等功能。本品可兼治肠炎、胃及十二指肠溃疡与外伤出血等疾病。

【用法用量】 内服：煎汤，5～10g，鲜品量可酌加；或研末，每次 0.5～1g，每日 2 次。外用：适量，磨粉，酒或醋调涂。

天仙子

【别名】 莨菪子。

【药用部分】 种子。

【性味功效】 苦、辛，温。有大毒。归心、胃、肝经。止痛，安神，定喘。

【传统主治】 脘腹疼痛，风湿痹痛，牙痛，跌打伤痛，喘咳不止，泻痢脱肛，癫狂，惊痫，痈肿疮毒。

【抗癌参考】食管癌、肝癌、淋巴细胞白血病、肺癌、鼻咽癌等。可缓解癌性疼痛。

研究发现，天仙子在体外对癌细胞有明显的增殖抑制作用。本品具有良好的抗癌防癌功效。天仙子提取物的石油醚部分、氯仿部分、乙酸乙酯部分和正丁醇部分，均可使肺癌细胞的增殖受到抑制，使肿瘤细胞的成活率有所下降。天仙子所含的东莨菪碱体外对鼻咽癌 9KB 细胞有抑制作用，其 ED_{50} 为 100mg/mL。天仙子的生物碱对小鼠淋巴细胞白血病有抑制作用。天仙子对移植性小鼠肉瘤 S180 实体型及肝癌 HAC 胃壁接种模型的抑瘤作用尤为突出。有资料称，天仙子与冰片各 20g，研末水调外敷，可缓解癌性疼痛。复方天仙子注射液配合哌替啶治疗癌症疼痛有较好效果。

【补充说明】现代药理研究表明，本品还有镇痛、解除迷走神经对心脏的抑制、加快心率、调节微循环、抑制腺体分泌、缓解平滑肌痉挛、散瞳、升高眼压等作用。

【用法用量】内服：煎汤，0.6～1.2g；散剂，0.06～0.6g。已有注射剂，按其说明书使用。外用：适量，研末调敷、煎水洗或烧烟熏。

【使用注意】本品有大毒，内服宜慎。

水 飞 蓟

【别名】水飞雉。

【药用部分】果实。

【性味功效】苦，凉。归肝、胆经。清热解毒，疏肝利胆。

【传统主治】肝胆湿热，胁痛，黄疸。

【抗癌参考】鼻咽癌、前列腺癌、舌癌、结肠癌、皮肤癌等。

水飞蓟所含的水飞蓟宾，能抑制小鼠由多种肿瘤诱导剂所致的表皮鸟氨酸脱羧酶的活性，提示水飞蓟宾可成为一种有效的抗肿瘤药物。水飞蓟宾对紫外线 B 段（UVB）诱导的裸鼠皮肤癌具有很强的保护作用。水飞蓟宾还与治疗前列腺癌的细胞毒制剂——阿霉素有很强的协同增效作用。给大鼠喂饲水飞蓟有效部位（SM），能抑制 4 - NQO 诱导的舌鳞状细胞癌和氧化偶氮甲烷引起的结肠癌。有人曾按四诊八纲辨证分型治疗鼻咽癌 42 例，均取得一定的疗效，在其用方中就含有水飞蓟一药。

【补充说明】现代药理研究表明，本品还有保肝、抗糖尿病、降血脂、抗动脉粥样硬化、保护心肌细胞、预防脑缺血损伤、保胃、利胆、保护肾脏、预防肾毒性、抗辐射、调节免疫等作用。它可兼治肝炎、肝硬化、糖尿病神经病变、高脂血症、中毒性肝损伤等疾病。

【用法用量】 内服：煎汤，6~15g；或制成冲剂、胶囊、丸剂。

芒

【别名】 芭茅。

【药用部分】 茎或根。

【性味功效】 甘，平。归膀胱经。清热解毒，利尿，活血。

【传统主治】 热病烦渴，咳嗽，白带，小便不利，虫兽咬伤。

【抗癌参考】 肺癌、肝癌等。

芒茎中所含多糖（主要由戊糖和己糖组成），对小鼠艾氏腹水癌 EAC 和肉瘤 S180 均有抑制作用。《抗癌植物药及其验方》载：芒叶 20g、芒根 30g，水煎服，每日 1 剂，可治疗肺癌咳嗽。

【补充说明】 本品可兼治急性肾盂肾炎、尿路结石等疾病。

【用法用量】 内服：煎汤，茎 3~15g，根 60~90g。

大 麻 药

【别名】 大豆荚。

【药用部分】 根或叶。

【性味功效】 辛，温。有毒。归肺、心经。祛风通络，活血止痛，止血生肌。

【传统主治】 风湿痹痛，跌打损伤，骨折疼痛，外伤出血。

【抗癌参考】 宫颈癌、大肠癌、骨肉瘤等。

本品对小鼠 Ehrlich 腹水癌、肉瘤 S180、肉瘤 S37、子宫颈癌 U14 等有显著的抑制作用。大麻药乙醇提取物在 40mg/mL 浓度时，对艾氏腹水癌的抑制率为 86.5%，对小鼠肉瘤 S180 的抑制率为 50%。大麻药皂苷粗制品在 0.2mg/mL 浓度时，对艾氏腹水癌的抑制率为 84.5%，对小鼠肉瘤 S37 的抑制率为 54.2%，对小鼠肉瘤 S180 的抑制率为 50%，对子宫颈瘤 U14 的抑制率为 40.9%。体内筛选证明，大麻药总皂苷对小鼠肉瘤 S37 有显著的抑制作用。体外抗癌试验证明，大麻药总皂苷对小鼠肉瘤 S37 细胞有直接杀伤作用。

【补充说明】现代研究表明，本品尚有利尿及消炎镇痛作用。本品为豆科植物，与桑科植物"大麻仁"（火麻仁）不同。

【用法用量】内服：煎汤，3～9g，鲜品 15～30g；或浸酒。外用：适量，研末撒敷或调敷、捣敷。

炮 弹 果

【别名】藤杜仲，清明花。

【药用部分】根、茎、叶。

【性味功效】辛，温。归肾经。祛风除湿，活血散瘀，接骨，止痛。

【传统主治】风湿痹痛，跌打损伤，骨折肿痛。

【抗癌参考】肺癌、脑肿瘤、白血病等。

本品所含的强心苷等成分，对 BC、COL2、HI1080、KB、KB－V1、LuL、MEL2、A431、LNCap、ZK75－1、P388 等 11 种人和鼠的癌细胞均有一定的细胞毒活性。《抗癌植物药及其验方》载：清明花 15g、黄芪 20g、绞股蓝 25g、仙人掌 30g，水煎服，每日 1 剂，可防治肺癌。

【补充说明】本品可兼治风湿性关节炎。

【用法用量】内服：煎汤，3～6g；或浸酒。外用：适量，鲜叶捣敷。

自 消 容

【别名】大猪屎豆。

【药用部分】茎叶和根。

【性味功效】苦，寒。有毒。归肺、脾经。清热利湿，凉血解毒，消肿止痛。

【传统主治】发热咳嗽，吐血，疮毒，风湿痹痛，关节肿痛。

【抗癌参考】皮肤癌、食管癌、胃癌、肝癌、肺癌、子宫颈癌、白血病、恶性淋巴瘤等。

本品所含的野百合碱对小鼠肉瘤 S180、S37 及淋巴肉瘤 1 号腹水型的生长，有显著的抑制作用。野百合碱对小鼠移植性肿瘤细胞具有明显的破坏作用，能阻止小鼠移植性肿瘤细胞的有丝分裂，并能破坏肿瘤细胞的蛋白合成和代谢，从而促进其退行、变性。有资料称，野百合碱注射剂，每日 100mL，静脉注射，可以防治白血病、食管癌、肺癌、皮肤癌、子宫颈癌和恶性淋巴瘤。

【补充说明】据测定，大叶猪屎青种子中的大叶猪屎青碱（野百合碱）含量比野百合高 10 倍。有资料将本品列在野百合药物之下。实际上，本品与野百合虽同为豆科植物，但品种不同。

【用法用量】内服：煎汤，6~9g（鲜品倍量）。已有野百合碱注射剂，按其说明书使用。外用：适量，煎水洗，或研末调敷，或捣敷。

【使用注意】孕妇忌服。

大团囊虫草

【别名】大团囊草。

【药用部分】全草。

【性味功效】微涩，温。归肝经。活血，止血，调经。

【传统主治】血崩，月经不调。

【抗癌参考】宫颈癌等。

研究发现，从本品中提取的多糖蛋白（SN－C）腹腔注射，能抑制小鼠移植的 S180 生长，还能延长腹腔移植 Ehrlich 肉瘤 ICR 小鼠和腹腔移植同基因肿瘤（X－5563）C3H/He 小鼠的生存期。SN－C 对培养的肿瘤细胞有细胞毒作用，可产生直接或间接的抗肿瘤作用。

【补充说明】本品始载于《新华本草纲要》，属红曲科植物，与麦角菌科真菌大团囊虫草名称、性味、功效、归经、主治均同，但非同一种药物。

【用法用量】内服：煎汤，3~9g。

蛇百子

【别名】山香草，大还魂。

【药用部分】茎叶。

【性味功效】辛、苦，温。归肺、胃、肝经。祛风除湿，疏风解表，舒筋活络，祛瘀止痛。

【传统主治】感冒头痛，风湿骨痛，跌打损伤。

【抗癌参考】皮肤癌、白血病等。可缓解癌性疼痛。

蛇百子中的白桦脂酸对大鼠瓦克癌 W256 细胞有抑制作用。从本品同属植物吊球草中分离出的熊果酸，对白血病 P388、淋巴细胞白血病 L1210、A549、KB 细胞、HCT－8、MCF－7 等癌株均有抑制作用。

【补充说明】本品尚具有抗微生物、促进创伤愈合的作用。它可兼治关节炎。冬凌草的别名也叫"山香草"。其实，本品与冬凌草为同科植物的不同品种。

【用法用量】内服：煎汤，6～15g；或泡酒。外用：适量，鲜品捣敷或煎水洗。

山荷叶

【别名】阿儿七，窝儿七。

【药用部分】根茎。

【性味功效】苦、微辛，温。有毒。破瘀散结，祛风除湿，止痛解毒。

【传统主治】跌打损伤，风湿腰腿痛，月经不调，小腹疼痛，痈肿疮疖，毒蛇咬伤。

【抗癌参考】皮肤癌、白血病等。

本品所含成分鬼臼毒素有细胞毒作用，能抑制癌细胞有丝分裂。小鼠腹腔注射鬼臼毒素，可缩短艾氏腹水癌细胞的分裂时间至 9～40 小时。鬼臼毒素对组织培养的瘤细胞和移植动物肿瘤均有高抑制作用。鬼臼毒素抗癌作用类似秋水仙碱。其对实验性肉瘤及癌细胞很敏感，但对人体正常细胞的毒性也很大。在临床上，一般以其衍生物作抗癌剂。鬼臼毒素的人工合成衍生物 VM－26，对腹水癌和 L1210 白血病均有抑制作用，且无明显不良反应。有资料载：山荷叶 3g，研末冲服，每日 2 次，可防治多种癌症。

【补充说明】本品与八角莲同为小檗科植物，但两者品种不同。

【用法用量】内服：煎汤，3～9g；或研末；或浸酒。外用：适量，捣敷；或研末，用酒、醋调敷。

千屈菜

【别名】对叶莲。

【药用部分】全草。

【性味功效】苦，寒。归大肠、肝经。清热解毒，凉血止血。

【传统主治】发热，泄泻，吐血，衄血，便血，血崩，月经不调，外伤出血。

【抗癌参考】胃癌、肠癌、宫颈癌等。

千屈菜所含成分没食子酸，对吗啉加亚硝钠所致的小鼠肺腺瘤有强抑制作用。体外试验表明，本品对癌细胞生长有抑制作用。

【补充说明】现代药理研究表明，本品尚有抗菌消炎、解痉、降糖、止血等作用。它可兼治肠炎、痢疾等疾病。

【用法用量】内服：煎汤，10～30g。外用：适量，研末敷，或捣敷，或煎水洗。

马 利 筋

【别名】芳草花。

【药用部分】全草。

【性味功效】苦，寒。有毒。清热解毒，活血止血，消肿止痛。

【传统主治】咽喉肿痛，肺热咳嗽，痰喘，热淋，崩漏，带下，月经不调，四肢浮肿，痈疮肿毒，外伤出血。

【抗癌参考】鼻咽癌、胃癌、肠癌、乳腺癌、子宫癌、肾癌、白血病、腹腔癌症等。

体外试验表明，本品醇提取物对人鼻咽癌 KB 细胞有明显的抑制作用，其中的牛角瓜苷为细胞毒成分之一。本品所含另一成分乌沙苷元在 1～3.5μg/mL 剂量时，对鼻咽癌（KB）细胞亦有细胞毒活性；在 15～60mg/kg 剂量时，对小鼠淋巴细胞白血病 P388 表现出明显的细胞毒活性。

【补充说明】现代药理研究表明，本品还具有强心作用。它可兼治扁桃体炎、肺炎、支气管炎、膀胱炎、乳腺炎等疾病。有资料称，本品尚有"土常山"的别名。其实，本品属萝藦科植物，与属虎耳草科植物的土常山不同。

【用法用量】内服：煎汤，6～9g（在治疗鼻咽癌时，有人用鲜品达30g）。外用：适量，鲜品捣敷或干品研末敷。

【使用注意】本品有毒，宜慎服。体弱者禁服。

藜　芦

【别名】梨卢。

【药用部分】根及根茎。

【性味功效】苦、辛，寒。有毒。归肺、肝、胃经。祛风痰，杀虫毒。

【传统主治】中风痰壅，癫痫，久疟，泻痢，头痛，喉痹，疥癣，恶疮。

【抗癌参考】皮肤癌、淋巴肉瘤、宫颈癌、舌癌、恶性黑色素瘤等。

本品对小鼠宫颈癌 U14、小鼠肉瘤 S180、小鼠淋巴肉瘤 1 号腹水型均有抑制作用。《实用抗癌验方》载：藜芦、生猪油各 30g，将藜芦碾碎过 120 目筛，捣匀于猪油之中，成糊即可，外敷患处，每日 1 换，可治疗皮肤癌。

【补充说明】现代药理研究表明，本品尚有催吐、降压等作用。

【用法用量】内服：入丸、散，0.3～0.6g。外用：适量，研末，油或水调涂。

【使用注意】孕妇忌服。不宜与人参、沙参、丹参、玄参、苦参、细辛、芍药同用。

小　棕　包

【别名】小天蒜，小藜芦。

【药用部分】根。

【性味功效】辛、微苦，寒。有毒。归胃、脾、肝经。解毒散瘀，止痛止血，敛疮杀虫，催吐利水。

【传统主治】跌打损伤，骨折，水肿，外伤出血。

【抗癌参考】食管癌、皮肤癌等。

小棕包所含的原藜芦碱，对移植性小鼠肉瘤 S180 的生长有抑制作用。体外实验表明，本品有抗癌作用。《抗癌植物药及其验方》载：小棕包 2g、白矾 1g，先将白矾加热至冒烟，冷却后与小棕包混匀研末，用麻油调成糊状，外搽癌灶表面，可治疗皮肤癌。

【补充说明】本品与藜芦为同科植物的不同品种。

【用法用量】内服：研末，每次 0.05～0.1g，酒或温开水送服。外用：

适量，鲜品捣敷或干品研粉敷患处。

【使用注意】 孕妇、小儿及体弱者禁服。不宜与人参同用。

王 瓜

【别名】 老鸦瓜。

【药用部分】 果实。

【性味功效】 苦，寒。归心、肾经。清热，生津，消瘀，通乳。

【传统主治】 消渴，黄疸，噎膈反胃，经闭，乳汁滞少，痈肿。

【抗癌参考】 胃癌、大肠癌、宫颈癌、肺癌等。

本品所含成分葫芦素，已被证明对艾氏腹水癌细胞的呼吸及无氧酵解有抑制作用。葫芦素对艾氏腹水癌细胞、肉瘤 S180、人子宫颈癌 JTC26 有抑制作用。从王瓜中分离出的 2 个糖蛋白，对肺癌细胞有杀伤作用。《四川中药志》载：王瓜子 9g、平胃散末 6g，水煎服，可防治胃癌。

【补充说明】 本品可以兼治慢性咽喉炎。本品与瓜蒌为同科植物的不同品种。本品曾作瓜蒌使用。王瓜别名虽叫"土瓜"，但与张仲景方中所用的土瓜不同，应予区别。

【用法用量】 内服：煎汤，9~15g；或入丸、散。外用：适量，捣敷或研末敷。

【使用注意】 孕妇禁服。

文 殊 兰

【别名】 罗裙带，水蕉。

【药用部分】 鳞茎、根、叶。

【性味功效】 辛，凉。有毒。归心、肝经。清热解毒，活血散瘀，消肿止痛，止咳化痰。

【传统主治】 痈疮肿毒，咽喉肿痛，头痛，牙痛，肺热痰咳，跌打损伤，痹证，蛇咬伤。

【抗癌参考】 乳腺癌、皮肤癌、淋巴肉瘤、肝癌、肺癌、肠癌、白血病等。

文殊兰所含的石蒜碱，对小鼠腹水淋巴瘤、肉瘤 S180 和大鼠淋巴肉瘤、肝细胞癌有显著抑制作用。由石蒜碱氧化所得的半合成品——氧化石蒜碱，对艾氏腹水癌、肝癌腹水型有效。有研究发现，文殊兰干燥鳞茎醇提取物所含的氯仿、乙酸乙酯，对人的肺癌细胞、肠癌细胞、白血病细胞等均有较好的抑制活性。

【补充说明】本品可兼治风湿性关节炎、带状疱疹、牛皮癣等疾病。

【用法用量】内服：煎汤，5～15g。外用：适量，捣敷，或绞汁涂，或炒热敷，或煎水洗。

【使用注意】本品全株有毒，以鳞茎最毒，内服宜慎。

水 仙 根

【别名】水仙球根。

【药用部分】鳞茎。

【性味功效】苦、辛，微寒。有毒。归心、肺经。清热解毒，散结消肿。

【传统主治】痈疖疔毒，乳痈，瘰疬，疔腮，虫咬，鱼骨鲠喉。

【抗癌参考】乳腺癌、白血病等。

从水仙鳞茎中分离出的水仙克辛碱是一种植物生长抑制剂，具有很强的抗细胞分裂作用，能抑制肉瘤S180细胞分裂。动物实验证明，水仙具有一定的抗癌作用。但因其毒性较大，故目前还很少被用于临床。有资料载：水仙根适量，捣烂敷于患处，可治疗乳腺癌初起。《抗肿瘤中草药彩色图谱》载：水仙鳞茎适量，捣烂外敷于病灶表面，厚约1cm，上覆盖纱布，每日换药1次，连用1周，可以治疗乳腺癌（未溃）。

【补充说明】本品可兼治腮腺炎。

【用法用量】外用：适量，鲜品捣敷或捣汁涂。

【使用注意】不宜内服。

东 当 归

【别名】延边当归。

【药用部分】根。

【性味功效】甘、辛，温。活血，调经，止痛，润燥。

【传统主治】月经不调，痛经，经闭，产后腹痛，肠燥便秘。

【抗癌参考】子宫癌、纤维肉瘤等。

从东当归热水提取物中得到的果胶多糖，具有抗艾氏腹水癌细胞活性、诱导干扰素活性和抗补体活性。抗肿瘤试验表明，东当归根的热水提取物用乙醇沉淀和透析法制得的粗多糖（AR－1），剂量在 1.6～100mg/kg 时，连续用 10 日，可有效地抑制 S180 腹水癌、IMC 癌、Meth－A 纤维肉瘤及 MM－46 癌的生长。

【补充说明】本品尚有保肝、兴奋平滑肌等作用。有资料称，本品别名为"当归"。而一般所说的当归与本品为同科植物的不同品种。

【用法用量】内服：煎汤，10～30g。

灰 叶

【别名】野蓝靛。

【药用部分】全草。

【性味功效】微苦，凉。有毒。归心经。清热解表，健脾燥湿，行气止痛。

【传统主治】风热感冒，腹胀腹痛。

【抗癌参考】鼻咽癌、肺癌、胃癌等。

灰叶全草提取物中的黄酮成分 DMDG，对鼻咽癌 KB 细胞有十分显著的抗肿瘤活性。《抗癌植物药及其验方》载：灰叶 25g、红参 5g、玄参 20g、白术 10g、天龙 2 条，水煎服，可防治肺癌。

【补充说明】本品可兼治慢性胃炎、消化不良。外用本品，可治湿疹、皮炎。

【用法用量】内服：煎汤，15～30g。外用：适量，煎水洗。

吕宋果

【别名】宝豆。

【药用部分】种子。

【性味功效】苦，寒。有大毒。归脾、胃经。解毒，消肿，止泻，止血，杀虫，止痛。

【传统主治】腹痛泻痢，疟疾，虫积，刀伤出血，头疮，痔疮，蛇虫咬伤。

【抗癌参考】胃癌、肝癌、宫颈癌、白血病等。

本品所含的士的宁，对小鼠肉瘤 S180 及白血病细胞有抑制作用。体外试验表明，本品对癌细胞生长有抑制作用。

【补充说明】现代药理研究表明，本品还对中枢神经系统有兴奋作用。据报道，硝酸士的宁治疗慢性再生障碍性贫血有效。本品与马钱子为同科植物，两者均含有士的宁。

【用法用量】内服：磨汁，每次 0.06～0.09g，每日 2～3 次。外用：适量，刮末撒或调敷。

问　荆

【别名】接续草，接骨草。

【药用部分】全草。

【性味功效】苦，凉。归肺、胃、肝经。清热，凉血，止咳，利尿，明目。

【传统主治】吐血，衄血，咯血，便血，崩漏，倒经，咳嗽气喘，小便不利，目赤翳膜。

【抗癌参考】肺癌、膀胱癌等。

问荆所含成分水溶性硅化合物，能促进结缔组织和胶原的增生，进而形成一种屏障。这种屏障能阻止癌细胞的快速增殖和扩散。

【补充说明】本品尚有保肝、降血脂、降压、抗炎、镇痛等作用。本品可兼治慢性气管炎、糖尿病等疾病。

【用法用量】内服：煎汤，3～15g（鲜品 30～60g）。外用：适量，捣敷或研末调敷。

关木通

【别名】马木通，苦木通。

【药用部分】藤茎。

【性味功效】苦，寒。有毒。归心、小肠、膀胱经。清心火，利小便，通经下乳。

【传统主治】口舌生疮，心烦尿赤，水肿，热淋涩痛，白带，经闭乳少，湿热痹痛。

【抗癌参考】膀胱癌、子宫颈癌、肝癌等。

本品所含的马兜铃酸 A，多次腹腔注射，可抑制大鼠腹水型肝癌的生长。马兜铃酸 A 对小鼠肉瘤 37、肉瘤 AK 的生长也有一定抑制作用。吉林验方：关木通与地龙、龙葵、瞿麦、茜草相配伍，可防治膀胱癌；与茜草、白英、党参、大枣相配伍，可防治子宫颈癌。

【补充说明】 本品可兼治尿路感染、肾炎水肿、结膜炎等疾病。它为马兜铃科植物，与木通不是同科植物。据考证，我国历代本草所载使用的"木通"，为木通科植物木通。而本品为我国东北地区所习用，有 100 多年的历史。考虑到近年来国内外有大量有关关木通能引起肾脏损害等不良反应的报道，故有关部门决定用木通或川木通代替关木通，以确保用药安全。

【用法用量】 煎服：3~6g。外用：适量，熏洗。

【使用注意】 不可多用、久服。肾功能不全者及孕妇忌服。目前已停用。

虎掌草

【别名】 见风青。

【药用部分】 根。

【性味功效】 辛、苦，寒。有小毒。归肺、胃、肝经。清热解毒，活血舒筋，消肿止痛。

【传统主治】 喉蛾，疟腮，瘰疬痰核，牙痛，胃痛，风湿疼痛，疟疾，咳嗽，湿热黄疸，跌打损伤，痈疽肿毒。

【抗癌参考】 喉癌、子宫颈癌等。

虎掌草以生药水浸剂 50g/（kg·d）的剂量灌胃，对小鼠子宫颈癌 U14 有抑制作用，抑制率为 33.6%；以 40g/（kg·d）的剂量灌胃，对小鼠肉瘤 S180 有抑制作用，抑制率为 37.3%。

【补充说明】 现代药理研究表明，本品尚具有镇咳、祛痰、抗菌等作用。它可兼治扁桃体炎、喉炎、疟疾、肝炎等疾病。天南星别名叫"虎掌"，其与本品不是同科属的植物。

【用法用量】 内服：煎汤，9~15g；或浸酒。外用：适量，研末调敷，或鲜品捣敷，或煎汤含漱。

甜果藤

【别名】 定心藤。

【药用部分】 根、藤茎。

【性味功效】 微苦、涩，平。祛风除湿，活血调经，消肿止痛。

【传统主治】 风湿痹痛，腰膝酸痛，月经不调，痛经，经闭，跌打损伤，外伤出血。

【抗癌参考】 肝癌等。

利用人脑胶质瘤体外培养细胞系 SHG－44 筛选 14 种药用植物初步结果表明，甜果藤在体外具有较好的抗肿瘤活性，其 IC_{50}（水溶性组分）为 $32\mu g/mL$。福建验方：定心藤、白英、穿山甲各 15g，白花蛇舌草、半枝莲、女贞子各 30g，白术、茯苓、茵陈、虎杖各 10g，生甘草 5g，水煎服，每日 1 剂，可防治肝癌。

【补充说明】 本品可兼治风湿性关节炎、类风湿关节炎等疾病。

【用法用量】 内服：煎汤，9～15g；或浸酒；或研粉，每次 0.9～1.5g。外用：适量，捣敷或研末撒。

虾子花

【别名】 红蜂蜜花。

【药用部分】 根、花。

【性味功效】 微甘、涩，温。调经活血，凉血止血，舒筋活络，收敛止痢。

【传统主治】 痛经，闭经，血崩，鼻衄，咯血，痢疾，风湿痹痛。

【抗癌参考】 子宫颈癌、子宫体癌等。

从虾子花的干花中分离得到的虾子花鞣质 D 及月见草鞣质 A，是具有大环结构的 2 种新的抗肿瘤三聚水解鞣酸成分。虾子花所含的虾子花素，能通过阻碍局部异构酶Ⅱ，抑制 DNA 合成；还能特异性抑制癌细胞的增殖。体内试验表明，虾子花素 C 对小鼠 Colon38 癌细胞的抑制率为 55.4%～57.4%。《抗癌植物药及其验方》载：虾子花、黄芪各 30g，藏红花 1g（单煎），紫草 20g，生甘草 5g，水煎服，可防治子宫颈癌和子宫体癌。

【补充说明】 印度产虾子花的水煎剂给人工发热大鼠灌胃，显现出明显的退热作用。虾子花可兼治风湿性关节炎、肌肉痉挛、腰肌劳损。

【用法用量】内服：煎汤，10~30g；或浸酒。

【使用注意】孕妇忌服。

大叶蛇总管

【别名】显脉香茶菜，脉叶香茶菜。

【药用部分】全草。

【性味功效】微辛、苦，寒。清热解毒，利湿，健胃。

【传统主治】黄疸，毒蛇咬伤，疮毒，烫伤，皮肤瘙痒。

【抗癌参考】食管癌、贲门癌、白血病、网状细胞瘤等。

显脉香茶菜素是从抗癌中草药显脉香茶菜中提取出来的一种具有抗癌活性的化合物。大叶蛇总管所含的冬凌草素 A 在体外对 HC 细胞、Hela 细胞、食管癌细胞 CaEs17 有抑制作用；在体内对 S180、EAC、HCA、ECS、P388、ARS 等多种动物移植性肿瘤有效。冬凌草素 B 在体外对 EAC 的细胞毒作用大于冬凌草素 A；在体内对 S180 腹水型、EAC、ECS、HCS、HCA、L1 腹水型、S37、ARS、L615，广泛有效。

【补充说明】本品可兼治急性黄疸型肝炎、消化不良、湿疹等疾病。本品与香茶菜（蓝萼香茶菜）、冬凌草为同科植物的不同品种，三者均含冬凌草素成分。有资料称，本品与别名也叫"大叶蛇总管"的虎杖并非同科植物。

【用法用量】内服：煎汤，15~60g。外用：适量，鲜品捣敷或煎水洗。

香　叶

【别名】香艾。

【药用部分】全草。

【性味功效】辛，温。归肺、肝经。祛风除湿，行气止痛，解毒杀虫。

【传统主治】风湿痹痛，疝气，疥癣。

【抗癌参考】子宫颈癌、肺癌、白血病、肝肿瘤、结肠癌、黑色素瘤、鳞状上皮细胞癌等。

香葵油系从香叶茎叶部分蒸馏提取而成的精油。香葵油对小鼠多种移植肿瘤，如肉瘤 S180、瓦克癌 W256、Lewis 肺癌、肉瘤 37 有较好效果；对艾氏腹水癌和子宫颈癌 Hela 细胞有较明显的杀伤作用；对人体鳞状上皮细胞癌有较好的疗效；尤其对菜花型、糜烂型子宫颈癌有较明显的抑制和治疗作用。云南产香叶和香叶油可延长 P388 型荷瘤动物的生存时间。本品所含的香叶醇，能抑制小鼠肝肿瘤细胞和黑色素瘤细胞的增生。用人的结肠癌细胞株作为研究对象，发现香叶醇能抑制 70% 结肠肿瘤细胞的生长，使细胞停止在细胞生长周期的 S 期，同时还伴随抑制 DNA 合成酶的作用。

【补充说明】本品尚具有抗微生物活性的药理作用。它可兼治阴囊湿疹。

【用法用量】内服：煎汤，9～15g，鲜品 30～45g；或浸酒。外用：适量，煎水洗或捣敷。

铁 筷 子

【别名】黑儿波，嚏根草。

【药用部分】根及根状茎。

【性味功效】苦，凉。有小毒。归心、膀胱经。清热解毒，活血散瘀，消肿止痛。

【传统主治】湿热淋浊，疮疡肿毒，跌打损伤，劳伤咳嗽。

【抗癌参考】鼻咽癌、肺癌等。

铁筷子所含的嚏根草苷及苷元，体外对人上皮癌 KB 细胞有抑制作用，前者效力较强。铁筷子脂素所含的游离脂肪酸等成分，对肿瘤细胞的原生质膜有溶解作用。本品所含的嚏根草毒素，能使小鼠移植性肿瘤发生坏死，但对动物的毒性亦较大。《抗癌植物药及其验方》载：铁筷子9g，穿破石50g，十大功劳20g，紫草、灵芝各15g，水煎服，每日 1 剂，可防治肺癌。

【补充说明】现代药理研究表明，本品尚有强心、促进子宫收缩等作用。它可兼治膀胱炎、尿道炎等疾病。本品为毛茛科植物，与蜡梅科植物的"铁筷子"（蜡梅根）不同。

【用法用量】内服：煎汤，5～10g；或浸酒。外用：适量，捣敷。

【使用注意】服药后 2 小时内，忌食热物及荞面。

萆 薢

【别名】粉萆薢。

【药用部分】块茎。

【性味功效】苦，平。归胃、肾经。利湿去浊，祛风除痹。

【传统主治】风湿痹痛，小便不利，淋浊，遗精，湿热疮毒。

【抗癌参考】前列腺癌、膀胱癌、白血病、阴道癌等。

体外试验表明，本品有抑制肿瘤细胞的作用。体内试验表明，本品对小鼠肉瘤 S180 有一定的抑制作用。萆薢所含的薯蓣皂苷，能抑制脑膜白血病 L1210，IC_{50} 为 $0.17\mu g/mL$。《现代治癌验方精选》载：萆薢、白花蛇舌草、半枝莲、薏苡仁各 30g，川楝子 15g，水煎服，每日 1 剂，可防治前列腺癌。

【补充说明】现代药理研究表明，本品尚有抗真菌作用。它可兼治高脂血症、肾性水肿、乳糜尿等疾病。

【用法用量】内服：煎汤，10～15g；或入丸、散。

绵萆薢

【别名】山薯。

【药用部分】根茎。

【性味功效】苦，平。归肾、胃经。利湿去浊，祛风通痹。

【传统主治】风湿痹痛，腰膝酸痛，小便混浊，淋沥，白带。

【抗癌参考】白血病等。

现代药理研究表明，本品有抑制肿瘤细胞的作用。从福州薯蓣的根茎中分离得到的薯蓣皂苷的次皂苷元 B，能抑制多种人肿瘤细胞的增殖。它通过诱导人慢性髓系白血病 K562 细胞凋亡，而发挥抗 K562 细胞增殖的作用。

【补充说明】现代药理研究表明，本品还具有抗骨质疏松、抗心肌缺血、降胆固醇的作用。有的文献将本品列在"萆薢"药下。但大部分文献只将与本品同科同属的粉背薯蓣称"萆薢"（粉萆薢）。

【用法用量】内服：煎汤，9～15g；或入丸、散。外用：适量，捣敷。

假 酸 浆

【别名】水晶凉粉。

【药用部分】全草。

【性味功效】甘、淡、微苦，平。有小毒。归心、肺、肝经。清热解毒，止咳化痰，镇静安神，利尿疗疮。

【传统主治】感冒发热，咳嗽，痰喘，鼻渊，热淋，疮疖，癫痫，心悸。

【抗癌参考】肺癌、鼻咽癌、白血病等。

体外实验表明，假酸浆的提取物能抑制鼻咽癌活性。其活性成分系假酸浆烯酮。该成分为细胞毒物质。假酸浆烯酮体外能抑制淋巴细胞白血病 P388 细胞株、鼻咽癌 KB 细胞，其抗淋巴细胞白血病 P388 作用的 ED_{50} 为 0.7μg/mL，但在体内无此活性。河北验方：假酸浆、白花蛇舌草、半枝莲各 30，山芝麻 10g，蟾蜍 1 只，壁虎 1 条，共研细末为丸，每丸重 9g，口服，每次 1 丸，每日 3 次，可防治肺癌。

【补充说明】本品可兼治狂犬病、精神病、风湿性关节炎、泌尿系感染等疾病。

【用法用量】内服：煎汤，15～30g。

绿 绒 蒿

【别名】阿拍色鲁。

【药用部分】花、果或全草。

【性味功效】苦、涩，寒。有小毒。归肝、肾、大肠经。清热利湿，止咳平喘。

【传统主治】咳嗽，哮喘，湿热黄疸，久泻，水肿，白带，痛经。

【抗癌参考】肝癌等。

绿绒蒿中的异喹啉类生物碱可以抑制艾氏腹水癌细胞。《抗癌植物药及其验方》载：绿绒蒿 50g，红药 5g，石灰华、木香、马兜铃、沙棘、甘草、白葡萄干、余甘子各 3g，共研细末，混匀，口服，每次 3g，每日 3 次，可防治肝癌。

【补充说明】本品尚具有抗菌作用。它可兼治肺炎、肝炎、胆绞痛、胃肠炎等疾病。

【用法用量】内服：煎汤，3~6g。外用：适量，研末敷。

野甘草

【别名】土甘草。

【药用部分】全草。

【性味功效】甘，凉。归肺、脾、膀胱、大肠经。清热解毒，疏风止咳，利尿消肿。

【传统主治】感冒发热，肺热咳嗽，咽喉肿痛，暑热泄泻，小便不利，脚气浮肿。

【抗癌参考】肺癌、胃癌、肝癌、宫颈癌等。可防治癌性水肿。

野甘草所含的 5,7 - 二羟基 - 3,4,6,8 - 四甲氧基黄酮，对体外培养的人宫颈癌（Hela229 和 Hela - S3）及肝癌（Hep - 2）细胞均有细胞毒作用。体外实验显示，从野甘草中分离得到的一种二萜化合物 scopadulcic acid B（SDB）有较强细胞毒性，对肿瘤组织的细胞系 IC_{50} 为 0.068~0.076μg/mL。用接种艾氏腹水癌细胞的小鼠来研究 SDB 体内抗肿瘤活性，结果表明口服 25mg/kg 或 100mg/kg 剂量的 SDB，能延长动物的平均存活时间。野甘草的粗提物对 6 种人胃癌细胞，包括 SCL、SCL - 6、SCL - 37'6、SCL - 9、Kato - 3 和 NMGC - 4，具有细胞毒活性。《抗癌植物药及其验方》载：鲜野甘草 50g，赤小豆、龙葵各 30g，大枣 5 枚，水煎服，可治疗癌性腹水。

【补充说明】现代研究表明，本品尚有抗菌、抗病毒、降血糖、降血压、保护胃肠、镇痛等作用。它可兼治糖尿病、支气管炎、喉炎、高血压、胃溃疡、肠胃功能紊乱、肝功能受损、小儿麻痹、麻疹、湿疹、丹毒等疾病。

【用法用量】内服：煎汤，15~30g，鲜品 60~90g。外用：适量，捣敷。

银不换

【别名】银锁匙。

【药用部分】根及茎。

【性味功效】苦，寒。有毒。归肺、大肠、肝、膀胱经。清热解毒，利湿通淋，散瘀止痛。

【传统主治】风热感冒，咽喉疼痛，胃痛，腹痛，湿热泻痢，小便淋痛，跌打损伤。

【抗癌参考】胃癌、肝癌、白血病等。

体外、体内实验均证明，本品所含的粉防己碱具有一定的抗肿瘤作用。临床发现，本品对晚期肝癌放疗有一定的增敏作用，从而有利于提高缺氧细胞对辐射的敏感性，提高放疗的效果。

【补充说明】本品尚具有松弛骨骼肌、抗疟等作用。它可兼治痢疾、慢性气管炎、咽喉炎等疾病。本品与防己（粉防己）为同科植物的不同品种，两者均含有粉防己碱。

【用量用法】内服：煎汤，3～15g；研末，1.5～3g。

牛　藤

【别名】那藤，野木瓜。

【药用部分】茎、根。

【性味功效】甘，温。归心、肾经。祛风和络，活血散瘀，利尿消肿，止痛，驱虫。

【传统主治】风湿痹痛，跌打损伤，痛经，小便不利，水肿，虫证。

【抗癌参考】鼻咽癌等。

用亚甲蓝比色法测定细胞氧耗结果表明，牛藤可明显促进癌细胞氧耗增加。研究野木瓜注射液对体外培养的人鼻咽癌细胞株 CNE－2 的放射增敏作用，结果表明野木瓜有明显的放射增效作用。广西验方：野木瓜、夏枯草、皂角刺、山慈菇、石见穿、当归各 15g，天花粉、鱼腥草、天冬、紫河车各 10g，水煎服，可防治鼻咽癌。

【补充说明】本品尚具有强心、利尿的作用。它可兼治三叉神经痛、风湿性关节炎、胃肠道及胆道疾患之疼痛。

【用量用法】内服：煎汤，9～15g；或入丸、散。

【使用注意】孕妇慎服。

桃儿七

【别名】奥莫色，鬼打死。

【药用部分】根及根茎。

【性味功效】苦、微辛，温。有毒。祛风除湿，活血止痛，祛痰止咳，解毒消肿。

【传统主治】风湿痹痛，跌打损伤，月经不调，脘腹疼痛，痛经，咳喘。

【抗癌参考】乳腺癌、宫颈癌、膀胱癌、白血病、淋巴肉瘤、脑瘤、骨瘤、黑色素瘤、皮肤癌等。

本品所含的鬼臼毒素、4'-去甲基鬼臼毒素、α-盾叶鬼臼素、β-盾叶鬼臼素和鬼臼苦素，对鸡胚大血管壁的成纤维细胞有阻止其有丝分裂的作用。上述 5 种成分及它们的葡萄糖苷给小鼠腹腔注射，能够对艾氏腹水癌细胞的有丝分裂起到阻止作用。α-盾叶鬼臼素与β-盾叶鬼臼素对小鼠白血病 L1210、淋巴肉瘤、乳腺癌 C3HBA、黑色素瘤 S-91 及大鼠肉瘤 37 有效。鬼臼毒素主要通过抑制细胞有丝分裂的中期，来对肿瘤起到抑制作用。但因其治疗指数低，对人体的毒性大，故不能口服，只能外用以防治皮肤癌。其衍生物如鬼臼酸乙肼（SP-1）等，则毒性较小，可用于临床。早在 20 世纪，美国就将"太白七药"之一的桃儿七提纯制成药品用于抗癌，并取得了非常理想的效果。以桃儿七为主药研制而成的国产"天福星"Ⅲ号抗癌药，对于乳腺癌的治疗效果尤为明显。

【补充说明】现代药理研究表明，本品尚有抗病毒的作用。本品为少数民族的一种传统用药。在藏、彝等民族的医药典籍中，其被称为"奥莫色"。

【用法用量】内服：煎汤，1.5～6g；或研末；或泡酒。外用：适量，制成乙醇溶液或药酒，用棉球蘸药液外敷。

桃耳七

【药用部分】根及根茎。

【性味功效】苦，温。有小毒。归肝、胃、肺经。除风湿，利气血，止痛，止咳，解毒，消肿，调和诸药。

【传统主治】风湿疼痛，咳喘，心胃痛，跌打损伤，月经不调。

【抗癌参考】白血病、宫颈癌、乳腺癌、膀胱癌、淋巴网状细胞肉瘤、阴茎癌、皮肤癌等。

本品所含的鬼臼毒素和脱氧鬼臼毒素具有抗肿瘤活性。两者对小鼠L5178Y 白血病细胞的体外半数抑制浓度分别为 0.0054μg/mL 和0.0074μg/mL。鬼臼毒素能抑制细胞有丝分裂于中期，对动物肿瘤有明显的抑制作用，但其对人的毒性亦较大，现临床上多使用其衍生物，如鬼臼酸乙肼。鬼臼酸乙肼的毒性较小，对造血系统没有损害，可用于实体瘤的治疗或与手术放射疗法合并使用。其对乳腺癌、膀胱癌及皮肤癌有效。鬼臼毒素的苄叉衍生物 SP - G 毒性更小。SP - G 可局部应用以防治耳、鼻、咽部的肿瘤。鬼臼木脂体的衍生物 VM - 26，毒性也较小，对晚期淋巴网状细胞肉瘤有效，不良反应为对骨髓的抑制。

【补充说明】本品还可兼治慢性气管炎。有文献称八角莲、桃儿七的别名也叫"鬼臼"。还有文献将"桃儿七"列为本品的别名，或将本品列为"桃儿七"的别名。其实，本品与八角莲、桃儿七同为小檗科植物，只是所属品种各不相同。三者均含有鬼臼毒素等成分，作用和应用范围比较相似。

【用法用量】内服：煎汤，1.5 ~ 3g；或研末；或入片剂。外用：适量，局部用棉球蘸药酒湿敷。

羌 活

【别名】羌滑。

【药用部分】根茎及根。

【性味功效】辛、苦，温。归膀胱、肾经。解表散寒，祛风除湿，止痛。

【传统主治】风寒感冒，头痛项强，风寒湿痹，肩背酸痛。

【抗癌参考】宫颈癌、乳腺癌、肺癌、结肠癌、白血病等。

现代研究表明，羌活可以减少人体中癌细胞的生成。本品具有抗宫颈癌的作用。有研究从羌活的乙醇提取物中分离并鉴定了 11 个化合物，其中化合物 1、2、6 和 9 对人肺癌细胞 A549 细胞株的增殖有显著抑制作用；化合物 1、2、6 对人红白血病细胞株的增殖有显著抑制作用；化合物 2、3、6 对人乳腺癌 MCF - 7 细胞株的增殖具有一定程度的抑制作用；化合物 3、6 对人乳腺癌 MCF - 7 细胞株的增殖具有一定程度的抑制作用；化合物 1、2 对人结肠癌 HCT - 15 细胞株的增殖具有一定程度的抑制作用；化合物 3、

6 对人乳腺癌 MDA – MB – 231 细胞株的增殖具有一定程度的抑制作用。这些活性化合物具有潜在的抗肿瘤活性，可能发展成为抗癌药物的类药或先导化合物。

【补充说明】 现代药理研究表明，本品还具有抗炎抑菌、镇痛、解热、抗心律失常、抗心肌缺血、抗血栓形成、抗过敏、抗癫痫、抗氧化等作用。

【用法用量】 内服：煎汤，3~10g；或入丸、散。

【使用注意】 用量过多，易致呕吐。

罗锅底

【别名】 雪胆，金龟莲。

【药用部分】 块茎。

【性味功效】 苦，寒。有毒。归胃、大肠经。清热解毒，消肿止痛。

【传统主治】 咽喉肿痛，目赤肿痛，牙痛，胃痛，痈肿，烫伤。

【抗癌参考】 肝癌、乳腺癌、星状胶质细胞瘤及白血病口腔溃疡等。

现代药理研究表明，本品脂溶性成分有抗肿瘤活性。其所含的齐墩果酸，对小鼠肉瘤 S180 的生长有抑制作用。通过对培养肺癌细胞的形态改变的实验观察可见，最低浓度为 5mg/mL（生药）时，罗锅底亦具有明显的抗癌活性。其可使癌细胞变圆，胞膜变厚且脱落，呈悬浮状。另有项研究观察罗锅底提取物对人星状胶质细胞瘤 U87、乳腺癌 MDA – MB – 231 和 Jurkat 细胞的作用，结果证明罗锅底提取物能够抑制肿瘤细胞的生长和集落形成。台盼蓝细胞存活实验表明，罗锅底可抑制肿瘤细胞生存。细胞凋亡实验表明，罗锅底可引起细胞凋亡。

【补充说明】 现代药理研究表明，本品还具有抗菌、解热等作用。它可兼治支气管炎、肺炎、肝炎、溃疡病、菌痢、肠炎、扁桃体炎、喉炎、宫颈炎、尿路感染、肺结核、败血症。本品对冠心病也有一定的辅助治疗作用。

【用法用量】 内服：煎汤，6~9g；研末，0.3g~1g。外用：适量，捣敷或研末调敷。

【使用注意】 用量大时，可能会引起恶心、呕吐、腹泻等不良反应。

麻 黄

【别名】龙沙。

【药用部分】草质茎。

【性味功效】辛、微苦，温。归肺、膀胱经。发汗解表，宣肺平喘，利水消肿。

【传统主治】风寒感冒，胸闷喘咳，风水浮肿。

【抗癌参考】肺癌、喉癌、恶性黑色素瘤等。

麻黄水溶性组分能够抑制接种 B16 – F10 黑色素瘤细胞的 BDF1 小鼠肿瘤的生长。《医药前沿》载，针对体外培养的非小细胞肺癌，麻黄可刺激肝细胞生长因子诱导的细胞内吞作用并使之下调，从而发挥抗癌作用。麻黄提取物 EFE 对 H1975 非小细胞肺癌（NSCLC）细胞系具有抗增殖作用。麻黄提取物可降低体外培养乳腺癌细胞化疗产生的细胞毒性。

【补充说明】现代研究表明，其尚具有解除支气管痉挛、利尿、升压、抗病原体、抗血栓形成、兴奋中枢、强心等作用。

【用法用量】内服：煎汤，2～10g，生用发汗力强，蜜炙兼能润肺；或入丸、散。

白 苏 子

【别名】荏子。

【药用部分】果实。

【性味功效】辛，温。降气祛痰，润肺通便。

【传统主治】咳逆痰喘，气滞便秘。

【抗癌参考】肠癌、乳腺癌、肾肿瘤等。

将含12%本品苏子油的食物喂饲以 N – 甲基 – N – 亚硝基脲诱癌的大鼠，在第35个星期时观察到，大鼠结肠癌的发生率显著下降。苏子油能明显抑制化学制癌剂7,12 – 二甲基苯并蒽（DMBA）或皮下移植瘤株所致乳腺癌的发生。苏子油还可减少肿瘤重量和体积，延长肿瘤出现的时间，并对结肠癌和肾脏肿瘤有明显抑制作用。

【补充说明】现代药理研究表明，白苏子还具有调血脂、抗氧化等作用。本品与紫苏子为同科植物的不同品种。

【用法用量】内服：煎汤，5~10g。

海 芋

【别名】天荷，观音莲。

【药用部分】根茎或茎。

【性味功效】辛，寒。有毒。清热解毒，行气止痛，散结消肿。

【传统主治】风湿骨痛，痈疽肿毒，疔疮，瘰疬，斑秃，疥癣，虫蛇咬伤。

【抗癌参考】胃癌等。

海芋对小鼠S180的抑制率为29.28%，对裸小鼠人胃腺癌移植瘤的抑制率为46.30%~51.72%。

【补充说明】现代药理研究表明，本品尚有解热作用。它可兼治流感、肺结核、肠伤寒、脂溢性脱发等疾病。

【用法用量】内服：煎汤，3~6g，鲜品15~30g（需切片与大米同炒至米焦后加水煮至米烂，去渣用；或久煎2小时后用）。外用：适量，捣敷（不可敷健康皮肤），或焙贴，或煨热擦。

【使用注意】不宜生食。孕妇慎服。

蓬子菜

【别名】铁尺草。

【药用部分】全草。

【性味功效】微辛、苦，微寒。清热解毒，通经，止痒。

【传统主治】喉咽肿痛，疮疖肿毒，跌打损伤，经闭，带下，毒蛇咬伤。

【抗癌参考】白血病等。

本品所含车叶草苷的偏高碘酸氧化产物，具有潜在的抗肿瘤作用。其可对小鼠体内的白血病P388表现出很强的活性，且强于车叶草苷经酶水解而产生的苷元的活性。

【补充说明】现代药理研究表明，本品还具有镇痛、抗炎抑菌、抗病毒、抗诱变、增强肠胃蠕动、促进胃液分泌、利胆、清除自由基等作用。它可兼治肝炎、急性荨麻疹、下肢深静脉血栓形成等疾病。

【用法用量】内服：煎汤，10～15g。外用：适量，捣敷或熬膏涂。

赛 番 红 花

【别名】菖蒲莲，韭莲。

【药用部分】全草。

【性味功效】苦，寒。凉血活血，解毒消肿。

【传统主治】吐血，便血，崩漏，跌伤，疮痈，毒蛇咬伤。

【抗癌参考】白血病等。

赛番红花中的水鬼蕉碱，对小鼠 P388 淋巴细胞白血病有防治作用。当该化合物的使用剂量为 0.78～3.12mg/kg 时，其抗肿瘤作用是对照组的 135%～150%。

【补充说明】本品与番红花不是同科植物。有资料称，本品尚可安神。

【用法用量】内服：煎汤，15～30g。外用：适量，捣敷。

第三章 木 部

第一节 食物、药物及药食两用物品

芦 荟

【别名】卢会，讷会。

【药用部分】叶汁浓缩干燥物。

【性味功效】苦，寒。归肝、胃、大肠经。清热解毒，泻下通便，杀虫凉肝。

【传统主治】热结便秘，肝火上炎，烦躁惊痫，小儿疳积，解巴豆毒。外治癣疮。

【抗癌参考】肝癌、食管癌、胃癌、白血病、膀胱癌、黑色素瘤等。

研究证明，芦荟有抗肿瘤活性。芦荟浸出液、芦荟凝胶对小鼠 S180 和艾氏腹水癌（EAC）有抑制作用。芦荟凝胶能增加 EAC 小鼠 TNF（肿瘤坏死因子）的含量。芦荟素 A 是一种罕见的免疫赋活剂。该物质对甲基胆蒽诱发的纤维瘤和 P-338 白血病小鼠的病情有抑制作用，并可延长其生存期。芦荟醇提物对 Heps、Esc、S180 及黑色素瘤 16 等转移性肿瘤均有效。芦荟中的黏稠物质多糖类（葡甘聚糖、甘露聚糖等），具有提高免疫力和抑制、破坏异常细胞生长的作用，从而达到抗癌目的。用芦荟防治癌症的另一种理论是"自身治愈力"。芦荟能够增强人体自身治愈力这一理论已得到证实。

【补充说明】现代医学研究发现，芦荟还具有保肝、增进食欲、抗菌消炎、抗病毒、镇痛、镇静、强心、促进血液循环、降血脂、降血糖、抗胃溃疡、抗辐射、增强免疫功能、抗衰老、促进伤口愈合、防晒、防虫、防腐、防体臭等作用。芦荟以前多作药用。随着科学发展，近年来芦荟被

认为具有较高的营养价值，可作为保健食品的原料。

【用法用量】内服：入丸、散或胶囊，1.5～4.5g。外用：适量，研末调敷。

【使用注意】孕妇忌服。

楤　木

【别名】鸟不宿，雀不站。

【药用部分】根、根皮、茎皮或茎。

【性味功效】甘、微苦，平。归肝、心、肾经。祛风除湿，利水消肿，活血止痛。

【传统主治】风湿痹痛，跌打损伤，血崩，淋浊，腹泻痢疾，心悸怔忡，失眠健忘。

【抗癌参考】食管癌、胃癌、肠癌、肺癌、肝癌、胆囊癌等。

动物实验表明，楤木对小鼠移植性肿瘤 SAK、肝癌实体型有抑制作用。有研究证实，白背叶楤木皂苷对 Hep 和 S180 肿瘤有抑制作用。白背叶楤木皂苷的苷元为齐墩果酸，而齐墩果酸具有抗癌作用。有报道称，楤木根与半枝莲、苍耳草水煎，长期服用可抗胃癌、肺癌。

【补充说明】现代药理研究表明，楤木还具有增强机体免疫功能、提神、抗疲劳、抗过氧化、抗突变、抗放射、强心、降压、降糖、降脂、护肝，增强造血功能和利胆等作用。本品可兼治胃炎、胃痉挛、胃溃疡、肝炎、肝硬化腹水、淋巴结肿大、肾炎水肿、糖尿病、神经衰弱、风湿性关节炎和痛风等疾病。外用本品，可以止血。楤木可以食用。长期以来，陕西省山区民间就有以楤木泡酒或代茶饮用的习惯。东北地区常以楤木代"五加皮"食用。

【用法用量】内服：煎汤，15～30g，鲜品 50～100g；可熬膏、泡酒或炖肉等食用。外用：适量。

【使用注意】孕妇忌用。

槐　耳

【别名】槐菌。

【药用部分】寄生菌子实体。

【性味功效】苦、辛，平。活血化瘀，益气扶正。

【传统主治】癥瘕积聚，痔疮，便血，脱肛，崩漏。

【抗癌参考】肝癌、胃癌、食管癌、肠癌、肺癌、乳腺癌、膀胱癌、前列腺癌、肾癌、白血病、子宫颈癌、子宫体癌、阴道癌等。

研究发现，给鼠肝癌模型灌服槐耳清膏，能够防癌抑癌。在一定剂量范围内，槐耳清膏灌胃对小鼠肉瘤 S180 的抑瘤率为 25%～46%，对腹水型 S180 的生命延长率为 38%。槐耳清膏既有化疗药直接的细胞毒性和良好的促细胞凋亡效果（其诱导的细胞凋亡率与羟喜树碱相似），又无常用化疗药的不良反应及获得性耐药，故不失为一种临床抗肿瘤的理想药物。据介绍，仅含槐耳一味药的槐耳颗粒，抗癌谱极广。其对肝癌、胃癌、食管癌、肠癌、肺癌、乳腺癌、膀胱癌、前列腺癌、肾癌、白血病等恶性肿瘤均有明显疗效。

【补充说明】现代研究表明，槐耳还有增强免疫功能、抗病毒、抗炎等作用。民间曾用它治疗肝炎。临床观察表明，其对慢性乙肝有较明显的疗效。无槐耳时，可用普通市售的木耳代替。

【用法用量】内服：煎汤，15～50g；或烧存性研末服；或水煎代茶。已有槐耳颗粒等制剂，按其说明书使用。

茯 苓

【别名】云苓。

【药用部分】菌核。

【性味功效】甘、淡，平。归心、脾、肾、肺经。利水渗湿，健脾补中，宁心安神。

【传统主治】水肿尿少，痰饮眩晕，脾虚食少，便溏泄泻，咳逆胸闷，心神不安，惊悸失眠。

【抗癌参考】食管癌、胃癌、肠癌、肝癌、胆囊癌、胰腺癌、膀胱癌、肺癌、鼻咽癌、舌癌、鼻窦癌、宫颈癌、乳腺癌、卵巢癌、白血病、阴茎癌、肾癌、脑瘤、恶性淋巴瘤、软组织肉瘤、恶性黑色素瘤、皮肤癌、胸膜肿瘤等。可防治放、化疗引起的白细胞减少症。

研究发现，茯苓具有较强的抗癌作用。药理实验证明，单纯的茯苓次聚糖对小鼠肉瘤 S180 的抑制率可达 96.88%。茯苓多糖能增强环磷酰胺、

5-氟尿嘧啶、博来霉素 A5、丝裂霉素 C、放线菌素 D 等化合物对小鼠肉瘤的抑制作用；增强环磷酰胺、长春新碱对白血病 615 的抑制作用；增强博来霉素 A5 对食管癌的抑制作用。茯苓多糖、羧甲基茯苓多糖对小鼠肉瘤 180 实体型及腹水转实体型、子宫颈癌 14 实体型及腹水转实体型等癌细胞，均有不同程度的抑制作用。羧甲基茯苓多糖对鼻咽癌、胃癌等恶性肿瘤有防治作用，并可阻止小鼠宫颈癌的肺转移。茯苓乙醇提取物对小鼠腹水型肉瘤有明显抑制作用。茯苓素对抗癌药有增效作用。

【补充说明】现代药理研究表明，茯苓还具有增强免疫功能、调节水与电解质平衡、利尿、镇静、护肝、抗溃疡、增加食欲、降血糖、降血脂、增加心肌收缩力、抗菌、保护骨髓造血功能、抗衰老和杀灭钩端螺旋体等作用。茯苓补而不峻、利而不猛，既能祛邪，又能扶正。本品既是上品药材，又是美味食品。自古以来，人们都对其非常赞赏，认为它是延年益寿的珍品。乾隆和慈禧常服的八珍糕，就是以茯苓为主要材料制成的。用茯苓制作的药膳食品，还有"茯苓糕""茯苓酥""茯苓夹饼""茯苓包子"等。

【用法用量】内服：煎汤，10~15g；或作药膳食品。

猪　苓

【别名】粉猪苓。

【药用部分】菌核。

【性味功效】甘、淡，平。归肾、膀胱经。利尿渗湿。

【传统主治】小便不利，水肿，泄泻，淋浊，带下。

【抗癌参考】食管癌、胃癌、肠癌、肝癌、肺癌、乳腺癌、宫颈癌、卵巢癌、白血病、膀胱癌、肾癌、前列腺癌、喉癌、支气管癌、恶性淋巴瘤、软组织肉瘤等。可防治癌性水肿。

日本科学家发现，猪苓中含有一系列复杂的活性成分，它们能抑制肿瘤细胞的生长，故猪苓在国外被认为是天然抗癌药物。猪苓能显著降低实验性大鼠膀胱肿瘤的发病率，也能明显减少肿瘤数目，使肿瘤体积缩小，减轻恶性程度。猪苓多糖有显著的抗肿瘤作用。猪苓提取物对小鼠 S180 的瘤体抑制率达 50%~70%，瘤重抑制率在 30% 以上。我国医学工作者的研究表明，猪苓提取物——"757"（为多糖类），在临床上可被用于防治肺癌、食管癌、胃癌、肠癌、肝癌、白血病、子宫颈癌、膀胱癌等恶性肿瘤。单用本品能够对癌细胞起到一定疗效；与化疗并用，则疗效明显增强。

【补充说明】现代研究表明，猪苓还有增强免疫功能、利尿（比茯苓更强）、护肝、抗辐射、抗衰老、抗菌等作用。猪苓多糖可以防治肝炎。《神农本草经》云猪苓"久服轻身耐老"。

【用法用量】内服：煎汤，6～12g。"757"注射液，按其说明书使用。

香榧子

【别名】香榧，榧实。

【药用部分】种子。

【性味功效】甘，平。归肺、胃、大肠经。杀虫消积，润肺止咳，通便消痔，健脾补气，开胃消食，强筋，明目。

【传统主治】虫积腹痛，肺燥咳嗽，便秘痔疮，体虚脚软，蛔虫，钩虫，绦虫，眼睛干涩，眼易流泪。

【抗癌参考】白血病、淋巴肉瘤、口腔癌等。

药理实验证明，香榧果仁中所含的4种酯碱，对淋巴细胞白血病有明显的抑制作用，并对治疗和预防恶性程度很高的淋巴肉瘤有益。有学者从三尖杉、南方红豆杉及香榧子中分离得到172株植物内生真菌，并利用MTT法对其进行活性检测，结果表明25种内生真菌对KB（人口腔上皮癌）或HL–60（人白血病）细胞具有显著的抑制活性。其中，香榧内生真菌的抗肿瘤活性菌株占供测菌株的8.6%。

【补充说明】现代药理研究表明，香榧子富含多种营养成分，具有很好的营养价值与药用价值。它还可以防治多种肠道寄生虫病。本品能够改善胃肠功能，增进食欲；强身健体，提高机体免疫力；收缩子宫，用以堕胎；润泽肌肤，延缓衰老；保护视力，防治夜盲症。香榧子油对动脉粥样硬化的形成有明显的预防作用。本品与血榧的别名都叫"榧子"。但本品为红豆杉科榧树属植物榧的种子，而血榧为三尖杉科三尖杉属植物三尖杉的种子，两者有别。

【用量用法】内服：煎汤，10～15g，连壳生用，打碎入煎；或10～40枚，炒熟去壳，取种仁嚼服；或入丸、散。驱虫宜用较大剂量，顿服。其保健食谱有椒盐香榧、榧子饮、炒榧仁、榧子素羹等。

【使用注意】饭前不宜多吃。不要与绿豆同食。

血　榧

【别名】榧子。

【药用部分】种子。

【性味功效】甘、涩，温。归肺、脾、大肠经。润肺，杀虫，消积，疗痔。

【传统主治】诸虫积蛊毒，食积，咳嗽，痔漏。

【抗癌参考】白血病等。

本品也含有三尖杉所含的三尖杉碱、粗榧碱、高三尖杉酯碱等成分。这些成分可抗多种癌症（详见三尖杉）。

【补充说明】有资料将三尖杉也称为"血榧"，或是将本品与三尖杉都称为"粗榧"。其实，此两者原植物虽同，但药用部分不同。三尖杉药用部分为枝叶，本品药用部分为种子。有资料还称，三尖杉"有毒"，而本品却可食用。中国粗榧的别名也叫"粗榧""血榧"。其实，这两者也是同科植物的不同品种。《湖南药物志》载：本品7枚，研粉用开水吞服，每日1次，连服7日，可治疗食积。

【用法用量】内服：煎汤，6~15g；或炒熟食。

中 国 粗 榧

【别名】木榧，鄂西粗榧。

【药用部分】种子或枝叶。

【性味功效】甘、涩，温。归脾、胃经。消积，驱虫。

【传统主治】食积，蛔虫病，钩虫病。

【抗癌参考】白血病、淋巴肉瘤等。

本品含有三尖杉碱和高三尖杉酯碱等20多种生物碱有效成分。这些成分对治疗白血病和淋巴肉瘤有一定的疗效。从本品提取液中分离得到的粗榧碱、异粗榧碱、高三尖杉酯碱、脱氧粗榧碱等成分，均对小鼠实验性白血病P388和白血病L1210有显著的抑制作用。其中，异粗榧碱亦能延长白血病L615小鼠的生存时间。本品能抑制Hela细胞和真核细胞蛋白质的合成。本品与金不换组成复方，对小鼠肉瘤 S180 疗效较好。《中国中草药汇编》载，本植物总生物碱对慢性白血病和淋巴瘤有较明显的疗效。

【补充说明】本品还可兼治真性红细胞增多症。其种子含油，可制肥皂、润滑油等物品。本品原植物为中国特有树种。有资料将本品与三尖杉的别名都叫作"粗榧""血榧"。其实，本品与三尖杉为同科植物的不同品种。"血榧"其实为三尖杉的种子，故也与本品有别。

【用法用量】种子内服：煎汤，4.5～15g，早、晚饭前各服 1 次；或炒熟食；或制成口服液服。用本品生物碱制成的注射剂，按其说明书使用。

枸 杞 子

【别名】枸杞。

【药用部分】成熟果实。

【性味功效】甘，平。归肝、肾经。滋补肝肾，益精明目，润肺止咳。

【传统主治】内障目昏，头晕目眩，腰膝酸软，阳痿遗精，耳鸣耳聋，牙齿松动，须发早白，内热消渴，阴虚劳咳，潮热盗汗。

【抗癌参考】胃癌、肝癌、胰腺癌、肾癌、肺癌、白血病、乳腺癌、宫颈癌、卵巢癌、阴茎癌、脑瘤、骨瘤、软组织肉瘤等。

现代药理研究表明，本品具有抗肿瘤作用。枸杞多糖能够促进机体免疫细胞增殖，提升抗肿瘤活性。枸杞多糖对 S180 荷瘤小鼠有明显抑瘤作用。枸杞子对子宫颈癌 JTC26 的抑制率在 90% 以上。枸杞子含有丰富的锗。给接种 Lewis 肺癌小鼠腹腔注射有机锗 Ge－132，可以抑制癌细胞的转移。给接种白血病 L1210 小鼠皮下注射 Ge－132，可增强丝裂霉素等抗癌剂的作用。枸杞子提取物能显著促进乳酸菌的生长和产酸，故有利于防治消化道肿瘤。枸杞子既能治疗肝炎，又能抑制突变，故有利于预防肝癌。枸杞子冻干粉混悬液有抑制大鼠肉瘤的作用。枸杞子是放疗和化疗药物的增敏剂。

【补充说明】研究证明，枸杞子还具有降血糖、降血脂、保肝、促进肝细胞再生、抗氧化、抗衰老、降血压、抗突变、促进造血功能、升高白细胞、增强和调节免疫功能、保护生殖系统等作用。它可兼治慢性萎缩性胃炎、慢性肝炎、肝硬化、肥胖症、糖尿病、神经衰弱、白细胞减少症、男性不育症。本品还对银屑病、带状疱疹、湿疹、斑秃、神经性皮炎等皮肤病有效。

【用量用法】内服：煎汤，6～12g；或食用，可煮粥、蒸蛋、煮荷包蛋、做枸杞银耳汤；也可泡酒、泡茶、做酱食用；还可嚼服、蒸服。

刺 五 加

【别名】刺拐棒。

【药用部分】根茎或茎。

【性味功效】甘、微苦，温。归脾、肺、心、肾经。益气健脾，补肾安神，祛风除湿，强壮筋骨。

【传统主治】体倦乏力，食欲不振，久咳虚喘，腰膝酸痛，失眠健忘。

【抗癌参考】骨肉瘤、肿瘤骨转移、胃癌、食管癌、结肠癌、肝癌、肺癌、白血病、乳腺癌、甲状腺癌等。可防治放、化疗引起的白细胞减少症。

刺五加根的提取物和总苷对动物实验性移植瘤、药物诱发瘤、癌转移和小鼠自发白血病，都有一定的抑制作用。其作用较人参制剂强而稳定。本品乙醇提取物还能减轻抗癌药物的毒性。其与环磷酰胺一起使用，能延长动物的生存时间，提高存活率。刺五加能抑制由尿烷引起的肺腺癌；能抑制由 6－MTU 引起的甲状腺癌和由吲哚引起的小鼠骨髓性白血病；还能抑制小鼠自发乳腺癌及自发白血病的形成过程。刺五加醇浸膏及刺五加多糖口服，有防治小鼠艾氏腹水癌实体型及肉瘤 180 的作用。刺五加能显著地促进肿瘤患者因放、化疗引起的白细胞减少的恢复。

【补充说明】研究表明，刺五加的药理作用基本上与人参相同，故其有望成为人参的代用品。它还具有增强机体对有害因素的抵抗力、抗疲劳、抗辐射、抗应激、抗氧化、抗衰老、调节内分泌系统、镇静、催眠、抗心律失常、调节血压、镇咳、祛痰、扩张支气管、抗菌消炎、抗病毒、镇痛、解毒、促性腺发育、促进肝细胞再生、提高大脑学习记忆能力等作用。刺五加可兼治神经衰弱、冠心病、糖尿病、白细胞减少症、性机能障碍、更年期综合征等疾病。

【用法用量】内服：煎汤，10～30g。已有片剂、丸剂、颗粒剂、口服液及注射剂，按其说明书使用。

桑 椹

【别名】桑果。

【药用部分】果实。

【性味功效】甘、酸，寒。归心、肝、肾经。补血滋阴，生津润燥。

【传统主治】肝肾阴虚，眩晕耳鸣，心悸失眠，须发早白，津伤口渴，内热消渴，肠燥便秘。

【抗癌参考】白血病、乳腺癌、肠癌、胃癌、前列腺癌、肝癌、鼻咽癌、宫颈癌、卵巢癌、皮肤癌等。

经研究发现，桑椹中含有一种叫作"花青素"的化合物。该化合物可抗氧化、清除自由基，有良好的抗肿瘤的作用，尤其是对防治白血病和直肠癌有很好的效果。此外，桑椹还含有丰富的白藜芦醇、白藜芦醇苷。白藜芦醇、白藜芦醇苷是天然的抗氧化剂。其可以抑制蛋白质酪氨酸激酶的活性，从而抑制癌细胞增殖，促进癌细胞分化，诱导癌细胞凋亡。白藜芦醇、白藜芦醇苷可用于防治乳腺癌、胃癌、结肠癌、前列腺癌、白血病、卵巢癌、皮肤癌等疾病。另有资料称，癌症患者多吃桑椹有益。桑椹有助于缓解肿瘤患者放、化疗后的各种不适。桑椹对肿瘤患者放、化疗后出现的骨髓抑制有一定的缓解作用。

【补充说明】现代药理研究表明，桑椹还具有增强免疫功能、降血脂、抗病毒、增强胃消化力、促进肠蠕动、抗氧化、抗突变、抗疲劳、延缓衰老、美容养颜等作用。它可兼治神经衰弱、贫血、高血压、习惯性便秘等疾病。常食本品，还可有效缓解眼睛疲劳干涩症状。桑椹味道甜美，营养丰富，被医学界誉为"21世纪的保健果品"。本品尚有"血液的清道夫"之美称。定期喝一些桑椹红酒，清血功能更胜葡萄红酒。

【用量用法】内服：煎汤，10~15g；鲜品食用，30~50g；或晒干研粉食用；还可熬膏、浸酒、入丸散；或制成饮料、果酱、桑椹罐头等。外用：适量，浸水洗。

花 粉

【别名】松花粉。

【药用部分】植物的雄性生殖细胞。

【性味功效】甘，温。归肝、脾经。补脾益气，祛风燥湿，收敛止血。

【传统主治】中虚胃痛，便秘阳痿，头痛目眩，皮肤顽疾，外伤出血。

【抗癌参考】食管癌、胃癌、肠癌、肝癌、胰腺癌、肺癌、喉癌、鼻咽癌、乳腺癌、宫颈癌、膀胱癌、前列腺癌、白血病、皮肤癌等。

研究表明，花粉具有抗癌作用。它与冬虫夏草的抗癌作用一样（纯天然花粉甚至比冬虫夏草的作用更明显），不是因为它含有某种对癌细胞有直接杀伤作用的成分，而是因为它所含的复杂有效成分能从多方面对机体起着调节平衡的作用，使机体对癌细胞产生抵抗力。其还富含硒、锗、铁、钼、锰、铜、镁等多种元素和维生素 A、维生素 C、维生素 E、维生素 B_2、维生素 B_5、维生素 B_6、维生素 Bc（叶酸），并含有黄酮类化合物、核酸、多糖和上百种酶（特别是含超氧化歧化酶）。这些成分都具有不同程度的抗癌作用。另据证实，花粉能够减轻肿瘤放疗时对造血器官产生的损伤。

【补充说明】花粉集百果与蔬菜之花的精华，营养成分非常丰富。据美国一位营养学家分析，花粉的营养价值比马奶、鸡蛋高 7～8 倍。因此，有人称它为"微型营养库""完全营养食品""食品的皇冠""神仙的食物"。研究证明，花粉还具有增进食欲、帮助消化、促进新陈代谢、抗菌、保肝、抗衰老、降血脂、降血压、扩张冠状动脉、增加血管韧性、兴奋造血功能、提高智力、促进生长发育和护肤美容等作用。花粉可兼治胃及十二指肠溃疡、胃肠功能紊乱、肠炎、菌痢、慢性肝炎、肝硬化、脂肪肝、脑动脉硬化症、冠心病、支气管炎、前列腺炎、前列腺肥大、贫血、神经官能症、更年期综合征、糖尿病、湿疹、尿布性皮炎等疾病。

【用量用法】内服：煎汤，3～9g；或冲服；或温酒调服。已有花粉口服液和胶囊，按其说明书服用。外用：适量，干掺或调敷。

肉　桂

【别名】牡桂。

【药用部分】树皮。

【性味功效】辛、甘，大热。归肾、脾、心、肝经。补火助阳，散寒止痛，温经通脉，引火归原。

【传统主治】阳痿，宫冷，腰膝冷痛，肾虚作喘，阳虚眩晕，目赤咽痛，心腹冷痛，虚寒吐泻，寒疝，胸痹，阴疽，经闭，痛经。

【抗癌参考】食管癌、胃癌、肝癌、结肠癌、舌癌、肺癌、鼻咽癌、白血病、恶性淋巴瘤、子宫癌、卵巢癌、乳腺癌、肾癌、前列腺癌、黑色素瘤等。

肉桂所含的桂皮酸具有使人肺腺癌细胞逆转的作用。其所含的桂皮醛有抗肿瘤作用。桂皮醛对 SV40 病毒引起的肿瘤抑制作用显著；对体外培养的人黑色素瘤、乳腺癌、食管癌、宫颈癌、肾癌、肝细胞瘤有直接的细胞毒作用。其还可以抑制肿瘤细胞生长，对抗 S180 实体瘤。本品所含化合物肉桂酰胺，能抑制小鼠移植性肝癌、结肠癌和肺癌的生长，还能降低恶性肿瘤肺转移的发生率，减少转移灶的数目。

【补充说明】现代研究表明，肉桂还具有扩张血管、促进血液循环、增加冠脉及脑血流量、抗心肌缺血、抗血栓、抗凝血、镇静、镇痛、解热、抗惊厥、抗过敏、抗菌、杀虫、利胆、促进肠蠕动、增强消化机能、保护胃黏膜、缓解胃肠痉挛性疼痛等作用。此外，在补气益血方中加入少量肉桂，有鼓舞气血生长之效。肉桂也是卫健委公布的 69 种既为药品又是食品的动植物之一。它除作药外，也可作肉类食品的调味剂使用。

【用量用法】内服：煎汤，2～5g，宜后下；研末冲服，每次 1～2g；或入丸剂。外用：适量，研末调敷或浸酒涂擦。

【使用注意】孕妇忌用。畏赤石脂。

丁　香

【别名】公丁香。

【药用部分】花蕾。

【性味功效】辛，温。归脾、胃、肺、肾经。温中降逆，散寒止痛，温肾助阳。

【传统主治】脾胃虚寒，呃逆呕吐，食少腹泻，脘腹冷痛，阳痿，宫冷，寒湿带下。

【抗癌参考】胃癌、食管癌、肠癌等。

体外试验证实，本品对肿瘤细胞有抑制作用。丁香油中的很多成分都具有诱导谷胱甘肽 S 转移酶的活性及对遗体生物质（如致癌物）的解毒作用。本品所含的鼠李素，有抗肿瘤和细胞毒作用。

【补充说明】现代研究证明，本品还具有抗腹泻、抗溃疡、抗菌消炎、抗病毒、镇痛、抗氧化、抗血小板聚集、抗凝、抗血栓、利胆、驱虫等作用。临床试验用丁香液治疗头癣、体癣、手癣，疗效显著。丁香实际有公、母2种。母丁香为丁香的果实，又名鸡舌香，气味较淡，功效与公丁香相似但较弱。故入药以公丁香为佳，母丁香多为食品之用。

【用量用法】内服：煎汤，1～3g；或入丸、散。外用：适量，研末撒或调敷。

【使用注意】畏郁金。

檵 木

【别名】檵柴，檵花。

【药用部分】根、茎、叶或花。

【性味功效】苦、涩，平。归肝、胃、大肠经。收敛止血，清热解毒，止泻止咳，活血祛瘀。

【传统主治】各种出血，水火烫伤，泄泻，痢疾，血瘀经闭，跌打损伤。

【抗癌参考】肺癌等。

现代研究表明，檵木花、叶中含有槲皮素。而槲皮素及其衍生物属黄酮类化合物，是最强的抗癌剂之一。槲皮素对肿瘤有预防和治疗双重作用；对多种致癌剂、促癌剂有拮抗作用。槲皮素还可以抑制多类恶性肿瘤细胞的生长。

【补充说明】现代药理研究证明，本品还具有抗菌、解热、止血、增加冠脉流量、强心、扩张外周血管等作用。它可兼治上消化道出血、肺结核咯血、功能失调性子宫出血和产后宫缩不良等疾病。

【用量用法】内服：煎汤，花6～10g、茎叶15～30g、根30～60g（鲜品加倍）；鲜品花、茎叶可捣烂绞汁服；花、叶、根均可炖猪肉服。外用：适量，花研末撒；或花、茎叶捣敷，根研末调敷。

槐 花

【别名】槐米。

【药用部分】花及花蕾。

【性味功效】苦，微寒。归肝、大肠经。凉血止血，清肝泻火。

【传统主治】便血，痔血，血痢，崩漏，吐血，衄血，肝热目赤，头痛眩晕。

【抗癌参考】肠癌、肝癌、子宫癌、鼻咽癌等。

体外试验表明，本品对人子宫颈癌 JTC26 细胞有抑制活性，抑制率在 90％以上。本品所含的槲皮素，能显著抑制促癌剂的作用，抑制离体恶性肿瘤细胞的生长，抑制艾氏腹水癌细胞 DNA、RNA 和蛋白质的合成。槲皮素还能促使艾氏腹水癌细胞 cAMP 的增多。本品所含的染料木素，对人体鼻咽癌细胞有细胞毒作用。

【补充说明】现代药理研究表明，本品能够明显缩短出血和凝血时间。同时，本品还具有抗溃疡、抗辐射、抗病原微生物、降血压、降血脂、扩张冠状血管、改善心肌循环、解痉、抑制醛糖还原酶等作用。槐花可以防治血管硬化，还可兼治高血压、高脂血症、功能失调性子宫出血、颈淋巴结结核、糖尿病型白内障等疾病。本品也可作美食，日常生活中最常见的就是蒸槐花（又名槐花麦饭）。

【用法用量】内服：煎汤，5～10g；止血多炒炭用；或入丸、散；或食用，可做汤、拌菜、焖饭，亦可做槐花糕、包饺子；或泡水代茶饮。外用：适量，煎水熏洗或研末撒。

槐　角

【别名】槐实。

【药用部分】果实。

【性味功效】苦，寒。归肝、大肠经。清热泻火，凉血止血。

【传统主治】便血，痔血，尿血，崩漏，吐衄，肝热头痛，眩晕目赤，心胸烦闷。

【抗癌参考】肠癌、肛门癌、食管癌、贲门癌、胃癌、肝胆肿瘤、宫颈癌、膀胱癌、肾癌、白血病、鼻咽癌等。

体外筛选发现，槐角对肿瘤细胞有抑制作用，抑制率达 70％～90％。槐角热水提取物对人子宫颈癌 JTC26 的抑制率在 90％以上。动物体内筛选发现，槐角对小鼠肉瘤 S180 等肿瘤有抑制作用。本品所含的芸香苷，对某些移植肿瘤有抑制作用；所含的染料木素，对人体鼻咽癌 KB 细胞具有细胞毒活性；所含的多种异黄酮，是天然抗癌和防癌成分。临床上，有用槐角防治消化系统恶性肿瘤的报道。有人曾以槐角100g，水煎服，每日1剂，分2次服，治疗1例确诊为贲门癌并已发生肝转移的患者。经治1个月后，患者症状、体征和B超复查结果均有明显好转。《抗癌本草》载：槐角糖浆（含槐角1.25g/mL），口服，每次50mL，每日2次；或槐角30g，置热水瓶中，冲入开水浸泡，当茶饮，可防治消化系统肿瘤。

【补充说明】现代药理研究表明，本品还具有抗射线损伤、凝血、降低胆固醇、抗动脉粥样硬化、降血压、预防中风、升血糖、抗氧化、抗衰老及抗菌等作用。它可兼治高血压病。

【用法用量】内服：煎汤，10~15g；或入丸、散；或开水泡代茶饮；或嫩角捣汁。

【使用注意】孕妇慎用。

芙蓉花

【别名】木芙蓉花，霜降花。

【药用部分】花。

【性味功效】辛、微苦，凉。归肺、心、肝经。清热解毒，凉血消肿，排脓止痛。

【传统主治】肺热咳嗽，目赤肿痛，咯血，吐血，崩漏，白带，痈肿，疮疖，毒蛇咬伤，水火烫伤，跌打损伤。

【抗癌参考】食管癌、胃癌、肝癌、直肠癌、肺癌、乳腺癌、宫颈癌、皮肤癌等。

体外试验表明，本品对胃癌细胞有抑制作用。体内试验表明，本品对艾氏腹水癌有抑制作用。

【补充说明】现代研究发现，本品尚对链球菌有较强的抑制作用。在临床上，本品常与芙蓉叶合用。李时珍云："木芙蓉花并叶，气平而不寒不热，味微辛而性滑涎黏，其治痈肿之功，殊有神效。"

【用法用量】内服：煎汤，9~15g，鲜品30~60g；或入散剂；或炖猪心、猪肺服。外用：适量，研末调敷或捣敷。

【使用注意】孕妇忌服。

木槿花

【别名】喇叭花，白槿花。

【药用部分】花。

【性味功效】甘、苦，凉。归脾、肺、肝经。清热解毒，利湿，凉血。

【传统主治】肠风泻血，赤白下痢，肺热咳嗽，咯血，白带，疮疡痈肿。

【抗癌参考】胃癌、肠癌、肺癌、肝癌、宫颈癌、膀胱癌、皮肤癌等。

本品对小鼠肉瘤 S180、肉瘤 S37 有显著的抑制作用。有资料载：木槿花、败酱草、重楼各 15g，马尾黄连 10g，薏苡仁 30g，水煎服，每日 1 剂，可防治肠癌。

【补充说明】本品可兼治肺脓肿。

【用量用法】内服：煎汤，6～10g，鲜者 30～60g；或焙干研末服；或煎汤代茶服。外用：适量，研末或鲜品捣烂调敷。

桑 叶

【别名】霜桑叶。

【药用部分】叶。

【性味功效】甘、苦，寒。归肺、肝经。疏散风热，清肺润燥，清肝明目，凉血止血。

【传统主治】风热感冒，肺热咳嗽，头晕头痛，目赤昏花。

【抗癌参考】白血病、乳腺癌、前列腺癌、肺癌、口腔癌、膀胱癌、胃癌、结肠癌、胰腺癌等。

桑叶中的桑素具有抗癌活性。从桑叶中发现的类黄酮槲皮素 - 3 - 氧 - β - D - 吡喃葡萄糖苷和槲皮素 - 3 - 7 - 二氧 - β - D - 吡喃葡萄糖苷，对人早幼粒白血病细胞（HL - 60）的生长表现出显著的抑制效应。后者还诱导了 HL - 60 细胞的分化。有资料称，在防癌食物名单中，桑叶茶一直名列前茅。新加坡学者研究发现，桑叶茶中富含的茶多酚与抗癌药赫赛汀结合，可以形成一种稳定而有效的复合药物，直击肿瘤部位。与不含茶多酚的赫塞汀相比，该药物控制肿瘤生长的效果更好，还能延长赫塞汀在血液中的半衰期，使药力持久。喝桑叶茶有助防癌，早已得到证实。爱喝茶的日本人曾花 9 年时间进行调查，发现每天喝 4 杯桑叶茶能将癌症风险降低 40%。欧美多国研究证实，桑叶茶能降低乳腺、前列腺、肺、口腔、膀胱、结肠、胃、胰腺等多部位肿瘤发生的危险性。研究发现，桑叶茶对抗癌药物引起的不良反应，有明显解毒效果。癌症患者在服用抗癌药柔红霉素的同时多喝桑叶茶，能大大提高药物的疗效。

【补充说明】现代药理研究表明，桑叶还具有抗菌消炎、抗病毒、降血压、降血脂、降血糖、抗凝、解痉、抗氧化、抗衰老等作用。它可兼治结膜炎、角膜炎、化脓性中耳炎、高血压病、高脂血症、黄褐斑等疾病。

【用法用量】内服：煎汤，6 ~ 12g；或入丸、散；或作食品，可制成桑叶酒、桑叶茶、桑叶挂面等。外用：适量，煎水洗眼或鲜品捣汁滴耳。

桑 白 皮

【别名】桑皮。

【药用部分】根皮。

【性味功效】甘，寒。归肺经。泻肺平喘，利水消肿，清肝止血。

【传统主治】肺热咳喘，水肿胀满，小便不利，衄血咯血。

【抗癌参考】肺癌、食管癌、胃癌、子宫颈癌、体表癌、胸膜肿瘤等。可防治癌性胸、腹水。

动物体内试验表明，本品热水提取物对小鼠腹水型肉瘤 S180 具有抑制活性。体外试验表明，其热水提取物对人子宫颈癌 JTC26 抑制率为 70% ~ 90%。有资料称，本品抗癌与它所含的桑皮素等成分有关。《抗癌本草》载：桑的根皮 15g，加 250mL 水煎，3 次分服，可防治多种肿瘤。《福建中医药》报道，"桑皮苦酒煎"（含桑白皮和醋）治疗食管癌 3 例、胃癌 2 例，其中 4 例患者的症状得到缓解。

【补充说明】现代药理研究表明，本品尚有利尿、降压、免疫调控、镇静、镇痛、抗惊厥、降温、抗病原微生物、抑制血小板聚集、降血糖等作用。

【用法用量】内服：煎汤，6 ~ 12g；或入丸、散。外用：捣汁涂或煎水洗。

桑寄生

【别名】广寄生。

【药用部分】带叶茎枝。

【性味功效】苦、甘，平。归肺、肾经。补肝肾，强筋骨，祛风湿，养血脉，安胎元。

【传统主治】风湿痹痛，腰膝酸软，筋骨无力，崩漏经多，妊娠漏血，胎动不安。

【抗癌参考】食管癌、贲门癌、肾癌、膀胱癌、宫颈癌、恶性淋巴瘤、骨肿瘤及肿瘤骨转移等。

经用细胞呼吸法筛选证明，本品对癌细胞有抑制作用，抑制率为22.1%。体外试验表明，本品对JTC26的抑制率为50%~70%。动物体内试验表明，本品对肿瘤细胞有抑制作用。其热水浸出物对小鼠肉瘤S180的抑制率为39.5%；其乙醇提取物对小鼠肉瘤S180的抑制率为17.5%。

【补充说明】现代药理研究表明，本品尚有降压、扩张冠状动脉、减慢心率、利尿、抗病原微生物、镇静、镇痛等作用。它可兼治高血压、冠心病等疾病。本品祛邪之力有余，补养之功不足，故不能专门用作补养之剂。古代所用的桑寄生，来源于桑寄生科不同属的数种植物，其中包括槲寄生属植物槲寄生。目前，《中国药典》已将槲寄生单独收载。

【用法用量】内服：煎汤，9~15g；或入丸、散；或浸酒；或捣汁服。外用：适量，捣敷。

槲寄生

【别名】冬青，北寄生。

【药用部分】带叶茎枝。

【性味功效】苦，平。归肝、肾经。补肝肾，强筋骨，祛风湿，安胎元。

【传统主治】风湿痹痛，腰膝酸软，胎动不安。

【抗癌参考】乳腺癌、卵巢癌、宫颈癌、肺癌、白血病、胃癌、肠癌、膀胱癌、肾癌、骨肿瘤及肿瘤骨转移等。

经大量实验研究表明，槲寄生全草制剂具有直接的细胞抑制作用。体内及体外试验均证明，槲寄生对恶性肿瘤有着其他细胞抑制剂起不到的特殊作用。槲寄生总生物碱按 50～70mg/kg 的剂量给动物注射，结果表明其对 Lewis 肺癌、艾氏腹水癌（EAC）、肉瘤 S37、肉瘤 S180、腹水网织细胞肉瘤（ARS）及白血病 L1210 均具有显著的抑制作用，尤其能够抑制 C57BL/6 小鼠 Lewis 肺癌的转移。从槲寄生中分离出的槲寄生毒肽 A_2、槲寄生毒肽 A_3、槲寄生毒肽 B 三个纯品，具有抗癌作用，能够抑制癌细胞 DNA 的合成。槲寄生毒肽 A 能延长肉瘤 S180 小鼠的存活期。据国外报道，新鲜槲寄生的水提取物具有多种抗癌效果。在一些欧洲国家，已有数万名癌症患者利用槲寄生水提液防治多种肿瘤疾病，且疗效显著。《抗癌本草》载：槲寄生叶、茎、花 15g，加 300mL 水煎，口服，分 3 次服完，可防治多种癌症。

【补充说明】现代药理研究表明，本品还有降血压、扩张冠脉、强心、抗心律失常、改善微循环、抗血小板聚集、增强免疫功能、抗氧化、抗衰老、兴奋子宫等作用。它可兼治高血压、产后乳汁不下。

【用法用量】内服：煎汤，10～15g；或入丸、散；或浸酒；或捣汁；或开水冲泡服。外用：适量，捣敷。

扁枝槲寄生

【别名】螃蟹夹，枫香寄生。

【药用部分】全株。

【性味功效】辛、微苦，平。归肺、脾、肾经。祛风除湿，舒筋活血，止咳化痰，止血。

【传统主治】风湿痹痛，腰膝酸软，跌打疼痛，劳伤咳嗽，崩漏带下，赤白痢疾，小儿惊风，衄血，疮疥。

【抗癌参考】膀胱癌、宫颈癌等。

本品醇提液对小鼠子宫颈癌 U14 有抑制作用，抑制率为 64%；对小鼠肉瘤 S180 的抑制率为 51%。本品体外试验对癌细胞生长有抑制作用。《云南抗癌中草药》载：扁枝槲寄生、薏苡仁、白花蛇舌草、半枝莲、草薢各 30g，水煎服，可防治膀胱癌。

【补充说明】本品可兼治慢性支气管炎、急性膀胱炎、风湿性关节炎、腰肌劳损。本品研末，用鸡蛋油调搽，可治牛皮癣。

【用法用量】内服：煎汤，9~15g；炖肉，30~60g；或浸酒。外用：适量，煎水洗或研末调涂。

【使用注意】孕妇慎服。

望江南

【别名】金豆子，野扁豆。

【药用部分】茎叶。

【性味功效】苦，寒。有小毒。归肺、肝、胃、脾经。肃肺清肝，止咳平喘，和胃消食，利尿通便，解毒消肿。

【传统主治】咳喘，目赤，血淋，便秘，伤食胃痛，痈肿疮毒，蛇虫咬伤。

【抗癌参考】肺癌、鼻咽癌、喉癌、胃癌、肝癌、肠癌、乳腺癌、子宫癌、恶性淋巴瘤等。

本品精提取物能抑制小鼠艾氏腹水癌及人体肺癌细胞的生长。其所含的大黄素，对肿瘤细胞有直接破坏作用，对艾氏腹水癌细胞有明显的呼吸抑制作用。

【补充说明】现代药理研究表明，本品尚有抗菌、解热等作用。它可兼治高血压、口腔黏膜发炎糜烂、结膜炎、乳腺炎、蜂窝织炎、毛囊炎等疾病。

【用法用量】内服：煎汤，6~9g，鲜品，15~30g；或捣汁；或作散剂；或与猪瘦肉同煎。外用：适量，捣敷或水煎含漱。

【使用注意】口服过量可引起吐泻等中毒症状。

望江南子

【别名】江南豆。

【药用部分】种子。

【性味功效】甘、苦，凉。有毒。归肝、胃、大肠经。清肝，健胃，通便，解毒。

【传统主治】目赤肿痛，头晕头胀，胃痛，腹痛，腹胀，便秘，痈肿疔毒。

【抗癌参考】肺癌、肠癌、肝癌、喉癌、淋巴肉瘤等。

本品对艾氏腹水癌及人体肺癌有抑制作用，对癌细胞生长有明显的抗癌活性。其所含的大黄素，对肿瘤细胞有直接破坏作用。《抗癌食药本草》载：望江南种子 15g，加 300mL 水煎，每日 1 剂，分 3 次服，可防治多种癌症。

【补充说明】本品现代药理还具有降压、抗菌、解热、致泻的作用。它可兼治消化不良。将其炒焦研末，每次 3g，砂糖酌量，冲开水代茶常服，可治高血压病。

【用法用量】内服：煎汤，6～9g；或研末，1.5～3g；或研末加糖冲开水代茶服。外用：适量，研末调敷。

【使用注意】过量服用易引起呕吐、腹泻。

枸　橘　叶

【别名】臭橘叶。

【药用部分】叶。

【性味功效】辛，温。行气消结，止呕疏肝，消肿导毒。

【传统主治】噎膈，反胃，呕吐，乳核，下痢脓血。

【抗癌参考】食管癌、贲门癌、胃癌、肝癌、乳腺癌等。

据《中医肿瘤学》记载，本品可用于防治多种癌症。《实用抗癌验方》载：金银花、生黄芪各 25g，当归 15g，甘草 7.5g，枸橘叶 50 片，水、酒各半煎服，可防治乳腺癌。

【补充说明】本品可以兼治乳部结核。

【用法用量】内服：煎汤，6～15g，鲜品 30g；或炒研末；或与腊肉煎汤服。

枸　骨　叶

【别名】猫儿刺，枸骨刺。

【药用部分】叶。

【性味功效】苦，凉。归肝、肾经。养阴清热，补肝益肾，生津止渴，调养气血，祛风除湿，活血化瘀。

【传统主治】肺痨咯血，骨蒸潮热，头晕目眩，热病口渴，腰膝酸软，劳伤失血，风湿痹痛，跌打损伤。

【抗癌参考】肺癌、鼻腔癌、鼻咽癌等。

本品所含的咖啡因成分，有对抗亚硝基化合物致小鼠肺腺癌的作用，其对自发的和由乌拉坦诱发的肺癌有抑制作用。验方载：枸骨叶60g，鸡血藤、穿破石、九节龙各30g，贯众15g，猴头菌3~5个，水煎，分2次温服，每日1剂，7~9剂为1疗程，可防治鼻咽癌。

【补充说明】现代研究证明，本品尚具有增加冠脉流量、强心、避孕等作用。它可兼治风湿性关节炎、白癜风等疾病。本品为冬青科植物之叶，在大部分地区作小檗科植物十大功劳叶使用。枸骨的嫩叶为"苦丁茶"，江浙一带和北京等地销售的"苦丁茶"即为枸骨叶。

【用法用量】内服：煎汤，9~15g；浸酒或熬膏；或开水泡，当茶饮。外用：适量，捣汁或煎膏涂敷。

苏铁叶

【别名】铁树叶，苏铁。

【药用部分】叶。

【性味功效】甘、淡，平。有小毒。归肝、胃经。理气止痛，止血散瘀，消肿解毒。

【传统主治】吐血，咯血，便血，尿血，月经过多，经闭，难产，跌打损伤，肝胃气痛。

【抗癌参考】胃癌、肝癌、肺癌、鼻咽癌、宫颈癌、卵巢肿瘤等。可防治癌性出血、缓解疼痛。

动物试验证明，苏铁叶制剂对多种癌细胞有明显抑制作用。苏铁毒苷类有抑制肿瘤细胞增殖的作用。药敏试验证明，苏铁叶对胃癌细胞较敏感。苏铁叶热水浸出物对人子宫颈癌JTC26的抑制率为50%~70%。"7012抗癌注射液"也就是复方苏铁注射液，苏铁叶为其主要成分之一。但也有报道称，苏铁毒苷有致癌作用，而苏铁毒苷主要为苏铁种子所含，而且只有在肠道内被细菌酶分解成苏铁毒苷元后才产生毒性，注射给药毒性较低。

【补充说明】本品尚可兼治胃炎、胃溃疡、高血压、神经痛等疾病。

【用法用量】内服：煎汤，9~15g；或烧存性，研末。已有片剂、注射液制剂，按其说明书使用。

【使用注意】苏铁种子及茎顶部树心有剧毒，采制时宜慎。

沉　香

【别名】沉水香。

【药用部分】木材。

【性味功效】辛、苦，温。归脾、胃、肾经。行气止痛，降逆调中，温肾纳气，平喘除痹。

【传统主治】胸腹胀痛，胃寒呕吐，气逆喘咳，跌打损伤，冷风麻痹，湿风皮痒。

【抗癌参考】食管癌、贲门癌、胃癌、肠癌、肝癌、肺癌、宫颈癌、白血病等。可缓解癌性疼痛。

沉香的热水提取物对人子宫颈癌细胞有抑制活性。沉香树茎皮中的细胞毒成分，对淋巴细胞白血病有显著的抑制效果，并有升高白细胞的作用。体外实验表明，沉香热水提取物对人子宫颈癌 JTC26 的抑制率为 70%～90%。

【补充说明】现代药理研究表明，本品还有镇吐、止咳、平喘、镇静、镇痛、解痉、降压、抗菌等作用。

【用法用量】内服：煎汤，1.5～5g，宜后下；或磨汁冲服；或入丸、散剂。

女贞子

【别名】女贞实。

【药用部分】成熟果实。

【性味功效】甘、苦，凉。归肝、肾经。补益肝肾，滋阴清热，明目乌须，凉血润肠。

【传统主治】肝肾阴虚，眩晕耳鸣，腰膝酸软，须发早白，目暗不明，潮热盗汗。

【抗癌参考】胃癌、肝癌、皮肤癌、肾癌、肾盂癌、膀胱癌、喉癌、鼻咽癌、鼻窦癌、肺癌、脑瘤、甲状腺癌、骨瘤、宫颈癌、白血病、淋巴肉瘤等。可防治癌性发热与放、化疗的不良反应。

女贞子煎剂对实验小鼠肉瘤 S180 有抑制作用。女贞子水提物可明显提高机体对肿瘤的免疫功能。本品水浸剂能抑制动物某些移植性肿瘤的生长。本品水提剂在体外能明显促进淋巴细胞增殖，对淋巴细胞引起的大鼠局部移植物抗宿主反应有增强作用。女贞子水浸剂灌胃给药，可抑制小鼠宫颈癌 U14 瘤株。女贞子水提取液可部分逆转鼠肾腺肿瘤细胞诱导的鼠巨噬细胞（MΦ）功能抑制效应。女贞子对致突变剂环磷酰胺和乌拉坦诱发的突变效应和细胞染色体损伤均具有保护作用。女贞子对化疗或放疗引起的白细胞减少有升高作用。

【补充说明】现代药理表明，本品还有降血糖、降血脂、强心、利尿、调节机体免疫功能、保肝、清除自由基、抗衰老、抗炎抑菌、止咳、缓泻、促进毛囊生长等作用。它可兼治高脂血症、高血压、缺铁性贫血、脱发等疾病。

【用法用量】内服：煎汤，6 ~ 12g；或熬膏、入丸剂。外用：适量，熬膏点眼。

木棉花

【别名】攀枝花。

【药用部分】花。

【性味功效】甘、淡、凉。归脾、肝、大肠经。清热利湿，解毒祛暑，止血止痛。

【传统主治】泄泻，咯血，吐血，血崩，金疮出血，疮毒。

【抗癌参考】食管癌、胃癌、肠癌、肺癌、鼻咽癌、喉癌、乳腺癌、淋巴瘤等。

研究发现，木棉花的主要成分能够抑制肿瘤细胞的增殖，具有防治癌肿的作用。1mg/mL 浓度的木棉花醇提取物作用 24 小时，对小鼠白血病 P388 和 FGC 人癌细胞株的抑制率均达 90%；2.5mg/mL 浓度的木棉花醇提取物作用 4 小时，对小鼠肉瘤 S180 的抑制率达 55%。有资料称，巧吃木棉花可抗癌。木棉花在多种抗癌食疗方中都有应用。

【补充说明】现代药理表明，本品还具有抗菌、抗病毒、收缩血管平滑肌等作用。它可兼治肠炎、痢疾、气管炎、肺结核咯血、湿疹等疾病。

【用法用量】内服：煎汤，10 ~ 30g；或研末服；或用于食疗。

木 棉 皮

【药用部分】树皮。

【性味功效】辛、甘，平。归胃、大肠经。清热利湿，活血消肿。

【传统主治】泄泻，疮肿，腰膝疼痛，跌打损伤。

【抗癌参考】食管癌、贲门癌、胃癌、大肠癌等。

动物体内筛选表明，木棉对肿瘤有抑制作用。木棉皮的水提液对小鼠 S180 有一定的抑制作用。

【补充说明】本品还对慢性胃炎、胃溃疡、痢疾等疾病有显著疗效。

【用法用量】内服：煎汤，15～30g，治癌有用至 60～100g（鲜品 150～250g）；或与瘦猪肉同煎。外用：适量，捣敷。

木 棉 根

【药用部分】根或根皮。

【性味功效】甘，凉。归脾、胃经。清热利湿，收敛止血，散结止痛。

【传统主治】赤痢，瘰疬，跌打损伤，产后浮肿。

【抗癌参考】食管癌、贲门癌、胃癌、大肠癌、肺癌等。

动物体内筛选表明，木棉根对肿瘤有抑制作用。75g/kg 剂量的木棉根水提物，给小鼠灌胃，重复 3 次，结果表明其对动物移植性肿瘤（S180）的平均抑制率为 45.41％，故可证明木棉根皮提取液对小鼠肉瘤 S180 的生长有明显抑制作用。据报道，用木棉根皮糖浆治疗早期食管癌有较好疗效，中期次之，晚期无效。其对早期食管癌的治疗效果与博来霉素近期疗效相似，服药时间延长，疗效也有增加的趋势。

【补充说明】现代药理研究表明，本品尚有抗炎及抗肝损伤等作用。它可兼治慢性胃炎、胃溃疡、肠炎、风湿性关节炎等疾病。

【用法用量】内服：煎汤，15～30g；或与猪精肉同服；或制成冲剂、糖浆服。外用：适量，浸酒搽或捣敷。

小 蘗

【别名】子蘗。

【药用部分】根及茎枝。

【性味功效】苦，寒。归肺、肝、脾经。清热燥湿，泻火解毒。

【传统主治】湿热泄泻，黄疸，热痹，口舌生疮，咽痛喉痹，目赤肿痛，痈肿疮疡。

【抗癌参考】食管癌、乳腺癌、甲状腺癌、恶性淋巴瘤、肝癌等。

本品所含的刺檗碱在40μg/mL浓度时，能抑制小鼠腹水癌细胞的氧摄取。从细叶小檗根中提取到的小檗胺，对小鼠肉瘤S180的抑制率为78%，对艾氏腹水癌小鼠的生命延长率为68%～80%，对肝癌腹水型小鼠的生命延长率为68%。其可使肿瘤细胞呈现坏死及代谢受阻状态。

【补充说明】本品的现代药理作用可参阅黄连。有资料称，本品的别名也叫"三棵针"。实际上，本品与三棵针为同科植物的不同品种。本品可兼治肠炎、菌痢、肝硬化腹水、慢性气管炎、支气管肺炎、扁桃体炎、咽炎、口腔炎、中耳炎、结膜炎、泌尿系感染、急性胃炎等疾病。

【用法用量】内服：煎汤，3～9g，鲜品可用至30g；或研末；或炖猪精肉服。已有小檗碱注射液，按其说明书使用。外用：适量，煎水滴眼，或研粉调敷，或煎水外洗。

夹竹桃

【别名】柳叶桃。

【药用部分】叶或树皮。

【性味功效】苦，寒。有毒。归心经。利尿，祛痰，定喘，化瘀。

【传统主治】喘息咳嗽，跌打肿痛，血瘀经闭。

【抗癌参考】脑肿瘤、肺癌、肝癌、胃癌、宫颈癌、白血病等。

夹竹桃叶对小鼠艾氏腹水癌EAC有轻度抑制作用。夹竹桃中的吲哚类生物碱，对小鼠白血病P388细胞和人表皮肿瘤KB细胞有明显的细胞毒作用。0.05～0.1μg/mL浓度的黄花夹竹桃苷（TS）在体外，对肝癌细胞SMMC7721、胃癌细胞SGC－7901和宫颈癌细胞Hela的$Na^+－K^+－ATP$酶活性有明显的抑制作用，这可能是其抗肿瘤的机制之一。

【补充说明】现代药理研究表明，本品还具有强心、镇静、镇痛、兴奋子宫的作用。它可兼治心力衰竭、癫痫。外用本品，可治甲沟炎、斑秃。

【用法用量】内服：煎汤，0.3～0.9g；研末，0.05～0.1g；或用叶与糯米同捣烂，加糖煮粥食。外用：适量，捣敷或制成酊剂外涂。

【使用注意】孕妇忌服。不宜多服、久服。

朱 蕉

【别名】朱竹。

【药用部分】叶或根。

【性味功效】甘、淡，微寒。归脾、胃经。清热止血，散瘀定痛。

【传统主治】赤痢，咯血，吐血，衄血，尿血，便血，崩漏，胃痛，跌打肿痛。

【抗癌参考】肺癌、胃癌、肝癌等。

本品所含的铁树叶碱体外实验对胃癌细胞敏感，有抗胃癌的作用。《抗肿瘤中药的临床应用》载：朱蕉叶、木芙蓉叶各 30g，泽漆 15g，水煎服，每日 1 剂，可防治肺癌；朱蕉叶、薏苡仁、半边莲、白英各 30g，水煎服，每日 1 剂，可防治胃癌。

【补充说明】本品可兼治肠炎、菌痢、肺结核咯血等疾病。它虽与苏铁的别名都叫"铁树"，但本品属龙舌兰科植物，与属苏铁科植物的苏铁不同。

【用法用量】内服：煎汤，15 ~ 30g，鲜品 30 ~ 60g；或绞汁；或煲猪精肉服。

【使用注意】孕妇慎服。

赤 楠

【别名】牛金子，赤楠蒲桃。

【药用部分】根、根皮、叶。

【性味功效】甘、微苦、辛，平。归肾、脾、肝经。健脾利湿，平喘，散瘀消肿。

【传统主治】喘咳，浮肿，淋浊，痈肿，水火烫伤，跌打肿痛。

【抗癌参考】白血病等。可防治癌性水肿。

赤楠叶甲醇提取物有很强的细胞毒活性，对 A549、HCT、K13、RPM1、TE671 等多种癌细胞株均有抑制作用。《实用抗癌草药》载：赤楠叶、柴胡各 30g，黄芩 20g，山豆根 15g，六神丸 20 粒（送服），水煎服，可防治白血病。

【补充说明】本品可兼治尿路结石、肝炎、子宫脱垂、睾丸炎等疾病。

【用法用量】内服：煎汤，15～30g；根可煮猪脚兑酒服。外用：适量，捣敷或研末敷。

岗　松

【别名】扫把枝。

【药用部分】全草或根。

【性味功效】苦、辛，凉。祛风除湿，行气化瘀，清热解毒，利尿杀虫，止痛止痒。

【传统主治】风湿骨痛，跌打损伤，胃痛腹胀，热泻，热淋，疥疮，脚癣。

【抗癌参考】肝癌、白血病等。

岗松叶乙醇提取物对白血病细胞 L1210 具有强细胞毒活性。从岗松叶中分离得到 3 种化合物 BF1、BF2、BF4 及 1 种已知的酚性化合物岗松醇 BF3。进一步试验表明，化合物 BF2、BF4 在 0.5～1.0μg/mL 浓度时，对白血病 L1210 显示了极强的抑制作用。《草药手册》载：岗松、地耳草、娃儿藤、葫芦茶各 15g，水煎汤，每日 1 剂，可防治肝癌。

【补充说明】本品可兼治黄疸型肝炎、肝硬化、肠炎、膀胱炎、湿疹、皮炎等疾病。

【用法用量】内服：煎汤，15～30g；或用叶捣烂冲开水绞汁过滤，加白糖顿服。外用：适量，捣敷或煎水洗。

松　球

【别名】松果。

【药用部分】球果。

【性味功效】苦、甘，温。归肺、大肠经。祛风除痹，化痰止咳，平喘，利尿通便，滋补强壮。

【传统主治】风寒湿痹，燥咳，吐血，淋浊，便秘。

【抗癌参考】肛门癌、白血病等。

五叶松的松球于 100℃ 沸水中煮 4 小时制成浓缩液，再以乙醇提取，其乙醇提取液对小鼠腹水癌有抑制作用，同时可延长小鼠的生存期。其不溶于乙醇的部分含有分化诱导物质，同人的骨髓性白血病细胞反应时，抑制率高达 90%。《中医药研究资料》记载：松球 15g，加水 200mL，水煎服；或其种仁不拘量食用，均可防治多种癌症。《重庆草药》载：松球 12 个，芒硝 15g，木芙蓉花、枳壳、蛤蟆叶各 10g，煎水洗患处，可防治肛门癌。

【补充说明】本品可以兼治慢性气管炎、糖尿病、白癜风等疾病。

【用法用量】内服：煎汤，9~15g；或入丸、散。种仁食用。外用：适量，煎水洗或鲜果捣汁搽。

秋 枫 叶

【药用部分】叶。

【性味功效】苦、涩，凉。归胃、脾、肝、肺经。解毒散结，清热消肿。

【传统主治】噎膈，反胃，小儿疳积，咽喉肿痛，痈疽疮疡。

【抗癌参考】食管癌、胃癌、贲门癌等。

体外实验表明，秋枫叶中含有的 β-谷甾酸、无羁萜醇等成分，具有抗癌活性，对癌细胞生长有抑制作用。《全国中草药汇编》载：鲜秋枫叶 100g，桃寄生、白毛藤、水剑草、鹿衔草各 25g，水煎，加白糖冲服，每日 1 剂，可防治胃癌。

【补充说明】本品尚具有消炎作用。它可兼治传染性肝炎、肺炎、咽喉炎等疾病。

【用法用量】内服：煎汤，鲜品 30~90g；或捣汁；或浸酒；或炖猪肉服。外用：适量，捣敷或煎水洗。

桤 木 皮

【别名】牛屎树。

【药用部分】树皮。

【性味功效】苦、涩，凉。凉血止血，清热解毒，平肝，利气，止泻，接骨。

【传统主治】吐血，衄血，崩漏，泄泻，风火赤眼，骨折。

【抗癌参考】鼻咽癌、大肠癌等。

从俄雷冈桤木树皮中提取的粗制品，对瓦克癌 W256 有抑制作用。本品所含的羽扇醇在 200mg/kg 剂量时，荷瘤动物比对照组的存活率提高 39%。《常氏抗癌验方》载：桤木皮、败酱草各 30g，党参、鸡血藤各 25g，水煎服，每日 1 剂，可防治大肠癌；桤木树皮 20g、桤木嫩叶 100g、阿胶 5g（烊化），水煎服，每日 1 剂，可防治鼻咽癌。

【补充说明】本品可兼治肠炎、痢疾、麻风等疾病。

【用法用量】内服：煎汤，10～30g；或捣汁兑开水服。外用：适量，鲜品捣敷或煎水洗。

桦 木 皮

【别名】桦树皮。

【药用部分】树皮。

【性味功效】苦，寒。清热利湿，祛痰止咳，消肿解毒。

【传统主治】咳嗽，黄疸，痢疾，泄泻，淋证，咽痛，乳痈，疖肿，痒疹，烫伤。

【抗癌参考】肺癌、肝癌、黑色素瘤、腹腔恶性肿瘤等。

桦木皮提取物能够抑制小鼠 S180 肉瘤、B16 黑色素瘤和 Lewis 肺癌的生长，使瘤重量减轻，且存在剂量效应关系。桦木皮氯仿提取物对大鼠瓦克癌 W256 有抑制作用，其有效成分是白桦脂醇和羽扇醇。《抗癌植物药及其验方》载：桦木皮、茵陈各 30g，煎汤当茶饮，可防治肝癌黄疸。

【补充说明】现代药理研究表明，本品尚有抗菌、祛痰、镇咳、平喘、增强机体免疫功能等作用。它可兼治急性扁桃体炎、支气管炎、肺炎、牙周炎、急性乳腺炎、肠炎、肝炎、肾炎、尿路感染等疾病。

【用法用量】内服：煎汤，15～30g；或制成糖浆、冲剂；或煎汤作茶饮。外用：适量，研末调敷。

十大功劳根

【药用部分】根。

【性味功效】苦，寒。清热燥湿，解毒消肿。

【传统主治】湿热痢疾，腹泻，黄疸，肺痨咯血，咽喉痛，牙痛，目赤肿痛，跌打损伤，疮疡，烫伤。

【抗癌参考】绒毛膜癌、恶性葡萄胎、肺癌、肝癌、鼻咽癌等。

本品所含的异粉防己碱在以艾氏腹水癌为实验对象的抗癌筛选试验中，有抗癌作用。本品所含的小檗碱，能增强白细胞及网状内皮系统的吞噬能力，在试管中亦有治癌作用。本品所含的桂皮酸具有使人肺腺癌细胞逆转的作用。《千家妙方》载：龙葵 90g，十大功劳根、白英、白花蛇舌草、菝葜根各 30g，水煎服，每日 1 剂，可防治绒毛膜癌、恶性葡萄胎。

【补充说明】现代药理研究表明，本品尚具有抗病原微生物、降压、扩张冠状动脉等作用。它可兼治咽喉炎、口腔炎、气管炎、肺炎、急性黄疸型肝炎、盆腔炎、湿疹、丝虫病等疾病。

【用法用量】内服：煎汤，10～15g，鲜品 30～60g；或炖猪脚服。外用：适量，捣敷或研末调敷。

接骨木

【别名】续骨木。

【药用部分】茎枝。

【性味功效】甘、苦，平。归肝经。祛风利湿，活血止血。

【传统主治】风湿痹痛，风疹，跌打损伤，骨折肿痛，外伤出血。

【抗癌参考】肝癌等。

灌胃给予小鼠 2000mg/kg 剂量的接骨木果油，可抑制小鼠 S180 荷瘤实体瘤及小鼠 H22 肝癌实体瘤的生长。虽然，其抗癌作用不如环磷酰胺，但对 H22 腹水型肝癌小鼠的生命延长率（157.4%）比环磷酰胺（125.4%）更高，表明接骨木果油具有一定的抗癌作用。

【补充说明】本品现代药理尚有利尿、抗病毒、提高免疫功能、降血脂等作用。它可兼治急慢性肾炎、痛风、风湿性关节炎、大骨节病、麻疹等疾病。

【用法用量】内服：煎汤，15～30g；或鲜品与鲜豆腐加水、黄酒炖服；或入丸、散。外用：适量，捣敷，或煎汤熏洗，或研末撒。

【使用注意】孕妇禁服。

密 蒙 花

【别名】 蒙花。

【药用部分】 花蕾及花序。

【性味功效】 甘，微寒。归肝经。清热泻火，养肝明目，退翳。

【传统主治】 肝热目赤，畏光多泪，目昏生翳，肝火眩晕。

【抗癌参考】 白血病等。

从密蒙花花蕾中分离得到的苯丙素酚苷类成分，在体外实验显示了一定的抗肿瘤活性。密蒙花花蕾中的皂苷对白血病 HL-60 细胞有抑制作用。

【补充说明】 本品现代药理尚有抑菌消炎、降血糖、解痉、利胆、利尿等作用。它可兼治夜盲症、百日咳等疾病。

【用法用量】 内服：煎汤，3~9g；或兑米汤、油、蜂蜜蒸吃；或入丸、散。

托 盘

【别名】 泼盘。

【药用部分】 根。

【性味功效】 酸、微苦，平。清热解毒，活血止痛。

【传统主治】 小儿高热惊厥，咽喉肿痛，牙痛，头痛，风湿骨痛，瘰疬，疖肿。

【抗癌参考】 肺癌等。

体外抑瘤实验表明，托盘根醇提物（RCE）对肉瘤 S180 及人肺癌细胞 SPC-A1 均有杀伤作用，IC_{50} 分别为 257.7 μg/mL 和 293.7 μg/mL。体内实验表明，一定剂量的托盘根醇提取物对小鼠移植性肿瘤 S180、艾氏腹水癌 EAC、HepA 及 Lewis 肺癌 4 种实体型瘤株均有明显抑制作用，抑制率与剂量呈正相关。其还可延长 EAC、HepA 腹水型肿瘤小鼠的生存时间。

【补充说明】 本品现代药理尚有抗炎镇痛、提高免疫功能、抗氧化、延缓衰老、耐缺氧、抗疲劳等作用。它可兼治流感、牙周炎、急性乳腺炎、淋巴结结核、扁桃体炎等疾病。

【用法用量】 内服：煎汤，15~60g；或与猪脚炖服。外用：适量，捣汁涂敷或滴眼，或研末撒敷。

柠 檬 桉 叶

【药用部分】叶。

【性味功效】苦，温。散风除湿，健胃，止痒。

【传统主治】风寒感冒，风湿骨痛，食积，痧胀吐泻，疮疖，风疹，水火烫伤。

【抗癌参考】肠癌等。

柠檬桉叶挥发油在体外抗肿瘤试验及动物移植性肿瘤抑瘤试验中，均显示了抑瘤作用。对二甲肼（DMH）诱发的小鼠大肠癌模型，每日灌服2.5%柠檬桉叶挥发油乳剂0.75mL，共治疗7星期，结果表明治疗组小鼠的大肠肿瘤数显著低于对照组。镜检下，治疗组小鼠肿瘤的浸润程度亦低于对照组，提示柠檬桉叶挥发油具有抗小鼠大肠癌的作用。

【补充说明】本品现代药理尚具有抗结核作用。它可兼治疟疾、荨麻疹，还防治流感、流脑、脑炎、蜂窝组织炎、神经性皮炎等疾病。

【用法用量】内服：煎汤，3~6g；或水煎冲泡鸡蛋服。外用：适量，煎汤外洗。

第二节 临床常用中药

相 思 子

【别名】相思豆。

【药用部分】种子。

【性味功效】辛、苦，平。有毒。归心、肺经。清热解毒，祛风燥湿，祛痰杀虫。

【传统主治】心腹邪气，热闷头痛，风痰瘴疟，痈疮疥癣，风湿骨痛。

【抗癌参考】肝癌、皮肤癌等。

据报道，相思子水溶性蛋白部分于体内外，均有显著抗肿瘤作用。从相思子中分得的相思子毒蛋白与蓖麻毒蛋白相似，均具有强烈的细胞毒反应和抗肿瘤作用，对多种动物的实验性肿瘤具有显著的抑制作用，能显著减少瘤重，延长实验动物生存期。其作用较蓖麻毒蛋白和白喉毒素更强。

小剂量的相思子毒蛋白与环磷酰胺合用，可发挥显著的协同抗癌作用，但毒性却不增加。此外，还有专利报告将相思子毒蛋白制为免疫佐剂，给小鼠注射，可使其 Meth–A 肿瘤生长率降低 90%。另有资料称，相思子毒蛋白在体外试验中，对艾氏腹水癌细胞及吉田腹水肝癌细胞的蛋白质生物合成有很强的抑制作用。

【补充说明】现代研究表明，相思子还具有抗组胺、抗过敏、抑菌等作用。它可兼治腮腺炎和细菌性及真菌性皮肤病。相思子含有剧毒的蛋白质，服 0.5mg 可使人中毒，严重的可致死亡。但将其加热至 65℃以上，则毒性消失。本品种子外壳很坚硬，故若整吞，可不致中毒，但若咀嚼后再吞，则半粒种子即可引起中毒。

【用量用法】外用：适量，研末调敷；或煎水洗；或熬膏涂。

【使用注意】不宜内服，以防中毒。

桂　枝

【别名】桂枝木。

【药用部分】嫩枝。

【性味功效】辛、甘，温。归心、肺、膀胱经。发汗解肌，温通经脉，助阳化气，平冲降气。

【传统主治】风寒感冒，脘腹冷痛，经闭痛经，风寒湿痹，痰饮，水肿，心悸，奔豚。

【抗癌参考】肝癌、胃癌、食管癌、鼻窦癌、肠癌、骨肿瘤、恶性淋巴瘤、卵巢癌、子宫癌、乳腺癌、肺癌、甲状腺癌、鼻咽癌、黑色素瘤、肾癌、胸膜肿瘤等。

本品含挥发油，其主要成分为桂皮醛等。而桂皮醛有抗肿瘤作用，对 SV40 病毒引起的肿瘤抑制作用显著，对体外培养人黑色素瘤、乳腺癌、食管癌、宫颈癌、肾癌、肝细胞瘤有直接细胞毒作用，可抑制肿瘤细胞生长，还能对抗 S180 实体瘤。体外筛选表明，桂枝对肿瘤细胞有抑制作用，其在试管内的抑制率为 70%~90%。

【补充说明】现代药理研究表明，桂枝还具有降温解热、抗炎镇痛、镇静安眠、抗惊厥、抗病原微生物、抗过敏、缓解胃肠道痉挛、促进消化、利尿、强心、镇咳、祛痰、升高白细胞、提高人体免疫力、抑制血小板聚集等作用。

【用量用法】内服：煎汤，3 ~ 10g；或入丸、散。

【使用注意】孕妇及月经过多者慎用。

乌　药

【别名】台乌。

【药用部分】块根。

【性味功效】辛，温。归肺、脾、肾、膀胱经。行气止痛，温肾散寒。

【传统主治】寒凝气滞，胸腹胀痛，气逆喘急，尿频遗尿，疝气，痛经。

【抗癌参考】食管癌、胃癌、结肠癌、十二指肠癌、肝癌、胰腺癌、膀胱癌、乳腺癌、宫颈癌、卵巢癌、白血病等。

乌药具有抗癌活性，对移植性小鼠肉瘤 S180 有抑制作用，其抑制率为 44.8％。体外试验表明，本品对癌细胞生长有抑制作用。有资料称，本品临床上常用于治疗食管癌、胃癌、大肠癌、胰腺癌、肝癌、乳腺癌等属肝气郁结、寒凝气滞、气滞血瘀类的癌瘤。

【补充说明】现代研究表明，乌药还具有促进消化液分泌、增进肠蠕动、排出肠内积气、镇痛、抗炎、抗组胺、止血、保肝、抗菌等作用。其挥发油内服能兴奋人脑皮层，促进呼吸，兴奋心肌，加速血液循环，升高血压，并能发汗；局部涂用可使皮肤血管扩张，血液循环加速，并能缓和肌肉痉挛性疼痛。

【用量用法】内服：煎汤，6 ~ 10g；或入丸剂。外用：适量，研末调敷。

鬼　箭　羽

【别名】卫矛。

【药用部分】带有木栓翅的枝叶。

【性味功效】苦，寒。归肝、胃、小肠经。破血，通经，解毒，杀虫。

【传统主治】经闭，癥瘕，痛经，崩漏，产后瘀痛，历节痹痛，跌打伤痛，虫积腹痛。

【抗癌参考】乳腺癌、卵巢癌、胃癌、肠癌、肝癌、脑膜瘤、白血病、骨瘤等。可缓解癌性疼痛。

动物试验证明，本品对小鼠肉瘤 180、大鼠瓦克癌 256 等有抑制作用。其所含的卫矛醇，对小鼠淋巴细胞白血病 1210、小鼠肉瘤 180、艾氏腹水癌、大鼠瓦克癌 256、吉田肉瘤、吉田腹水瘤等动物肿瘤有显著防治作用。本品与阿糖胞苷和氨甲蝶呤合用，有一定的协同作用。有资料称，鬼箭羽可防治多种肿瘤。

【补充说明】现代研究证明，本品还具有调节异常代谢过程和增进胰岛素分泌，引起血糖下降的作用。其叶的煎剂，对金黄色葡萄球菌有抑制作用。

【用量用法】内服：煎汤，10~15g；或浸酒；或入丸、散。外用：适量，捣敷，或煎汤洗，或研末调敷。

黄 柏

【别名】柏皮。

【药用部分】树皮。

【性味功效】苦，寒。归肾、膀胱经。清热燥湿，泻火除蒸，解毒疗疮。

【传统主治】湿热泻痢，黄疸，带下，热淋，脚气，痿证，骨蒸劳热，盗汗，遗精，疮疡肿毒，湿疹瘙痒。

【抗癌参考】膀胱癌、结肠癌、肛管癌、子宫颈癌、舌癌、喉癌、鼻窦癌、肾癌、胆管癌、胃癌、食管癌、鼻咽癌、白血病、恶性淋巴瘤、骨肉瘤、阴道癌、皮肤癌、恶性黑色素瘤等。

总细胞容积法检测表明，本品热水提取物对小鼠肉瘤 S180 的抑制率为 82%。体外筛选显示，本品对人体宫颈癌 JTC26 有抑制作用，抑制率在 90% 以上。其所含的小檗碱有抗癌活性，对移植性小鼠肉瘤 S180 与人类宫颈癌癌细胞 JTC 的抑制率均在 90% 以上。

【补充说明】现代研究证明，黄柏还具有抗病原微生物、解热、抗炎、扩张冠状动脉及末梢血管、降血压、降血糖、降血尿酸、增强白细胞吞噬能力、保护血小板、利胆、抗溃疡、镇静、镇痛、调整菌群失调和利尿等作用。黄柏可兼治急性菌痢、急性肠炎、急性黄疸型肝炎、口疮、风湿病。外用本品，可促进皮下溢血吸收。

【用量用法】内服：煎汤，3～12g。外用：适量。

杉　木

【别名】杉材。

【药用部分】材心及树枝。

【性味功效】辛，微温。归肺、脾、胃经。辟恶除秽，除湿解毒，祛风止痛，散瘀止血。

【传统主治】脚气肿满，奔豚，霍乱，心腹胀痛，风湿毒疮，跌打肿痛，创伤出血，烧烫伤，漆疮。

【抗癌参考】肺癌等。

有资料称，杉木具有抗癌作用。台湾民间方：杉木225g，菠萝心、麻油、生姜各150g，米酒1碗，与白公鸡1只一起加水5碗，在文火上把鸡煮熟，吃肉喝汤，可防治肺癌。

【补充说明】杉木可兼治慢性气管炎、风湿性关节炎。本品外治过敏性皮炎。

【用量用法】内服：煎汤，50～100g；或煅存性研末。外用：适量，煎水熏洗或烧存性研末调敷。

三尖杉

【别名】红壳松，石榧。

【药用部分】带叶枝条。

【性味功效】苦、涩，寒。清热解毒，祛风除湿。

【传统主治】痹证。

【抗癌参考】白血病、恶性淋巴瘤、绒毛膜癌、恶性葡萄胎、子宫癌、卵巢癌、乳腺癌、肺癌、鼻咽癌、胃癌、食管癌、肝癌、结肠癌、脑瘤、平滑肌瘤、滑膜肉瘤、黑色素瘤等。

从三尖杉中已分离出生物碱约20种，各生物碱均有抗癌活性。其中，含量较高、抗癌活性较大的有三尖杉碱（或称粗榧碱，Cephalotaxine）、高三尖杉酯碱、异三尖杉酯碱、脱氧三尖杉酯碱。此外，海南粗榧新碱、海南粗榧内酯等生物碱亦有抗癌活性。三尖杉对子宫颈癌U14、网织细胞肉瘤等均有抑制作用，为广谱抗癌药。三尖杉总生物碱对淋巴肉瘤、肺癌等有较好的疗效。三尖杉的 4 种酯碱对动物实验肿瘤有广谱抗癌作用，对白血病 1210、白血病 615、白血病 388、Lewis 肺癌等有抑制作用。三尖杉碱及高三尖杉酯碱还对白血病 7212、艾氏腹水癌、网织细胞肉瘤、脑瘤 22、子宫颈癌 14、肉瘤 180、瓦克癌 256 等有抑制作用，且能延长小鼠生存时间。异三尖杉酯碱、脱氧三尖杉酯碱对小鼠 P388 有抑制作用。高三尖杉酯碱对鼻咽癌细胞 CNE－2Z 具有增殖抑制作用，且呈剂量和时间依赖性。高三尖杉酯碱还对动物移植性结肠癌 C38 和乳腺癌 CD8FI 有一定疗效。海南粗榧新碱对白血病 388 有抑制作用。三尖杉抗肿瘤作用的机制主要有：①对癌细胞生物大分子合成的抑制；②对癌细胞杀伤动力学的影响；③对白血病细胞分化的诱导作用，使其分化为近似正常的单核细胞。本品主治白血病。三尖杉碱、高三尖杉酯碱是目前较好的抗白血病药物，对急性粒细胞白血病、急性单核细胞性白血病的近期疗效较好。有人用三尖杉碱治疗多种白血病 195 例，在单用该物质治疗的 119 例中，完全缓解 21 例，部分缓解 44 例。

【补充说明】 三尖杉碱有缩小肿大肝、脾的作用。高三尖杉酯碱在玻璃体、结膜下注射，能有效地控制眼内纤维增殖，防止视网膜脱离的发生。

【用量用法】 内服：煎汤，12～20g；糖浆，每次 10mL，每日 3 次。注射液：肌肉注射，成人每天 2±0.5mg/kg（总碱），分 2 次用；静脉滴注，每日 1～4mg，加入 5% 或 10% 葡萄糖注射液 250～500mL 中缓慢滴注，每日 1 次，5～7 天为 1 疗程，1 疗程后停用 1～2 周，可用 1～3 疗程。

【使用注意】 三尖杉生物碱与其他抗癌药物联合使用，较单独使用效果更好。本品有一定毒性，在应用过程中可有不良反应发生，停药数日后即可自行消失。

红豆杉

【别名】 红叶水杉，红榧。

【药用部分】 枝叶和树皮。

【性味功效】 辛、甘，大温。归胃、肝、肾经。利尿消肿，温肾通经，解毒散结。

【传统主治】 水肿，小便不利，淋证，月经不调，产后瘀血，痛经。

【抗癌参考】白血病、食管癌、胃癌、直肠癌、肝癌、胆管癌、肺癌、鼻咽癌、乳腺癌、宫颈癌、子宫体癌、卵巢癌、膀胱癌、前列腺癌、淋巴癌、皮肤癌、恶性黑色素瘤、骨膜肉瘤等。

　　红豆杉含有的紫杉醇，具有独特的抗癌机制和较高的抗癌活性，能阻止癌细胞的繁殖，抑制肿瘤细胞的迁移，对多种人肿瘤细胞系均有细胞毒作用，是国际上公认的防癌抗癌药。它对小鼠白血病 L1210、P388、P1534、肉瘤 180、Lewis 肺癌、黑色素瘤 B16、瓦克癌 W256 和人体鼻咽癌 KB 细胞均有抑制作用。它还可诱导胆管癌 RBE 细胞凋亡，并能激活细胞外信号调节激酶（ERK）途径。有专家称，紫杉醇是继阿霉素、顺铂之后，15 年来被认为是对多种癌症疗效较好、不良反应小的新型抗癌药物。另有资料称，到目前为止，乃至在今后相当长的时间内，人类同癌症做抗争的最有力武器之一，就是紫杉醇。

　　【补充说明】现代研究证明，本品还具有降糖、降脂、利尿、降血压等作用。本品可兼治糖尿病、肾炎、多囊性肾病及心脑血管疾病。紫杉醇对疟疾、类风湿关节炎、早期性老年痴呆与中风有良好的治疗作用。有资料称，以红豆杉枝叶煲水饮用，治疗感冒发热的做法是错误的，直接拿红豆杉泡茶喝也是不科学的。卫健委早已禁止将红豆杉作为保健品和食品原料使用。红豆杉科植物较多，有资料称其含 5 属 23 种植物。

　　【用量用法】内服：煎汤，每天 8 ~ 15g，加水 1000mL，煮沸后用文火煎煮 10 ~ 15 分钟，饭后服，1 天内服完。注射液：紫杉醇静脉注射，每次 200 ~ 275mg/m^2，3 周 1 次；静脉滴注，每次 275mg，加入 10% 葡萄糖注射液中，2 周 1 次，共用 2 次。

　　【使用注意】服用时忌空腹、禁辣、禁酒。服后若胃有不适，可适当减量。病重患者不建议服用本品。

紫　杉

　　【别名】紫柏松，赤柏松。

　　【药用部分】枝叶。

　　【性味功效】淡，平。归肾经。利尿消肿，活血通经。

　　【传统主治】水肿，淋证，小便不利，月经不调，产后瘀血，痛经。

　　【抗癌参考】白血病、肺癌、鼻咽癌、舌癌、脑瘤、乳腺癌、子宫内膜癌、卵巢癌、恶性黑色素瘤、肝癌、胰腺癌、肠癌等。

本品抗癌有效成分为紫杉素和紫杉碱。紫杉醇是当前唯一的能够促微管聚合的新型抗肿瘤药物，其对多种人肿瘤细胞系均有细胞毒作用，如卵巢癌、乳腺癌、胰腺癌、胃癌、白血病、肺癌、间皮瘤等。它对小鼠白血病 P388、P1534、L1210、肉瘤 S180、Lewis 肺癌、黑色素瘤 B16、瓦克癌 W256 和人体鼻咽癌 KB 细胞均有抑制作用，其中对鼻咽癌 KB 细胞和白血病 L1210 细胞集落形成的抑制超过长春新碱和秋水仙碱。其对人体肿瘤 MXI 乳腺癌、CXI 结肠癌、LXI 肺癌异种移植均有明显抑制作用。紫杉碱对小鼠腹水癌细胞有轻度抑制其呼吸的作用（有效浓度为 $80\mu g/mL$）。

【补充说明】 现代药理研究表明，本品还有降血压、降血糖等作用。它可兼治肾炎、糖尿病等疾病。本品为"东北红豆杉"，与"红豆杉"同为红豆杉科植物，只是品种不同，两者抗癌成分基本相同。

【用法用量】 内服：煎汤，叶 5～18g，小枝（去皮）9～15g；或浸酒服。已有紫杉醇注射剂，按其说明书使用。

血 竭

【别名】 麒麟竭。

【药用部分】 树脂。

【性味功效】 甘、咸，平。归心、肝经。活血化瘀，止血止痛，敛疮生肌。

【传统主治】 跌打损伤，瘀血阻滞，心腹疼痛，痛经，经闭，外伤出血，疮疡不敛。

【抗癌参考】 胃癌、肝癌、肠癌、肛管癌、乳腺癌、子宫癌、阴道癌、睾丸癌、阴茎癌、恶性淋巴瘤、脑瘤、喉癌、下颌窦癌、皮肤癌、白血病、骨肿瘤等。可缓解癌性疼痛。

血竭热水提取物、热水乙醇混合提取物，对小鼠肉瘤 S180 有较强的抑制作用。

【补充说明】 现代研究证明，血竭还有加快心率、增加冠脉血流量、抗血栓形成、改善微循环、抗炎、镇痛、抗菌等作用。血竭可兼治消化道出血、胃肠炎、胃及十二指肠溃疡、脑缺血性中风、冠心病、2 型糖尿病、甲亢、乳腺炎、口腔溃疡等疾病。

【用量用法】内服：每次 1～2g，多入丸、散、胶囊。外用：适量，研末外敷。

【使用注意】孕妇忌用。

冰　片

【别名】龙脑香。

【药用部分】树脂加工品。

【性味功效】辛、苦，微寒。归心、脾、肺经。开窍醒神，清热止痛。

【传统主治】闭证神昏，目赤肿痛，喉痹口疮，疮疡肿痛，疮溃不敛，耳道流脓，水火烫伤。

【抗癌参考】食管癌、胃癌、肝癌、乳腺癌、子宫癌、阴道癌、肺癌、鼻咽癌、鼻腔癌、喉癌、舌癌、耳癌、淋巴瘤、皮肤癌等。可缓解癌性疼痛。

冰片热水溶解后的低温干燥品，体外实验 500μg/mL 对人子宫癌 JTC26 的抑制率为 50%～70%。

【补充说明】现代研究表明，冰片还具有耐缺氧、镇静、抗惊厥、抗菌消炎、镇痛、抗心肌缺血、促进药物吸收、引产及温和的防腐等作用。冰片的开窍醒神功效与麝香相似，但力较弱，两者常相须为用。

【用量用法】内服：入丸、散，每次 0.15～0.3g。外用：适量，研粉点敷或投入白酒等溶液，混合后搽涂。

阿　魏

【别名】阿虞。

【药用部分】树脂。

【性味功效】苦、辛，温。归脾、胃经。化癥散痞，消积，杀虫，截疟，治痢。

【传统主治】癥瘕痞块，虫积，食积，脘腹冷痛，胸胁胀满，疟疾，痢疾。

【抗癌参考】食管癌、肝癌、胆囊癌、卵巢癌、子宫颈癌、软组织肉瘤等。可缓解癌性疼痛。

体外实验证明，阿魏对癌细胞增殖的抑制率达 90.9%，对小鼠肉瘤

S180 及人类子宫颈癌细胞的抑制率亦较高，对人类子宫颈癌细胞培养株 JTC26 细胞的抑制率为 90% 以上。其热水浸出物对人子宫颈癌 U17、肝癌 H22、Hela 等肿瘤细胞，均有抑制作用。有资料称，本品可广泛应用于各种肿瘤。阿魏化痞膏是缓解癌性疼痛的有效药物，适用于肝、胆、胃、肺、食管、肠等各个脏腑及妇科肿瘤的痞块。

【补充说明】 本品水浸液可抗凝血；其脂溶性成分可抗生育；其挥发油水乳剂具有抗过敏、抗炎和免疫抑制作用。

【用法用量】 内服：1～1.5g，多入丸、散，不宜入煎剂。外用：适量，多入膏剂。

【使用注意】 孕妇忌用。

芙蓉叶

【别名】 木芙蓉叶。

【药用部分】 叶。

【性味功效】 辛、苦，凉。归肺、肝经。清热解毒，凉血止血，散结消肿，排脓止痛。

【传统主治】 肺热咳嗽，目赤肿痛，痈疽肿毒，水火烫伤，毒蛇咬伤，跌打损伤。

【抗癌参考】 肺癌、鼻咽癌、食管癌、胃癌、肝癌、直肠癌、乳腺癌、宫颈癌、皮肤癌、白血病等。

药敏试验显示，本品对胃癌细胞敏感。本品对 Ehrlich 腹水癌和 Schwantz 白血病肿瘤腹水型显示中度抗癌活性。据《肿瘤疾病家庭防治精选 100 问答》载，本品主治乳腺癌、肺癌、胃癌、皮肤癌。《实用抗肿瘤药物手册》载：芙蓉叶、铁树叶各 30g，泽漆 15g，水煎服，每日 1 剂，可防治肺癌。

【补充说明】 现代研究表明，本品尚有抗炎、抑菌的作用。有资料称，本品为外科疮疡良药。它可兼治流感、乳腺炎、淋巴结炎、腮腺炎、蜂窝组织炎、滴虫性阴道炎、肾盂肾炎等疾病。本品与芙蓉花功用相似，两者常同时使用，故有的文献将将两者合编在一起，共称"木芙蓉"，但在《中药大辞典》等文献中，则被分为两药。

【用量用法】 内服：煎汤，10～30g；或入散剂、软膏。外用：适量，研末调敷或捣敷。

【使用注意】孕妇忌服。

栀　子

【别名】山栀。

【药用部分】果实。

【性味功效】苦，寒。归心、肺、三焦经。泻火除烦，清热利湿，凉血解毒，消肿止痛。

【传统主治】热病心烦，湿热黄疸，血淋涩痛，血热吐血，目赤肿痛，火毒疮疡。

【抗癌参考】肝癌、胃癌、胰头癌、胆囊癌、胆管癌、膀胱肿瘤、宫颈癌、阴道癌、唇癌、舌癌、喉癌、鼻窦癌、鼻咽癌、白血病、软骨肉瘤、黑色素瘤等。可防治癌症合并感染发热。

以噬菌体法筛选抗瘤药物表明，本品有抗肿瘤活性。其热水提取物对小鼠腹水型肉瘤 S180 有抑制作用。本品所含熊果酸对体外肝癌细胞培养有非常显著的抑制作用，能延长荷艾氏腹水癌小鼠的生存期。500μg／（kg·d）剂量的栀子多糖口服，对小鼠肝癌实体瘤的抑制率达49%。

【补充说明】现代药理研究表明，本品尚有抗病原微生物、抗炎镇痛、解热、镇静、降压、保肝、利胆、保护胃黏膜、保护胰腺等作用。它可兼治急性黄疸型肝炎、麻疹、水痘、疱疹性口炎、闭合性软组织损伤等疾病。

【用量用法】内服：煎汤，6～12g；或入丸、散。外用：适量，研末调敷或鲜品捣敷。

木　槿　子

【别名】朝天子，木槿果。

【药用部分】果实。

【性味功效】甘，平。归肺、心、肝经。清肺化痰，解毒止痛，凉肝息风，燥湿止痒。

【传统主治】肺热咳嗽，眩晕，头痛，目赤肿痛，湿疮作痒。

【抗癌参考】肺癌、肠癌、肛门癌、膀胱癌、宫颈癌等。

本品对小鼠移植性肿瘤，如小鼠肉瘤 S180、肉瘤 S37 等，均有明显抑制作用。其水提取物对小鼠艾氏腹水癌有一定的抑制作用。

【补充说明】现代研究表明，本品尚有抗氧化作用。它可兼治支气管炎、湿疹等疾病。

【用量用法】内服：煎汤，10～15g。外用：适量，煎水熏洗。

地 骨 皮

【别名】枸杞根皮。

【药用部分】根皮。

【性味功效】甘，寒。归肺、肝、肾经。凉血除蒸，清肺降火。

【传统主治】阴虚潮热，骨蒸盗汗，肺热咳嗽，血热出血，内热消渴。

【抗癌参考】鼻咽癌、肺癌、肝癌、直肠癌、宫颈癌、阴道癌、白血病、骨癌、皮肤癌等。

本品热水提取物对小鼠肉瘤 S180（腹水型）的抑制率为 28%。体外实验表明，本品对人子宫颈癌细胞 JTC26 的抑制率在 90% 以上。地骨皮多糖对环磷酰胺和 ^{60}Co 照射所致的大鼠白细胞降低有明显的升高作用。

【补充说明】现代药理研究表明，本品尚有解热、抗菌、抗病毒、镇痛、降血糖、降血脂、扩张血管、降血压、抗过敏及免疫调节等作用。

【用法用量】内服：煎汤，10～15g，大量可用至 30g；或入丸、散。外用：适量，煎水含漱、淋洗，或研末撒，或调敷。

桑 枝

【别名】桑条。

【药用部分】嫩枝。

【性味功效】微苦，平。归肺经。祛风湿，利关节，生津液。

【传统主治】风湿痹痛，四肢拘挛，水肿脚气，皮肤瘙痒，消渴。

【抗癌参考】食管癌、白血病、骨瘤等。

本品所含桑色素具有较强的抗癌活性，体内对腺癌 755、淋巴细胞白血病 L1210、P388 和 S180 有抑制活性。

【补充说明】现代药理研究表明，本品尚有抗炎、增强免疫等作用。它可兼治白癜风。

【用法用量】内服：煎汤，10～30g。外用：适量，煎水熏洗。

椿 皮

【别名】椿根皮，臭椿皮。

【药用部分】根皮或树皮。

【性味功效】苦、涩，寒。归大肠、胃、肝经。清热燥湿，收敛止带，止泻止血，杀虫止痒。

【传统主治】赤白带下，湿热泻痢，便血崩漏，疥癣瘙痒。

【抗癌参考】肠癌、肝癌、宫颈癌、乳腺癌、白血病、鼻咽癌等。

椿皮有抗癌作用，其有效成分臭椿双内酯及一种未定结构的化合物 X，具有很强的抗癌活性，对子宫颈癌有一定作用。本品对小鼠 S180、S37、白血病 L16 及 Hela 癌细胞，均有抑制作用。其所含的臭椿酮，对淋巴细胞白血病 P388 显示一定的活性。其所含的苦木素，对人体鼻咽癌 KB 细胞有细胞毒活性，同时能提高小鼠白血病 P388 的生命延长率。有资料称，椿根皮经加工制成的散剂（每 10g 含椿根皮粉 9g），口服，每日 3 次，可防治多种癌症。

【补充说明】现代药理研究表明，本品还有抗菌、抗阿米巴原虫、杀灭阴道滴虫、抗氧化等作用。它可兼治痢疾、肠炎、溃疡病、功能失调性子宫出血、宫颈炎等疾病。

【用法用量】内服：煎汤，6～9g；或入丸、散。外用：适量，煎水洗，或捣敷，或研末调涂。

喜 树

【别名】旱莲木。

【药用部分】果实或根及根皮、树皮。

【性味功效】苦、涩，寒。有毒。归肺、脾、胃、肝经。清热解毒，化瘀散结，消肿杀虫。

【传统主治】牛皮癣，疮肿。

【抗癌参考】食管癌、贲门癌、胃癌、肠癌、肝癌、胰腺癌、白血病、恶性淋巴瘤、膀胱癌、乳腺癌、宫颈癌、卵巢癌、恶性葡萄胎、绒毛膜癌、肺癌、鼻咽癌、舌癌、脑瘤、黑色素瘤等。

喜树各部分均有抗肿瘤作用，尤以喜树果最强。其果、根的醇提液，对实验动物白血病 L615、腹水型网状细胞瘤（ARS）、病毒性白血病、肉瘤 S180、艾氏腹水癌都有较好的抑制作用。本品果实煎液及酒粗提品，对小鼠胃癌有较好疗效。本品树皮乙醇提取物，对腺癌 755 有抑制效果。喜树碱及羟喜树碱为本品抗肿瘤的有效成分，目前已能人工合成。喜树碱为广谱抗癌药，无论体内或体外，对多种动物肿瘤均具有很强的抗癌活性。体外实验表明，喜树碱对白血病 L1210 和 DON 细胞有明显的抑制作用，对 Hela 细胞及其他肿瘤细胞均有一定的抑制作用。采用高温（43.5℃，2 小时）加喜树碱（5mg/mL）的联合疗法，对体外培养的人食管癌 100 细胞具有不可逆的协同杀伤作用。喜树碱腹腔注射，可将白血病 L1210、L5178Y、K1946、P388 小鼠的生存时间延长 1 倍以上。喜树碱也可延长白血病 L615 和腹水型肝癌小鼠的生存时间。其对小鼠 Lewis 肺癌、黑色素瘤 B16、脑瘤 B22、艾氏腹水癌及大鼠 W256 癌肉瘤和吉田肉瘤等多种实体瘤，均有明显抑制作用。喜树碱还对舌鳞癌 Tca－8113 细胞有增殖抑制和诱导凋亡的作用。喜树碱钠盐对小鼠肉瘤 S180、肉瘤 S37、白血病 L615、艾氏腹水癌及大鼠瓦克癌、吉田肉瘤等多种肿瘤，有抑制作用。羟喜树碱的抗癌谱较喜树碱广，抗癌作用亦较强。临床观察发现，羟喜树碱的疗效较喜树碱为优，毒性和不良反应较少。羟喜树碱还能抑制人胰腺癌细胞。有资料称，用喜树碱治疗 600 余例胃癌，取得的效果较为满意。

【补充说明】现代药理研究表明，本品尚有抗血管生成、抗病毒、免疫抑制、抗早孕等作用。它可兼治银屑病、表皮霉菌病、神经性皮炎、玫瑰糠疹等皮肤病。

【用法用量】内服：煎汤，根皮 9~15g，果实 3~9g，叶 10~15g；或研末吞；或作片剂、蜜丸。已有针剂，按其说明书使用。外用：适量，捣敷，煎水洗，水煎浓缩调敷。

【使用注意】内服不宜过量。肾功能减退患者及孕妇禁用。

美 登 木

【别名】云南美登木。

【药用部分】全株。

【性味功效】苦，寒。归肝经。清热解毒，化瘀消癥。

【传统主治】癥瘕积聚。

【抗癌参考】食管癌、胃癌、肝癌、宫颈癌、肺癌、鼻咽癌、白血病、黑色素瘤、多发性骨髓瘤、淋巴肉瘤、成脑室膜细胞瘤、滑膜肉瘤等。

据报道，美登木属植物有抗癌作用。从美登木中提取的抗癌成分于体外试验中，对 KB 细胞（人鼻咽表皮癌组织培养）具有很大抑制活性；对动物移植性肿瘤，如小鼠白血病 388 和白血病 1210、黑色素瘤 B16、Lewis 肺癌有效；对艾氏腹水癌、小鼠肉瘤 180、大鼠瓦克癌 256、吉田肉瘤、吉田腹水瘤等恶性肿瘤，均有显著抑制作用；对小鼠成脑室膜细胞瘤的作用尤为突出，能够使小鼠生命延长率大于 440%。美登木的抗癌谱广，其体外试验有直接抑杀癌细胞的作用。细胞学研究证明，其所含的美登木素对癌细胞的作用机制是使细胞抑制于分裂中期，而后不再继续分裂，最后崩解，这与长春新碱的作用机制相似。有资料称，云南有人用云南美登木片剂（甲醇提取物）及煎剂配合辨证论治，治疗各种恶性肿瘤 17 例，结果显效 2 例，有效 8 例，无效 7 例。

【补充说明】"美登"是"Maytenus"的音译，此属植物共有 70 余种，原产于埃塞俄比亚，国内云南、广西等地区亦发现有此属植物存在。

【用法用量】内服：煎汤，30~60g；或作片剂。

密花美登木

【药用部分】叶。

【性味功效】辛、苦，寒。有毒。祛瘀止痛，解毒消肿。

【传统主治】跌打损伤，腰痛。

【抗癌参考】肝癌、白血病、黑色素瘤等。

本品乙酸乙酯提取物 761-1 腹腔注射，能延长艾氏腹水癌（EAC）小鼠、白血病 L1212 小鼠的存活时间。其所含的美登木素为抗癌有效成分，该成分对 EAC、HepA（腹水型肝癌）、S180、L1210、P388、W256 及 B16 黑色素瘤等均有一定疗效。据《新中医》介绍，本品可防治肝癌。

【补充说明】美登木素体外可抑制榛色青霉菌。云南美登木与本品同科同属，但品种不同。

【用法用量】内服：煎汤，15~30g，大剂量可用至 60g。外用：适量，捣敷。

柘 木

【**别名**】柘树。

【**药用部分**】木材。

【**性味功效**】甘，温。归肝、脾经。活血化瘀，止痛止血，化痰散结，祛风利湿，截疟。

【**传统主治**】妇人崩中血结，疟疾，虚劳咳嗽，风湿痹痛，跌打损伤。

【**抗癌参考**】食管癌、贲门癌、胃癌、肠癌、肝癌、胆管癌、胰腺癌、肺癌、宫颈癌、卵巢癌等。可缓解癌性疼痛。

研究表明，本品对动物移植性肿瘤，如肉瘤180、艾氏腹水癌、子宫颈癌27等均有抑制作用。本品体外对食管癌细胞株有细胞毒作用。本品主要用于防治消化道恶性肿瘤，对不宜使用化疗及放疗者尤为适宜。有单位曾用本品治疗消化道晚期肿瘤266例。在这些病例中，可见到较明显的肿块缩小、腹水消退、梗阻改善、疼痛减轻或消失、食欲及体重增加、抵抗力增强、恶病质改善、生存期延长等现象。

【**补充说明**】现代药理研究表明，本品还有镇痛、抗菌等作用。它可兼治气管炎、肺结核、肝炎、月经过多等疾病。

【**用法用量**】内服：煎汤，15~60g；或入片剂、糖浆。已有注射液制剂，按其说明书使用。外用：适量，煎水洗。

【**使用注意**】孕妇禁用。

穿 破 石

【**别名**】柘根，川破石。

【**药用部分**】根。

【**性味功效**】淡、微苦，凉。凉血散瘀，祛风通络，清热除湿，解毒消肿。

【**传统主治**】风湿痹痛，跌打损伤，湿热黄疸，淋浊，闭经，劳伤咯血，疔疮痈肿。

【**抗癌参考**】鼻咽癌、肺癌、恶性葡萄胎、绒毛膜上皮癌、食管癌、胃癌等。

本品对S180、艾氏腹水癌等有抑制作用。在体外，本品对食管癌细胞株有细胞毒作用。据《全国中草药汇编（上）》介绍，用本品配蒲葵子、预知子、半枝莲各 60g，水煎服，每日 1 剂，对绒毛膜上皮癌、恶性葡萄胎转移有疗效。本品与铁包金各 50g，紫草、灵芝各 15g，水煎服，每日 1 剂，可防治肺癌。

【补充说明】现代药理研究表明，本品还有消炎镇痛、抗结核菌、扩张血管、降低外周阻力、降低血液黏度等作用。它可兼治腮腺炎、肺结核、胃及十二指肠溃疡、肝炎等疾病。

【用法用量】内服：煎汤，15～60g，鲜者可用至 120g；或浸酒。外用：适量，捣敷。

【使用注意】孕妇忌用。

松　萝

【别名】松落。

【药用部分】丝状体。

【性味功效】甘、苦，平。有小毒。归心、肾、肺经。清热解毒，止咳化痰，祛风除湿，活血通经，止血调经，明目，驱虫。

【传统主治】咳喘痰多，肺痨，瘰疬，目赤云翳，乳痈，疮疡，风湿痹痛，跌打损伤，月经不调，白带，虫证。

【抗癌参考】肺癌、脑肿瘤、恶性淋巴瘤等。

本品所含的松萝酸，具有较强的抗癌活性。以 50mg/kg 剂量灌服松萝酸，对于棉球肉芽组织增生有明显抑制作用。松萝酸粗品 50～120mg/kg，对小鼠 S180 肉瘤的抑制率大于 65%。据《抗癌良方》介绍，松萝 5g，加水 200mL，水煎，3 次分服，可以防治多种癌症。有资料称，含有松萝酸的制剂，对癌症患者有明显的治疗效果。

【补充说明】现代药理研究表明，本品尚有抗菌、抑制原虫及阴道滴虫、强心、利尿、促进肝组织再生等作用。它可兼治肺结核、淋巴结核、慢性支气管炎、肺气肿、乳腺炎、化脓性中耳炎、子宫颈糜烂等疾病。

【用法用量】内服：煎汤，5～9g（有单方用至 30g）。外用：适量，研末外敷或煎水洗。

山油柑

【别名】山橘。

【药用部分】全草。

【性味功效】甘，平。归肝、脾经。行气止痛，活血止血，健脾除湿，祛风止咳，解毒消肿。

【传统主治】跌打肿痛，肝胃气痛，风湿痹痛，吐血咯血，疮疖痫肿。

【抗癌参考】食管癌、胃癌、肝癌、宫颈癌、白血病、腹壁纤维肉瘤、淋巴网状细胞肉瘤、骨纤维肉瘤等。

研究证明，本品所含的山油柑碱有抗癌作用，且抗癌谱较广。在实验动物身上，该物质对 C-1498 骨髓性白血病、X-5563 浆细胞性骨髓瘤、腺癌 755 等均有抑制生长的作用。本品对防治小鼠白血病 615 有明显疗效，对小鼠肝癌、小鼠宫颈癌 14 等也均有效，对网织细胞腹水瘤也有一定作用。

【补充说明】本品能显著缩短家兔血浆再钙化的时间。山油柑碱对小鼠有雌激素样作用。本品为芸香科植物，与属豆科植物的降香黄檀（降香）和印度黄檀（紫降香）的别名都叫"降真香"。其实，三者各不相同，为避免混淆，《中草药学》将芸香科植物降真香改名为山油柑。

【用法用量】内服：煎汤，15~30g；或入散剂。外用：适量。

苏 木

【别名】苏方木。

【药用部分】心材。

【性味功效】甘、咸，平。归心、肝、脾经。行血祛瘀，通经疗伤，消肿止痛。

【传统主治】经闭痛经，产后瘀阻，胸腹刺痛，跌打损伤，瘀滞肿痛，痈肿疮毒。

【抗癌参考】白血病、肝癌、胃肠道肿瘤、子宫癌、卵巢癌等。可缓解癌性疼痛。

体外试验表明，本品对肿瘤细胞有抑制作用，抑制率达 70%~90%。苏木水提取液（2.5μg/mL 浓度）对人早幼粒白血病细胞（HL-60）、人红髓白血病细胞（K562）、小鼠成纤维瘤细胞株（L929）及小鼠淋巴瘤细胞株（Yac‑1），均有明显的杀伤作用。给荷瘤小鼠（EAC 细胞）腹腔注射苏木水提取液，连续 7 天，平均延长小鼠生存期 185%。苏木煎液腹腔注射，对白血病 P388、L1210 小鼠（DBA/2）均有较强的抑制和治疗作用，能明显延长荷瘤小鼠的生存时间。

【补充说明】现代药理研究表明，本品还有增加冠脉流量、促进微循环、抗血小板聚集、抗菌、消炎、镇静、催眠等作用。

【用法用量】内服：煎汤，3～10g；或研末。外用：适量，研末调敷。

【使用注意】孕妇忌用。

乳　香

【别名】乳头香。

【药用部分】树脂。

【性味功效】辛、苦，温。归心、肝、脾经。活血行气，通经止痛，消肿生肌。

【传统主治】心腹疼痛，风湿痹痛，经闭痛经，跌打损伤，痈疽肿毒，疮溃不敛。

【抗癌参考】食管癌、胃癌、肝癌、肠癌、脑瘤、扁桃体癌、乳腺癌、子宫癌、睾丸癌、前列腺癌、骨肿瘤、皮肤癌、唇癌等。可缓解癌性疼痛。

本品体外试验对肿瘤细胞有抑制作用。本品对人子宫颈癌细胞 JTC26 的抑制率为 70%～90%。动物体内及体外试验证明，本品对小鼠肉瘤 S180 有抑制作用。有资料称，乳香可抑制肿瘤细胞的扩散和恶化。乳香系通过抗肿瘤细胞增殖、分化诱导作用和使细胞凋亡等途径，发挥其抗肿瘤作用。本品可用于防治多种肿瘤。以本品为主药之一的"犀黄丸""醒消丸"等中成药，可防治多种癌症。

【补充说明】现代药理研究表明，本品还有抗炎、镇痛、抗胃及十二指肠溃疡、升高白细胞和祛痰等作用。

【用法用量】内服：煎汤，3～5g；或入丸、散。外用：适量，研末调敷。

【使用注意】孕妇忌用。

没 药

【别名】 末药。

【药用部分】 油胶树脂。

【性味功效】 辛、苦，平。归心、肝、脾经。散血祛瘀，行气止痛，消肿生肌。

【传统主治】 心腹诸痛，跌打瘀痛，经闭癥瘕，痈肿疮疡。

【抗癌参考】 食管癌、胃癌、肝癌、直肠癌、宫颈癌、子宫体癌、乳腺癌、肺癌、鼻咽癌、扁桃体癌、膀胱癌、前列腺癌、睾丸癌、白血病、恶性淋巴瘤、脑瘤、骨肿瘤、皮肤癌等。可缓解癌性疼痛。

体外试验表明，没药有抑制肿瘤细胞的作用。没药对艾氏肿瘤细胞有细胞毒作用。没药中的 1S,2S - 环氧 - 4R - 呋喃吉马 - 10(15) - 烯 - 6 - 酮，对 MCF - 7 乳腺癌细胞系有弱的细胞毒活性。没药提取物可被用于乳腺癌和前列腺癌的预防和治疗。没药有较强的抗癌效应，而且安全。没药提取液只杀伤癌细胞，对正常细胞没有影响，且不易产生耐药性。

【补充说明】 现代药理研究表明，本品还有降血脂、防止动脉壁斑块形成、抗炎、镇痛、抑制真菌等作用。本品与乳香作用相近，但破血散瘀之力胜于乳香，常与乳香相须为用。

【用法用量】 内服：煎汤，3 ~ 10g；或入丸、散。外用：适量，研末调敷。

【使用注意】 孕妇忌用。

川 楝 子

【别名】 金铃子。

【药用部分】 果实。

【性味功效】 苦，寒。有小毒。归肝、小肠、膀胱经。行气止痛，清热燥湿，杀虫疗癣。

【传统主治】 热证腹痛，胸胁胀痛，虫积腹痛，疝痛，头癣。

【抗癌参考】 食管癌、胃癌、大肠癌、肝癌、胆囊癌、胰腺癌、乳腺癌、宫颈癌、卵巢癌、前列腺癌、膀胱癌等。可缓解癌性疼痛。

体外筛选证实，川楝子对肿瘤细胞有抑制作用。用 Hela 细胞单纯培养法筛选提示，川楝子有抑制肿瘤细胞的作用。本品对人体宫颈癌 JTC26 有抑制作用，抑制率在 90% 以上。噬菌体法筛选提示，川楝子有抗噬菌体作用。

【补充说明】 现代药理研究表明，本品还有驱虫、松弛奥狄括约肌、收缩胆囊、促进胆汁排泄、抗肉毒素、抗菌、抗病毒、抗炎、抗组胺等作用。

【用法用量】 内服：煎汤，5～10g；或入丸、散。外用：适量，研末调涂。

【使用注意】 不宜过量或持续服用。

苦 楝 皮

【别名】 苦楝根皮。

【药用部分】 根皮或树皮。

【性味功效】 苦，寒。有毒。归肝、脾、胃经。杀虫疗癣，清热燥湿。

【传统主治】 蛔虫病，蛲虫病，钩虫病，疥癣湿疮。

【抗癌参考】 胃癌、大肠癌、肝癌、肺癌、乳腺癌、白血病等。

苦楝树皮中含有抗癌多糖 MA9。苦楝皮提取物对癌细胞的生长有抑制作用。当异川楝素和苦楝皮萜酮浓度较高时（50μ/mL 和 100μ/mL），两者对人胃癌、人肺癌和人肝癌细胞株的抑制率均超过或接近 50%。单乙酰川楝素对小鼠淋巴细胞白血病 P388 细胞的生长有显著抑制作用，ED_{50} 为 0.01μg/kg。

【补充说明】 现代药理研究表明，本品还具有驱虫、抗菌、抗肉毒中毒、抗胃溃疡、抗腹泻、利胆、抑制血小板聚集等作用。其煎剂及栓剂，治滴虫性阴道炎有显著疗效。

【用法用量】 内服：煎汤，3～6g，鲜品 15～30g；或入丸、散。外用：适量，煎水洗或研末调敷。

【使用注意】 不宜过量或持续久服。

路 路 通

【别名】 枫实。

【药用部分】 果实。

【性味功效】苦，平。归肝、肾经。祛风通络，疏肝行气，活血通经，利水除湿。

【传统主治】风湿痹痛，麻木拘挛，脘腹胀痛，月经不调，乳汁不通，水肿胀满，风疹瘙痒。

【抗癌参考】甲状腺癌、脑膜瘤、骨肉瘤、横纹肌肉瘤、食管癌等。

本品提取物对某些肿瘤细胞有抑制作用。体外试验表明，本品对癌细胞生长有一定抑制作用。

【补充说明】现代药理研究表明，本品还对关节炎肿胀有抑制作用，并可保肝。它可兼治荨麻疹。

【用法用量】内服：煎汤，5~9g；或煅存性研末。外用：适量，研末调敷或烧烟闻味。

皂 荚

【别名】皂角，猪牙皂。

【药用部分】果实。

【性味功效】辛、咸，温。有小毒。归肺、大肠、肝、胃经。祛痰平喘，通窍开闭，散结消肿，祛风杀虫。

【传统主治】顽痰阻肺，咳喘痰多，中风痰厥，癫痫，喉痹，痈肿疮毒，便秘，疥癣。

【抗癌参考】食管癌、胃癌、直肠癌、结肠癌、肝癌、白血病、乳腺癌、宫颈癌、绒癌、恶性葡萄胎、前列腺癌、鼻咽癌、喉癌、软组织肉瘤、耳癌等。

本品水煎剂和醇制剂（100mg/mL）在培养基内，对人直肠癌及结肠癌细胞均有抑制作用。本品对小鼠肉瘤 S180 有抑制作用，并有抗喉癌效果。抗 S180 实验表明，皂荚的皂苷物和正丁醇提取物具有较高的抑瘤率，其最高抑瘤率分别为 44.62% 和 41.75%。体外实验表明，皂荚热水浸出液对人子宫颈癌 JTC26 细胞的抑制率可达 70%。有研究发现，中草药皂荚的浓缩液具有抗癌特性。经测试证实，本品可有效抑制白血病及数种人类实体肿瘤，包括乳腺癌、肝癌、前列腺癌等癌细胞的生长。

【补充说明】现代药理研究表明，本品为刺激性祛痰剂，作用较强。其煎剂对离体大鼠子宫有兴奋作用。本品有溶血作用，并对多种杆菌及皮肤真菌有抑制作用。皂角中成熟肥大者为大皂角，发育不完全瘦小者为猪牙皂。皂荚被《中国药典》收载为常用中药之一。

【用法用量】内服：煎汤，1～5g，多入丸、散。外用：适量，煎水洗或研末调涂。

【使用注意】内服剂量不宜过大。孕妇及有出血倾向者忌用。

皂角刺

【别名】皂刺，天丁明。

【药用部分】棘刺。

【性味功效】辛，温。归肝、胃经。托毒排脓，活血消肿，祛风杀虫，化痰排乳。

【传统主治】痈疽肿毒，疮疹顽癣，瘰疬闭经，胎衣不下，乳汁不行。

【抗癌参考】乳腺癌、宫颈癌、卵巢癌、肺癌、鼻咽癌、扁桃体癌、唇癌、食管癌、肠癌、肝癌、脑瘤、前列腺癌、恶性淋巴瘤、骨肉瘤、皮肤癌、腹腔肿瘤等。可防治癌症术后粘连。

体外实验表明，本品对肿瘤细胞有抑制作用。其热水浸出物对人子宫颈癌 JTC26 的抑制率为 50%～70%。体内实验表明，本品对小鼠肉瘤 180 有抑制其活性的作用。本品水浸剂 60mg/kg 灌胃，对肉瘤 180 的抑制率为 32.8%。皂角刺总黄酮对肿瘤坏死因子（TNF）有明显的抑制作用。实验还证明，皂角刺醇提物对小鼠宫颈癌 U14 有一定的抑制作用。皂角刺皂苷对前列腺癌 PC－3 细胞具有抑制增殖和诱导凋亡的作用。

【补充说明】现代药理研究表明，本品尚有抗肝纤维化、抗凝血、抗菌消炎、祛痰、降血压、兴奋子宫等作用。它可兼治乙型肝炎、急性扁桃体炎、盆腔炎、骨结核、麻风等疾病。

【用法用量】内服：煎汤，3～10g；或入丸、散。外用：适量，醋煎涂、研末撒或调敷。

【使用注意】孕妇忌服。

辛　夷

【别名】辛夷花。

【药用部分】花蕾。

【性味功效】辛，温。归肺、胃经。发散风寒，温肺通窍。

【传统主治】风寒感冒，鼻渊头痛，鼻塞流涕。

【抗癌参考】鼻咽癌、脑干肿瘤、肝癌等。

体外试验证明，本品对肿瘤细胞有抑制作用，抑制率在50%～70%之间。其挥发油中所含的爱草脑，在体内可代谢成1－羟基爱草脑。将其皮下注射，能减少肝癌发生率。

【补充说明】现代药理研究表明，本品还有收缩鼻黏膜血管、抗炎、镇静、镇痛、抗病原微生物、抗过敏、降压、兴奋子宫平滑肌、亢奋肠运动等作用。它可兼治鼻窦炎、过敏性鼻炎、萎缩性鼻炎等疾病。

【用法用量】内服：煎汤，3～9g，宜用纱布包煎；或入丸、散。外用：适量，研末塞鼻或水浸蒸馏滴鼻。

枳 实

【别名】鹅眼枳实。

【药用部分】幼果。

【性味功效】苦、辛、酸，微寒。归脾、胃经。破气消积，化痰除痞。

【传统主治】胃肠积滞，脘胀腹痛，泻痢后重，大便不通，痰滞气阻，胸痹，结胸。

【抗癌参考】脑肿瘤、胃癌、食管癌、肝癌、肠癌、乳腺癌、宫颈癌、肺癌等。

枳实热水提取物对子宫颈癌 JTC26 的抑制率达90%以上。枳实中的多甲氧基黄酮类成分具有抗癌活性。枳实对小鼠 Lewis 肺癌和瓦克癌 W256 有效。枳实所含柚皮苷在体外，对人癌组织（乳腺癌、结肠癌、肝癌）DNA 合成有较强抑制作用。柚皮苷和柚皮苷元能选择性抑制癌细胞生成，可用于对化疗、放疗耐受的癌症患者。

【补充说明】现代药理研究表明，枳实尚有抗溃疡、强心、升压、抗炎、抗过敏、收缩胆囊、增强奥狄括约肌张力、抗血小板聚集、抑制血栓形成等作用。它可兼治胃下垂、胃扩张、胃肠无力性消化不良、肝脾肿大、肝硬化、子宫脱垂、脱肛等疾病。

【用法用量】内服：煎汤，3～10g，大量可用至30g；或入丸、散。外用：适量，研末调涂或炒热熨。

【使用注意】孕妇慎用。

枳　壳

【药用部分】近成熟的果实。

【性味功效】苦、辛、酸，温。归脾、胃经。理气宽中，行滞消胀。

【传统主治】胸胁气滞，胀满疼痛，食积不化，痰饮内停。

【抗癌参考】食管癌、胃癌、肝癌、胆囊癌、肺癌、鼻咽癌、卵巢癌。

体外筛选表明，本品对肿瘤细胞有抑制作用。其所含的川陈皮素，对鼻咽癌 KB 细胞的 ED_{50} 为 $3 \sim 28mg/mL$。本品在体内显抗癌活性，对小鼠 Lewis 肺癌和瓦克癌 W256 有抑制作用。

【补充说明】李时珍说："枳实、枳壳气味功用俱同，上世亦无分别，魏晋以来，始分实、壳之用。"但在临床实际应用上，枳壳力较缓和。破积导滞、通利大便，多用枳实；理气宽中、消除胀满，多用枳壳。现代药理研究表明，枳壳亦有与枳实相似的作用。

【用法用量】【使用注意】同枳实。

枸　橘

【别名】野橙子，枸橘李。

【药用部分】果实。

【性味功效】辛、苦，温。归肝、胃经。疏肝和胃，理气止痛，消积化滞，祛风止痒。

【传统主治】胸胁胀满，脘腹胀痛，食积便秘，乳房结块，疝气疼痛，睾丸肿痛，跌打损伤，风疹瘙痒。

【抗癌参考】乳腺癌、恶性淋巴瘤、胃癌、肝癌等。

动物实验证明，本品对小鼠艾氏腹水癌有抑制作用。《中医肿瘤学》载：鲜枸橘，切片晒干，研成细末即得，每日服 1 次，黄酒送下，每月为 1 疗程。有人服后包块缩小，故该方对乳腺癌可能有效。

【补充说明】本品兼治乳房结核、子宫脱垂、胃下垂、脱肛、饮酒过量等疾病。有资料称，本品别名为"枳实"。而李时珍说："枸橘处处有之……结实大如弹丸，形如枳实而壳薄，不香。人家多收种为藩篱，亦或收小实，伪充枳实及青橘皮售之，不可不辨。"

【用法用量】内服：煎汤，10~15g；或煅研粉冲服。外用：适量，煎水洗或熬膏涂。

厚 朴

【别名】川朴。

【药用部分】干皮、根皮及枝皮。

【性味功效】苦、辛，温。归脾、胃、肺、大肠经。燥湿消痰，下气降逆，消积除满。

【传统主治】湿阻中焦，脘腹胀满，食积气滞，腹胀便秘，痰饮阻肺，胸闷咳喘。

【抗癌参考】食管癌、胃癌、肠癌、肛门癌、肝癌、卵巢癌、宫颈癌、恶性淋巴瘤、皮肤癌等。

体外筛选发现，本品对肿瘤细胞有抑制作用，抑制率在70%~90%。用噬菌体法筛选抗癌药时提示，其有抗噬菌体作用。本品所含厚朴酚，可抑制肿瘤细胞增殖，诱导细胞凋亡，并可使体内半胱天冬酶（caspase）活性增强，从而提示厚朴酚诱导肿瘤细胞凋亡可能是通过caspase依赖性途径。厚朴甲醇提取物和厚朴酚，对体内二期致癌试验引起的对小鼠皮肤癌的促进有明显抑制作用。

【补充说明】现代药理研究表明，本品尚有兴奋平滑肌、松弛横纹肌、抗溃疡、抗菌、抗氧化、抗变态反应、镇痛抗炎、降压、助消化、抗血栓及抗凝血等作用。

【用法用量】内服：煎汤，3~10g；或入丸、散剂。燥湿、泄满宜生用，止呕宜姜汁炒用。

【使用注意】孕妇慎用。

诃 子

【别名】诃黎勒。

【药用部分】果实。

【性味功效】苦、酸、涩，平。归肺、大肠经。涩肠敛肺，消痰下气，利咽开音，固崩止带。

【传统主治】久泻久痢，便血脱肛，肺虚喘咳，久咳失声，崩中带下，奔豚肾气。

【抗癌参考】鼻咽癌、喉癌、肺癌、食管癌、胃癌、肠癌、甲状腺癌、宫颈癌、慢性粒细胞白血病、黑色素瘤等。

诃子所含的诃子酸等鞣质成分，能对抗肿瘤。其水煎液对小鼠艾氏腹水癌、小鼠腹水肉瘤、梭形细胞肉瘤的生长，具有抑制作用。体内实验表明，本品热水提取物对小鼠肉瘤 S180 的抑制率为 29.9%；乙醇提取物为 7.6%。体外实验表明，其热水提取物及乙醇提取物，在 500μg/mL 浓度情况下，对人子宫颈癌 JTC26 均有较强抑制作用。诃子 70% 甲醇提取物具有抑制肿瘤细胞（包括人和鼠的乳腺癌细胞株 MCF27 和 S115 等）的作用。研究结果表明，本品提取物能够抑制肿瘤细胞的产生及细胞的分化，促进细胞凋亡。诃子的提取物还能抑制黑色素瘤的生成。

【补充说明】现代药理研究表明，本品还有抗菌、抗病毒、泻下与止泻双向调节、强心、抗动脉粥样硬化、抗心绞痛、抗氧化、缓解平滑肌痉挛、止血等作用。其可兼治大叶性肺炎、慢性气管炎、慢性喉头炎、溃疡病、慢性肠炎、菌痢等疾病。

【用法用量】内服：煎汤，3～10g；或入丸、散。敛肺清火宜生用，涩肠止泻宜煨用。

十大功劳叶

【别名】功劳叶。

【药用部分】叶。

【性味功效】苦，凉。归肺、肝、胃、肾、大肠经。滋阴清热，润肺止咳，燥湿解毒。

【传统主治】肺痨咯血，骨蒸潮热，头晕耳鸣，腰膝酸痛，目赤肿痛，湿热黄疸，带下，痢疾，痈疮肿毒。

【抗癌参考】鼻咽癌、肺癌、肺癌脑转移、肠癌、肝癌、胰腺癌、乳腺癌、宫颈癌、绒毛膜癌、恶性葡萄胎、皮肤癌等。

华南十大功劳叶所含成分异汉防己碱，有抗艾氏腹水癌作用。阔叶十大功劳可抑制肿瘤活性，对人体鼻咽癌细胞毒作用很强。

【补充说明】现代药理研究表明，本品尚有抗菌消炎作用。它可兼治肺结核、肝炎、肠炎、菌痢、乳腺炎、结膜炎等疾病。本品属小檗科植物，而全国多数地区药材公司作为药材销售的"功劳叶"，常为冬青科冬青属植物枸骨的叶，两者作用相似。

【用法用量】内服：煎汤，6~9g（治癌有用至60g）。外用：适量，研末调敷。

合欢皮

【别名】合昏皮。

【药用部分】树皮。

【性味功效】甘，平。归心、肝、肺经。解郁安神，活血祛痰，消肿止痛。

【传统主治】心神不安，忧郁失眠，肺痈，瘰疬，疮痈肿毒，跌打骨折，血瘀肿痛。

【抗癌参考】肝癌、胃癌、食管癌、肺癌、乳腺癌、胸部肿瘤等。

合欢皮甲醇提取物、合欢皮乙醇提取物、合欢皮多糖，均有抗肿瘤作用。从合欢皮中分离出的多糖，用于抗癌活性试验，其对小鼠移植性 S180 肉瘤显示 73.0% 的抑制率。合欢皮乙醇提取物能明显地抑制小鼠荷瘤的生长速度，延长荷瘤鼠的存活时间。另有报道称，合欢皮乙醇提取物对荷瘤小鼠 IL-2 的生物活性，具有显著增强作用。

【补充说明】现代药理研究表明，本品还具有催眠、镇痛、增强免疫功能、驱虫、利尿、催产、抗生育等作用。

【用法用量】内服：煎汤，6~12g；或入丸、散。外用：适量，研末调敷。

【使用注意】孕妇慎用。

巴 豆

【别名】老阳子，巴果。

【药用部分】果实。

【性味功效】辛，热。有大毒。归胃、大肠经。峻下寒积，逐水退肿，祛痰利咽，蚀疮攻毒。

【传统主治】寒积便秘，腹水鼓胀，喉痹痰阻，泻痢惊痫，痈肿脓成未溃，疥癣恶疮。

【抗癌参考】食管癌、胃癌、肠癌、肝癌、喉癌、鼻咽癌、肺癌、甲状腺癌、乳腺癌、宫颈癌、卵巢癌、白血病、霍奇金病、皮肤癌、膀胱癌等。可防治癌性疼痛与癌性胸、腹水。

巴豆提取物对小鼠肉瘤 S180 实体型和 S180 腹水型、小鼠宫颈癌 U14 实体型和 U14 腹水型以及艾氏腹水癌，皆有明显抑制作用。巴豆油在试管内有杀癌细胞作用。巴豆醇二酯对小鼠淋巴细胞白血病 P388 有一定的抑制作用。巴豆油乳剂对大鼠移植性皮肤癌瘤内注射，能引起瘤体退化，并延缓皮肤癌的发展。小鼠体内抑瘤实验证实，巴豆提取物对肝癌腹水型有明显的抑制作用。巴豆水提液可使白血病 HL－60 细胞向正常方向分化。巴豆热水浸出液对人子宫颈癌 JTC26 的抑制率为 50%～70%。但巴豆油、巴豆树脂和巴豆醇酯却均有较弱的致癌活性，且能促进某些化学致癌剂的致癌作用。

【补充说明】现代药理研究证明，本品还有增强胃肠运动、促进胆汁和胰液分泌、镇痛抗炎、抗菌、抗病毒、杀虫、促血小板凝聚等作用。

【用法用量】内服：入丸、散服，每次 0.1～0.3g。大多数制成巴豆霜用。外用：适量，捣膏涂或以纱布包搽。

【使用注意】孕妇忌用。不宜与牵牛子同用。

柞　木

【别名】柞树。

【药用部分】叶、树皮、根皮。

【性味功效】苦、涩、寒。归脾、胃、大肠经。清热利湿，散瘀止血，消肿止痛。

【传统主治】黄疸，瘰疬，肿毒恶疮，跌打肿痛，骨折，脱臼，外伤出血。

【抗癌参考】食管癌、胃癌、肺癌等。

动物试验证明，本品对小鼠肉瘤 S37 有一定的抑制作用，抑制率为 20%～34%。《中医肿瘤学》载：柞木 500g，水煎至 1∶1 浓度，加糖 150g，防腐剂适量，制成糖浆，口服，每次 10～20mL，每日 3 次，可防治胃癌。验方：柞木树皮 150g、地骨皮 15g、干蟾皮 2 只，水煎服，每日 1 剂，分 2 次服用，可防治肺癌。

【补充说明】《本草从新》云本品，"下行利窍，主难产催生"。

【用法用量】内服：煎汤，10~15g（有资料称最高可用至60g）；散剂，12~18g（炒炭）。外用：适量，捣敷，或用叶以30%乙醇制成30%的搽剂外搽。

【使用注意】孕妇忌服。

四季青

【别名】冬青叶。

【药用部分】叶。

【性味功效】苦、涩，寒。归肺、心、大肠、膀胱经。清热解毒，凉血止血，生肌敛疮，消肿祛瘀。

【传统主治】肺热咳嗽，咽喉肿痛，热淋，泻痢，痈肿，烫伤，皮肤溃疡，外伤出血。

【抗癌参考】肺癌等。

现代药理研究发现，本品具有抗肿瘤作用。本品及其所含的原儿茶酸，对小鼠实验性HF肉瘤及S180肉瘤有轻度抑制作用。

【补充说明】现代药理研究显示，本品尚有抗菌消炎、扩张冠脉、增加冠脉流量等作用。它可兼治急性乳腺炎、肺炎、急性结膜炎、痢疾、胆道感染、尿路感染、冠心病、心绞痛、血栓闭塞性脉管炎、湿疹等疾病。

【用法用量】内服：煎汤，15~30g。外用：适量，鲜品捣敷或水煎洗、涂。

五加皮

【别名】南五加皮。

【药用部分】根皮。

【性味功效】辛、苦，温。归肝、肾经。祛风湿，补肝肾，强筋骨。

【传统主治】风湿痹痛，筋骨痿软，小儿行迟，体虚乏力，水肿，脚气。

【抗癌参考】骨肿瘤、肿瘤骨转移、子宫癌等。

现代药理研究证明，本品具有抗肿瘤作用。五加皮提取液在体外，能够抑制人T细胞白血病细胞株（MT-2）细胞的增殖。灌胃给药，其还可减小 MT−2 肿瘤小鼠的瘤体积。五加皮中的一种分子量为 64KDa 的蛋白质，有较强的抗肿瘤活性。

【补充说明】本品现代药理还有解热、抗炎、镇痛、镇静、耐缺氧、抗疲劳、抗衰老、抗应激、降血糖、抗诱变、抗溃疡、抑菌、强心、抗排异等作用。它可兼治风湿性关节炎、溃疡病，还可防治骨质疏松症。古代所用的五加皮，包括五加科五加属的多种植物，其中亦应包括刺五加，而《中国药典》现已将其作为独立的药物进行收载。现在使用的五加皮药材有南、北之分，北五加皮为萝摩科植物，与本品科属不同，功效有异，《中国药典》以"香加皮"为名，将其收入。

【用法用量】内服：煎汤，6～10g，鲜品加倍；或酒浸；或入丸、散服。外用：适量，煎汤洗或研末敷。

香加皮

【别名】北五加皮，香五加。

【药用部分】根皮。

【性味功效】辛、苦，温。有毒。归肝、肾、心经。祛风湿，强筋骨，利水消肿。

【传统主治】风湿痹证，腰膝酸软，心悸气短，下肢浮肿，小便不利。

【抗癌参考】乳腺癌、食管癌、结肠癌、皮肤癌等。可防治癌性水肿。

现代研究证明，香加皮具有抗癌的药理作用。香加皮乙酸乙酯提取物（CPEAE）可诱导乳腺癌细胞系 MCF−7 发生凋亡，这可能是其通过下调 survivin 基因、上调 bax 基因的 mRNA 水平，而发挥诱导细胞凋亡的作用。CPEAE 也可诱导食管癌细胞株 TE−13 细胞发生凋亡，这可能是通过下调 CDK4 基因表达水平而实现的。香加皮水提取物对乳腺癌等多种人肿瘤细胞，具有显著的生长抑制作用。香加皮杠柳苷在体内、外，能够明显抑制人结肠癌细胞 SW480 细胞增殖，其作用机制与抑制 Wnt/β−catenin 信号转导通路有关。北五加皮的氯仿−甲醇提取物 S−Ⅱ，对小鼠 S180 的抑制率为 14.36%；热水提取物对小鼠 S180（腹水型）癌细胞的抑制率为 69.5%。

【补充说明】现代药理研究表明，本品尚有强心、升压、增强呼吸系统功能、抗炎等作用。

【用法用量】内服：煎汤，3~6g；浸酒或入丸、散。外用：适量，煎水洗。

【使用注意】服用不宜过量，以免中毒。

红毛五加皮

【别名】红毛五加。

【药用部分】树皮。

【性味功效】辛，温。归肝、肾经。祛风湿，强筋骨，活血利水。

【传统主治】风寒湿痹，拘挛疼痛，痿证，足膝无力，疝气，跌打损伤，体虚浮肿。

【抗癌参考】胃癌、直肠癌、喉癌、白血病等。

红毛五加茎皮挥发油成分，对体外培养的人粒细胞白血病有明显抑制癌细胞生长效应，抑制率达90%。红毛五加多糖能抑制S180肿瘤生长。其挥发油可抑制癌细胞各期DNA的合成。红毛五加多糖对裸鼠移植人喉癌有明显的抑制作用，平均抑瘤率为47.21%，诱导癌细胞凋亡是其主要作用机制。红毛五加多糖有诱导胃癌细胞凋亡的作用。

【补充说明】现代药理研究表明，本品尚有镇痛、解热、抗炎、抗应激、抗辐射、耐缺氧等作用。本品与五加皮（细柱五加）为同属植物的不同品种。古代所用的五加皮包括五加科五加属的多种植物，其中亦包括本品在内。

【用法用量】内服：煎汤，3~15g；或泡酒。外用：适量，研末调敷。

侧 柏 叶

【别名】侧柏。

【药用部分】嫩枝叶。

【性味功效】苦、涩，寒。归肺、肝、脾经。凉血止血，化痰止咳，生发乌发。

【传统主治】血热出血，肺热咳嗽，血热脱发，须发早白。

【抗癌参考】白血病、肺癌、肝癌、肠癌等。

体外试验（在试管内筛选）证实，本品对肿瘤细胞有抑制作用，其抑制率为70%~90%。另有研究表明，侧柏叶、种皮和种子挥发油对肺癌细胞 NCIH460 有较强的抑制作用，其中以叶挥发油和种子挥发油最强。侧柏叶挥发油在 4℃低温下重结晶得到的雪松醇，对人肺癌细胞 NCFH460 半数有效浓度为 44.98μg/mL。

【补充说明】现代药理研究表明，本品尚能明显缩短出血、凝血时间，并具有抗病原微生物、镇咳、平喘等作用。它可兼治慢性支气管炎、百日咳、腮腺炎、脂溢性皮炎、接触性皮炎等疾病。

【用法用量】内服：煎汤，6～12g，大剂量可用至 30g；或入丸、散。外用：适量，煎水洗、捣敷或研末调敷。

毛冬青

【别名】山冬青。

【药用部分】根。

【性味功效】苦、涩，平。清热解毒，活血通脉，消肿止痛。

【传统主治】风热感冒，肺热喘咳，胸痹，偏瘫，疮疖痈肿。

【抗癌参考】肺癌、鼻咽癌等。

动物体内实验表明，毛冬青提取物有抑制肿瘤增殖的作用。体外噬菌体法测试表明，毛冬青有抗噬菌体作用，提示其有一定的抗癌活性。毛冬青可通过增加血流量，降低血液黏度，改善瘤体血供，提高肿瘤局部血氧含量，从而增加肿瘤组织的放射敏感性。

【补充说明】现代药理研究表明，本品还有扩张冠状动脉、抗心肌缺血、抑制血小板聚集、抗菌、抗炎镇痛、降血脂、降血压、镇咳、祛痰、平喘等作用。它可兼治心绞痛、心肌梗死、血栓性脉管炎、脑血管意外后遗症、中心性视网膜炎、扁桃体炎、喉炎、高血压、丹毒、烧伤等疾病。

【用法用量】内服：煎汤，10～30g（单用可至 100g）。外用：适量，煎汁涂或浸泡。

山茱萸

【别名】山萸肉，枣皮。

【药用部分】果肉。

【性味功效】酸、涩，微温。归肝、肾经。补益肝肾，涩精缩尿，敛汗固脱。

【传统主治】腰膝酸软，眩晕耳鸣，阳痿遗精，遗尿尿频，崩漏带下，大汗不止，体虚欲脱，内热消渴。

【抗癌参考】食管癌、胃癌、肠癌、肝癌、喉癌、脑瘤、骨瘤、前列腺癌、膀胱肿瘤、白血病、宫颈癌等。可防治放、化疗引起的白细胞减少症。

体外试验表明，本品具有抗癌活性，能杀死小鼠腹水癌细胞。山茱萸能拮抗环磷酰胺引起的白细胞下降，并能增强机体免疫功能和巨噬细胞吞噬功能，对肿瘤细胞有抑制作用。

【补充说明】现代药理研究表明，本品尚有抗衰老、抗氧化、抗休克、抗心律失常、抗炎抑菌、抑制血小板聚集、抗血栓形成、降血糖、降血脂、降血压、保肝、利尿等作用。

【用法用量】内服：煎汤，6~10g，大剂量可用至30g；或入丸、散。

杜 仲

【别名】木绵。

【药用部分】树皮。

【性味功效】甘，温。归肝、肾经。补肝肾，强筋骨，安胎元。

【传统主治】肾虚腰痛，筋骨无力，阳痿，尿频，风湿痹痛，妊娠漏血，胎动不安。

【抗癌参考】肝癌、软骨肉瘤、颅内肿瘤、恶性淋巴网状细胞瘤、白血病、子宫颈癌等。

制备红杜仲的水提醇沉液 A 及注射液 B，按照筛选规程对此 2 种制剂进行体内抗肿瘤试验。结果发现，制剂 A 对小鼠 S180 实体瘤的生长有明显抑制作用，经 3 次实验重复有效，抑制率为 31%~52%，其对小鼠 U14 实体瘤的生长也有抑制作用；制剂 B 对 S180 实体瘤的作用不稳定，3 次实验仅 1 次抑制率为 45%。制剂 B 为制剂 A 除去鞣质后所得制剂，因此可推测制剂 A 的抗肿瘤作用可能为鞣质，或与明胶一起结合或沉淀的物质所致。杜仲所含的羽扇醇，对瓦克癌 W256 有抑制作用。

【补充说明】现代药理研究表明，本品尚有降压、调节血脂、抗衰老、抗菌、抗病毒、抗炎、镇静、镇痛、催眠、利尿、抗疲劳等作用。它可兼治高血压病、习惯性流产等疾病。

【用法用量】 内服：煎汤，6～10g；或酒浸；或入丸、散。炒用疗效较生用为佳。

酸枣仁

【别名】 枣仁。

【药用部分】 种子。

【性味功效】 甘、酸，平。归心、肝、胆经。补肝宁心，养血安神，敛汗生津。

【传统主治】 虚烦不眠，惊悸多梦，体虚多汗，津伤口渴。

【抗癌参考】 白血病、宫颈癌、食管癌等。可防治癌症失眠。

现代研究证明，本品有抗肿瘤的药理作用。本品可明显延长艾氏腹水癌小鼠的生存天数。本品对放射线引起的白细胞降低有明显的保护作用，且能提高机体对放、化疗的耐受性。本品体外试验对人子宫颈癌细胞培养株系 JTC26 有抑制作用，抑制率在 90% 以上。其所含的桦木醇在 400mg/kg 剂量时，对大鼠 W256 肿瘤系统（SWA16）有边缘抗肿瘤活性。

【补充说明】 现代药理研究表明，本品还有镇静、催眠、抗焦虑、抗惊厥、抗心律失常、解热、镇痛、降血压、降血脂、抗缺氧、抑制血小板聚集、增强免疫及记忆力、抗衰老、兴奋子宫等作用。

【用法用量】 内服：煎汤，10～15g；研末吞服，每次 3～5g；或入丸、散。

蔓荆子

【别名】 蔓荆实。

【药用部分】 果实。

【性味功效】 辛、苦，微寒。归肝、胃、膀胱经。疏散风热，清利头目。

【传统主治】 风热感冒，头昏头痛，齿龈肿痛，目赤肿痛，目昏多泪，耳鸣耳聋。

【抗癌参考】 鼻咽癌、宫颈癌、肝癌、眼癌、慢性骨髓性白血病等。

体外试验表明，本品对肿瘤细胞有抑制作用，抑制率达 70%～90%。本品对人宫颈癌 JTC26 的抑制率在 90% 以上。本品乙醇提取物（含量

12.7μg/mL）能够抑制大鼠 Hepalclc 系细胞的增生，对肝癌有较好的预防作用。其含有的 C2、C3 双键黄酮类化合物，可以抑制某些癌症细胞的增殖。其黄酮提取物对肉瘤 S180 和肝癌 H22，均具有一定的抑制作用。蔓荆子活性成分蔓荆子黄素，对 K562（人慢性骨髓性白血病）等 4 种人癌细胞表现出较强的增殖抑制活性。有研究表明，蔓荆子黄素通过激活线粒体调控的凋亡通路，诱导 K562 细胞凋亡。

【补充说明】现代药理研究表明，本品还有抗病原微生物、抗突变、降压、镇静、镇痛、抗炎、退热、平喘、祛痰等作用。它可兼治坐骨神经痛、中耳炎等疾病。

【用法用量】内服：煎汤，5～12g；或浸酒；或入丸、散。外用：适量，煎汤洗。

土荆皮

【别名】土槿皮。

【药用部分】根皮或近根树皮。

【性味功效】辛，温。有毒。归肺、脾经。祛风利湿，杀虫止痒。

【传统主治】疥癣瘙痒，风湿痹证，痈疮肿毒。

【抗癌参考】肝癌、胃癌、结肠癌、肺癌、宫颈癌、卵巢癌、乳腺癌、白血病、皮肤癌、膀胱癌等。

研究证明，本品所含土荆皮乙酸能抗癌细胞。实验发现，土荆乙酸苷有较明显的抗癌活性，且随浓度增高，抗癌作用增强。土荆乙酸苷以最终浓度处理培养人体肝癌细胞，其癌细胞杀伤率为 42.9%，细胞增殖抑制率为 56.7%～96.9%，蛋白质含量抑制率为 64.5%。土荆皮乙酸对肿瘤细胞株 MGC80、MCF7、K562，均有较强抑制作用。土荆皮甲酸亦有类似效果。土荆皮酸能有效抑制宫颈癌 Hela 细胞的侵袭和转移，也能显著抑制卵巢癌 A2780 细胞增殖，诱导其凋亡，且随浓度增高，抑制作用增强。土荆皮酸 A 和土荆皮酸 B 对 KB、A549、HCT8、P388 和 L1210 等肿瘤细胞的生长，有显著的抑制作用。

【补充说明】本品还有抗真菌、抗生育作用。其提取物和用其制成的止血粉，均有良好止血作用。

【用法用量】外用：适量，酒或醋浸涂擦；或研末调涂患处。

【使用注意】只供外用，不可内服。

雷　丸

【别名】雷实。

【药用部分】菌核。

【性味功效】微苦，寒。有小毒。归胃、大肠经。杀虫消积，清热利湿。

【传统主治】绦虫、钩虫和蛔虫病，虫积腹痛，小儿疳积。

【抗癌参考】肝癌、胆癌、肺癌、鼻咽癌、食管癌、胃癌、肠癌、乳腺癌、膀胱癌、脑瘤、骨瘤、黑色素瘤等。

　　本品中的雷丸素经肌肉或腹腔注射，对小鼠肉瘤 S180 均有抑制作用，抑制率为 33.3%～69.3%。另有报道称，雷丸蛋白酶经肌肉、腹腔注射或口服给药，对 W256 有抑制作用，抑制率达 30.8%，且随着剂量的加大，疗效有所增加，其中以肌肉注射效果最好。有研究表明，雷丸发酵菌丝与从雷丸中提取的菌丝蛋白，在体外对肿瘤细胞 HepG2 均有抑制作用。有资料称，雷丸与茯苓、猪苓一样，都具有非常显著的抗癌功效，被并称为抗癌"三苓"，其中雷丸居首位。因此，雷丸也被称为抗癌"真菌之王"，有"超越香菇灵芝，赛过蟾蜍紫杉醇"之美誉。甘肃生产的抗癌名牌专利产品"河西雷丸片"，富含 26 种有效抗癌成分。"雷丸片"具有很强的软坚化瘤作用，是多种肿瘤的临床一线用药。

【补充说明】现代药理研究表明，本品尚有驱虫、抗炎、通便等作用。

【用法用量】内服：研粉，15～21g，每次 5～7g，1 日 3 次，饭后服，连服 3 天；或入丸剂。已有雷丸片，按其说明书服用。

【使用注意】本品含有的蛋白酶，加热时易被破坏，故一般研末吞服，若入汤剂效果差。

野 梧 桐

【别名】楸。

【药用部分】树皮、根、茎、叶、花和果实。

【性味功效】微苦、涩，平。归胃经。清热解毒，收敛止血。

【传统主治】痈肿疮疡，瘰疬瘘疮，带下尿血，外伤出血。

【抗癌参考】胃癌、肝癌、肠癌、喉癌、肺癌、恶性淋巴瘤、白血病、黑色素瘤等。

从野梧桐果皮中分离出的类卡马拉素化合物及其衍生物，对 KB 培养细胞株具有细胞毒性，对小鼠实体型艾氏癌的生长亦有抑制作用。从野梧桐中分离出的间苯三酚类衍生物，显示有抑制肿瘤细胞生长的活性。其中的化合物 I 具有显著的细胞毒性，对人喉癌（Hep-2）的 IC_{50} 为 0.60mg/mL，对人肺癌（PC-13）的 IC_{50} 为 0.54mg/mL，对黑色素 B16 的 IC_{50} 为 0.70mg/mL，对 L5178Y 的 IC_{50} 为 0.81μg/mL。据《实用抗癌验方》介绍，有一日本民间方：夏季采集楸树皮，每次 15~40g，水煎服，每日 3 次；或将楸之果实、茎、根煎汁服用，可防治肠癌。以盐水将楸叶浸软，或将楸的根皮捣烂，外敷，对淋巴肉瘤有一定效果。

【补充说明】本品还可改善消化功能，兼治胃及十二指肠溃疡、肝炎、脾肿大、中耳炎等疾病。

【用法用量】内服：煎汤，9~15g；或研末。外用：适量，捣敷，或研末撒，或熬膏涂，或煎水洗。

土 常 山

【别名】大叶土常山。

【药用部分】根。

【性味功效】辛、酸，凉。归脾经。清热解毒，祛痰散结，消积除胀，截疟杀虫。

【传统主治】瘿瘤，肿毒，食积腹胀，疟疾，癣癞。

【抗癌参考】甲状腺癌、大肠癌、肝癌、黑色素瘤等。

土常山总碱对小鼠艾氏腹水癌、肉瘤 S180 及腹水型肝癌有抑制作用。土常山碱乙对小鼠艾氏腹水癌的抑瘤率为 50%，对艾氏腹水癌实体型为 45%，对肉瘤 S180 为 45%，对小鼠黑色素瘤为 75%，对大鼠腹水肝癌为 55%，对大鼠肉瘤 45 为 30%，对大鼠瓦克癌为 45%。土常山碱丙体外试验对艾氏腹水癌细胞也有一定的杀伤作用。

【用法用量】内服：煎汤，6~12g。外用：适量，捣敷，或研末调擦，或煎水洗。

七叶莲

【别名】 七加皮。

【药用部分】 根或茎叶。

【性味功效】 苦、甘，温。祛风除湿，活血散瘀，止痛消肿。

【传统主治】 风湿痹痛，头痛，牙痛，脘腹疼痛，跌打损伤，痛经，疮肿。

【抗癌参考】 宫颈癌、眼睑腺癌等。可缓解癌性疼痛。

七叶莲所含的挥发油能抑制癌细胞的生长，并有杀死癌细胞的作用。有资料称，七叶莲对各种癌肿及手术引起的疼痛，均有一定的镇痛效果。

【补充说明】 现代药理研究表明，本品有明显的镇痛、镇静、解痉、强心作用。其与阿托品同用，可起协同作用。它可兼治急性风湿性关节炎。

【用法用量】 内服：煎汤，9～15g；或泡酒。外用：适量，煎汤洗或鲜品捣敷。

【使用注意】 孕妇慎用。

大风子

【别名】 大枫子。

【药用部分】 种子。

【性味功效】 辛，热。有毒。归肝、脾、肾经。祛风燥湿，攻毒杀虫。

【传统主治】 大风疠疾，风癣疥癞，杨梅毒疮。

【抗癌参考】 皮肤癌、白血病、鼻咽癌、结肠癌、子宫癌、骨肉瘤等。

本品所含的次大风子素，对 CF1 小鼠艾氏腹水癌的抑制率高达 84.75%。其中的新次大风子素，有抑制白血病发展的作用。次大风子素中的黄酮木质素类，均有细胞毒活性，对小鼠 L1210 淋巴细胞白血病、鼻咽癌 KB、结肠腺癌、Hela 子宫癌和骨肉瘤均有抑制作用，其半数有效量均小于 $4\mu g/mL$。次大风子素还能抑制大脑神经胶质瘤的生长。

【补充说明】 现代药理研究表明，本品还有抗菌、抗麻风、抗结核、抗牛皮癣、降血脂、降血糖、抗炎等作用。它可兼治麻风病、梅毒等疾病。

【用法用量】内服：煎汤，0.3 ~ 1g；多入丸、散。外用：适量，捣敷或煅存性研末调敷。

【使用注意】内服宜慎，须严格控制剂量，并注意炮制，以防中毒。孕妇忌服。

胆 木

【别名】乌檀，熊胆树。

【药用部分】叶、枝、根、茎、树皮。

【性味功效】苦，寒。清热解毒，消肿止痛。

【传统主治】感冒发热，咽喉肿痛，胃痛，泄泻，小便淋痛，乳痈，疮疖。

【抗癌参考】膀胱癌等。

研究发现，本品所含吲哚生物碱具有抗癌作用。从东方乌檀中提取的粗制生物碱，具有显著的生物活性。体外实验表明，本品粗制生物碱组分对人体膀胱癌 T - 24 细胞系列，呈现显著的生长抑制作用（$IC_{50} = 9.5 \mu g/mL$）。《实用抗癌草药》载：乌檀树皮、乌檀茎叶各 30g，蜂蜜 100g，马齿苋 15g，水煎服，每日 1 剂，可防治膀胱癌。

【补充说明】本品尚具有抑菌、消炎作用。它可兼治急性扁桃体炎、咽喉炎、支气管炎、肺炎、尿路感染、肠炎、胆囊炎、乳腺炎、急性结膜炎、钩端螺旋体病等疾病。

【用法用量】内服：煎汤，15 ~ 30g。外用：适量，鲜品捣敷或煎水洗。

白饭树

【别名】鱼眼木。

【药用部分】全株。

【性味功效】苦、微涩，凉。有小毒。清热解毒，消肿止痛。

【传统主治】风湿痹痛，脓疱疮，疮疖，烫伤。

【抗癌参考】胃癌、白血病、肺癌等。

白饭树叶的醇提取物有明显抗肿瘤作用。在体外，其对肿瘤细胞 KB、A549、HCT - 8、小鼠白血病 P388 和 L1210 等，均呈现细胞毒作用，ED

均小于 20mg/mL。本品所含成分 β-谷甾醇，对小鼠腺癌 715、Lewis 肺癌和大鼠瓦克癌 W256，均有抑制其活性的作用。广西验方：白饭树 18g、芦荟 15g、仙鹤草 30g，水煎服，可防治胃癌。

【补充说明】本品可兼治湿疹、过敏性皮炎等疾病。

【用法用量】内服：煎汤，18g。外用：适量，鲜品捣或煎水洗。

【使用注意】本品多作外用，不宜内服。

野烟叶

【别名】假烟叶，野茄树。

【药用部分】根及叶。

【性味功效】辛，凉。有毒。归肝、脾、肺、肾、膀胱经。行气止痛，消肿收敛，祛风解毒。

【传统主治】跌打肿痛，风湿脚痛，痈疮肿毒，毒蛇咬伤，瘰疬，胃痛，腹痛，蛀牙痛。

【抗癌参考】慢性粒细胞白血病、膀胱癌等。

现代研究表明，本品有抗肿瘤作用，并能促进抗体的形成。其所含成分澳洲茄碱，对肉瘤 S180 有显著的抑制作用。本品水煎剂对小鼠腹水癌有抑制作用。《抗癌植物药及其验方》载：野茄树叶、土茯苓、车前草各 30g，苦茄 15g，水煎服，可防治膀胱癌。

【补充说明】本品可兼治痛风、骨折、湿疹、皮炎等疾病。

【用量用法】内服：煎汤，4.5~9g（鲜品倍量）；酒剂：2.7~5.4g。外用：适量，煎水洗或捣敷。

【使用注意】煎剂过量能引起中毒。

槐白皮

【别名】槐皮。

【药用部分】树皮或根皮的韧皮部。

【性味功效】苦，平。归肺、心、肝、大肠经。祛风除湿，清热解毒，凉血止血，消肿止痛。

【传统主治】风湿痹证，热病口疮，牙疳，喉痹，肠风下血，痈疽疮疡，阴部痒痛。

【抗癌参考】喉癌、肺癌等。

本品所含的槐定碱，对小鼠 Lewis 肺癌、S180 肉瘤的抑制率分别为 30% 和 60%。本品所含的槐树素，对小鼠肉瘤 S180 实体瘤亦有抑制作用。河北验方：槐白皮、土牛膝、射干、蒲公英各 15g，玄参、白花蛇舌草各 30g，蝉衣、生甘草各 5g，水煎服，可防治喉癌。

【补充说明】本品尚具有增强机体免疫功能、抗炎镇痛、抗菌等作用。其可兼治破伤风。

【用量用法】内服：煎汤，6～15g。外用：适量，煎水含漱，或熏洗，或研末撒。

秦 皮

【别名】秦白皮。

【药用部分】干燥枝皮或干皮。

【性味功效】苦、涩，寒。归肝、胆、大肠经。清热燥湿，收敛止痢，止带，明目。

【传统主治】湿热泻痢，带下阴痒，目赤肿痛，目生翳膜。

【抗癌参考】大肠癌、白血病、鼻咽癌、乳腺癌等。

本品所含的秦皮乙素，有一定抗肿瘤作用。本品所含 N－苯基－2－萘胺，有抑制 P388 癌细胞的作用。本品所含的莨菪亭，在体内对小鼠淋巴细胞白血病有抑制活性；在体外对鼻咽癌 9KB 的 ED_{50} 为 100μg/mL。江苏验方：秦皮、败酱草、大血藤各 20g，马齿苋、白花蛇舌草各 60g，薏苡仁 30g，水煎服，可防治大肠癌。

【补充说明】现代药理研究表明，本品尚有抗菌消炎、抗辐射、镇痛、镇静、止咳、化痰、平喘、保肝、利尿、促进尿酸排泄、抗血凝、促进血液循环、抑制子宫收缩等作用。它可兼治菌痢、慢性气管炎、慢性结膜炎、银屑病等疾病。

【用量用法】内服：煎汤，6～12g。外用：适量，煎水洗或取汁点眼。

象皮木

【别名】糖胶树。

【药用部分】嫩枝、树皮、叶。

【性味功效】苦，凉。有毒。清热解毒，化痰止咳，止血消肿。

【传统主治】感冒发热，肺热咳喘，胃痛吐泻，疮疡痈肿，跌打肿痛，外伤出血。

【抗癌参考】白血病、胃癌等。

本品水醇提取物加入饮水中，对苯并［a］芘诱导的小鼠前胃癌有防治作用，还能降低脾细胞微核的发生率。本品提取物注射，能协同环磷酰胺拮抗艾氏腹水癌小鼠的肿瘤生长。本品生物碱给予艾氏腹水癌小鼠，能增加 γ 射线对艾氏腹水癌的敏感性。从象皮木中分离出的生物碱氯化埃奇胺，具有抗小鼠 P388 白血病的作用，对大鼠纤维瘤也有良好的抑制作用，且显示剂量依赖关系。《抗癌植物药及其验方》载：糖胶树皮、紫草、五味子各 10g，罂粟壳 5g，水煎服，可防治急性白血病。

【补充说明】现代药理研究表明，本品尚有抗菌、祛痰、镇咳、平喘、对抗乙酰胆碱及组胺、退热等作用。它可兼治肺炎、慢性气管炎、百日咳、黄疸型肝炎等疾病。

【用量用法】内服：煎汤，5～10g（治白血病方有用至 100g）。外用：适量，捣敷或研末撒。

罗汉松根皮

【药用部分】根皮。

【性味功效】甘，微温。活血止痛，祛风杀虫。

【传统主治】跌打损伤，风湿痹痛，胃痛，疥癣。

【抗癌参考】胃癌、肝癌、肺癌、鼻咽癌、白血病、宫颈癌等。

从本品中得到 2 个对鼻咽癌 KB 细胞具有细胞毒性的新二萜酸成分。本品成分竹柏内酯 F，对吉田肉瘤细胞体外培养有抑制作用。本品成分竹柏内酯 C，对吉田肉瘤细胞体外培养的 ID_{50} 为 $2.25 \times 10^{-3} \mu g/mL$。竹柏内酯 C 的剂量为 40mg/kg 时，对白血病 P388 小鼠的生命延长率为 45%。本品水提取液对小鼠移植性肿瘤，如小鼠 S180、EAC、U14 和腹水型肝癌 HepA 均有抑制作用。

【补充说明】本品可兼治骨折。

【用法用量】内服：煎汤，9～15g。外用：适量，捣敷或水煎熏洗。

罗汉松实

【药用部分】种子及花托。

【性味功效】甘，微温。行气止痛，养血安神，补肾益肺。

【传统主治】胃脘疼痛，血虚心悸，怔忡，失眠，面色萎黄。

【抗癌参考】白血病等。

现代药理研究表明，罗汉松实中的竹柏内酯 C 和去甲二萜类，对白血病 P388 细胞有较强的抑制作用。《抗癌植物药及其验方》载：罗汉松实 60g、紫草 30g、天龙 20g、藏红花 10g（单煎另饮），水煎服，可防治白血病。

【补充说明】《本草纲目拾遗》称本品，"治心胃痛，大补元气"。

【用法用量】内服：煎汤，10～20g。

苦 木

【别名】苦树。

【药用部分】木材。

【性味功效】苦，寒。有小毒。清热解毒，燥湿杀虫。

【传统主治】疮疖，疥癣，毒蛇咬伤，水火烫伤。

【抗癌参考】白血病等。

从苦木中分离到的苦树素苷，在体外对淋巴细胞白血病 P388 细胞株的生长有抑制作用，但其作用强度弱于 5－氟尿嘧啶。

【补充说明】现代药理研究表明，苦木还具有抗病原微生物等作用。它可兼治上呼吸道感染、肺炎、急性胃肠炎、菌痢、阿米巴痢疾、胆道感染、高血压病等疾病。

【用法用量】内服：煎汤，6～15g；或入丸、散。外用：适量，煎水洗，或研末撒，或调敷，或浸酒搽。

【使用注意】孕妇慎服。

黄 缅 桂

【别名】黄兰。

【药用部分】根。

【性味功效】苦，凉。祛风，利咽。

【传统主治】风湿骨痛，咽喉肿痛，鱼骨鲠喉。

【抗癌参考】鼻咽癌等。

黄缅桂的乙醇提取物对人类鼻咽上皮癌细胞，有一定的抑制作用。

【补充说明】本品现代药理还具有抗菌作用。

【用法用量】内服：煎汤，6～15g；或浸酒。

荚　蒾

【别名】酸汤杆。

【药用部分】茎叶。

【性味功效】酸，微寒。疏风解表，清热解毒，活血化瘀。

【传统主治】疔疮发热，风热感冒。

【抗癌参考】鼻咽癌等。

荚蒾叶甲醇提取物 $50\mu g/mL$，在体外对人表皮样瘤鼻咽癌（KB）细胞有明显抑制作用，其抑制率为 36.2%。

【补充说明】本品现代药理尚有抗菌、抗胆碱酯酶等作用。本品外用可治过敏性皮炎。

【用法用量】内服：煎汤，9～30g。外用：适量，捣敷或煎水洗。

核桃楸果

【别名】马核桃。

【药用部分】未成熟果实或果皮。

【性味功效】辛，平。有毒。行气止痛，杀虫止痒。

【抗癌参考】肝癌、乳腺癌、食管贲门癌等。

核桃楸青果皮水煎液 10～20g/kg 剂量灌胃，对移植性小鼠实体型肝癌及小鼠肉瘤 S180 具有明显的疗效。本品所含的胡桃醌成分，具有抗癌作用（该成分抗癌情况见"胡桃叶"）。有人曾用核桃楸未成熟果实酒浸物口服，每日 3 次，每次 10～20mL，连服 1 年，治疗食管贲门癌 120 例，总体疗效较好。

【补充说明】本品可兼治由胃炎、胃及十二指肠溃疡等引起的痉挛性腹痛。外用本品，可治神经性皮炎。

【用法用量】内服：浸酒，6~9g。外用：适量，鲜品捣汁搽。

倒吊蜡烛

【别名】倒吊笔，墨柱根。

【药用部分】根或茎枝。

【性味功效】甘、平。祛风通络，化痰散结，利湿消肿。

【传统主治】风湿痹痛，腰膝疼痛，咳嗽痰喘，瘰疬，黄疸，跌打损伤。

【抗癌参考】肺癌、脑瘤等。

利用人脑胶质瘤体外培养细胞系 SHG－44 筛选 14 种药用植物初步结果表明，倒吊蜡烛在体外具有较好的抗肿瘤活性，其半数抑制浓度 IC_{50}（水溶性组分）为 $2\mu g/mL$。

【补充说明】本品可兼治慢性支气管炎、黄疸型肝炎、肝硬化腹水、淋巴结结核、腮腺炎。

【用法用量】内服：煎汤，15~30g；或浸酒。

第四章 虫、鳞与介部

第一节 食物、药物及药食两用物品

蜂 蜜

【别名】蜂糖。

【药用部分】蜜糖。

【性味功效】甘，平。归肺、脾、大肠经。补中益气，养阴润燥，止咳止痛，解毒消疮，防腐生肌，调和诸药。

【传统主治】脘腹疼痛，肺燥干咳，肠燥便秘，咽干声嘶，乌头中毒。外治疮疡不敛，水火烫伤。

【抗癌参考】乳腺癌、食管癌、胃癌、肝癌、结肠癌、前列腺癌、膀胱癌、皮肤癌、肺癌、喉癌、鼻咽癌等。

国内外许多科学家认为，蜂蜜含有特异的抗癌物质。蜂蜜有中度抗肿瘤和显著抗肿瘤转移作用。蜂蜜能增强化疗药物的效果，减轻化疗药物的不良反应。蜂蜜抗肿瘤的机制主要是：①控制激素，使其分泌正常，如本品可抗因雌激素分泌过多而导致的乳腺癌，因睾酮分泌过多而导致的前列腺癌。②保护细胞 DNA 的遗传物质，使其不受病原微生物或自由基的损伤，从而使正常细胞不会变成癌细胞。③清除自由基，并有加强免疫系统作用。④含有抗肿瘤的有效物质，如咖啡酸、维生素 B_2、维生素 B_6、维生素 B_{12}、维生素 E、维生素 C、叶酸、微量元素（硒、铁、钼、铜、锰）和活性酶等，其中咖啡酸能有效抑制动物结肠癌和皮肤癌。调查发现，养蜂人患癌症是非常罕见的。法国农学家对 1000 位养蜂人进行死因调查发现，仅有 1 人死于癌症。

【补充说明】蜂蜜是一种营养丰富的美好食品，拥有"百花之精"的美名。在国外，其还有"老人的牛奶"等称号。同时，它还具有非凡的药用价值，自古以来颇受医家的重视。现代研究发现，蜂蜜还能维持神经系统和免疫系统的正常功能、调节胃肠功能、增进新陈代谢功能。其还具有抗氧化、解毒、抗菌消炎、扩张冠脉、保护心脏、降压、保肝、增加白细胞与血红蛋白、消除疲劳和促进创伤组织愈合等作用。长期服用蜂蜜，对胃及十二指肠溃疡、神经衰弱、高血压、心脏病、肝脏病、糖尿病、慢性支气管炎、贫血等疾病，均有良好疗效。蜂蜜适量顿服，可治肠套叠。蜂蜜还是一种理想的保健长寿食物。苏联生物学家对超过百岁的150名老人进行书面调查后得知，其中80%以上的老人常吃蜂蜜。

【用量用法】 内服：冲服，15～30g，解乌头毒或治肠套叠可用至500g；或入丸剂、膏剂。外用：适量，涂敷。

【使用注意】 蜂蜜忌与生葱同食。蜂蜜不宜使用热水冲泡。未满1周岁的婴幼儿，不宜食用蜂蜜。

蜂 王 浆

【别名】 蜂乳。

【药用部分】 蜜蜂之乳。

【性味功效】 甘、酸，平。归脾、肝、肾经。滋补强壮，益肝健脾。

【传统主治】 病后虚弱，年老体衰，风湿痹证。

【抗癌参考】 白血病、乳腺癌、淋巴癌、肝癌、胃癌、肠癌、咽癌等。

动物实验表明，蜂王浆具有强烈抑制移植性肿瘤的作用。蜂王浆及其成分10HDA，与小鼠AKR白血病细胞或其他3种腹水癌悬液混合后，给小鼠接种，可明显延长小鼠存活时间。艾氏腹水癌细胞与40mg/mL蜂王浆或2mg/mL10HDA预先接触后，再给小鼠接种，可几乎完全抑制小鼠体内癌细胞的生长。蜂王浆含多种维生素，其中维生素A、维生素B_2、维生素B_6、维生素B_{12}、维生素E和叶酸，都有一定的辅助抗癌作用。蜂王浆具有增强自体免疫功能的作用，从而能够起到辅助抗癌效果。有资料称，有人采用蜂王浆内服治疗胃癌7例，效果很好。

【补充说明】 蜂王浆的营养价值比蜂蜜高得多，其是人们生活中的伴侣，也是延年益寿的珍品。现代研究证明，蜂王浆还能调节神经系统，提高思维能力及智力；能调整心血管系统、机体免疫功能和内分泌功能；能促进机体生长发育，促进肝细胞、组织细胞和神经纤维再生。本品还具有调节血压，降血脂，降血糖，灭菌，抗病毒，消炎镇痛，升高红细胞、白细胞和血小板以及护肤等作用。它可以防治多种传染病、动脉硬化、冠心病、脑梗死、高血压、低血压、风湿病、肠胃病、肝炎、肾炎、神经衰弱、贫血、哮喘、红斑狼疮、性功能消失、过早闭经、更年期综合征、不孕症和复发性口疮等疾病。蜂王浆能使瘦人壮实，亦能使胖人减肥。

【用量用法】口服，5～10mL，每日1～2次，或每日2～5g。母乳不足的婴幼儿，每天可补充蜂王浆1～2g；需要补充营养的青少年，每天可用至5～10g；成人每天可用至20～30g。

蜂 胶

【别名】蜂脂。

【药用部分】蜜蜂采集的树脂类物质。

【性味功效】苦、辛，寒。归脾、胃经。补虚弱，化痰浊，止消渴，解毒消肿。

【传统主治】体虚早衰，消渴。外治烧烫伤。

【抗癌参考】卵巢癌、结肠癌、骨髓癌、白血病、乳腺癌、淋巴瘤、食管癌、胃癌、肝癌等。

国内外大量研究表明，蜂胶在抑癌抗癌方面有很好的效果。它含有丰富的抗癌物质，其中黄酮类化合物槲皮素，不仅对多种致癌物有抑制作用，而且还能抑制卵巢癌、结肠癌、骨髓癌、白血病、乳腺癌、淋巴瘤等多种癌细胞的生长。其所含的萜类化合物具有很强的抗癌活性，并在临床研究中得到验证；所含的咖啡酸能抑制培养器皿中，结肠肿瘤细胞的增长和产生；所含的常量元素钙、镁和微量元素锌、硒、锰、钼、铁以及维生素 B_2、维生素 E 等，都有不同程度的防癌抗癌作用。另有研究证明，癌症患者在服用蜂胶后，可缩小癌细胞且能减轻化疗、放疗引起的不良反应。

【补充说明】现代研究证明，蜂胶营养素高度浓缩，在少量的物质中即容纳着大量的能量。它还具有抗菌、抗病毒、消炎止痛、镇咳祛痰、抗氧化、抗衰老、增强免疫、增加体内抗体、改善肺呼吸功能、保护胃黏膜、增进食欲、抗血小板聚集、促进血液循环、降血脂、降血压、降血糖、促进细胞再生、美容养颜等作用。它可防治高血脂、高血压、动脉硬化、偏头痛等疾病。本品外治皮肤皲裂。

【用量用法】内服：制成片剂或醇浸液，1~2g。外用：适量，制成酊剂或软膏。

蜂　房

【别名】露蜂房。

【药用部分】甘，平。有毒。归胃经。攻毒杀虫，祛风止痛，散结消肿。

【传统主治】疮疡肿毒，乳痈瘰疬，顽癣牙痛，风湿痹痛，风疹瘙痒，阳痿，喉痹，鹅掌风。

【抗癌参考】舌癌、牙龈癌、鼻咽癌、鼻窦癌、喉癌、耳癌、脑瘤、腮腺癌、肺癌、肝癌、胃癌、食管癌、直肠癌、乳腺癌、宫颈癌、白血病、膀胱癌、肾癌、软组织肉瘤、骨肉瘤、胸膜肿瘤等。可缓解癌性疼痛。

蜂房含有一种二萜类物质，该物质具有抗癌活性。蜂房体外试验能抑制肝癌细胞和胃癌细胞。蜂房乙醇提取物对荷 H22 肝癌小鼠的放、化疗，均有明显的增效作用。蜂房纯化蛋白对人早幼粒白血病 HL-60 细胞的生长，有抑制作用。有资料称，露蜂房毒性小，用药比较安全，因此是一味有着重要药用价值的常用抗癌中药。

【补充说明】现代研究证明，蜂房具有抗炎镇痛、解热降温、抗病原微生物、促凝血、降血脂、降血压、扩张血管、强心、利尿、增强免疫功能、抗溃疡、促进胃肠蠕动和麻醉镇静等作用。它可兼治肝炎、鼻炎、慢性气管炎、百日咳、腮腺炎、淋巴结炎、乳腺炎、痢疾、风湿性关节炎、神经性皮炎、银屑病、血栓闭塞性脉管炎和遗尿等疾病。

【用量用法】内服：煎汤，3~5g；或入丸、散，每次 1~2g，每日 2次。外用：适量，研末油调敷，或煎水漱口、熏洗。

蛞　蝓

【别名】蜒蚰，鼻涕虫。

【药用部分】全体。

【性味功效】咸，寒。归肝、脾、肺、大肠经。清热祛风，消肿解毒，破瘀通经。

【传统主治】中风㖞僻，筋脉拘挛，惊痫，喘息，喉痹，咽肿，经闭，癥瘕，痈肿，蜈蚣咬伤。

【抗癌参考】肺癌、唇癌、食管癌、胃癌、肠癌、白血病、宫颈癌等。

本品具有一定的抗癌活性。体外试验表明，蛞蝓对肺癌细胞有显著抑制作用。蛞蝓粗提物（黄蛞蝓）及盐析所得各组分，对体外培养的人子宫颈癌 Hela 细胞有抑制作用。体内试验表明，蛞蝓混悬液灌胃给药，对多种小鼠移植性实验肿瘤均有抑制作用。有资料称，在民间，蛞蝓常被当作抗肿瘤药物，其对肿瘤的生长确有一定的抑制作用，且不良反应较小。有人曾以蜓蚰精肉汤（每日用蜓蚰 20 条、精猪肉数片）加中药煎剂，治疗食管癌晚期患者，疗效较显著。

【补充说明】本品所含的牛磺酸，具有抑制脂质过氧化、预防动脉粥样硬化的作用。据记载：脚胫烂疮，用蜓蚰 10 条，瓦焙研末，油调敷之，立效。

【用量用法】内服：与瘦肉煮汤服，20 ~ 30 条；生吃，每服 3 条；焙干研末或研烂作丸。外用：适量，研末或捣敷。

石 龙 子

【别名】蜥蜴。

【药用部分】全体。

【性味功效】咸，寒。有小毒。归肾、脾经。破结行水，解毒消肿，镇痉祛风，补肾壮阳。

【传统主治】癃闭，石淋，肺痈，癫痫，疮毒，阳事不举。

【抗癌参考】肝癌、乳腺癌、子宫颈癌、肺癌、胃癌等。

本品有抗癌作用。其醇提取物能抑制人肝癌细胞的呼吸。亚甲蓝法显示，本品水提取物对人肝癌细胞有效。体内试验表明，本品可延长移植肿瘤动物的寿命。有人曾用蜥蜴粉治疗 40 余例宫颈癌、胃癌、肺癌患者，其中 70% 以上病例自觉症状好转。另有人用蜥蜴注射液，全身及局部注射，治疗子宫颈癌，其中近期治愈、显效和好转各 2 例，无效 1 例。

【补充说明】石龙子外形与壁虎相似，且别名都叫"守宫"，但两者并不相同。在中国两湖、两广、安徽、福建及其他地区，均有将中华石龙子用作食材的习惯。

【用量用法】内服：烧存性研末，1.5~3g；或入丸、散。外用：适量，熬膏或研末调敷。

【使用注意】孕妇忌用。

壁 虎

【别名】守宫，天龙。

【药用部分】全体。

【性味功效】咸，寒。有小毒。归肾、肝经。祛风定惊，散结解毒。

【传统主治】惊风，癫痫，瘰疬结核，风湿痹痛。

【抗癌参考】食管癌、贲门癌、胃癌、肝癌、肠癌、乳腺癌、子宫颈癌、绒毛膜上皮癌、肺癌、鼻咽癌、鼻窦癌、脑瘤、甲状腺癌、纵隔恶性肿瘤、胆囊癌、恶性淋巴瘤、白血病、骨瘤等。

壁虎体内外均有抗肿瘤活性。其抗肿瘤的部分作用，可能是通过诱导肿瘤细胞的凋亡及抑制肿瘤血管的生成而实现的。壁虎对 CTX 治疗小鼠移植性肿瘤 S180，有减毒增效作用。体外试验证明，壁虎水溶液可抑制人体肝癌细胞的呼吸。壁虎所含的守宫硫酸多糖，可显著抑制肝癌细胞生长，抑制率达 75%。守宫硫酸多糖还能促进人淋巴细胞增殖，增强其对癌细胞的杀伤力。壁虎为民间治疗各种肿瘤之常用药。《防癌抗癌食品指南》载：每日用壁虎 1 条，和适量大米炒至焦黄，研成细粉，分 2~3 次，以黄酒调服，可防治食管癌。河北承德地区曾有人用天龙粉治疗宫颈癌 17 例，其中获临床治愈 1 例，显效 4 例，有效 6 例。

【补充说明】现代研究表明，壁虎还具有抗惊厥，抑制结核杆菌、真菌及溶血等作用。本品还能改善睡眠、增加食欲、促进骨痂生长。它可兼治肺结核、淋巴结结核、肾结核、骨结核、骨髓炎、神经衰弱、破伤风、风湿性关节炎、顽固性头痛及视神经萎缩等疾病。

【用量用法】内服：煎汤，2~5g；亦可浸酒服或入丸、散。已有壁虎组织注射液，按其说明书使用。

蜈 蚣

【别名】吴公。

【药用部分】虫体。

【性味功效】辛，温。有毒。归肝经。息风镇痉，攻毒散结，通络止痛。

【传统主治】小儿惊风，痉挛抽搐，中风口㖞，半身不遂，破伤风，风湿顽痹，疮疡瘰疬，偏正头痛，毒蛇咬伤。

【抗癌参考】软组织恶性肿瘤、脑瘤、骨瘤、恶性淋巴瘤、甲状腺癌、白血病、胃癌、食管癌、肝癌、肠癌、宫颈癌、乳腺癌、肺癌、鼻咽癌、鼻旁窦癌、鼻腔癌、鼻窦癌、口腔癌、唇癌、眼癌、喉癌、皮肤癌、胸膜肿瘤、脊髓肿瘤等。可缓解癌性疼痛。

蜈蚣水对 S180、L160、D6（Dunning 氏白血病模型）、子宫颈癌 U14、艾氏腹水癌、瓦克癌 256，有抑制作用。蜈蚣在体外对人肝癌及胃癌细胞有抑制作用，对小鼠肝癌瘤体亦有抑制作用。蜈蚣总碱性蛋白对人口腔上皮细胞鳞癌（KB 细胞）和人结肠癌细胞（HCT 细胞）有明显的抑制作用。蜈蚣提取物 HB 在体外对喉癌 Hep－2 细胞生长有明显的抑制作用。蜈蚣热水浸出物对子宫颈癌 JTC26 的抑制率达 90% 以上。蜈蚣所含的组胺溶血性蛋白质，能抑制肿瘤细胞生长，对肝癌、胃癌、乳腺癌、皮肤癌等多种肿瘤有治疗作用。安徽蚌埠地区有人曾用蜈蚣复方制剂，治疗皮肤癌、唇癌、鼻咽癌、食管癌、胃癌、结肠癌、宫颈癌等 80 多例，总体疗效较好。

【补充说明】现代研究表明，蜈蚣还具有抗惊厥、抗癫痫、镇痛、抗炎、抗菌、降低胆固醇、降低血黏度、改善微循环、保护心肌、增强免疫功能、延缓衰老等作用。蜈蚣可兼治百日咳、颜面神经麻痹、慢性骨髓炎及骨结核等疾病。

【用法用量】内服：煎汤，3～5g，或 1～5 条；研末冲服，每次 0.6～3g，每日 1～2 次。已有注射剂，按其说明书使用。外用：适量。

【使用注意】用量不宜过大。孕妇忌用。

水　蛭

【别名】蚂蟥。

【药用部分】全体。

【性味功效】咸、苦，平。有小毒。归肝经。破血逐瘀，通经消癥，消肿退翳。

【传统主治】血瘀经闭，癥瘕积聚，跌打损伤，心腹疼痛。

【抗癌参考】食管癌、胃癌、肠癌、肝癌、胆囊癌、胰腺癌、肾癌、前列腺癌、甲状腺癌、卵巢癌、宫颈癌、乳腺癌、肺癌、白血病、皮肤癌、恶性淋巴瘤、脑瘤等。

药理研究证实，水蛭有抗肿瘤作用，其能抑制并破坏癌瘤生长。体外实验表明，本品具有抗癌活性，对小鼠肝癌及多种肿瘤细胞的生长均有一定的抑制作用。体内实验表明，其对小鼠肝癌有抑制效果。水蛭提取液灌胃，可诱导荷瘤小鼠白血病 L1210 肿瘤细胞凋亡，提高荷瘤小鼠细胞免疫功能。水蛭的高抗凝作用，有利于抗癌药及免疫活性细胞侵入癌组织，杀伤癌细胞。有资料称，单用水蛭粉吞服，可防治食管癌、直肠癌。

【补充说明】现代研究表明，水蛭尚具有抗凝血、抗血小板聚集、抗血栓形成、改善血液流变性、降血脂、增加心肌营养性血流量、促进脑血肿及皮下血肿吸收、抗炎、抗早孕等作用。水蛭可兼治血小板增多症、慢性肝炎、肝硬化、血栓性静脉炎、脑栓塞、高血压、角膜瘢翳等疾病。

【用法用量】内服：煎汤，1.5～3g；研末服，0.3～1.5g，多入丸、散用。外用：适量，可将活水蛭洗净，放患处吸血消瘀。

【使用注意】孕妇忌用。

土鳖虫

【别名】䗪虫，地鳖虫。

【药用部分】雌虫体。

【性味功效】咸，寒。有小毒。归肝经。破血逐瘀，通经止痛，续筋接骨。

【传统主治】筋骨折伤，血瘀经闭，产后瘀滞腹痛，癥瘕痞块。

【抗癌参考】骨肉瘤、多发性骨髓瘤、肝癌、胃癌、食管癌、肠癌、脑瘤、子宫体癌、宫颈癌、卵巢癌、肾癌、白血病、肺癌、扁桃体癌、软组织肉瘤、黑色素瘤等。

有资料称，在试管内，地鳖虫浸膏有抑制白血病患者白细胞的作用。土鳖虫纤溶性蛋白有体外抑制肿瘤细胞的作用，其能明显抑制黑色素瘤、胃癌、原发性肝癌等多种肿瘤细胞的生长。土鳖虫有效部位脂肪酸在

100μg/mL 的剂量时，对人胃低分化腺癌细胞株 BGC – 823、肠癌细胞株 LoVo 和原发性肝癌细胞株 HepG2，有明显的抑制作用，抑制率达 80% 以上。以本品为主药之一的"大黄䗪虫丸"，可防治肝癌、子宫内膜癌。有人用"安露散"（本品与全蝎、蜈蚣、僵蚕等分）治疗多种肿瘤 17 例，其中完全缓解者 6 例，部分缓解者 5 例。

【补充说明】现代研究表明，本品尚具有抗凝血、抗血栓、抗缺氧、镇痛、增强免疫功能、调脂、延缓动脉硬化形成和保肝等作用。本品可兼治肝脾肿大、坐骨神经痛、冠心病、高血压等疾病。

【用法用量】内服：煎汤，3 ~ 10g；研末服，1 ~ 1.5g；或浸酒饮。外用：适量，煎汤含漱、研末撒或鲜品捣敷。

【使用注意】孕妇忌用。

蜣　螂

【别名】推车虫。

【药用部分】全虫。

【性味功效】咸，寒。有毒。归肝、胃、大肠经。定惊破瘀，软坚散结，攻毒通便，消肿止痛。

【传统主治】惊痫，癥瘕，噎膈反胃，腹胀便结，疔肿恶疮。

【抗癌参考】食管癌、贲门癌、胃癌、肠癌、肝癌、鼻咽癌、膀胱癌、宫颈癌、乳腺癌、淋巴瘤、白血病、骨瘤等。

研究表明，蜣螂具有抗癌作用。其醇提取物对人体肝癌细胞有抑制作用。蜣螂的腿部含有蜣螂蛋白质，该物质对实体瘤如大鼠癌 W256 有较高活性，对淋巴细胞白血病具有边缘活性。有资料称，蜣螂炒后去翅足，研末温酒送服，可治食管癌、胃癌、肠癌。

【补充说明】蜣螂对蟾蜍的神经肌肉标本有麻痹作用，对家兔肠管及子宫有抑制作用。蜣螂可兼治膀胱结石、尿路结石、麻痹性肠梗阻、前列腺增生和肝脾肿大等疾病。

【用法用量】内服：煎汤，3 ~ 5g；或入丸、散。外用：适量，研粉撒、调敷或捣敷。

【使用注意】孕妇忌服。

蜗 牛

【别名】天螺蛳。

【药用部分】全体。

【性味功效】咸，寒。有小毒。归肝、胃、大肠、膀胱经。清热解毒，镇惊利尿，消肿疗疮。

【传统主治】风热惊痫，消渴，喉痹，痄腮，瘰疬，痈肿疔毒，痔疮，脱肛，蜈蚣咬伤。

【抗癌参考】鼻咽癌、胃癌、肠癌、子宫癌、卵巢癌、乳腺癌、白血病、脑肿瘤等。

本品有一定的抗癌活性。体外试验表明，本品对癌细胞的生长有一定抑制作用。澳大利亚科学家发现，蜗牛体内含有可以杀死癌细胞的有效成分，该成分对乳腺癌、大肠癌有很好的防治效果。有人曾以活蜗牛，每天3条，用食盐化成水后，以滋阴、益气、补血中药煎汤冲服，治疗鼻咽癌，效果较好。

【补充说明】本品还对糖尿病、高血压、高血脂、气管炎、前列腺炎等疾病，有辅助治疗作用。

【用法用量】内服：煎汤，30～60g；或捣汁；或研末入丸、散；或同猪精肉煎服。外用：适量，捣敷或研末调敷。

斑 蝥

【别名】斑蚝。

【药用部分】全体。

【性味功效】辛，热。有大毒。归肝、肾、胃经。破血逐瘀，散结消癥，攻毒蚀疮，引赤发泡。

【传统主治】癥瘕，经闭，痈疽恶疮，顽癣，瘰疬，赘疣。

【抗癌参考】肝癌、食管癌、贲门癌、胃癌、直肠癌、胆囊癌、胰腺癌、鼻咽癌、鼻窦癌、肺癌、乳腺癌、宫颈癌、卵巢癌、肾癌、膀胱癌、阴茎癌、恶性淋巴瘤、白血病、皮肤癌、骨瘤、纵隔肿瘤、腹腔肿瘤、脊髓肿瘤等。

体外试验结果证明，本品的水醇或丙酮提取物能抑制 Hela 细胞和人体食管癌、贲门癌、胃癌、肝癌、肺癌、乳腺癌等细胞的代谢。斑蝥煎液腹腔注射，可延长 L615 白血病小鼠的生存期，降低 DNA 非整倍体率和 S 期细胞比例。本品的抗癌活性成分为斑蝥素。斑蝥素对小鼠腹水型肝癌和网织细胞肉瘤 ARS 均有一定的抑制作用，并能引起肝癌细胞发生明显萎缩、退化、胞浆多空泡等形态学改变，其作用机制与抑制癌细胞的蛋白质合成，影响 RNA 和 DNA 的合成有关。斑蝥素的衍生物均有与斑蝥素类似的抗肿瘤作用，其中以羟基斑蝥胺的化疗指数较高且毒性最小。斑蝥素钠的抗肿瘤谱比较广，其除能抑制小鼠腹水肝癌和 ARS 外，还能抑制小鼠肉瘤 S180、宫颈癌 U14、艾氏腹水癌实体型等肿瘤株，体外亦能抑制 Hela 细胞株、人食管鳞癌 CaEs17 细胞株及人肝癌 BES7402 细胞株。去甲斑蝥素对人早幼粒白血病细胞株 HL－60、人胃癌 SGC－7901 细胞，均有细胞毒作用。斑蝥还能刺激骨髓引起白细胞增多，对化疗所致的白细胞降低有拮抗作用。含斑蝥的抗癌制剂较多，如复方斑蝥胶囊、艾迪注射液等。

【补充说明】现代研究表明，本品还有升高白细胞、增强免疫、抗病毒、抗菌、保护肾脏等作用。本品可兼治慢性肝炎、疟疾、胃窦炎、萎缩性胃炎、胃黏膜脱垂、骨结核、颈淋巴结结核、风湿病、过敏性鼻炎、周围面神经麻痹、甲沟炎、神经性皮炎、斑秃、女阴白斑、鹅掌风等疾病。

【用法用量】内服：炮制后水煎服，0.03～0.06g；或研末入丸、散用。已有片剂、胶囊、注射液制剂，按其说明书使用。外用：适量，研末敷贴，或酒醋浸涂。

【使用注意】内服宜慎，应严格掌握剂量。宜饭后服。心、肾功能不全者、有严重消化道溃疡者及孕妇禁用。外用不宜久敷和大面积使用。

蝮　蛇

【别名】土球子，草上飞。

【药用部分】唾液、腺液（蝮蛇毒）及除去内脏的全体（蝮蛇肉）。

【性味功效】蝮蛇毒：辛、苦，热。有大毒。活血化瘀，通经活络，破积攻毒，祛风定惊。蝮蛇肉：甘，温。有毒。归脾、肝经。祛风解毒，通络止痛，疗恶疮，补肝肾。

【传统主治】蝮蛇毒：风湿痹痛，痈疮肿毒。蝮蛇肉：风湿痹痛，瘰疬，疮疖，疥癣，痔疮，肠风下血。

【抗癌参考】食管癌、贲门癌、胃癌、肝癌、子宫颈癌、子宫体癌、网状细胞肉瘤、皮肤癌、骨肿瘤等。可缓解癌性疼痛。

蝮蛇全毒对人肝癌裸小鼠移植瘤有一定的治疗作用，肿瘤抑制率达63.7%。有相关研究开展了蛇岛蝮蛇的原毒与分离毒对比抑制肿瘤试验，结果表明9种不同浓度的蛇毒对小鼠肉瘤均有不同程度的抑制作用，抑瘤率最高达87.1%。蝮蛇毒对小鼠肉瘤37、肉瘤180、网状细胞肉瘤、艾氏腹水癌肉瘤均有不同程度的抑制作用。对蝮蛇毒进行的抑癌作用试验表明，在12个组分中，含精氨酸酯酶和运动舒缓素释放酶等物质的Ⅻ峰、Ⅺ峰、Ⅹ峰、Ⅸ峰组分的抑癌作用较显著。本品所含的精氨酸酶，对癌症转移在血管壁形成斑块有消除作用，故其可防止癌症的转移。有资料称，蝮蛇是防治消化道癌肿的上品。

【补充说明】现代医学研究表明，蝮蛇毒还具有促凝、溶栓、镇痛、抗炎、降压等作用；蝮蛇肉尚有抗炎、增强食欲、增强机体抵抗力等作用。蝮蛇制剂可兼治风湿性关节炎、胃痉挛、结核病、慢性支气管炎、心血管病、中风后遗症、脑血栓、脑动脉硬化、阿尔茨海默病、红斑狼疮、神经性皮炎、硬皮病、银屑病等疾病。蝮蛇既有很高的医用价值，又可食用。按国家卫健委规定，蝮蛇也是可作为食品的药品之一。蛇肉嫩香鲜美、营养丰富，是脑力劳动者的良好食品。广州的各酒家、茶楼素来都把蛇馔列为上菜。蛇毒经过生物转化后，成为十分珍贵的生物高蛋白，极易被人体吸收。垂危患者几乎不能消化吸收普通肉类、蛋类，但其吃进的蛇类蛋白，几乎可以完全被转化、吸收。

【用法用量】内服：浸酒，每条蝮蛇用60°白酒1000mL浸3个月，每次5~10mL，每日1~2次；或烧存性研成细粉，每日0.5~1.5g，日服2次；或做菜，可炖、煲、炒等。已有注射液制剂，按其说明书使用。外用：适量，油浸、酒渍或烧存性研末调敷。

【使用注意】本品为有毒之品，在用法用量上务须慎重。静脉给药前，应做过敏试验。蛇肉一定要熟透，方可安全食用。炒蛇肉要用热锅冷油，避免蛇肉散碎。疮疡者忌食蛇肉。

蛇 蜕

【别名】蛇退。

【药用部分】皮膜。

【性味功效】甘、咸，平。归肝经。祛风定惊，退翳明目，解毒消肿，止痒疗疮。

【传统主治】惊痫抽搐，角膜翳障，喉痹，口疮，痈疽疔毒，瘰疬痄腮，风疹瘙痒，诸虫咬伤。

【抗癌参考】舌癌、唇癌、中耳癌、鼻窦癌、甲状腺癌、眼内肿瘤、乳腺癌、宫颈癌、绒毛膜癌、皮肤癌、骨瘤、胸膜肿瘤等。

现代药理研究证明，蛇蜕具有抗肿瘤活性，对动物移植性肿瘤有抑制作用。体外试验表明，本品对癌细胞的生长有抑制作用。

【补充说明】本品可兼治白癜风。

【用法用量】内服：煎汤，2～3g；或研末；或作酒剂；或洗净切碎，加鸡蛋搅拌，用油炒食。外用：适量，煎汤洗、研末撒或调敷。

【使用注意】孕妇忌服。

穿山甲

【别名】川山甲。

【药用部分】鳞片。

【性味功效】咸，微寒。归肝、胃经。活血消癥，通经下乳，消肿排脓，通络散风。外用止血。

【传统主治】癥瘕，经闭，风湿痹痛，中风瘫痪，乳汁不通，痈肿疮毒，瘰疬痰核。

【抗癌参考】食管癌、胃癌、肠癌、肝癌、胆囊癌、胰腺癌、肛门癌、乳腺癌、宫颈癌、卵巢癌、绒毛膜上皮癌、膀胱癌、前列腺癌、睾丸癌、鼻咽癌、眼睑癌、白血病、鼻窦癌、恶性淋巴瘤、脑肿瘤、骨肉瘤、脂肪肉瘤、皮肤癌、甲状腺癌、脊髓肿瘤等。

实验证明，穿山甲中的有效成分穿山甲碱，有抗白血病作用。以穿山甲、金银花、蒲公英为主要成分的银甲丸，有抗乳突状癌细胞活性的作用。穿山甲还可配合肿瘤放、化疗，减轻其不良反应。

【补充说明】现代研究表明，本品还有升高白细胞、增强机体免疫功能、降低血液黏度、扩张血管壁、降低外周阻力、增加股动脉血流量、抗炎、抗心肌缺氧等作用。它可兼治白细胞减少症。

【用法用量】内服：煎汤，5～9g；或入丸、散；或与猪蹄同煮食。外用：适量，研末撒或调敷。

【使用注意】孕妇慎用。

地　龙

【别名】蚯蚓。

【药用部分】全体。

【性味功效】咸，寒。归肺、脾、肝、膀胱经。清热定惊，平肝息风，通经活络，平喘利尿。

【传统主治】高热神昏，惊痫抽搐，关节痹痛，肢体麻木，半身不遂，肺热喘咳，尿少水肿。

【抗癌参考】食管癌、胃癌、肠癌、肝癌、鼻咽癌、舌癌、喉癌、牙龈癌、扁桃体癌、恶性淋巴瘤、肺癌、乳腺癌、宫颈癌、脑肿瘤、骨瘤、白血病、纵隔肿瘤、胸膜肿瘤等。可防治癌性疼痛与癌性发热。

现代药理研究发现，地龙具有抑制癌细胞功能。其提取物有很强的抗肿瘤活性，对多种癌细胞都有不同程度的抑制作用。本品口服给药，对小鼠移植肉瘤 S180、肝癌 H22 有明显抑制作用。在体外，本品对培养的喉癌细胞 Hep-2 有浓度依赖性抑制作用。亚甲蓝法显示，其对防治人结肠癌、肝癌有效。本品联合血卟啉-激光，对癌细胞具有协同杀伤作用。地龙热水提取物对人子宫颈癌 JTC26 的抑制率为 50%～70%。地龙对化疗和热疗有增效作用。在临床上，以单味地龙和以地龙为主的配方治疗多种癌症，均取得了满意效果。如有人用芎龙汤（川芎、地龙、葛根为主药）治疗各种癌症患者 205 例，疗效较好。在一些国家，人们从营养与保健角度出发，认为吃蚯蚓是时髦事，故有人将蚯蚓誉为"时髦的防癌食品"。

【补充说明】现代研究表明，本品还有解热、镇痛、抗炎、镇静、抗惊厥、平喘、止咳、降压、抑菌、抗病毒、抗血栓形成、改善微循环、增强免疫、利尿、兴奋子宫及肠平滑肌等作用。它可兼治高血压、慢性肾炎、支气管哮喘、喘息性支气管炎、胆结石等疾病。蚯蚓肉质肥嫩，味道鲜美，近年来已被广泛应用于食品行业。而且，其作为营养佳品，已登上了欧洲、美洲及东南亚一些国家的高级筵席。在我国古代，也早有"啖蚯蚓为馔"的记载。特别在一些少数民族地区，蚯蚓被人们视为寻常食物。

【用法用量】内服：煎汤，5～10g，鲜品 10～20g；研末吞服，每次

1～2g；入馔食用，适量，可以其为原料，制成罐头、饼干、面包等食品。外用：适量，鲜品捣敷或取汁涂敷；也可研末撒或调涂。

【使用注意】孕妇忌服。

文 蛤 肉

【别名】海蛤肉。

【药用部分】肉。

【性味功效】咸，寒。归胃经。润燥，止渴，软坚，消肿，化痰，利水。

【传统主治】消渴，阴虚盗汗，瘿瘤，瘰疬。

【抗癌参考】甲状腺癌、白血病、肝癌、鼻窦癌等。

从食用蛤中提取的蛤素，对啮齿类肉瘤 S180、克雷布斯－2 腹水癌有抑制作用。蛤素瘤内注射，对 A12 和 SV40 病毒诱发的田鼠肿瘤有治疗作用，并能预防病毒的致癌作用。文蛤多糖灌胃，可减少小鼠 S180 实体瘤的瘤重，延长 EAC 腹水瘤荷瘤小鼠的生存时间。去壳全蛤的水粗提物和蛤肝的提取物，对小鼠 L1210 白血病有治疗作用，能够使动物生命延长率达 40% 以上。杂色蛤组织提取液对小鼠肉瘤 S180 的抑制率达 30% 以上，对艾氏腹水癌的抑制率达 96.1% 以上，对肝癌腹水型及肝癌实体型的抑制率达 40%～50%。

【补充说明】研究还表明，文蛤组织的提取液在试管内，对葡萄球菌有抑制作用。本品可兼治肺结核、糖尿病、前列腺增生，并可预防骨质疏松、缺铁性贫血等疾病。本品肉质鲜美、营养丰富，可作美味佳肴，被誉为"天下第一鲜"。本品适合高血压、高血脂、甲状腺肿、支气管炎患者食用。健康人常食本品，还能振奋精神，解除烦躁。

【用法用量】煮食，50～100g。

【使用注意】本品不宜与田螺、橙子、芹菜同食。

蛤 壳

【别名】海蛤壳。

【药用部分】贝壳。

【性味功效】苦、咸，寒。归肺、胃、肾经。清肺化痰，软坚散结，制酸止痛，利水消肿，止渴除烦，收涩敛疮。

【传统主治】热痰咳喘，痰稠难咯，痰火郁结，胸胁疼痛，瘿瘤，痰核，胃痛泛酸，积聚，血痢，水气浮肿，小便不利，崩漏，带下。

【抗癌参考】食管癌、胃癌、肝癌、肺癌、鼻窦癌、甲状腺癌、乳腺癌、恶性淋巴瘤、白血病、睾丸癌、胸膜肿瘤等。

动物试验表明，蛤壳中的一种物质——蛤素，对瑞士产白鼠肉瘤 180 和克雷布斯 -2 型腹水癌均有效。在试管中，其对人的 Hela 型细胞系有抗癌效应。本品对鼠白血病 L1210 的生长，有明显抑制作用。

【补充说明】现代药理研究表明，海蛤壳还具有抗衰老、抗炎等作用。它可兼治慢性气管炎、胃及十二指肠溃疡、慢性胃炎、淋巴结结核、佝偻病等疾病。外用本品，可治外阴炎、外阴溃疡和皮肤湿疹。

【用法用量】内服：煎汤，10 ~ 15g，蛤粉宜包煎；或入丸、散；或与蛤肉及紫菜煮食。外用：适量，研末油调涂敷。

僵 蚕

【别名】白僵蚕，僵虫。

【药用部分】虫体。

【性味功效】咸、辛，平。归肝、肺、胃经。息风解痉，祛风止痛，疏散风热，化痰散结。

【传统主治】惊痫抽搐，风中经络，口眼㖞斜，头痛目赤，咽喉肿痛，风疹瘙痒，痰核瘰疬。

【抗癌参考】脑瘤、食管癌、胃癌、肠癌、肝癌、肺癌、喉癌、舌癌、鼻咽癌、鼻窦癌、腮腺癌、白血病、恶性淋巴瘤、乳腺癌、绒癌、宫颈癌、甲状腺癌、膀胱癌、皮肤癌、纵隔恶性肿瘤等。

现代研究表明，僵蚕有抗肿瘤作用。僵蚕醇提物对小鼠 ECA 实体型的抑制率为 36%，对小鼠 S180 也有抑制作用。在体外，其可抑制人体肝癌细胞的呼吸。有资料称，僵蚕可防治脑肿瘤，其对喉癌、恶性淋巴瘤，亦有相当确切的疗效。

【补充说明】现代药理研究表明，僵蚕还有抗惊厥、镇静、催眠、增强免疫、抗血栓形成、促进微循环、降血糖、降胆固醇、抑菌等作用。僵蚕可兼治糖尿病、高血压、脑血管意外、急性乳腺炎、颌下淋巴结炎、面神经麻痹、荨麻疹等疾病。

【用法用量】 内服：煎汤，3～10g；或入丸、散；或研末蒸鸡蛋和服。

【附药】 僵蛹（食）

为蚕蛹经白僵菌发酵的制成品。性味、归经均同僵蚕；功效与僵蚕相似，可代替僵蚕药用。僵蛹煎剂对小鼠肉瘤有抑制作用。50%僵蛹水煎液以 0.2mL/只的剂量给小鼠灌胃，或 30%僵蛹水煎液以 0.18mL/只的剂量皮下注射，对小鼠肉瘤 S180 均有显著抑制作用。本品还具有抗惊厥、抗凝、催眠、镇静、抑菌、退热、止咳化痰、降胆固醇、止遗尿等作用。它可兼治癫痫、腮腺炎、慢性支气管炎、流行性乙型脑炎、动脉硬化性心脏病、高血压、脂肪肝、遗尿、荨麻疹。此外，本品对肾炎血尿、颈淋巴结炎和脑炎后遗症、脑发育不全等疾患，亦有一定疗效。内服：1.5～6g；或制成片剂用。

牡 蛎 肉

【别名】 蚝肉。

【药用部分】 肉。

【性味功效】 甘、咸，平。归心、肺、脾、肝、肾经。养心安神，益阴潜阳，涩精敛汗，化痰软坚，养血活血。

【传统主治】 心神不安，烦热失眠，惊痫，眩晕，自汗盗汗，遗精，淋浊，崩漏，带下，瘰疬，瘿瘤。

【抗癌参考】 肝癌、胰腺癌、食管癌、胃癌、肠癌、肺癌、乳腺癌、膀胱癌、前列腺癌、喉癌、鼻窦癌、白血病等。

牡蛎肉中含有一种鲍灵成分，该成分对一些瘤细胞株和动物肿瘤有抑制其生长的作用。牡蛎肉的无菌水提取液，对小鼠肉瘤有抑制作用。当牡蛎肉有效成分进入人体后，能使人体细胞内的谷胱甘肽含量增加 2 倍。谷胱甘肽能迅速消除致癌的重要因子活性氧，进而起抗癌作用。牡蛎肉有抑制抗癌剂 ADM 不良反应的效果，其又能使恶性肿瘤细胞对放射线的敏感性增强。牡蛎肉所含的维生素 A、维生素 B_2、维生素 C、维生素 E 和钙、铁、锌、锰、碘、硒等元素，也均具有防癌抗癌作用。有资料称，牡蛎肉适宜各种癌症患者及其放、化疗后食用，本品是一种不可多得的、确有抗癌实效的海产品。将牡蛎肉与粳米一起煮粥，能达到较好的抗癌功效。

【补充说明】现代研究表明，牡蛎肉还具有抗菌、抗病毒、抑制血小板聚集、降血脂、保肝利胆及美容等作用。牡蛎肉是我国卫健委已公布的既是食品，又是药品的食物品种之一。它肉味鲜美、营养丰富，在西方有"海中牛奶""食品霸王"之称。肺门淋巴结结核、颈淋巴结结核、糖尿病、干燥综合征、高血压病、动脉硬化、高脂血症、更年期综合征等患者均宜食用本品。男子常食牡蛎肉，可提高性功能及精子的质量。它还可以矫治孕妇贫血，促进胎儿的生长发育。

【用法用量】内服：煮食，30~100g，生食、熟食均可。本品适合于各种烹调方法，也可加工制成蚝豉、蚝油及罐头等食品。外用：适量，捣敷。

【使用注意】患有皮肤病者忌食。本品与啤酒同食，易发痛风。不宜与麻黄、吴茱萸、辛夷同食。

玳 瑁

【别名】文甲。

【药用部分】甲片。

【性味功效】甘、咸，寒。归心、肝经。清热解毒，平肝定惊。

【传统主治】热病烦躁，神昏谵语，痉厥抽搐，不眠易怒，中风阳亢，痈肿疮毒。

【抗癌参考】肝癌、胃癌、肺癌、鼻咽癌等。

本品体外试验有抗肿瘤作用，对癌细胞生长有抑制作用。

【补充说明】李时珍云，本品解毒清热之功同于犀角。

【用法用量】内服：煎汤，9~15g；或磨汁；或入丸、散。外用：适量，研末调涂。

蛤 蚧

【别名】仙蟾。

【药用部分】除去内脏的干燥体。

【性味功效】咸，平。归肺、肾经。补肺益肾，纳气定喘，助阳益精。

【传统主治】肺肾不定，虚喘气促，劳嗽咯血，阳痿遗精。

【抗癌参考】肺癌、肝癌等。

蛤蚧对 S180 荷肉瘤小鼠，具有明显延长其生存时间、减轻瘤重、提高抑瘤率、增加脾重、降低脾指数及显著增强 T 淋巴细胞、B 淋巴细胞增殖等作用。实验提取的蛤蚧蛋白，对肝癌 HepG－2 细胞具有生长抑制作用，其中分子量 3－2KD 的蛤蚧蛋白组分抑制作用最强。其作用机制可能为蛤蚧蛋白通过提高肿瘤 bax 基因 mRNA 表达水平，进而诱导肝癌 HepG－2 细胞凋亡。有资料称，肺癌的发病往往涉及肾，蛤蚧补肺益肾，是肺癌后期常用药之一。

【补充说明】现代研究证明，本品还具有增强免疫功能、平喘、抗炎、抗衰老等作用。它可兼治神经衰弱、单纯型或喘息型慢性支气管炎、支气管哮喘、心源性喘息及水肿。其肉可食。

【用法用量】内服：煎汤，5～10g 或 1～2 对；研末，每次 1～2g，日 3 次；浸酒服用，1～2 对。

泥 鳅

【别名】鳅鱼。

【药用部分】全体。

【性味功效】甘，平。归脾、肝、肾经。肉：暖中益气，解毒祛湿；滑黏液：解毒消肿。

【传统主治】脾虚泻痢，热病口渴，消渴，盗汗，湿热黄疸，小便不利，痔疮，疔疮，皮肤瘙痒，跌打损伤，阳痿，早泄。

【抗癌参考】乳腺癌、食管癌、贲门癌、胃癌、肝癌、肠癌等。

医学研究发现，泥鳅有抗癌作用，同时其也是防癌食品。细胞实验结果表明，泥鳅多肽对肝癌细胞 HepG2、结肠癌细胞 CaCo2 和乳腺癌细胞 MCF－7，均有显著的抑制增殖作用，随着多肽浓度的增加，抑制作用增强。有资料称，日本民间使用泥鳅制品治疗乳腺癌，且有一定疗效。临床上，应用"泥鳅滑液"（即泥鳅身上的黏滑汁液），和以生鹅血、韭菜汁等，可治疗食管癌、贲门癌、胃癌。

【补充说明】泥鳅营养非常丰富，是鱼类食品中含钙较高者之一。它不仅是美味菜食，而且药用价值颇高。其可兼治急慢性肝炎、急性胆囊炎、腮腺炎、丹毒等疾病。因其含脂肪较少，含胆固醇更少，有利于预防血管硬化，故尤宜中老年人食用。

【用法用量】内服：煮食，100～250g；也可煎、炒等食；或烧存性，入丸、散服。外用：适量，研末调敷或生品捣敷。

【使用注意】泥鳅与狗肉、螃蟹相克，不宜同时食用。

螃　蟹

【别名】河蟹，大闸蟹。

【药用部分】肉和壳。

【性味功效】咸，寒。归肝、胃经。清热解毒，补髓滋肾，养筋接骨，活血祛痰，利湿退黄，滋阴益气，理胃消食。

【传统主治】跌打损伤，湿热黄疸，产后血闭，产后腹痛，腰腿酸痛，痈肿疔毒，疥癣漆毒。

【抗癌参考】乳腺癌、食管癌、胃癌等。

现代医学研究发现，螃蟹具有一定的抗癌作用。日本学者发现，蟹壳中含有一种叫作"Kichin Kitosan"的物质，该物质有增强机体免疫力，抑制癌细胞生长繁殖的特殊功效。他们将这种物质注射到患肿瘤的实验鼠和家兔体内，结果表明其能够使癌细胞生长受抑制，癌肿迅速缩小。另有资料称，蟹壳中含有丰富的甲壳素（Cbitin），此成分既可增强机体免疫力，强化机体免疫作用的环境，从而抑制肿瘤生长，又能吸附在血管内壁上，阻止经血液转移的癌细胞与流经血管的管壁接触附着，起到防止癌细胞种植转移的作用。

【补充说明】螃蟹是一种医食兼优的抗癌食品。螃蟹富含优质蛋白和微量元素，其能满足人体对营养素的需求，且有补钙功效。它含有较多的维生素A，该物质对皮肤的角化有帮助，并具有抗结核作用，故吃螃蟹对结核病的康复大有补益。螃蟹还可兼治接触性皮炎、慢性脓疡、下肢溃疡和风湿性关节炎等疾病。

【用法用量】内服：烧存性研末或入丸剂，5～10g；食用，适量，以蒸着吃最营养，也可油炸、煮汤、酒浸等。外用：适量，鲜蟹洗净捣敷，或绞汁滴耳，或研末调敷。

【使用注意】螃蟹应熟食，若生食会引起中毒。本品不宜与红薯、南瓜、金瓜、甜瓜、茄子、柿子、柑橘、梨、石榴、西红柿、花生、芹菜、兔肉、泥鳅、甲鱼、蜗牛、蜂蜜及冰激凌同食。患有慢性胃炎、十二指肠溃疡、胆囊炎、胆石症、肝炎、冠心病、高血压、动脉硬化、高血脂的人及孕妇不宜食用。高嘌呤、痛风患者食用时，应自我节制。患有哮喘、过敏性鼻炎等过敏体质者及患有湿疹、癣症等皮肤疾病者，慎吃螃蟹。食用螃蟹时，喝啤酒和冷饮会造成腹泻。

石首鱼

【别名】黄鱼，黄花鱼。

【药用部分】肉。

【性味功效】甘，平。归脾、胃、肝、肾经。益气健脾，开胃调中，安神止痢，补肾明目，祛湿利尿。

【传统主治】病后体虚，纳少乏力，乳少，下痢腹胀，肾虚腰痛，水肿，失眠，头痛，头晕，视物昏花。

【抗癌参考】食管癌、胃癌、大肠癌、鼻咽癌等。

石首鱼含有丰富的微量元素硒，该物质能清除人体代谢产生的自由基，对各种癌症有防治功效。石首鱼含有优质的蛋白质，并含有 17 种氨基酸，是癌症患者理想的蛋白质补充剂。其提取物可作癌症患者的治疗剂，如用石首鱼制成的水解蛋白，就是癌症患者良好的蛋白质补充物。据《中国药用海洋生物》介绍，石首鱼可以防治食管癌和胃癌。

【补充说明】石首鱼味道鲜美、营养价值高、医食兼优，是贫血、结核病、手术后患者及中老年人、婴幼儿的营养佳品。

【用法用量】内服：煮食或炖食，每次 80 ～ 250g。

【使用注意】支气管哮喘、皮肤病、红斑狼疮、肾炎、血栓性脉管炎患者忌食。不能与荆芥同服。

带鱼

【别名】刀鱼。

【药用部分】肉。

【性味功效】甘，温。归胃经。补脾，益气，暖胃，养肝，益血，止血，祛风，杀虫，泽肤，健美。

【传统主治】体虚久病，气血不足，肌肤甲错，气短乏力，产后乳少，疮疖痈肿，外伤出血。

【抗癌参考】白血病、胃癌、淋巴肿瘤、绒癌等。

现代科学研究证实，带鱼体表银白色粉末状的细鳞，是制作抗癌药物的原料。带鱼所含的维生素 A、维生素 B_2 等成分，也是人体重要的防癌物质。带鱼全身的鳞和银白色油脂层中，含有一种抗癌成分——6-硫代鸟嘌呤，该物质能有效地防治白血病及其他癌症。以本品制成的药物"6-TG"用于临床，可防治急性白血病。6-TG 同其他抗癌药物配伍，还可防治胃癌、淋巴肿瘤、绒癌等恶性肿瘤。

【补充说明】现代研究还证明，带鱼具有降低胆固醇、保护心血管系统、消炎、化痰、清脑、止泻、消除疲劳等作用。它可以预防高血压、心肌梗死，还可兼治肝炎。带鱼肉厚刺少、味道鲜美、营养丰富，被誉为滋补、健身的海鲜珍品。孕妇吃带鱼，有利于胎儿脑组织发育；少儿多吃带鱼，有益于提高智力；老人多吃带鱼，则可以延缓大脑萎缩，预防老年痴呆；女性多吃带鱼，能使肌肤光滑润泽，长发乌黑，面容更加靓丽。

【用法用量】内服：鱼肉煎汤或炖服，150~250g；或蒸食其油；或烧存性研末。外用：鱼鳞适量，敷患处。

【使用注意】不宜一次多食。患有疥疮、湿疹等皮肤病或皮肤过敏者禁食。红斑狼疮、淋巴结结核患者忌食。不宜与甘草、荆芥同用。食用时，最好不要把鱼鳞刮掉。

鱼 鳔

【别名】鱼肚，鱼白。

【药用部分】诸鱼之白脬。

【性味功效】甘，平。归肾、肝经。补肾固精，养血止血，润肺滋肝，散瘀消肿。

【传统主治】肾虚遗精，腰膝无力，腰痛耳鸣，头晕目花，带下崩漏，吐血尿血，痔疮出血，外伤出血，痈疽肿痛，血虚痉挛，妇人难产，产后风搐。

【抗癌参考】食管癌、胃癌、直肠癌、乳腺癌等。

鱼鳔体外试验对癌细胞生长有抑制作用，对胃癌细胞有一定抗癌活性。据《中草药新医疗法资料选编》介绍，鱼鳔对防治胃癌、食管癌有效。

【补充说明】现代研究表明，鱼鳔还能提高免疫力、增强胃肠的消化吸收功能、增强肌肉组织的弹力、滋润皮肤、加强脑与神经功能、促进生长发育、提高思维和智力水平、维持腺体正常分泌功能。它可兼治消化性溃疡、肺结核、风湿性心脏病、再生障碍性贫血、血小板减少性紫癜、神经衰弱、痛风、破伤风、脉管炎、男性不育症、习惯性流产、产妇乳汁分泌不足、小儿发育不良等疾病。鱼鳔营养价值很高，味道鲜美，是高级滋补品，被列为八大海珍（燕窝、鱼翅、海参、鲍鱼、干贝、鱼肚、鱼唇、鱼子）之一。

【用法用量】内服：煎汤，10～30g；研末，3～6g。外用：适量，烧灰涂敷。

海 蜇

【别名】水母。

【药用部分】全体。

【性味功效】咸，平。归肝、肾、肺经。清热平肝，化痰润肺，散结消积，开胃润肠，杀虫止痛。

【传统主治】肺热咳嗽，痰热哮喘，中风痰壅，食积痞胀，大便燥结，癥瘕瘰疬，泻痢，丹毒，崩中带浊。

【抗癌参考】肺癌等。

科学家们从海蜇中提取出的水母素，具有特殊生理作用，在抗癌方面具有很强的药理效应。据《实用抗癌验方》介绍，肺癌咯痰方：海蜇、荸荠各30g，水煎服，每日3次，15天1疗程。此方作为食疗方可普遍应用，对肺癌咯痰困难者尤为适用。

【补充说明】现代药理研究表明，海蜇还具有类似乙酰胆碱的作用，能够扩张血管、降低血压。其所含的水母素，具有抗菌、抗病毒等药理效应。海蜇可以防治动脉粥样硬化，兼治高血压病、胃及十二指肠溃疡、慢性气管炎、甲状腺肿和乳汁不下等疾病。

【用法用量】食用：生熟皆可，煮食或煎汤饮，30～60g；或海蜇皮经水泡洗切碎，常作凉拌菜食用。

海 参

【药用部分】全体。

【性味功效】甘、咸，平。归肾、肺、心、大肠经。补肾益精，壮阳疗痿，养血润燥，生肌止血。

【传统主治】精血亏损，虚弱劳怯，阳痿梦遗，肠燥便秘，小便频数，咳嗽咯血，肠风便血，外伤出血。外治疮疡。

【抗癌参考】胃癌、肝癌、直肠癌、肺癌、鼻咽癌、口腔癌、白血病、乳腺癌、宫颈癌、肾癌、脑瘤、恶性母细胞瘤、黑色素瘤等。

刺参提取液在终浓度为 0.75 ~ 1.49mg/mL 时，对体外培养的胃癌 MGC、人肝癌 7402、18 肺腺癌、小鼠乳腺肉瘤 EMT6 及 L-929 细胞生长，均有抑制作用。海参所含丰富的海参素（又名海参皂苷），具有良好的防癌作用，能抑制某些癌细胞生长，如白血病细胞 P388、KB 细胞。粗海参毒素可以抑制小鼠肉瘤 180 和腹水癌的生长。海参所含酸性黏多糖，能抑制多种实验动物肿瘤的生长，对 MA-737 乳腺癌和 T795 肺癌的生长抑制率分别高达 79% 和 60%，对小鼠 S180、S37、淋巴肉瘤、黑色素瘤的抑制率分别为 53%、49%、51%、55%。海参还含有硒、钙、锌、铁、锰、碘等矿物质元素和维生素 A、维生素 B_2、维生素 E，这些成分都已被证明具有防癌抗癌作用。

【补充说明】海参无腮，不是鱼。海参是海味八大珍品之一，是一种营养价值极高的食品。它可与人参媲美，两参几乎齐名。现代研究表明，海参还具有抗菌、抗病毒、抗炎、提高免疫力、增强大脑记忆能力、造血、促进性功能、抗血栓、降血糖、阻断神经肌肉传导、抗疲劳、抗辐射、延缓衰老和美容等作用。海参的用药范围十分广泛，几乎涵盖了当前对人类健康构成威胁的所有主要疾病，故被称为"百病之克星"。它可兼治高血压、高血脂、冠心病、糖尿病、贫血、胃及十二指肠溃疡、肝炎、肝硬化、脑瘫、癫痫、神经衰弱、肺结核、骨质疏松症、关节炎、痔疮、脱肛、牛皮癣等疾病。

【用法用量】内服：15 ~ 30g；入丸散，9 ~ 15g；也可红烧、凉拌、煮粥等。已有"海参多糖口服液"，按其说明书服用。外用：适量，研末敷。

【使用注意】泡发好的海参保存时间不宜超过 3 天。若与甘草、醋同食，会降低海参的营养价值。

青　鱼

【别名】乌青。

【药用部分】肉。

【性味功效】甘，平。归肝、脾、胃经。滋肾养肝，健脾养胃，益气养血，化湿利水，祛风除痹，解烦截疟。

【传统主治】肝肾亏虚，脾胃虚弱，气血不足，少食乏力，视物模糊，胃脘疼痛，脚气湿痹，烦闷疟疾。

【抗癌参考】乳腺癌、肺癌等。

青鱼肉中含有一种叫作"奥美加 - 3"的聚合非饱和脂肪酸，其能阻止某些乳腺肿瘤的生长，有预防乳腺癌的作用。青鱼肝中含有一种能够抑制癌细胞的物质，其能增强小鼠血液中破坏肿瘤组织的淋巴细胞活性。研究人员将此物质给患有肺癌的小白鼠食用，结果发现食用这种物质的患癌小白鼠比未食该物质的鼠的寿命普遍延长了 5%。青鱼含有硒、钙、碘、锌、铁等矿物质元素，还含有维生素 B_2 和核酸，这些成分都具有防癌抗癌作用，特别是硒和核酸。青鱼皮中含有白细胞素，该成分能激发老鼠的淋巴细胞，增强其免疫功能，杀死癌细胞。

【补充说明】青鱼营养丰富，味道鲜美。它富含优质蛋白，且较之猪、牛、羊、鸡等其他动物蛋白更易为人体所吸收，吸收率可高达 95% 以上。现代药理研究表明，青鱼还具有降糖、护心和抗衰老等作用。它可预防动脉硬化、冠心病、骨质疏松症、妊娠水肿，也适宜肝炎、肾炎、高脂血症等患者食用。

【用法用量】内服：煮食，100～200g。

【使用注意】青鱼忌与李子、荆芥、白术、苍术同食；青鱼忌用牛油、羊油煎炸。瘙痒性皮肤病、荨麻疹、癣病者忌食。

田　螺

【别名】田中螺。

【药用部分】全体。

【性味功效】甘、咸，寒。归脾、胃、肝、大肠、肾、膀胱经。清热利水，解毒消肿，滋阴除烦，醒酒，通乳。

【传统主治】目赤肿痛，黄疸水肿，小便不利，痔疮便血，脚气，消渴，疔疮，酒毒。

【抗癌参考】肠癌、脑瘤、乳腺癌、子宫颈癌等及癌性疼痛与癌肿而有腹水者。

研究资料显示，田螺有抗癌之功。当体内脂质的浓度增高时，可刺激并损害结肠的上皮细胞，引起癌变。而钙能与脂质相结合，产生一种无害的结合态钙皂，钙皂可从粪便中排出，从而防止了脂质对结肠的刺激。因田螺含钙量极为丰富，故具有预防大肠癌发生的作用。

【补充说明】田螺肉丰腴细腻、味道鲜美，被誉为"盘中明珠"。它富含蛋白质、维生素 A 及铁、钙等物质。这些物质能保护视网膜、提高视力、预防缺铁性贫血，还能防治动脉硬化、高脂血症、脂肪肝、冠心病，可治疗菌痢、脱肛、子宫脱垂、中耳炎等疾病。食用田螺对狐臭有显著疗效。田螺也适宜糖尿病、高血压、干燥综合征、肥胖症患者食用。

【用法用量】内服：适量，煎汤；或取涎；或煅存性研末。外用：适量，取涎涂或捣敷。

【使用注意】螺肉不宜与中药蛤蚧、西药土霉素同服；不宜与牛肉、羊肉、蚕豆、猪肉、蛤、玉米、冬瓜、香瓜、木耳及糖类同食。吃螺不可饮用冰水。烹饪田螺应烧煮 10 分钟以上，以防止病菌和寄生虫感染。

虾

【药用部分】肉。

【性味功效】甘，温。归肝、肾、肺经。补肾壮阳，益气开胃，镇痉息风，通乳，托毒。

【传统主治】阳痿早泄，纳少乏力，乳汁不下，风痰，痈疽。

【抗癌参考】肝癌、膀胱癌、口腔癌、结肠癌、胃癌、乳腺癌、皮肤癌等。

虾所含的虾青素，具有抗癌功能。它可激发免疫系统抑制瘤细胞的抗原性。有研究表明，虾青素可减少小鼠腹水肝细胞癌的发生，还可通过诱导肝脏中的酶来抑制小鼠膀胱癌、口腔癌、结肠癌和胃癌的发生。另外，它在抑制乳腺癌增长方面也有积极的作用，且剂量依靠性较强。虾青素亦能降低黄曲霉素的致癌性，还能够对其诱导的肝细胞癌的体积和数目进行有效控制。还有研究表明，虾青素可防止人成纤维细胞（1BR－3）、黑色素细胞（HEMAC）和肠 CaCo－2 细胞中由紫外线辐射导致的 DNA 损害，从而减少皮肤癌的发生。

【补充说明】虾为高蛋白、低脂肪的美味佳品，营养价值甚高。现代药理研究表明，虾还具有补钙、补镁、增加人体免疫力、保护生殖系统、提高性功能、降低胆固醇、抗衰老等作用。它可预防骨质疏松症、动脉硬化，还可兼治骨结核及小儿麻疹、水痘等疾病。

【用法用量】内服：15～30g，也可煮食或炒食；或浸酒。外用：适量，捣敷或焙干研末撒。

【使用注意】鲜虾忌与维生素 C 同食。食鲜虾后 2 小时内，不宜食用葡萄、石榴、山楂、柿子等富含维生素 C 的水果。吃鲜虾不宜搭配啤酒，否则容易引发痛风。

蚌　肉

【别名】河蚌。

【药用部分】肉。

【性味功效】甘、咸，寒。归心、肺、肝、肾、膀胱经。清热解毒，滋阴明目，生津止渴，除湿利尿，解酒毒。

【传统主治】烦热，消渴，目赤，小便不利，崩漏带下，痔漏，湿疹，酒毒。

【抗癌参考】鼻咽癌、肺癌、白血病、黑色素瘤、肝癌等。

从蚌肉和蚌泪中提取的有效成分，具有明显的抗小鼠腹水肝癌和艾氏腹水癌作用，瘤重抑制率为 30%～59.2%。蚌肉的肉汁对 20 型腺病毒引起的癌瘤，有强抑制作用。从无齿蚌中提得的 HB 有效组分，对体内多种动物肿瘤模型有不同程度的抑制作用，对 Lewis 肺癌实体型和 B16 实体瘤的抑制率分别为 58% 和 80%，对 P388 小鼠的生命延长率为 130%～150%，对 B16 实验肺转移的抑制率为 70%。有人曾以生蚌连壳 2.5kg，洗干净，用朱砂 1.5g，开水 1 碗，以瓦盅炖 5 小时，吃肉饮汤，防治鼻咽癌。

【补充说明】蚌肉味道鲜美、营养丰富，其含有非常丰富的维生素和天然矿物质元素，是一种医食兼优的贝类食品。它具有抗辐射等作用，能预防骨质疏松症，还可兼治糖尿病、高血压、尿路结石等疾病。

【用法用量】内服：煮食，90～150g。吃法有多种，可炖汤、煮粥或香葱炒食等。外用：适量，取汁涂。

【使用注意】烹制时，不要加味精，应少放盐。烹调前，宜用清水养1天，并勤换水，待其内泥吐尽，方可烹饪。

鲫 鱼

【别名】鲋鱼。

【药用部分】肉。

【性味功效】甘，平。归脾、胃、大肠、肾经。健脾开胃，和中补虚，除湿利水，通脉下乳。外用消肿解毒。

【传统主治】脾胃虚弱，少食乏力，反胃呃逆，泻痢，便血，水肿，乳闭，痈肿，瘰疬。

【抗癌参考】食管癌、肠癌、乳腺癌、肺癌、骨瘤等。可防治癌性腹水。

鲫鱼的维生素A含量，在淡水鱼中名列榜首。同时，其还含有维生素B_2、钙、铁等成分，这些成分都于防癌有益。据《新中医》介绍，有人曾以鲫鱼肉、鲜山药各30g，麝香0.6g，共捣如泥外敷，治愈过一例造釉细胞瘤患者。另据《江苏中医》报告：以鲫鱼霜（鲫鱼去肠杂，炙酥，研霜，或加冰片少许）外敷，治疗乳腺癌亦有一定效果。

【补充说明】鲫鱼是我国重要食用淡水鱼之一，其不仅味道鲜美、易消化、不油腻，而且还有较高的食疗价值。鲫鱼可兼治慢性肾炎、甲状腺功能亢进、肝硬化腹水、慢性胃炎、菌痢、疟疾、小肠疝气、脱肛、妊娠呕吐、小儿厌食症。外用本品，可治斑秃、脚气等疾病。

【用法用量】内服：适量，可煎、煨、蒸、煮等；也可煅研入丸、散。外用：适量，捣敷，煅存性研末撒或调敷。

【使用注意】忌麦冬、芥菜、砂糖、猪肝；煎炸食时，本品则因性热，而失去消肿、利水、通乳之功。感冒发热期间不宜多吃。

鲨　鱼

【别名】沙鱼。

【药用部分】全体。

【性味功效】甘、咸，平。归脾、胃、肺经。补脾胃，益气血，利水消肿，祛瘀敛疮。其肝可养肝明目。

【传统主治】久病体弱，脾虚浮肿，创伤不愈，头痛，肿痞，痛经，痔疮。

【抗癌参考】胃癌、肺癌、乳腺癌、骨髓癌、大肠癌、肝癌等。

有试验将对人体危害最大的癌细胞移植到鲨鱼体内，鲨鱼竟安然无恙；而给鲨鱼吃含有大量黄曲霉毒素的食物，也未发现鲨鱼体内产生癌细胞。研究表明，这与鲨鱼体内含有极强的抗癌物质有关，维生素 A 便是其中一种。鲨鱼的免疫系统也与人有所不同，其分泌一种能够破坏癌细胞的酶，这种酶具有抑制肿瘤形成的机能。实验表明，鲨鱼的血清具有明显的抗癌效果。50% 鲸鲨肝油乳剂对小鼠艾氏腹水癌细胞有直接杀伤作用。30% 姥鲨肝油乳剂在 15 ~30mL/kg 的剂量范围内，对肉瘤 S180、肝癌腹水型（HepA）、Lewis 肺癌等 3 种小鼠移植性实体型肿瘤有抑制作用。有资料称，鲨鱼抗体能减缓乳腺癌细胞的扩散。从鲨鱼肝中分离到的鲨烯，已被制成药剂，有防止肺癌转移的作用。鲨鱼软骨制品对骨髓癌、大肠癌、乳腺癌的生长，均有抑制作用。

【补充说明】鲨鱼全身都是宝，其肉、皮、内脏和软骨均可食用。它不仅味道鲜美，而且富含多种营养物质。鲨鱼巨大的肝，享有"天然的维生素 A、维生素 D 库"的美称。用鲨鱼鳍加工成的鱼翅，被视为海味珍品，与熊掌、燕窝、猴头齐名，是高级宴会上的上乘名菜。鲨鱼还具有增强免疫功能、杀菌、抗疲劳等作用。鲨鱼软骨可降血脂、抗动脉硬化和抗血凝。其所含的角鲨烯（鲨鱼肝油中含量最高），可预防肝脏疾病和神经疼痛，防治胃及十二指肠溃疡、糖尿病，还可消除皮肤斑痕。鲨鱼软骨可防治风湿性关节炎、牛皮癣，可治疗冠心病、哮喘、肺气肿、结肠炎、糖尿病、艾滋病等疾病。鲨鱼肝和由其提炼而来的鱼肝油，可治结膜干燥症、烫伤。

【用法用量】内服：煮食，肉 100 ~200g，肝 30 ~60g，皮适量；或研末。食用：鱼肝油，10～30mL；鱼翅，适量，可清蒸、红烧等；软骨食品，适量。外用：鱼肝油适量，涂敷。

干 贝

【别名】扇贝柱。

【药用部分】闭壳肌。

【性味功效】甘、咸，平。滋阴养血，补肾益精，和胃调中。

【传统主治】头晕目眩，咽干口渴，虚劳咯血，肾虚尿频，食少倦怠。

【抗癌参考】胰腺癌、大肠癌、肝癌等。

研究证实，干贝具有明显的抗癌效果。研究人员将腹水癌细胞移植于小鼠体内，后给其注射干贝提取液。观察结果表明，不仅癌细胞的增殖几乎完全被抑制，而且大多数移植于小鼠体内的癌细胞也消失了。研究还证实，煮熟或经超声波处理过的扇贝，比鲜贝的抗癌效果还好。干贝的抗癌有效成分是一种蛋白质，且没有毒性。干贝含有维生素 A、维生素 B_2 和钙、铁、镁、硒、锌等营养成分，这些成分均有益于防癌抗癌。有资料称，"香菇干贝炖猪血"（含香菇、干贝、猪血块）是一种抗癌药膳，主治原发性肝癌及其他消化道癌症。

【补充说明】干贝味道极鲜，营养价值非常高，是一种能和鲍鱼、海参媲美的优质食材。现代药理研究表明，干贝还具有增强人体免疫力、降胆固醇、软化血管、防止动脉硬化、降血压、促生长等作用。

【用法用量】内服：10～50g，煮、炒、炖等均可。

【使用注意】不可过量食用。痛风患者不宜食用。

鳖

【别名】团鱼，鳖肉。

【药用部分】全体。

【性味功效】甘，平。归肝、肾经。滋补肝肾，凉血清热，益气调中，补血活血，散结消痞。

【传统主治】肝肾阴虚，头晕眼花，腰疼遗精，骨蒸劳热，腹中积热，久疟，久痢，崩漏，带下，癥瘕，瘰疬。

【抗癌参考】肝癌、胃癌、肠癌、肺癌、鼻咽癌、乳腺癌、子宫癌、阴道癌、恶性淋巴瘤、脑肿瘤等。可缓解癌性疼痛。

世界上有不少国家早就对鳖的抗癌作用进行了研究和应用。据报道，鳖体中含有维生素 B_{17}，特别是在裙边里含量很高。维生素 B_{17} 是被世界卫生组织（WHO）认可的抗癌物质。我国相关研究亦表明，全鳖提取物对体外培养的癌细胞有显著抑制其生长的作用。另有实验表明，用鳖粉投喂接种了癌细胞的小鼠，30 日后，每日喂食 500mg 鳖粉的小鼠体内癌肿块缩小了 30%。有资料称，全鳖煮汤服用，每周 2 次，可以防治多种癌症。

【补充说明】鳖肉味道鲜美，特别是背盘四周柔软的"裙边"，入口常令人回味无穷。它兼具鸡、鹿、牛、羊、猪 5 种肉的美味，故有"美食五味肉"的美称。鳖自古被视为筵席佳肴、上乘名菜。其营养极为丰富，蛋白质含量高达 17.5%，比牛奶多 4 倍以上，比鸡蛋高 30%。现代药理研究表明，鳖还具有增强免疫功能、调节内分泌、抗应激、提高耐力、促进骨髓造血、升高白细胞、保护肾上腺皮质功能、促进性器官发育、提高母乳质量、提高婴儿智力等作用。鳖肉可防治肝脾肿大、肝硬化、肺结核、慢性肾炎、癫痫、脱肛等疾病。

【用法用量】内服：煮食或蒸食，250～500g；或入丸剂；或炖汤、红焖、卤制；还可制成罐头食品。

【使用注意】死鳖不能吃。鳖肉一次不宜吃得太多。患肝炎、肠胃炎、胃溃疡、胆囊炎者不宜食用。孕妇慎服。不宜与桃子、苋菜、芹菜、薄荷、芥末、鸡蛋、鸡肉、鸭蛋、鸭肉、猪肉、兔肉、黄鳝、蟹同食。补虚吃鳖，清炖为好。

鳖　血

【药用部分】血液。

【性味功效】甘、咸，平。归肝经。滋阴清热，活血通络。

【传统主治】虚劳潮热，阴虚低热，胁痛，口眼㖞斜，脱肛。

【抗癌参考】直肠癌、淋巴细胞白血病等。

采用同位素标记物掺入法观察发现，鳖血清可抑制 3H – TdR、3H – UR 和 3H – Leu 掺入癌细胞，其中对掺入艾氏腹水癌细胞的抑制率分别为 96.8%、94.8%、91.9%。当改用 S180 和 P388 腹水型肿瘤细胞作靶细胞时，结果相似，说明鳖血清可强烈地抑制癌细胞生长，同时也证明其抑癌活性不具有专一性。江苏食疗方：鳖血 20g，香菇、黑木耳、生薏苡仁各 30g，水煎煮熟，食用，常服，防治直肠癌。

【补充说明】 鳖血现代药理尚具有免疫调节作用。《现代实用中药》云其，"生饮，用于结核潮热有效"。

【用法用量】 内服：鲜饮，20～100mL；或入丸剂；或入食疗方中水煎服。外用：适量，鲜血涂敷。

鳖 甲

【别名】 鳖壳。

【药用部分】 背甲。

【性味功效】 咸，微寒。归肝、肾经。滋阴潜阳，退热除蒸，软坚散结。

【传统主治】 阴虚发热，骨蒸盗汗，虚风内动，癥瘕积聚，经闭，久疟。

【抗癌参考】 肝癌、胆囊癌、胃癌、肠癌、肺癌、白血病、肾癌、膀胱癌、宫颈癌、子宫体癌、卵巢癌、恶性淋巴瘤、骨肿瘤等。

鳖甲提取液对小鼠 S180 腹水肉瘤细胞、小鼠 H22 肝癌细胞和小鼠 Lewis 肺癌细胞体外生长有抑制作用。鳖甲浸出液对肠癌细胞能起到抑制其生长的作用，同时能降低肠癌细胞的代谢活性。鳖甲与氟尿嘧啶联合用药，对肠癌细胞的抑制生长作用较单纯使用氟尿嘧啶更显著。亚甲蓝法和细胞平板法试验证实，鳖甲对肝癌、胃癌、急性淋巴细胞白血病细胞有抑制作用。药敏试验证实，鳖甲对肝癌细胞敏感，其能抑制人体肝癌、胃癌细胞的呼吸。鳖甲散 1mg/mL 可明显抑制白血病 L1210、胃癌 803 细胞的生长，有直接细胞毒作用。鳖甲煎丸化裁，能明显抑制肝癌 22 荷瘤小鼠肿瘤的生长，其作用机制可能是增强荷瘤小鼠的体液免疫功能和细胞免疫功能。另外，鳖甲含微量元素锌、铁、硒较多，这些元素亦有益于防癌抗癌。

【补充说明】 现代药理研究表明，鳖甲还有延长抗体存在时间、提高机体免疫能力、保护肾上腺皮质功能、抗突变、抑制结缔组织增生、抗肝纤维化、补血、抗疲劳、增加骨密度和镇静等作用。其可兼治贫血、血小板减少、肝硬化、肝脾肿大、结核病、高血压、自主神经功能紊乱等疾病。

【用法用量】内服：煎汤，10～25g，宜先煎；或熬膏；或入丸、散。外用：适量，烧存性研末撒或调敷。

乌 龟

【别名】金钱龟。

【药用部分】全体。

【性味功效】甘、酸，温。归肺、肝、脾、肾、大肠经。滋阴补血，益肾填精，止血除痹。

【传统主治】肾阴不足，骨蒸劳热，吐血衄血，久咳咯血，痔疮下血，血痢久疟，湿痹，风痹，筋骨疼痛，夜多小便，小儿遗尿。

【抗癌参考】肝癌、子宫癌、骨纤维肉瘤等。并可防止或减轻癌性疼痛及癌症患者放、化疗的不良反应。

实验研究表明，乌龟蛋白有一定的抗癌作用，能抑制肿瘤细胞。龟肝提取物对肉瘤180、艾氏腹水癌和腹水型肝癌有抑制作用，并能提高机体抗肿瘤的免疫能力。《中成药》载：金龟丸（含龟肉、龟血、龟甲）口服，每次2粒（每粒含生药0.5g），每日3次，防治多种癌症。

【补充说明】乌龟自古被视为美味佳肴。它营养丰富，可增强机体免疫功能、益寿延年，适宜糖尿病、肺结核咯血、脱肛及子宫脱垂等患者食用。乌龟滋阴力比鳖强，但鲜味不如鳖肉好。

【用法用量】内服：煮汤、清蒸或红烧，0.5～1只（250～500g）；或入丸、散。

【使用注意】不宜与酒、果、瓜、猪肉、苋菜同食。加少许盐清蒸食之，效果甚佳。

白 蚁

【别名】家白蚁。

【药用部分】全体。

【性味功效】甘、咸，温。归肝、脾、肾经。滋补强壮。

【传统主治】久病体弱，年老体衰。

【抗癌参考】子宫体癌、子宫颈癌、乳腺癌、食管癌、胃癌、胆道癌、肝癌、直肠癌、肺癌、鼻咽癌、睾丸癌、骨肉瘤等。

白蚁干粉口服，对小鼠肉瘤 S180、子宫颈癌 U14、ARS 瘤细胞的抑制率分别为 31.25%、41.70%、30.90%，并且能增强动物机体细胞免疫功能。根据历史记载和一些近代研究结果，人们将从白蚁体内提取的一些药用物质，对患有胆道癌、胃癌、子宫癌、乳腺癌、直肠癌、鼻咽癌、睾丸癌、食管癌、肝癌、肺癌和组织细胞瘤等恶性肿瘤者进行试验性治疗。从临床情况看，其都有不同程度的疗效。实验证明，白蚁的提取物能提高患者自身的抗癌能力，消除体内垃圾；能切断癌细胞血管，让癌细胞饿死；能改善造血功能，提升白细胞含量；能进入癌细胞胶原质层，杀死癌细胞。相关单位研制出的"580"药物，就是以白蚁为主要成分，其治疗癌症效果较好。

【补充说明】明代李时珍的《本草纲目》中，就有白蚁治病的记载。有人对家白蚁进行光谱测定，发现其体内含有钴、铜、钛、锑、铬等多种元素，故白蚁之所以能治病，这是其中一个重要的原因。

【用法用量】内服：晒干研粉，3~5g。

蟾蜍

【别名】癞蛤蟆。

【药用部分】全体。

【性味功效】辛，凉。有毒。归心、肝、脾、肺经。解毒散结，消积利水，杀虫，定痛。

【传统主治】疔疮，阴疽，瘰疬，恶疮，癥瘕积聚，鼓胀，水肿，小儿疳积。

【抗癌参考】食管癌、贲门癌、胃癌、肝癌、胰腺癌、肠癌、肺癌、鼻咽癌、口腔癌、乳腺癌、宫颈癌、卵巢癌、膀胱癌、阴茎癌、睾丸胚胎癌、白血病、恶性淋巴瘤、皮肤癌等。

体外试验表明，蟾蜍水溶液对人子宫颈癌 JTC26 的抑制率达 90% 以上。蟾蜍还可抑制人子宫颈癌 Hela 细胞的生长，抑制人肝癌和白血病细胞的呼吸。全蟾提取物在体外，能抑制人的卵巢腺癌、颞上下颌未分化癌、间皮癌、胃癌、脾肉瘤、肝癌等肿瘤细胞的呼吸。蟾蜍醇和水的提取物用亚甲蓝法，对人胃癌细胞有抑制作用。

【补充说明】本品尚有升压、局麻等作用。它可兼治小儿百日咳、丘疹性荨麻疹、破伤风等疾病。

【用量用法】内服：煎汤，1 只；或入丸、散，1～3g。外用：适量，烧存性研末敷或调涂；或活蟾蜍捣敷。

河　豚

【别名】鲑鱼。

【药用部分】肉。

【性味功效】甘，温。有毒。归肝、脾、肾经。滋补肝肾，健脾除湿，强筋壮骨，止痛，杀虫。

【传统主治】阳痿，遗尿，食少腹胀，腰膝酸软，风湿痹痛，皮肤瘙痒，痔疮，虫证。

【抗癌参考】乳腺癌、肝癌、鼻咽癌、食管癌、胃癌、结肠癌等。可缓解癌症疼痛。

河豚肝提取物，对小鼠肉瘤 S180、实验性肝癌均有抑制作用。除毒河豚肝油能降低小鼠肿瘤肺转移率，并减少转移灶数目。"新生油"是从河豚肝脏中提取的抗癌药物，用其治疗鼻咽癌、食管癌、胃癌、结肠癌，疗效很好。

【补充说明】现代药理研究表明，本品所含的河豚毒素，还具有抑菌、镇痛、止喘、解痉和松弛肌肉等作用。它可兼治哮喘、百日咳，对胃痉挛和破伤风痉挛有特效。其还可防治流感。河豚种类较多，其肉鲜美、无毒，但内脏、血、皮、头、生殖腺含有剧毒素，决不可混杂食用。

【用法用量】内服：久煮后食（2 小时以上），适量；或经处理后制成冻鱼和罐头品。已有河豚毒素制剂，按其说明书使用。

【使用注意】煮食河豚，应煮较长时间，以防中毒。

银　鱼

【别名】鲙残鱼。

【药用部分】全体。

【性味功效】甘，平。归脾、胃、肺经。润肺止咳，宽中和胃，益气健脾，利水补虚。

【传统主治】阴虚肺燥，虚劳咳嗽，脾胃虚弱，食少气短，小儿疳积，小便不利。

【抗癌参考】肺癌、鼻咽癌、喉癌、食管癌、胃癌、结肠癌、直肠癌、淋巴肉瘤等。

银鱼含钙丰富，每100g银鱼含钙量高达761mg，居群鱼之冠。据美国科学家研究显示，食用高钙食品能有效预防结肠癌与直肠癌的发生。《中医肿瘤学》载：肺癌、鼻咽癌、食管癌、喉癌、淋巴肉瘤等恶性肿瘤经放疗所致肺阴耗伤者，均可食用银鱼以养阴润肺。

【补充说明】银鱼通体无鳞，肉味鲜美，清香爽口，营养丰富，具有滋补强身、健脑、抗炎、防治心脑血管疾病和增强免疫力等特殊功效，在医学上被称为"长寿食品"。它是水中珍品，是不可多得的抗衰老美食，尤适宜高血压、高血脂、消化不良患者食用。

【用法用量】内服：煎汤，30～60g；或煎蛋、煮粥、炒食等。

【使用注意】购买煮熟的银鱼，食用前需用开水烫过一遍，清洗干净再食用。不宜选购白得发亮的银鱼，避免经过漂白加工。

乌贼鱼腹中墨

【别名】乌贼墨，乌鱼墨汁。

【药用部分】乌贼墨囊中的墨汁。

【性味功效】收敛止血。

【传统主治】吐血，便血，肺痨咯血，崩漏。

【抗癌参考】肝癌、肺癌、纤维恶性肿瘤等。

用乌贼鱼腹中墨喂养小鼠的血清体外对小鼠成纤维细胞L929、人肝癌细胞BEL-7402和人肺腺癌细胞AGZY-83a，均有杀伤作用。这可能是由于乌贼墨诱导了体内肿瘤坏死因子（TNF）的产生。乌贼墨灌胃，能够抑制小鼠肉瘤MethA和肉瘤S180的生长。乌贼墨黏多糖可使小鼠移植的纤维恶性肿瘤，受到抑制或完全消失。研究发现，从乌贼的墨汁中提取的一种新型糖质，具有抗癌作用。这项发现已在小鼠实验中得到证实。

【补充说明】现代研究表明，乌贼墨还具有刺激和增强巨噬细胞活性作用，以及促凝血等作用。它可兼治消化道出血、肺结核咯血、功能失调性子宫出血和冠心病等疾病。

【用法用量】内服：烘干研粉或醋磨，2~3g。

荡 皮 参

【别名】玉足海参。

【药用部分】去内脏的全体。

【性味功效】甘、咸，温。补肾养血，催乳，止血。

【传统主治】虚弱劳怯，产后乳少，肠燥便秘，外伤出血。

【抗癌参考】宫颈癌、乳腺癌、肺癌、黑色素瘤等。

荡皮参粗制剂浓度为 10~100μg/mL 及荡皮参毒素 Ⅰ、荡皮参毒素 Ⅱ、荡皮参毒素 Ⅲ 浓度为 1~100μg/mL 时，对人宫颈癌（Hela）细胞均有细胞毒作用，其中尤以毒素 Ⅰ 和毒素 Ⅲ 为强，其作用仅次于长春新碱，但对正常细胞素毒性作用小于长春新碱。荡皮参多糖 HL – P 在 50mg/kg（腹腔注射）时，对小鼠 MA733 乳腺癌、Lewis 肺癌、肉瘤 S180 和 B16 黑色素瘤的生长抑制率分别为 68.1%、35.2%、38% 和 43.3%。

【补充说明】本品现代药理还具有抗真菌、抗凝血等作用。它可兼治记忆力衰退。

【用法用量】内服：煮食，适量。

第二节　临床常用中药

鼠 妇

【别名】地虱。

【药用部分】全体。

【性味功效】酸、咸，凉。归肝、肾经。破瘀消癥，通经利水，清热解毒，利咽止痛。

【传统主治】癥瘕，疟母，血瘀经闭，小便不利，咽喉肿痛，牙齿疼痛，惊风撮口，鹅口诸疮。

【抗癌参考】唇癌、肺癌、食管癌、胃癌、肝癌、直肠癌、膀胱癌、卵巢癌、宫颈癌、脑瘤等。可缓解癌性疼痛。

有资料称，干燥鼠妇水煎服，可治肝癌。有人曾用鼠妇配伍黄芪、党参等中药治疗原发性肝癌 60 例，结果表明中医组患者的半年生存率、1 年生存率和瘤体稳定率均明显高于放疗组及化疗组。有人曾治一例唇癌患者，其外用方即由鼠妇、蛞蝓等分，加少量冰片组成，同时配合辨证论治，3 个月后复查发现患者临床症状及肿块均消失。有人采用鼠妇制剂治疗 32 例癌肿患者（其中包括肝癌、肺癌、胃癌、食管癌、膀胱癌、子宫颈癌、直肠癌、脑瘤），结果表明该药对中重度癌性癌痛有良好的镇痛作用。还有动物实验表明，鼠妇止痛持续时间长于哌替啶，且无成瘾性。

【补充说明】现代研究表明，鼠妇醇提物具有抗炎、镇痛、镇静和抗氧化的作用。鼠妇可兼治口腔炎、扁桃体炎、慢性气管炎、麻风等疾病。

【用量用法】内服：煎汤，3 ~ 6g；或入丸、散。外用：适量，研末调敷。

【使用注意】孕妇禁用。

蟾 酥

【别名】蛤蟆酥，蛤蟆浆。

【药用部分】干燥分泌物。

【性味功效】辛，温。有毒。归心经。解毒止痛，开窍醒神。

【传统主治】痈疽疔疮，瘰疬，牙痛，咽喉肿痛，中暑神昏，腹痛吐泻。

【抗癌参考】皮肤癌、肝癌、食管癌、胃癌、肠癌、胰腺癌、乳腺癌、宫颈癌、卵巢癌、恶性淋巴瘤、肺癌、扁桃体癌、唇癌、白血病、膀胱癌、睾丸癌、阴茎癌、精原细胞瘤、网状细胞肉瘤、脑瘤、脊髓肿瘤、成骨肉瘤等。可缓解癌性疼痛。

蟾酥对 Hela 细胞，人的肝癌、白血病、卵巢癌等细胞均有抑制作用。其所含的蟾毒内酯类和华蟾素，均有抗肿瘤作用。蟾毒内酯类物质对小鼠肉瘤 180、兔 BP 瘤、子宫颈癌 14、腹水型肝癌等，均有抑制作用。在体内，其还能抑制人的颧上下颌未分化癌、间皮癌、胃癌、脾肉瘤、肝部肿瘤等肿瘤细胞的呼吸，同时能够延长患精原细胞瘤、腹水癌和肝癌小鼠的生存期；在试管中，其对白血病细胞有抑制作用。据实验报告，华蟾素对动物移植性肿瘤有抑制作用，尤其是对小鼠肝癌有较明显的抑制作用。蟾酥能不同程度地防治化疗和放疗引起的白细胞减少症。对白细胞已下降者应用蟾酥，可使其回升，且不再下降。蟾酥制剂具有类似肾上腺素作用，能增强机体对放疗和化疗的耐受力，对 X 线局部照射有保护作用。国内外对应用本品治疗肿瘤的研究多有报道，证明本品对癌症确有疗效。

【补充说明】现代研究表明，本品还具有强心、抗心肌缺血、抗凝血、升压、抗休克、兴奋大脑皮层及呼吸中枢、抗炎抑菌、镇痛及局部麻醉、增强免疫力、促进造血功能、抗疲劳、兴奋肠管和子宫平滑肌、利尿、抑制汗腺及唾液腺分泌等作用。本品可兼治骨关节结核、慢性骨髓炎、心力衰竭、白细胞减少症、血吸虫病等疾病。

【用法用量】内服：0.015 ~ 0.03g，多入丸、散用。已有注射液，按其说明书使用。外用：适量，研末调敷或入膏药内贴。

【使用注意】本品治疗量与中毒量之间非常接近，应用时必须严格把控。外用不可入目。孕妇忌用。

蟾 皮

【别名】蛤蚆皮。

【药用部分】蟾蜍的皮。

【性味功效】辛，凉。有小毒。归心、肺、脾、大肠经。清热解毒，利水消胀。

【传统主治】痈疡肿毒，疳积腹胀，瘰疬恶疮。

【抗癌参考】食管癌、胃癌、肝癌、肠癌、肺癌、子宫颈癌、乳腺癌、卵巢癌、白血病、霍奇金淋巴瘤、肾癌、骨瘤、恶性黑色素瘤等。

蟾皮制剂对小鼠肉瘤 180、兔 BP 瘤、子宫颈癌 14、腹水型肝癌等，均有抑制作用。从新鲜蟾皮中提得的阿瑞那蟾蜍精 $10\mu g$，对小鼠 P388 白血病细胞生长的抑制率为 52%。蟾皮对小鼠前胃癌及癌前病变具有阻断作用。蟾皮中的强心苷和苷元，对 Hela – S3 肿瘤细胞有抑制作用。蟾皮所含乌本苷，对艾氏腹水癌细胞有抑制效果。蟾皮的胰蛋白酶水解液对小鼠实体瘤有抑制作用。有资料称，复方蟾皮胶囊具有辐射增效和一定程度的防御放射引起的不良反应的功能。蟾皮可防治多种肿瘤，有人用蟾皮制剂"6671"治肺癌、胃癌、食管癌、直肠癌和白血病 217 例，总体疗效较好。

【补充说明】现代研究表明，本品还具有促进免疫功能、抗病毒及升高血压等作用。它可兼治慢性气管炎、慢性乙型肝炎等疾病。

【用法用量】内服：煎汤，3~9g；或入丸、散。已有华蟾素片和注射液制剂，按其说明书使用。外用：适量，鲜品敷贴或研末调敷。

蟾蜍胆

【药用部分】胆。

【性味功效】辛、苦，寒。归肺、肝经。降气祛痰，解毒散结。

【传统主治】咳嗽气喘，小儿失声。

【抗癌参考】肺癌、肝癌、宫颈癌等。

蟾蜍胆汁对小鼠移植性子宫颈癌 U14 和腹水型肝癌的生长有抑制作用。

【补充说明】现代药理研究表明，本品尚有强心作用。它可兼治气管炎、早期淋巴结结核等疾病。

【用量用法】内服：开水冲服，3~6 个。外用：适量，捣烂搽或鲜取汁滴。

全 蝎

【别名】全虫。

【药用部分】全体。

【性味功效】辛，平。有毒。归肝经。息风镇痉，攻毒散结，通络止痛。

【传统主治】小儿惊风，痉挛抽搐，中风口㖞，半身不遂，风湿顽痹，偏正头痛，疮疡肿毒，瘰疬瘿瘤。

【抗癌参考】肝癌、食管癌、胃癌、肠癌、脑瘤、肺癌、鼻咽癌、鼻窦癌、鼻腔癌、眼癌、耳癌、舌癌、喉癌、乳腺癌、宫颈癌、绒毛膜癌、骨肿瘤、恶性淋巴瘤、白血病、皮肤癌、甲状腺癌、胸膜肿瘤等。可缓解癌性疼痛。

全蝎水醇提取物，分别对人体肝癌和结肠癌细胞有抑制作用。蝎毒提取液对细胞肉瘤（SRS）实体瘤、MA－737 乳腺癌有抑制作用，能够延长SRS 腹水型带瘤子鼠及 LA－795 肺腺癌带瘤子鼠的生存时间。东亚钳蝎尾对 S180 肉瘤有防治作用。马氏钳蝎蝎毒（SVC）能明显延长艾氏腹水癌

（EAC）小鼠生存期。从 SVC 分离纯化的 SVC Ⅱ 和 SVC Ⅲ，对人食管癌细胞株 Eca109、直肠癌细胞株 C1184 及人喉癌细胞，具有杀伤和生长抑制作用。从蝎毒中分离得到的蝎毒抗癌多肽（APBMV），对人早幼粒白血病细胞株 HL - 60、人肝癌细胞株 MGC - 803、人低分化鼻咽上皮癌细胞株 CNE - 2Z、人胃癌细胞株 MGC - 803，有明显的细胞毒性和生长抑制作用。全蝎粗提取物对体外培养的人体子宫颈癌细胞的生长也有明显抑制作用，还能使其生存时间较对照组延长 29.2%。全蝎粗提取物既可直接抑杀癌细胞，又可恢复、增强胸腺的功能，在停药后对肿瘤生长仍有较高的抑制率。大量的临床研究也证明，全蝎、全蝎复方、粗制蝎毒及蝎毒抗癌因子，对肝癌、肺癌、鼻咽癌、食管癌等均有较好的治疗效果。有资料称，全蝎可防治多种肿瘤，其中对肺癌、脑肿瘤、脑转移癌、骨肉瘤的效果最为肯定。

【补充说明】现代研究表明，本品还具有抗惊厥、抗癫痫、镇痛、镇静、抗炎、抗静脉血栓等作用。本品可兼治淋巴结结核、骨结核、肺结核、流行性腮腺炎等疾病。

【用法用量】内服：煎汤，3 ~ 6g；研末吞服，每次 0.6 ~ 1g，每日 2 次。外用：适量。

【使用注意】用量不宜过大。孕妇慎用。

虻　虫

【别名】牛虻。

【药用部分】全虫。

【性味功效】苦，微寒。有小毒。归肝经。破血逐瘀，散结消癥。

【传统主治】血滞经闭，癥瘕积聚，少腹蓄血，跌打伤痛，痈肿，喉痹。

【抗癌参考】胃癌、肝癌、胰腺癌、宫颈癌、子宫体癌、白血病等。

在《一百天学中医治疗肿瘤》和《简明中草药方剂手册》中，都将虻虫列为肿瘤常用的中草药之一。《抗癌秘验方》载：黄药子 300g，虻虫、全蝎、蜈蚣各 30g，浸入白酒（60°）1000mL，密封埋地下 7 天，每次服 10 ~ 30mL，每日 3 次，可防治瘀血内阻型胃癌。据介绍，有人曾用含虻虫的“五虫丸”，治原发性肝癌；有人曾分别用含虻虫的“龙蛇消瘤丸”

"抵当汤"，治宫颈癌；还有人用含虻虫的"大黄䗪虫丸"，治慢性粒细胞白血病；有人用"大黄䗪虫丸"配合化疗，治胰腺癌，均取得了较好的疗效。

【补充说明】 现代研究表明，虻虫还具有改善血液流变性、抗炎、镇痛、免疫抑制、兴奋子宫及溶血等作用。虻虫可兼治冠心病、心绞痛等疾病。虻虫功用与水蛭相似，但作用猛烈，不如水蛭作用缓和而持久，两者是常用之对药。

【用法用量】 内服：煎汤，1~3g；或入丸、散剂。外用：适量，研末敷或调搽。

【使用注意】 孕妇忌用。

蟑 螂

【别名】 蜚蠊，偷油婆。

【药用部分】 全体。

【性味功效】 咸，寒。有小毒。归肝、脾、肾经。散瘀化积，解毒消肿。

【传统主治】 癥瘕积聚，小儿疳积，喉痹，乳蛾，痈疮肿毒，虫蛇咬伤。

【抗癌参考】 食管癌、胃癌、肠癌、肝癌、肺癌、鼻咽癌、口腔上皮癌、宫颈癌、子宫体癌、卵巢癌、肾癌、前列腺癌、白血病等。

据《大华晚报》报道，蟑螂体内含有抗癌物质。有研究表明，蟑螂醇提取物（蟑螂油）对小鼠 S180、S37、EC 和大鼠 W256，均有抑制作用，其中对小鼠 EC 的抑制率达 98.1%。蟑螂油 0.4g/kg 和 2g/kg 腹腔注射给药，连续 10 日，对 S180 小鼠的抑瘤率为 45% 和 50%。体外实验证明，蟑螂对癌细胞有直接杀伤作用。另有研究发现，美洲大蠊提取物对食管癌、胃腺癌、结肠癌细胞株，具有生长抑制作用；对小鼠 Lewis 肺癌和 3LL 肺癌瘤组织的生长，具有一定抑制作用，并可促进肿瘤细胞凋亡。美洲大蠊提取物体外对卵巢癌、宫颈癌、前列腺癌、白血病、鼻咽癌、肺癌、口腔上皮癌的细胞株，具有生长抑制作用。有人给蟑螂和其他动物饲以高剂量的致癌剂，结果发现除蟑螂外，其他动物都得了癌症。据介绍，蟑螂 4 个，研末吞服，对鼻咽癌有效。

【补充说明】蟑螂的种类繁多，其作为药物使用已有很长的历史，在我国现存最早的中药学专著《神农本草经》中，就已经将其列入中品。以美洲大蠊为原料的中成药康复新液，可治胃及十二指肠溃疡、肺结核等疾病。

【用法用量】内服：煎汤，0.5～1.5g（或1～3只）；或研末服。已有康复新液，按其说明书服用。外用：适量，捣敷。

【使用注意】孕妇忌用。

红娘子

【别名】红娘虫。

【药用部分】全体。

【性味功效】苦、辛，平。有毒。归心、肝、胆、脾经。活血化瘀，攻毒散结。

【传统主治】血瘀经闭，瘰疬，腰痛，狂犬咬伤，疥癣疮疡。

【抗癌参考】食管癌、胃癌、肝癌、肺癌、鼻咽癌、甲状腺癌、恶性淋巴瘤、乳腺癌、宫颈癌、阴茎癌等。

红娘子体内含有抗癌物质斑蝥素，而斑蝥素对移植性小鼠肉瘤S180的生长有抑制作用，对小鼠腹水肝癌细胞的生长和分裂有明显抑制作用（斑蝥素的抗癌作用详见本书斑蝥药下）。

【补充说明】《药材资料汇编》云，本品效用与斑蝥同。红娘子可兼治淋巴结结核。

【用法用量】内服：研末入丸、散，1～3g。外用：适量，研末作饼敷贴。

【使用注意】孕妇禁服。

蕲　蛇

【别名】白花蛇，五步蛇。

【药用部分】全体。

【性味功效】甘、咸，温。有毒。归肝经。祛风通络，定惊止痉。

【传统主治】风湿顽痹，麻木拘挛，中风口眼㖞斜，半身不遂，抽搐痉挛，破伤风，麻风疥癣。

【抗癌参考】胃癌、肝癌、肺癌、中耳癌、眼癌、绒毛膜癌、宫颈癌、阴茎癌、恶性淋巴瘤、白血病、皮肤癌、脑瘤、骨瘤等。

蕲蛇在体内具有抗肿瘤作用。其醇提物对胃癌有一定的抑制作用。以荧光显微镜法体外测定，证实本品有抗白血病的作用。体外试验表明，本品对肿瘤细胞有抑制作用。

【补充说明】现代药理研究表明，本品还有抗凝血、抗血栓形成、抗炎镇痛、镇静催眠、扩张血管、降压等作用。

【用法用量】内服：煎汤，3～10g；研末吞服，每次1～1.5g，1日2～3次；或酒浸、熬膏、入丸剂。

乌梢蛇

【别名】乌蛇。

【药用部分】去内脏的全体。

【性味功效】甘，平。归肝经。祛风通络，定惊止痉。

【传统主治】风湿顽痹，麻木拘挛，中风口眼歪斜，半身不遂，抽搐痉挛，破伤风，麻风疥癣，瘰疬恶疮。

【抗癌参考】胃癌、慢性粒细胞白血病、骨肉瘤、脑瘤、恶性淋巴瘤、皮肤癌等。

乌梢蛇的提取物有抗肿瘤作用，体外试验对癌细胞生长有抑制作用。李时珍谓，乌蛇功与白花蛇同而性善无毒。动物实验已证明，蕲蛇有抗癌作用，故可知乌梢蛇亦具有抗癌功效。治疗胃癌等肿瘤验方：乌梢蛇420g，与土鳖虫、蜈蚣各90g，制成蜜丸，每日2次，每次3g，温开水送下。

【补充说明】现代研究表明，乌梢蛇水煎液和醇提取液还有抗炎、镇静、镇痛等作用。其血清有对抗五步蛇毒作用。乌梢蛇用酒浸泡，每次饮10～30mL，每日2次，可兼治类风湿关节炎、骨关节炎、胃痉挛、下肢麻痹等疾病。

【用法用量】内服：煎汤，6～12g；研末，每次2～3g；或入丸剂；或酒浸服。外用：适量，研末调敷。

【使用注意】孕妇忌服。

蝉　蜕

【别名】 蝉衣，蝉退。

【药用部分】 虫壳。

【性味功效】 甘，寒。归肺、肝经。散风除热，利咽开音，透疹退翳，息风解痉。

【传统主治】 风热感冒，咽痛音哑，麻疹不透，风疹瘙痒，目赤翳障，惊风抽搐，破伤风。

【抗癌参考】 宫颈癌、喉癌、鼻咽癌、甲状腺癌、肺癌、胆囊癌、白血病、脑膜瘤、脑瘤、骨瘤、皮肤癌、软组织肉瘤等。

体内实验显示，蝉蜕水提物对艾氏腹水癌细胞有高度的抗肿瘤活性，抑制率在75%以上。蝉蜕对小鼠肉瘤S180的抑制率在90%以上。经纯化发现，其抗肿瘤成分均属高分子化合物。

【补充说明】 现代药理研究证明，蝉蜕还具有抗惊厥、镇静、解热、镇痛、抗过敏、保护红细胞膜等作用。

【用法用量】 内服：煎汤，3~6g；或入丸、散。外用：适量，煎水洗或研末调敷。

【使用注意】 孕妇慎用。

蚕　沙

【别名】 晚蚕沙，蚕屎。

【药用部分】 家蚕幼虫的粪便。

【性味功效】 甘、辛，温。归肝、脾、胃经。祛风除湿，和胃化浊，活血通络。

【传统主治】 风湿痹证，肢体不遂，吐泻转筋，风疹瘙痒，闭经，崩漏。

【抗癌参考】 肝癌、肺癌、宫颈癌、脑瘤等。

蚕沙中分离出的叶绿素衍生物（CPD）中的13－羟基(13－R,S)脱镁叶绿素 a 和脱镁叶绿素 b，对体外肝癌组织培养细胞有抑制作用。从蚕沙中分离得到的6种叶绿素衍生物中，代号为 CPD4 的衍生物静脉注射，对荷瘤小鼠癌细胞有杀伤作用。CPD4 结合 $200MW/cm^2$ 功率激光辐射照射，对小鼠移植肉瘤 S180、Lewis 肺癌和宫颈癌 U14 均有明显杀伤效应。

【补充说明】现代药理研究表明，蚕沙还具有抗炎、促生长等作用。它可兼治高血压、泌尿系结石、荨麻疹等疾病。

【用法用量】内服：煎汤，5～15g，宜布包入煎；或入丸、散。外用：适量，炒热熨、煎水洗或研末调敷。

珍珠

【别名】真珠。

【药用部分】珍珠质。

【性味功效】甘、咸，寒。归心、肝经。安神定惊，明目消翳，清热解毒，敛疮生肌。

【传统主治】惊悸失眠，惊风癫痫，目赤翳障，口舌生疮，咽喉肿痛，疮疡不敛。

【抗癌参考】食管癌、贲门癌、肺癌、白血病、子宫癌、骨瘤、阴道癌、恶性黑色素瘤、脊髓肿瘤等。

珍珠粉提取物对小鼠肉瘤细胞、肺癌细胞均有显著的抑制作用。给小鼠灌胃从三角帆蚌珍珠粉中分离得到的卜啉类化合物（PFC），可延长接种 P388/J3 淋巴细胞白血病小鼠的生存时间。PFC 对体外培养 P388/J3 淋巴性白血病细胞，具有一定杀伤作用。

【补充说明】现代药理研究表明，珍珠还具有镇静、止血、抗应激、抗氧化、抗衰老、抗心律失常、抗辐射、抗菌、消炎及促进伤口愈合等作用。

【用法用量】内服：入丸、散用，0.3～1g。外用：适量，研末干撒、点眼或吹喉。

珍珠母

【别名】真珠母。

【药用部分】贝壳。

【性味功效】咸，寒。归肝、心经。平肝潜阳，明目退翳，定惊安神，清热止血，燥湿敛疮。

【传统主治】肝阳上亢，头痛眩晕，惊悸失眠，心神不宁，目赤翳障，耳鸣，出血，湿疮瘙痒。

【抗癌参考】肝癌、鼻咽癌、甲状腺癌、食管癌、贲门癌、舌癌、脑肿瘤等。

珍珠贝壳粉对小鼠肉瘤 S180 有抑制作用。珍珠母体外实验对癌细胞生长有抑制作用。

【补充说明】现代研究表明，珍珠母还具有保肝、抗脑缺血、抗缺氧、抗溃疡、抗氧化、抗衰老等作用。它可兼治高血压、胃及十二指肠溃疡。外用本品，可治白内障、角膜炎及结膜炎等疾病。珍珠母与珍珠功能相似，但效力较弱。本品亦可作石决明的代替品。

【用法用量】内服：煎汤，10~25g，宜打碎先煎；或入丸、散剂。外用：适量。已有眼膏等制剂，按其说明书使用。

牡　蛎

【别名】牡蛤。

【药用部分】贝壳。

【性味功效】咸，微寒。归肝、胆、肾经。重镇安神，益阴清热，平肝潜阳，软坚散结，收敛固涩，制酸止痛。

【传统主治】神志不安，惊悸失眠，眩晕耳鸣，瘰疬痰核，瘿瘤癥瘕，自汗盗汗，遗精滑精，尿频遗尿，崩漏带下，胃痛泛酸，潮热骨蒸，痈肿疮毒。

【抗癌参考】食管癌、胃癌、肠癌、肝癌、胰腺癌、肺癌、鼻咽癌、眼癌、唇癌、甲状腺癌、脑肿瘤、神经纤维瘤、骨肿瘤、白血病、乳腺癌、宫颈癌、肾癌、膀胱癌、恶性淋巴瘤、腹腔间皮瘤、皮肤癌等。可防治癌性胸水。

药敏试验显示，本品对肿瘤细胞有抑制作用。实验表明，牡蛎提取物能抑制小鼠肝癌和裸鼠体内人结肠癌的生长。牡蛎低分子活性物质，能有效地改变肺腺癌细胞的形态特征，抑制肺癌细胞的增殖。牡蛎天然活性肽BPO-1，能有效抑制人胃腺癌 BGC-823 细胞增殖活动。另据研究，牡蛎全体经磨碎后，用无菌水提取、分离、离心而制得的粗品，对小鼠肉瘤180、克雷布斯-2 有抑制作用。本品和蜗牛、乌贼的抗肿瘤作用相似。在临床上，牡蛎已被广泛用来治疗多种肿瘤。

【补充说明】现代药理研究表明，牡蛎还具有保肝、增强免疫功能、抗动脉粥样硬化、抗菌、抗病毒、降血糖、抗溃疡、镇痛、镇静、抗惊厥、降血脂、抗凝血、抗血栓、抗疲劳等作用。它可兼治胃酸过多、溃疡病、佝偻病、肝脾肿大等疾病。

【用法用量】内服：煎汤，15～30g，宜先煎；或入丸、散。外用：适量，研末撒或调敷。

海　龙

【别名】水雁。

【药用部分】干燥体。

【性味功效】甘，温。归肝、肾经。温肾壮阳，散结消肿。

【传统主治】阳痿遗精，癥瘕积聚，瘰疬痰核，跌仆损伤。外治痈肿疔疮。

【抗癌参考】宫颈癌、乳腺癌、肺癌、胃癌、直肠癌、肝癌等。

海龙提取物既有促进人体淋巴细胞转化的作用，又有抑制人癌细胞的效果。它可促使肿瘤细胞溶解，且药物剂量越大，细胞溶解率越高。海龙水提物对人宫颈癌细胞株（Hela）、ECA190、肺鳞癌、HCT8直肠癌，有程度不等的抑制作用。海龙乙醇提取物经大孔树脂柱分离，结果表明用蒸馏水洗脱部分对小鼠移植性肝癌作用最强。

【补充说明】现代药理研究表明，本品还具有增强免疫功能、抗疲劳、抗衰老和性激素样作用。它可防治骨质疏松症，还可兼治男性不育症。我国有25种海龙。海龙与海马是亲戚，效力比海马大。

【用法用量】内服：煎汤，3～9g；研末，1.5～3g。外用：适量，研末掺或调敷。

【使用注意】孕妇忌服。

海　马

【别名】水马。

【药用部分】干燥体。

【性味功效】甘，温。归肝、肾经。补肾壮阳，调气活血，散结消肿。

【传统主治】阳痿，遗精，遗尿，肾虚作喘，癥瘕积聚，跌打损伤，疔疮肿毒。

【抗癌参考】乳腺癌、腹腔肿瘤等。

海马乙醇提取物能抑制乳腺癌和腹腔肿瘤。众多研究表明，海马提取物不像一般化疗药那样直接杀死癌细胞，而是通过调节机体免疫力而抑制肿瘤，因而对机体的正常细胞影响很小。

【补充说明】现代药理研究表明，海马还具有增强免疫功能、抗疲劳、抗衰老、耐缺氧、耐低温、耐高温、抗血栓形成、抗炎及性激素样作用。海马可兼治难产。广州地区常用其治疗颈淋巴结结核。

【用法用量】内服：煎汤，3～9g；研末，1～1.5g。外用：适量，研末敷患处。

海　星

【别名】五角星。

【药用部分】全体。

【性味功效】咸，平。归心、胃、大肠经。解毒散结，和胃止痛。

【传统主治】瘰疬，胃痛泛酸，腹泻。

【抗癌参考】乳腺癌等。

现代药理研究表明，海星具有抗癌活性。据报告，从海星中提取到的一种物质，对小鼠肿瘤生长有抑制作用。英国科学家透露，海星可能会为人类提供新型抗癌药物。研究人员从海星中提取出的"环相关激酶"（海星卵中此酶含量尤为丰富），可对健康细胞的生长和分裂过程起到开关式的控制作用，其在很多癌症的发病过程中起着关键作用。当该酶被激活而"打开"时，细胞会产生分裂，相反则细胞分裂停止。

【补充说明】现代药理研究表明，海星还具有抗菌、抗病毒、溶血、抗动脉粥样硬化、降压、抗炎、制酸、止泻、镇静等功能。它可兼治甲状腺肿、中耳炎、胃酸过多、胃溃疡、癫痫等疾病。

【用法用量】内服：煎汤，20～30g；研末，每次3g。

龟　甲

【别名】龟板。

【药用部分】龟的腹甲及背甲。

【性味功效】甘、咸，微寒。归肾、肝、心经。滋阴潜阳，益肾健骨，养血补心。

【传统主治】阴虚阳亢，骨蒸劳热，盗汗遗精，眩晕耳鸣，吐血衄血，虚风内动，腰脚痿弱，筋骨不健，囟门不合，健忘，久咳，久疟，久痢，崩漏，带下。

【抗癌参考】肺癌、鼻咽癌、肾癌、肝癌、胆囊癌、肠癌、乳腺癌、子宫癌、骨肿瘤、白血病、恶性淋巴瘤、睾丸癌等。

龟甲富含氨基酸等成分，这些成分能提高机体抗肿瘤的免疫能力。其提取物对肉瘤 S180、艾氏腹水癌和腹水型肝癌有抑制作用。有资料称，将龟甲数块，炙黄研末，加黑枣肉适量捣烂，两者混合为丸，每次服 6g，每日 2 次，温开水送服，可治乳腺癌，也可用于肺癌、骨癌、淋巴瘤的辅助治疗。有人用生地扁豆汤（含生地黄、扁豆、龟甲等）治疗 56 例恶性肿瘤患者，疗效较为显著。

【补充说明】现代药理研究表明，龟甲还有增强免疫功能、保护脑组织、抑制结核杆菌、抑制结缔组织增生、解热、镇静、补血、抗凝血、增加冠脉流量、抗氧化、延缓衰老及兴奋子宫等作用。其可兼治骨质疏松、骨结核、风湿性关节炎、维生素 D 缺乏性佝偻病、肝脾肿大、肝硬化、贫血、血小板减少、白细胞减少等疾病。

【用法用量】内服：煎汤，10～25g，宜先煎；熬膏或入丸、散。外用：适量，烧灰研末敷。

海 螵 蛸

【别名】乌贼骨。

【药用部分】乌贼的内壳。

【性味功效】咸、涩，温。归脾、肾经。收敛止血，固精止带，制酸止痛，收湿敛疮。

【传统主治】吐血衄血，崩漏便血，遗精滑精，赤白带下，胃痛吐酸，疮疡多脓，久不愈合。

【抗癌参考】贲门癌、胃癌、肺癌、骨瘤、淋巴瘤、脑瘤、乳腺癌、子宫癌、绒毛膜上皮癌、阴道癌、皮肤癌等。

现代研究表明，海螵蛸有抗肿瘤作用。海螵蛸依地酸提取液对 S180 肉瘤及腹水型肉瘤，均有抑制作用。将肉瘤 S180 移植至 ICR－CR 小鼠的皮下和腹腔内，然后连续给瘤内注射剂量为 25mg/kg 和 100mg/kg 的海螵蛸丙酮提取物，发现其可分别抑制 53% 和 82% 的肉瘤生长。

【补充说明】现代药理研究表明，海螵蛸还具有抗消化性溃疡、抗放射、促进骨缺损修复等作用。它可兼治胃及十二指肠溃疡、慢性胃炎、肺结核咯血等疾病。

【用法用量】内服：煎汤，6～12g；或入丸、散。外用：适量，研末撒，或调敷，或吹耳、鼻。

五倍子

【别名】百虫仓。

【药用部分】虫瘿。

【性味功效】酸、涩，寒。归肺、大肠、肾经。敛肺降火，止咳止汗，涩肠止泻，固精止遗，止血杀虫，收湿敛疮，消肿解毒。

【传统主治】肺虚久咳，肺热咳嗽，自汗，盗汗，久泻久痢，遗精滑精，消渴，血证，痈肿疮毒，皮肤湿烂。

【抗癌参考】食管癌、胃癌、直肠癌、肛管癌、肝癌、胰腺癌、乳腺癌、宫颈癌、舌癌、口腔癌、恶性血管瘤、恶性淋巴瘤、白血病、恶性黑色素瘤、皮肤癌、鼻腔肿瘤等及癌症化疗后口舌生疮疼痛者。

五倍子 0.5g（生药）/mL 水提取液，对人早幼粒白血病细胞株 HL－60 有抗癌活性。五倍子鞣质能凝固并破坏癌细胞原鞣质，且具有抗肿瘤作用，对小鼠肉瘤 S180、人类宫颈癌细胞 JTC26 的抑制率均达 90% 以上。五倍子提取物对 Hela 癌细胞也有抑制作用。五倍子对致癌真菌（杂色曲霉素）及其毒素、小梗囊胞菌素、黄曲霉素 B_1，均有较强抑制作用。有资料称，五倍子与山慈菇、山豆根、全蝎等药物为伍，制成丸剂内服，可防治多种癌症。

【补充说明】现代药理研究表明，本品还有收敛、止血、抗菌、抗病毒、抗氧化、保肝、降低肾衰患者血液中尿毒素含量及解生物碱中毒等作用。有资料称，本品别名为"文蛤"，而蛤壳的别名也叫"文蛤"，实际两者不同。

【用法用量】内服：煎汤，3～6g；或入丸、散。外用：适量，研末外敷或煎汤熏。

马 陆

【别名】千足虫。

【药用部分】全虫。

【性味功效】辛，温。有毒。归心、肺经。破积解毒，祛风止痒。

【传统主治】癥瘕，痞满，痈肿，毒疮。

【抗癌参考】皮肤癌、体表恶性肿瘤、宫颈癌、白血病、肺癌、网织细胞肉瘤、黑色素瘤等。

马陆酯及醚提取物，对小鼠肉瘤 S180、子宫颈癌 U14、网织细胞肉瘤、小鼠黑色素瘤 B16 和大鼠瓦克癌 W256，均有显著的抑制作用。马陆醇提取物能够使白血病 P388 小鼠和瓦克癌 W256 大鼠的生存时间延长，其对肿瘤的抑制也有较明显的作用。马陆醇醚提取物对 Lewis 肺癌、腹水型子宫颈癌 U14A 均有抑制作用，并能延长荷瘤小鼠的存活时间。马陆醚提取物对小鼠实体型和腹水型子宫颈癌的抑制率分别为 30.4% ~ 41.2% 和 80% ~ 90%。

【补充说明】现代药理研究表明，本品尚有抗菌消炎等作用。其可兼治传染性肝炎、胃炎、胃及十二指肠溃疡等疾病。

【用法用量】内服：研粉或制成片剂，1 ~ 2g。外用：适量，捣敷、熬膏、研末醋调敷或浸酒涂敷。

【使用注意】内服宜慎。

地 胆

【别名】蚖青。

【药用部分】干燥全虫。

【性味功效】辛，寒。有毒。归肺经。攻毒，逐瘀，消癥。

【传统主治】瘰疬，癥瘕，恶疮。

【抗癌参考】肝癌、宫颈癌、网织细胞肉瘤等。

本品所含的斑蝥素，具有抗癌作用。斑蝥素对 S180、SAK、ARS（小鼠网织细胞肉瘤）及 JTC26 等，均有抑制作用。斑蝥素的抗癌机制是先抑制癌细胞蛋白质的合成，继而影响核糖核酸（RNA）和脱氧核糖核酸（DNA）的合成，最后再使癌细胞的生长和分裂受到抑制。

【补充说明】本品可兼治鼻息肉、牛皮癣、神经性皮炎等疾病。

【用法用量】内服：入丸、散，0.3～0.6g，或1～2只。外用：适量，研末敷贴、发泡或酒煮涂搽。

【使用注意】内服宜慎。孕妇禁服。

芫　青

【别名】青娘子。

【药用部分】全虫。

【性味功效】辛，微温。有毒。归脾、肝、胃、小肠经。利尿，祛瘀，解毒，消肿散结。

【传统主治】小便不利，瘰疬，闭经，狂犬咬伤，疥癣疮疡。

【抗癌参考】食管癌、贲门癌、胃癌、肝癌、子宫颈癌等。

本品所含的斑蝥素，对小鼠肉瘤S180有抑制作用，其能破坏肿瘤组织。斑蝥素对小鼠网织细胞肉瘤及子宫颈癌移植瘤，均有抑制作用。

【补充说明】本品水浸剂，对常见致病性皮肤真菌有抑制作用。本品可兼治淋巴结结核。

【用法用量】内服：炒炙后煎汤，1～2只；或入丸、散。外用：适量，研末调敷。

【使用注意】内服宜慎。孕妇忌服。

山蛩虫

【别名】燕山蛩。

【药用部分】全体。

【性味功效】辛，温。有大毒。破积，解毒。

【传统主治】癥积痞块，胁下痞满，瘰疬，疮毒。

【抗癌参考】肝癌、宫颈癌、肺癌、胃癌、白血病等。

山蛩虫醚提取物，能抑制实体型和腹水型小鼠子宫颈癌U14的生长，抑制率分别为30.4%～41.2%和80%～90%。山蛩虫醇提取物，能抑制实体型U14和腹水型U14、肉瘤S180A、艾氏腹水癌的生长。山蛩虫醇醚提取物，能抑制实体型U14、Lewis肺癌和腹水型U14的生长，还能延长荷瘤U14小鼠的存活时间。山蛩虫有机溶剂提取物在20μg/mL和10μg/mL浓度时，均可明显抑制白血病L1210、人子宫颈癌Hela、胃癌803细胞的生长，且有直接细胞毒作用。北京验方：燕山蛋栓剂，每个 1.2g，外用，塞入肛门，每日 1 次，可防治肝癌。

【补充说明】 本品可兼治鼻息肉、急性扁桃体炎、颈淋巴结结核、子宫脱垂等疾病。有资料称，本品别名也叫"马陆"，其实本品为山蛩科动物，与属圆马陆科动物的马陆不同。

【用量用法】 内服：研末，0.3～1g。外用：适量，研末撒、浸酒搽、作栓剂、捣烂或熬膏敷贴。

眼 镜 蛇

【别名】 膨颈蛇。

【药用部分】 除去内脏的全体。

【性味功效】 甘、咸，温。有毒。归肝、肾经。祛风湿，通经络，强筋骨。

【传统主治】 风湿痹痛，中风瘫痪，脚气。

【抗癌参考】 骨肉瘤、宫颈癌、鼻咽癌、肝癌、胃癌、白血病等。

于移植腹水型肝癌小鼠，应用眼镜蛇毒灌服，结果表明每千克体重服眼镜蛇毒 2.5mg、10mg、30mg 时，抑瘤率分别为 21.39%、38.07%、65.70%，而对照组肌内注射 5-FU20mg/kg，抑瘤率为 45.16%。当眼镜蛇毒、5-FU 联合应用时，抑瘤率有所上升。服用眼镜蛇毒组，小鼠皮下移植瘤有坏死灶，部分呈膨胀性生长。有人应用 9 种蛇毒（眼镜王蛇毒、眼镜蛇毒、金环蛇毒、银环蛇毒等）的粗毒对多种人实体瘤细胞株，包括子宫颈癌、鼻咽癌、肝癌、胃癌细胞株，进行了直接毒性作用实验，结果发现眼镜蛇毒对肿瘤细胞的杀伤作用最强。

【补充说明】 每日用 1 条眼镜蛇的血液冲酒服，连服半个月，可治风湿性关节痛。

【用法用量】 内服：煎汤，3～8g；或浸酒饮。

【使用注意】 孕妇忌用。

九 香 虫

【别名】 黑兜虫。

【药用部分】 干燥全虫。

【性味功效】咸，温。归肝、脾、肾经。行气止痛，温肾助阳。

【传统主治】胃寒胀痛，肝胃气痛，肾虚阳虚，腰膝酸痛。

【抗癌参考】肺癌、胃癌、肠癌等。

现代研究表明，九香虫含药血清可诱导人结肠癌细胞 SW480 凋亡，并能影响凋亡相关因子 p53、FADD 的表达，从而达到抗肿瘤作用。《中国医药报》载，九香虫是治疗肿瘤的常见中药之一，其尤善于治疗胃癌及胃癌伴有胃胀、胃脘疼痛者。本品常与鼠妇配伍，治疗肺癌或肺转移瘤。《中药大辞典》载：元素分析表明，九香虫中抗癌、抑癌元素锰和镁的含量较高，致癌元素镍、铬、镉、铍的含量较低，故推断其可能有抗癌作用。

【补充说明】现代研究表明，其还具有抑菌的药理作用。它可兼治喘息型慢性气管炎、血管瘤等疾病。

【用法用量】内服：煎汤，3～9g；或入丸、散。

第五章　禽与兽部

第一节　食物、药物及药食两用物品

牛　肉

【药用部分】肉。

【性味功效】甘，平。归胃、脾经。补血益气，健脾养胃，强筋健骨，消肿利水，化痰息风，止渴止涎。

【传统主治】脾胃虚弱，气血不足，食少气短，腰膝酸软，消渴水肿，吐泻痞积。

【抗癌参考】皮肤癌、卵巢癌、肝癌等。

美国一项试验，给小白鼠抹上致癌物质，结果每只小白鼠都长了皮肤癌。但事先涂上牛肉汁，再抹致癌物质的小白鼠，则只有70%患了皮肤癌。有资料称，牛肉与莱菔缨、莱菔子，水煮熟食，常服，可抗肝癌。牛肝也具有防癌抗癌作用。烹调牛肉时，绝对不能用高温方式，如烤、炒、煎等，否则牛肉所含有的抗癌物质将遭到破坏，而且还能使一部分蛋白质转变为致癌物质。

【补充说明】牛肉是我国仅次于猪肉的第二大肉类食品。它的氨基酸组成比猪肉更接近人体需要，故食用牛肉能提高机体抗病能力，对生长发育及术后患者具有补血、修复组织的功能。牛肉尚可舒缓压力、补充能量、保护心脏。它营养丰富，味道鲜美，享有"肉中骄子"的美誉。

【用法用量】内服：适量，煮食、煎汁或入丸剂。外用：适量，生裹或作丸磨。

【使用注意】不宜与板栗或红糖同食。

牛　奶

【别名】牛乳。

【药用部分】乳汁。

【性味功效】甘，平。归肺、胃经。补气血，润肠胃，解热毒，养肺肾，安心神。

【传统主治】反胃热哕，病后体弱，食少乏力，气痢，黄疸。

【抗癌参考】乳腺癌、食管癌、胃癌、肠癌、肺癌、黑色素瘤、白血病、卵巢癌、前列腺癌、鼻咽癌等。

现代药理研究表明，牛奶具有抑癌作用。牛奶中含有的大量酪蛋白被胰蛋白酶分解以后，可以抑制癌细胞的生长。牛奶的脂肪中含有共轭亚油酸、鞘磷脂、丁酸、醚酯类等物质，这些物质均具有抗癌功效。实验表明，共轭亚油酸能预防黑色素瘤、白血病、乳腺癌、结肠癌、卵巢癌及前列腺癌等，其中对于预防乳腺癌尤其有效。它是通过维持机体氧化系统和抗氧化系统的平衡，以及降血脂，增强人体免疫功能，而发挥抗癌作用的。牛奶所含的乳铁蛋白，具有抗菌、抗病毒的作用，能阻止肠癌细胞扩散，抑制肠癌发生。牛奶中的钙，能有效地破坏肠道内致癌物质，使其分解为非致癌物。牛奶中所含的维生素 A、维生素 B_2、维生素 D 等成分，对胃癌和结肠癌有一定的预防作用。牛奶中含有的多种能增强人体抗病能力的免疫球蛋白抗体，也有防癌作用。世界卫生组织发布的一份材料证实，牛奶具有预防胃癌的作用。欧洲国家胃癌发病率较低，有专家认为，这与当地居民以牛奶和乳制品为主食有密切关系。日本过去是胃癌高发区域，每年都有几万人死于胃癌。从 20 世纪 50 年代起，日本人开始了饮食革命，膳食中牛奶和奶制品的比例大大增加，从此胃癌发病率明显下降。美国科学家经 20 多年时间对 2000 多人跟踪研究，得到了预防直肠癌的有效方法，就是经常喝牛奶。

【补充说明】牛奶的营养价值很高，其被称为人体"白色血液的营养品"。现代医学研究表明，它能促进组织器官生长发育、增强抗病能力、使脑力健全，并有镇静助眠、美容养颜、舒缓晒伤等作用。其对消化性溃疡有良好的辅助治疗功效。吸烟者每天喝牛奶，可减低患支气管炎的危险。鲜牛奶尚能治火灼伤及电光性眼炎。

【用法用量】内服：适量，煮饮。

【使用注意】早上饮用比晚上饮用更易被人体吸收。不宜生饮或空腹饮用；不宜用于服药；不宜和黑巧克力同食；不宜长时间高温蒸煮。冲泡牛奶粉，用70℃温水更营养。

酸　奶

【别名】酸乳。

【药用部分】牛奶发酵制品。

【性味功效】酸、甘，平。归心、肺、胃经。生津止渴，补虚开胃，润肠通便，明目固齿，润肤健发。

【传统主治】口渴失眠，腹泻便秘，纳差腹胀，小便不利。

【抗癌参考】胃癌、乳腺癌、肝癌等。

据国外有关资料报道，用2组已感染了癌细胞的小鼠进行实验，其中加入酸奶组的小鼠，1/4以上的癌细胞失去生长能力，而对照组则全部癌细胞均能生长。目前可以确定，幽门螺杆菌是造成胃癌的原因之一。酸奶中存在着许多乳酸菌，而乳酸菌可以对抗胃中的幽门螺杆菌，因此酸奶有预防胃癌的作用。酸奶中所含的乳酸，还能抑制人直肠中有害细菌的生长，并能吞噬致癌物质，从而也具有防癌抗癌功效。荷兰学者所进行的一次流行病学研究分析结果表明，经常食用酸牛奶可以有效地预防乳腺癌的发生。还有资料称，酸奶对肝癌术后患者，可起到抑制癌肿瘤扩散作用。

【补充说明】酸奶含有大量的乳酸。其不仅保存了鲜牛奶的一切营养，而且能刺激胃壁蠕动，促进胃液分泌，从而提高食欲，促进消化。本品还能调节机体内微生物的平衡、促进身体新陈代谢、降低胆固醇。其可防治动脉硬化、高血压、脑出血、冠心病。同时，酸奶也是美容食品，经常食用，有益于牙齿、骨骼、头发，并可使皮肤白皙而健美。本品还是老年人的理想保健食品，常食酸奶能延年益寿。它被专家称为"功能独特的营养品"。

【用法用量】内服：100～300mL。

【使用注意】服酸奶时，吃些水果与蔬菜，更利于开胃消食。饮用酸奶不能加热，不宜与黄豆同食。胃酸过多的人，不宜多饮。

猪　肉

【别名】豕肉。

【药用部分】肉。

【性味功效】甘、咸，平。归脾、胃、肾经。补肾益精，滋肝养血，补中益气，润滑肌肤。

【传统主治】肾气虚亏，病后体弱，产后血虚，头晕乳少，燥咳无痰，便秘痔疮。

【抗癌参考】胃癌、结肠癌、乳腺癌、子宫癌、前列腺癌、鼻咽癌、喉癌、上颌窦癌、恶性淋巴瘤等。

有资料称，肥猪肉中的某些物质有抗癌作用。日本科学家研究发现，肥肉中的共轭亚油酸，是位抗癌新秀。人们吃点肥肉，可以使血中胆固醇不致过低，还能增强人的抗癌能力。另外，肥肉中含有花生四烯酸，该物质可与亚油酸、亚麻酸合成前列腺素，对预防前列腺癌有作用。据介绍，瘦猪肉与猕猴桃根水煎服，可抗胃癌；瘦猪肉与毛花猕猴桃根及鸡蛋煮汤服，可抗子宫癌；瘦猪肉与石上柏煎服，可抗喉癌及上颌窦癌；瘦猪肉与石上柏、山楂煮熟后，吃肉喝汤，可抗鼻咽癌。"桑椹大枣猪肉汤"（含猪瘦肉、桑椹、大枣）特别适合结肠癌或化疗后乏力、下腹坠胀者服用；"海带鳖甲猪肉汤"（含猪肉、海带、鳖甲）可防治乳腺癌；"百合贝母煲猪肉"（含猪瘦肉、百合、川贝）适用于鼻咽癌的辅助治疗。

【补充说明】猪肉是日常食品，是我国人民蛋白质和脂肪的最大来源之一，又是磷和铁的重要来源。猪肉还可以为人体提供血红素，该物质能促进机体对铁的吸收，从而改善贫血。猪肉炖大枣的补血效果更佳。食用猪肉时加大蒜，能促进血液循环并消除疲劳。

【用量用法】内服：煮食，30～60g；可炖、炒、蒸、烧、腌等；还可加工成腊肉、火腿、香肠、肉松、肉脯、罐头等。外用：适量，贴敷。

【使用注意】猪肉长时间水泡，会丧失营养；长时间炖煮后，可降低其胆固醇的含量。

猪　血

【药用部分】血液。

【性味功效】咸，平。归心、肝经。补血养心，行血止血，息风镇惊，下气解毒。

【传统主治】头风眩晕，癫痫惊风，中满腹胀，奔豚气逆，崩漏下血。

【抗癌参考】白血病、食管癌等。

现代药理研究表明，猪血有抗癌作用。医学实践证明，猪血中的微量元素钴，可防止恶性肿瘤的生长。科学家从猪血中分离出一种名为"创伤激素"的物质，它可将坏死和损伤的细胞除掉，并能作用于受伤组织，使其逐渐痊愈并恢复正常功能，起到抗癌的作用。猪血所含的铬元素，也能抑制肿瘤细胞的生长。据国外研究发现，某白血病患者长期口服干净新鲜的猪血后，病情得到了缓解和改善。有资料称，消化道肿瘤手术后，患者服用由猪血提取的"猪血水解提取混合氨基酸要素膳"，可起到营养支持作用。食管癌患者不妨多吃点猪血来抗癌。

【补充说明】猪血营养价值很高，素有"液体肉"之称。据测定，猪血中蛋白质平均含量相当于猪肉蛋白质含量的 4 倍、鸡蛋蛋白质含量的 5 倍。每 0.5kg 猪血蛋白的营养价值相当于 2.5kg 瘦猪肉。猪血含铁量较高，是一般肉类含铁量的 100 倍。猪血还具有提高人体免疫功能、抗衰老、改善记忆力、清肠排毒、养颜美容及减肥等作用。它可以防治贫血，兼治老年性骨质疏松。猪血还能预防动脉硬化、高血压、冠心病及脑血管病。据专家介绍，心脑血管病变、痛风、糖尿病患者，每天烧汤吃猪血半斤，3~4 个月后，病情可能会有所好转。猪血加工成粉，与白及粉、熟石灰混合外用，可治宫颈糜烂。

【用法用量】内服：适量，可煮食，也可用香葱炒食，还可加工成香肠、面包、饼干、饮料、汤料等；或研末服。外用：适量，生血涂敷或研末撒。

【使用注意】不宜与海带或黄豆同食。上消化道出血者忌食。

猪骨髓

【别名】猪髓。

【药用部分】猪脊髓或骨髓。

【性味功效】甘，寒。归肾经。益髓，补阴，生肌。

【传统主治】骨蒸劳热，盗汗消渴，头昏耳鸣，腰膝酸软，多尿遗精，月经量少。

【抗癌参考】 阴茎癌、肾癌、甲状腺癌、白血病等。

《中医肿瘤学》称，猪骨髓可用于癌症放、化疗后骨髓受损、血象下降、贫血、虚劳的患者。另据介绍，猪骨髓用香油炸后常服，可抗阴茎癌。猪骨髓与龟甲、熟地黄、知母、黄柏制丸（大补阴丸），开水送服，肾癌见阴虚火旺者用之良，也有人用此方（药物用量有所调整）治疗阴茎癌。"猪骨汤"（含猪脊髓、黄豆、牡蛎）可用于甲状腺癌和白血病属阴虚者。

【补充说明】 大补阴丸源于《丹溪心法》，为滋阴降火的典型方剂，对于一般阴虚火旺证候均可应用，其中猪脊髓是以髓补髓。

【用法用量】 内服：煎汤，60～180g；或烧灰研末，每次6～9g；或入丸剂；也可用香油炸食。外用：适量，捣敷或烧灰调敷。

猪 蹄

【别名】 猪四足。

【药用部分】 蹄。

【性味功效】 甘、咸，微寒。归胃经。补血，润肤，通乳，托疮。

【传统主治】 虚劳羸瘦，产后乳少，面皱少华，痈疽疮毒。

【抗癌参考】 肠癌等。

现代药理研究发现，猪蹄中含有丰富的胶原蛋白质，其可通过含有胶原蛋白水（体液）去影响人体某些特定组织的生理机能，从而促进生长发育，增强抵抗能力，起到延缓衰老和预防癌症的作用。有资料称，防衰抗癌选猪蹄，猪蹄是抗老防癌的良好食品。猪蹄适宜癌症患者手术后及放、化疗后食用，其可起到增强体质、扶正抗癌的作用。炖猪蹄里加黄花菜，可美容养颜、抗衰老，更有防治肠道癌瘤的功效。

【补充说明】 猪蹄是一种味道鲜美、营养丰富的食品。猪蹄一类富含胶原蛋白的食物，还可改善微循环，使冠心病及缺血性脑病得到好转。本品可加速红细胞和血红蛋白的生成，还可防治进行性肌营养不良，并对消化道出血、失血性休克、失水性休克等疾病具有良好疗效。猪蹄1只、大枣10～15个，同煮至稀烂，每日1剂，可治疗血友病。猪蹄还具有美容作用，能使皮肤丰满、润泽、白嫩。

【用法用量】内服：适量，煎汤或煮食。外用：适量，煎汤洗。

猪 肝

【药用部分】肝脏。

【性味功效】甘、苦，温。归肝经。补肝，明目，养血。

【传统主治】血虚萎黄，目昏眼干，夜盲，目赤，水肿，脚气，肺痨。

【抗癌参考】肝癌、食管癌、胃癌、胰腺癌、肠癌、肺癌、喉癌、乳腺癌、卵巢癌、膀胱癌、前列腺癌、白血病、纤维肉瘤等。

医学研究发现，猪肝具有多种抗癌物质。乳猪肝胶原水解物腹腔注射，能抑制荷瘤小鼠 S180 纤维肉瘤和 HepA 肝瘤增殖。猪肝含有丰富的维生素 A，还含有一般肉类食品不含的维生素 C 和微量元素硒等成分，故能抑制肿瘤细胞的产生，同时具有较强的抑癌能力。有资料称，从猪肝中分离得到的核糖核酸（RNA），对动物肝癌细胞在体外和体内均有抑制作用。在 Rnase 抑制剂聚乙烯硫酸酯存在时，其对小鼠腹水型肝癌生长的抑制率达 30% ~ 50%。有专家称，他用肝提取物饲养的实验小鼠，具有对抗癌症的惊人能力，并已从其肝脏中找到了执行这一功能的特殊物质，名为"抗增殖物"。有资料称，猪肝适宜癌症患者及在其放、化疗后食用。猪肝与绿豆、陈仓米煮粥，可作为肝癌患者的常食药膳。

【补充说明】猪肝既是储存营养器官，又是解毒器官。现代药理研究表明，它还具有增强人体免疫功能、抗氧化、防衰老、补血、保护眼睛、提高肝脏解毒能力、保肝、抗肝纤维化、维持机体正常生长和生殖机能以及维持健康肤色等作用。它可兼治肝炎、贫血、眼科疾病和糙皮病，还能预防肝硬化。本品亦适合常在计算机前工作及爱喝酒的人食用。

【用法用量】内服：煮食、煎汤或炒食，60 ~ 150g；或入丸、散。外用：适量，敷贴。

【使用注意】患有高血压、冠心病、肥胖症及高脂血症的人忌食。本品忌与鱼肉、雀肉、荞麦、菜花、黄豆、豆腐、鹌鹑肉、野鸡同食；不宜与豆芽、西红柿、辣椒、毛豆、山楂等富含维生素 C 的食物同食；不宜与维生素 C、抗凝血药物、左旋多巴、帕吉林和苯乙肼等药物同食。

羊　肉

【药用部分】 肉。

【性味功效】 甘，温。归脾、胃、肾经。益气养血，温中暖下，开胃健脾，补肾壮阳，祛湿御寒，通乳治带。

【传统主治】 脾胃虚寒，食少反胃，病后体弱，气血亏虚，肾阳不足，腰膝酸软，形瘦怕冷，阳痿精衰，泻痢崩漏，产后缺乳。

【抗癌参考】 皮肤癌、结肠癌、乳腺癌等。

据报道，瑞士科学家发现羊体内存在着一种抗癌物质，这种被称为CLA的脂肪酸对治疗癌症有明显效果。通过对老鼠和人体细胞所做的试验，科学家们发现，在 CLA 的作用下，癌细胞生长受到抑制并逐渐减少。这种作用对于治疗皮肤癌、结肠癌以及乳腺癌有着明显的效果。

【补充说明】 羊肉是一种具有补虚和防寒双重效果的优良食品。现代研究表明，羊肉含有很多的蛋白质和丰富的维生素，它较猪肉和牛肉的脂肪含量都要少，同时肉质细嫩，容易消化。多吃羊肉既可增强身体素质，提高抗病能力，又不容易发胖，故有"要想长寿，常吃羊肉"之说。气管炎咳喘、产后贫血等患者，适宜食用羊肉。

【用法用量】 内服：125～250g，煮、炖、蒸、炒等均可；或入丸剂。

【使用注意】 煮制时，放些山楂、核桃、萝卜、绿豆；炒制时，放些葱、姜等佐料，可去膻味。一般在冬天吃为宜。不可与南瓜、何首乌、半夏同食。在感染性疾病发热期间和患高血压病肝火偏旺者忌食。孕妇不宜多食。

羊　肝

【药用部分】 肝脏。

【性味功效】 甘、苦，凉。归肝经。养血，补肝，明目。

【传统主治】 血虚萎黄，羸瘦乏力，肝虚目暗，雀目，青盲，障翳。

【抗癌参考】 食管癌、胃癌、肝癌、眼癌等。

研究证实，缺乏维生素 B_2 会导致亚硝胺的代谢变化，促进食管上皮增生，从而导致食管癌的发生。富含维生素 B_2 的食物，主要包括动物肝脏和心脏、鸡肉、大豆、黑木耳等。其中，在动物肝脏中，以羊肝维生素 B_2 的含量最高。羊肝还富含维生素 A 和铁元素。研究发现，维生素 A 及其衍生物具有将已经往癌细胞分化的细胞恢复为正常细胞的作用。铁的缺乏也与食管癌、胃癌、肝癌的发生密切相关。据《抗癌秘验方》载，羊肝煮汤冲服蛇胆、陈皮末，可抗眼部肿瘤（详见本书眼癌精简验方）。

【补充说明】现代药理研究表明，羊肝还具有促进红细胞产生等作用。常食用羊肝，能促进人体的新陈代谢。

【用法用量】内服：煮食，30～60g；或入丸、散；或做羊肝酱食用。羊肝炖枸杞是补肝护眼的食疗方法。

【使用注意】有资料称，羊肝不可和猪肉及梅子、小豆同食；羊肝不宜与生椒同食。

兔 肉

【药用部分】肉。

【性味功效】辛、甘，凉。归脾、胃、肝、大肠经。补中益气，健脾开胃，滋阴凉血，清热解毒，止渴通便。

【传统主治】久病体虚，消瘦乏力，气短纳少，消渴失眠，胃热呕吐，便秘便血。

【抗癌参考】贲门癌、宫颈癌等。

据报道，兔肉加胡椒具有一定抗癌防癌作用；百合田七炖兔肉适宜各种癌症患者放疗期间食用；红酒烩兔肉（含山药、胡萝卜、红葡萄酒等）可用于贲门癌呕吐、大便隐血患者；罗汉参炖兔肉具有增强机体免疫力、抗癌等功效。

【补充说明】兔肉味道鲜美，久食不腻，有"荤中之素"的说法。它具有四高四低的特点：高蛋白、高赖氨酸、高卵磷脂、高消化率；低脂肪、低胆固醇、低尿酸、低热量。与其他禽肉相比，它的营养价值和消化率是最高的。因其具有强身、保健、益智、补脑、养胃、美容、延年益寿等功能，故兔肉也被称为"强身肉""保健肉""益智肉""健脑肉""长寿肉""养胃肉""美容肉"。它还能抑制血小板凝集、防止血栓形成、保护血管壁、防止动脉硬化、改善人的记忆力、防止脑功能衰退、促进儿童生长发育、提高儿童智商、防止中老年人骨质软化和老年痴呆。本品尚可健美肌肉、维护皮肤弹性。兔肉是高血压、冠心病、糖尿病、慢性胃炎、十二指肠溃疡、结肠炎、肥胖症患者以及体弱多病者的理想肉食。本品对孕妇也具有营养作用，民间"妇女食兔，生下孩子是豁嘴"的传说毫无科学依据。兔肉是 21 世纪人们的重要食品来源之一。兔肉加鲤鱼等分炖食，可治慢性气管炎；兔肉加蛇肉等分炖食，可治瘫痪。

【用法用量】内服：50～150g，可煮、炖或红烧等食用。

鸡　肉

【别名】家鸡肉。

【药用部分】肉。

【性味功效】甘，温。归脾、胃、肝经。温中补脾，益气养血，滋阴补肾，益精添髓，润泽肌肤。

【传统主治】食少乏力，呕吐腹泻，消渴水肿，眩晕心悸，产后缺乳，腰酸膝软，耳鸣耳聋，尿频遗精。

【抗癌参考】肺癌、食管癌、贲门癌、胃癌、肝癌、肠癌、胰腺癌、乳腺癌、喉癌、前列腺癌、膀胱癌、皮肤癌、白血病等。

报告称，鸡肉中含有强大的抗癌物质存在。众所周知，维生素 A 和维生素 C 有良好的抗癌活性，而鸡肉中含此类物质异常丰富。日本科学家通过动物试验表明，鸡肉没有致癌性，反而具有抗癌效果。他还发现，乌骨鸡的骨质中所含的乌骨素，是一种有效的抗癌物质，尤其对肺癌作用明显。有资料称，民间有用鸡和三七同煮，治肺癌；鸡和人参同煎，治胃癌；鸡和口磨（白蘑菇）同炖，治肝癌。

【补充说明】实验研究表明，鸡肉能提高机体抗疲劳、耐寒、耐热和耐缺氧的能力，还能增强机体的免疫功能，可防衰老。它含有丰富的营养，是人类不可或缺的食物。它富含蛋白质，常食鸡肉可使肌肤饱满，富有弹性。作为食疗上品，以母鸡和童子鸡为佳；作为美容佳品，以乌鸡为宜。

【用法用量】内服：适量，可煮食、炒食、蒸食、炖汤等。

【使用注意】禁忌食用鸡臀和鸡冠。食用时，不应饮汤弃肉。不宜与兔肉、鲤鱼、菊花、大蒜、芝麻、李子同食。

鸡 血

【药用部分】血液。

【性味功效】咸，平。归肝、心经。祛风通络，益血，活血，止血，通便，解毒。

【传统主治】小儿惊风，口面歪斜，目赤流泪，痿痹骨折，痈疽疮癣，毒虫咬伤。

【抗癌参考】肝癌、前列腺癌等。可减轻癌症放、化疗过程中的不良反应。

动物实验表明，接种腹水型肝癌前，给予小鼠鸡血，能使其生存时间明显延长。鸡血可用于提取超氧化物歧化酶（SOD），而 SOD 为抗氧化物，能够消灭癌症患者在放、化疗过程中所产生的自由基，减少放、化疗的不良反应。有资料称，"鸡血豆腐羹"（含鸡血、豆腐、猪肉）可以治疗前列腺癌。

【补充说明】自由基是威胁人类健康的杀手，而鸡血所含的 SOD 可以阻断体内物质过氧化产生的自由基，因而本品具有保健防病和抗衰老的功效。鸡血含铁量较高，并含有凝血酶，故既可补血，又可止血。鸡血可兼治贫血、支气管炎、哮喘、功能失调性子宫出血、溃疡病等疾病。鸡血能为人体提供优质蛋白质和多种微量元素，对营养不良、肾脏疾患和病后调养都有益处。老人、妇女和从事粉尘、纺织、环卫、采掘等工作的人，尤宜常吃本品。

【用法用量】内服：生血热饮，每次 20mL，每日 2 次；可制成血豆腐，经烧、煮等作菜肴食用。外用：适量，涂敷或点眼、滴耳。

【使用注意】高胆固醇血症、高血压和冠心病患者应少食。

鸡 内 金

【别名】鸡肫皮。

【药用部分】鸡砂囊内壁。

【性味功效】甘，平。归脾、胃、小肠、膀胱经。消食健胃，涩精止遗，化坚消石，清热止烦。

【传统主治】饮食积滞，胃脘胀满，小儿疳积，呕吐泻痢，遗精遗尿，砂石淋证，癥瘕经闭，喉痹乳蛾，牙疳口疮。

【抗癌参考】食管癌、贲门癌、胃癌、肠癌、肝癌、胆囊癌、膀胱癌、鼻咽癌、舌癌、脑瘤等。

体外试验表明，鸡内金有抑制肿瘤细胞的作用。鸡内金的抗肿瘤功效与其改善胃肠功能的作用结合，可用于消化系统恶性肿瘤的治疗。因此，在一些用于胃癌、肠癌等恶性肿瘤治疗的成药中，鸡内金是常用成分之一。

【补充说明】现代药理研究表明，鸡内金可以促进消化。口服其粉剂后，胃液分泌量、酸度和消化能力均见提高，胃运动加快，排空力增强。体外实验表明，鸡内金能增强胃蛋白酶、胰脂肪酶活性，还可促进膀胱括约肌收缩，减少尿量。鸡内金可加速放射性锶的排泄，改善肾功能。它可兼治消化不良、消化性溃疡、慢性萎缩性胃炎、糖尿病、骨结核、肠结核、尿石症、胆结石、小儿佝偻病、斑秃、扁平疣等疾病。

【用法用量】内服：煎汤，3～10g；或入丸、散；或作食疗。可配小麦、白术等作煎饼或糕点；配粳米熬粥；配猪肚煮汤。外用：适量，研末调敷或生贴。

鸡　蛋

【别名】鸡子。

【药用部分】鸡产之卵。

【性味功效】甘，平。归脾、胃经。补气养血，益脾和胃，滋阴润燥，除烦安神，解毒清热。

【传统主治】气血不足，热病烦渴，胎动不安，乳汁减少，眩晕夜盲，失眠心悸，失声咽痛。

【抗癌参考】胃癌、肝癌、肠癌、乳腺癌、子宫癌、卵巢癌、膀胱癌、前列腺癌、甲状腺癌、白血病、喉头癌、恶性淋巴瘤、鼻窦癌等。

日本医学专家研究发现，鸡蛋中的光黄素和光色素，有一定的抗癌功效，并证实这2种物质具有抑制能诱发喉头癌和淋巴癌的 EB 病毒增殖的作用。他们在 1mL 含有癌细胞的培养液中，滴入 50μg 的光黄素和光色素后，85% 的癌细胞的增殖受到抑制。另有资料称，鸡蛋中含有较多的维生

素 B_2，该成分可以分解和氧化人体内的致癌物质。动物实验表明，维生素 B_2 可以帮助分解黄曲霉素，使癌细胞不能生成。还有实验研究从鸡蛋中分离出一种抗胃癌细胞的 IGY 抗体，这种抗体能杀灭大部分胃癌细胞，而对正常组织的细胞无任何损伤。此外，鸡蛋中的微量元素，如硒、锌等也都具有防癌作用。根据对全世界人类癌症死亡率进行的分析，人们发现癌症的死亡率与硒的摄入量成反比。在临床上，有用鸡蛋配蛇蜕治甲状腺癌者；有用鸡蛋配斑蝥治膀胱癌者；有用鸡蛋配蓖麻子治肠癌者；有用鸡蛋配核桃树枝治恶性淋巴瘤者；有用鸡蛋配毛花猕猴桃根、瘦猪肉治子宫癌者；有用鸡蛋配阿胶、黄腊治白血病者。有专家认为，致癌物质无所不在，使人们寝食难安。但是，能够防癌解毒的灵丹，不是昂贵的药物，而是廉价的鸡蛋。

【补充说明】鸡蛋是人们常吃的营养佳品，老幼皆宜。现代研究表明，鸡蛋还可健脑益智、改善记忆力、保护肝脏、延缓衰老、提高人体血浆蛋白、增强机体代谢和免疫功能、减肥、润肤美容。本品能够防治动脉硬化、高血压、高血脂、冠心病、贫血、记忆力下降，还可兼治胃痉挛、浸润性肺结核。外用本品，可以祛斑，治疗神经性皮炎、水火烫伤、蝎蛇咬伤等疾病。

【用法用量】内服：1～3 枚，煎、炒、蒸、煮、冲或煮蛋花等吃法均可。煮鸡蛋是最具营养的吃法。外用：适量，涂敷。

【使用注意】不要生吃。炒鸡蛋不需放味精。儿童和老人每天吃 1 个鸡蛋，青少年及成人每天吃 2 个鸡蛋为宜。应该吃整个鸡蛋（冠心病患者只可吃蛋白，不宜吃蛋黄是误传）。茶叶蛋应少吃。吃完鸡蛋后不要立即饮茶。肾脏病患者慎食鸡蛋。鸡蛋不可与白糖、豆浆、兔肉同食。

鸭 肉

【药用部分】肉。

【性味功效】甘、咸，寒。健脾养胃，利水消肿，滋阴补血，清肺解毒，止咳定惊。

【传统主治】气短乏力，食少便干，水肿胀满，阴虚失眠，劳热骨蒸，咽干口渴，盗汗遗精，月经量少，咳嗽咯血，惊痫疮毒。

【抗癌参考】肺癌、食管癌、胃癌、肠癌等。

现代研究发现，鸭肉中含有维生素 B_2 和维生素 E 等成分，这些成分均已被证实具有防癌抗癌作用。民间流传，鸭与冬虫夏草同煮，可以治疗肺癌。"竹荪鸭肉汤"（含鸭肉、竹荪、香菇、枸杞子）具有抗癌的作用。鸭肉也适宜癌症患者放疗、化疗后食用。

【补充说明】现代研究表明，鸭肉中的脂肪酸熔点低、易于消化。它还富含烟酸、B 族维生素和维生素 E，可软化血管、降低血压、保护心脏、预防心肌梗死，并可缓解精神压力、抗衰老、防治脚气病和神经炎。鸭肉对老年性动脉硬化、高血压、心脏病有较好的辅助治疗功效。本品也适宜糖尿病、肝硬化腹水、肺结核、慢性肾炎水肿者食用。

【用法用量】内服：适量，煨烂熟，吃肉喝汤；也可清炒等食用。

【使用注意】忌与兔肉、杨梅、核桃、鳖、木耳、荞麦同食。

鸭　血

【别名】家鸭血。

【药用部分】血液。

【性味功效】咸，寒。归肝、脾经。补血，清热解毒。

【传统主治】失血血虚，劳伤吐血，血热上冲，中风眩晕，药物中毒，妇女行经潮热，小儿白痢。

【抗癌参考】消化道肿瘤、白血病等。

有资料称，鸭血可以防治消化道肿瘤。鸭血配伍海带，烹饪汤肴，不仅对白血病患者有很好的滋补养血作用，而且对急性白血病并发贫血者有显著的辅助治疗效果，同时兼有抗癌、抑癌作用。

【补充说明】现代研究证明，鸭血含有丰富的蛋白质及多种人体不能合成的氨基酸，还含有人体造血过程中不可缺少的物质。它可兼治贫血和菌痢。一般人群均可食用本品，从事粉尘、纺织、环卫、采掘等工作的人尤宜常吃。

【用法用量】内服：趁热生饮，或冲入热酒服，或隔水蒸熟食，每次 100～200mL，或 1～2 杯；可与海带之类熬汤等。外用：适量，涂敷。

【使用注意】高胆固醇血症、肝病、高血压和冠心病患者应少食。

鹅 血

【别名】家鹅血。

【药用部分】血液。

【性味功效】咸，平。归心、肝、胃经。和胃降逆，解毒通膈，软坚化瘀，益气补虚，养血润燥。

【传统主治】噎膈反胃，虚羸消渴，血虚发热，妇女经闭，经量过少，骨蒸潮热。

【抗癌参考】食管癌、贲门癌、胃癌、肝癌、淋巴瘤、鼻咽癌、乳腺癌、白血病等。可防治癌症放、化疗引起的白细胞减少症。

现代药理研究证明，鹅血含有较高浓度的免疫球蛋白，还含有不被人体胃肠道中酸、碱、酶所破坏的低分子抗癌因子等，这些活性物质能通过宿主中介作用，强化人体的免疫系统，达到治疗癌症的目的。鹅血能抑制小鼠艾氏腹水癌的形成，使癌细胞数量减少、发生溶解，还可使病灶减小，其抑制率达40%以上。用灌肠方式给予实验动物鹅血，可抑制癌细胞。用0.4mL鹅血给小鼠灌胃，对S180荷瘤小鼠的抑瘤率达57%。国内曾有用鹅血治疗食管癌、胃癌、肺癌、淋巴瘤、鼻咽癌等恶性肿瘤，并取得显著疗效的报道。

【补充说明】现代研究表明，鹅血还能促进人体血细胞生长，并具有养颜美容等功效。它可兼治白细胞减少症、血小板减少症、再生障碍性贫血、血吸虫病等疾病。鹅血也是一种细腻鲜美的佳肴。贫血患者、老人、妇女和从事粉尘、纺织、环卫、采掘等工作的人，尤应常吃本品。

【用法用量】内服：100～200mL，趁热生饮或用热水、黄酒冲服；或与韭菜汁混合边搅边饮。已有片剂、糖浆、冲剂、胶囊等制剂，按其说明书服用。

【使用注意】服鹅血期间，忌食辛辣、公鸡、猪头肉。

石 燕

【别名】石燕子。

【药用部分】动物的化石。

【性味功效】甘，凉。归肝、胃、肺、肾、膀胱经。清热解毒，利水通淋，除湿热，退目翳。

【传统主治】小便不通，小便淋痛，尿血，带下，小儿疳积，肠风痔漏，眼目障翳。

【抗癌参考】食管癌、肝癌、肠癌、肺癌、膀胱癌、宫颈癌等。

药理研究证明，本品在体内有抗肿瘤的作用。据《肿瘤疾病家庭防治精选100问答》记载，石燕主治肝癌、肠癌、膀胱癌。

【补充说明】石燕在《本草纲目》中有2处记载，分别见于金石部和禽部，本品为其中禽部之石燕。

【用法用量】内服：煎汤，7~30g；或磨汁；或入丸、散。外用：适量，水磨点眼或研末搽。

【使用注意】孕妇忌服。

狗　肉

【药用部分】肉。

【性味功效】咸、酸，温。归脾、胃、肾经。补中益气，温肾助阳。

【传统主治】脾肾气虚，胸腹胀满，鼓胀，浮肿，腰膝软弱，寒疝，败疮久不收敛。

【抗癌参考】肺癌、贲门癌等。

据《中医肿瘤学》记载：有专家曾治过一例肺癌患者和一例贲门癌患者，他让两人在手术后，每冬均食狗肉。前者存活14年，后因二重癌术后复发死亡；后者存活11年，后因胃部二重癌术后1年余，死于严重肺心病所致的呼吸衰竭。

【补充说明】狗肉是中国传统美食，营养价值很高，有"至尊肾宝"美誉。食用狗肉可增强人的体魄，提高消化能力，促进血液循环，改善性功能。狗肉还可用于老年人的虚弱证，如尿溺不尽、四肢厥冷、精神不振等。

【用法用量】内服：煮食，适量。

【使用注意】脑血管病、心脏病、高血压病、中风后遗症患者不宜食用。不能与鲤鱼、茶及大葱一起吃。

鼹 鼠

【别名】田鼠。

【药用部分】全体或肉。

【性味功效】咸，寒。归心、肺经。解毒蚀疮，理气散结，泻肺平喘，驱蛔杀虫。

【传统主治】恶疮疔肿，肺热咳喘，痔漏，蛔虫病。

【抗癌参考】胃癌等。

据《中医肿瘤学》介绍，鼹鼠1只，用瓦焙成焦黄色，研成粉末，每日1次，每次15g，黄酒冲服，对胃癌初期有改善症状、增进食欲、增强体质的作用。《东北动物药》中亦有鼹鼠治胃癌的记载。

【用法用量】内服：烧存性研末，2～4g；或煮食。外用：适量，烧存性研末调涂。

猫 胞 衣

【别名】猫胞。

【药用部分】胎盘。

【性味功效】甘、酸，温。归肝、脾、胃经。疏肝和胃。

【传统主治】两胁胀痛，胃脘疼痛，噎膈反胃。

【抗癌参考】食管癌、胃癌等。

本品对癌细胞的生长有抑制作用，对动物移植性肿瘤有一定抑制作用。《中国民间单验方》载：将猫胞衣（1具）置新瓦上焙干，加麝香少许，研为细末，每日分4次，用黄酒冲服，可防治多种癌症。

【用法用量】内服：煮食，适量；或焙干研末冲，每次6～9g。

第二节　临床常用中药

牛 黄

【别名】犀黄。

【药用部分】牛胆结石。

【性味功效】苦，凉。归心、肝经。清热解毒，化痰开窍，凉肝息风，清心定惊。

【传统主治】热病神昏，中风痰迷，惊痫抽搐，口舌生疮，咽喉肿痛，痈肿疔疮。

【抗癌参考】脑瘤、肝癌、肺癌、鼻咽癌、食管癌、贲门癌、卵巢癌、宫颈癌、舌癌、白血病、乳腺癌、皮肤癌、胰腺癌、睾丸癌、喉癌、纵隔肿瘤等及癌肿高热昏迷者。

现代药理研究表明，牛黄具有抗癌作用。牛黄所含的胆酸有抑癌作用。动物实验显示，其可致肿瘤细胞发生广泛而严重的坏死。由牛或猪胆汁提炼而成的人工牛黄，与牛黄的功用基本相同。研究证明，人工牛黄对小白鼠 S180、S37 有明显的抑制作用，其抑制率分别为 60% 与 54.3% ~ 72.2%。牛胆汁提取物对大鼠瓦克癌 256 有抑制作用，适当剂量即可使肿瘤发生广泛而严重的坏死。实验还发现，含牛黄的犀黄丸，对小鼠梭形细胞肉瘤、肉瘤 180 均有抑制作用，还能明显抑制和杀伤实验性白血病（L7212）小鼠白血病细胞。犀（西）黄丸（胶囊）、攻毒消瘤丸、安宫牛黄丸、新癀片等含牛黄的复方制剂，分别在配合治疗鼻咽癌、颈部淋巴瘤、肝癌、食管癌、贲门癌、卵巢癌、肺癌方面，取得了较好的疗效。

【补充说明】现代研究表明，牛黄还有解热、镇痛、抗惊厥、抗癫痫、镇静、抗炎、提高免疫、抗病毒、抗氧化、抗衰老、强心、降压、降血脂、镇咳平喘、祛痰、利胆、保肝、刺激肠蠕动以及止血等作用。天然牛黄价格昂贵，人工牛黄可用作其代用品。

【用法用量】内服：研末，每次 0.15 ~ 0.35g；或入丸剂。外用：适量，研末敷或调敷。

【使用注意】孕妇慎用。

猪 胆 汁

【药用部分】胆汁。

【性味功效】苦、咸，寒。归肝、胆、肺、心、大肠经。清热解毒，化痰止咳，平喘益肺，补脾润燥。

【传统主治】目赤肿痛，肺热咳嗽，湿热黄疸，消渴，便秘，哮喘，泄泻，喉痹，痈肿。

【抗癌参考】肺癌、食管癌、乳腺癌、白血病、黑色素瘤、耳癌等。

现代药理研究表明，本品具有抗癌作用。猪胆汁酸钠在体外能够抑制早幼粒白血病细胞 HL-60 的增殖，并可诱导 HL-60 细胞向终末方向分化。胆红素对恶性肿瘤 W256 也有抑制作用。有人曾用猪胆汁配冰片、朱砂、甘草治疗 6 例食管癌患者，在服药 3 个月的 3 例中，1 例有效，1 例病情稳定（吉林有人用此方治疗黑色素瘤，亦有效果；台湾有人用此方治疗肺癌，也有一定效果）。有人用"胆汁合剂"（含猪胆汁、黄连、大黄等）治疗食管癌，有一定效果。福建有人用鲜猪胆汁泡白砂糖，每日 1 剂，并以白花蛇舌草、半枝莲、黄药子、鲜瓜蒌各等量熬煎代茶，治疗 2 例已确诊为"乳腺癌"患者（其中一例已经做过 3 次手术，且癌细胞已扩散），结果均有显著疗效。

【补充说明】猪胆汁还可兼治高血压、慢性胃炎、百日咳。本品外涂，可治痔疮；本品调雄黄粉涂搽，可治头癣。

【用法用量】内服：煎汤，6～9g；或取汁饮，每次 3～6g；或入丸、散。外用：适量，涂搽、点眼或灌肠。

羊　胆

【药用部分】胆囊。

【性味功效】苦，寒。归肝、胆、胃、肾、大肠经。清火明目，解毒消肿。

【传统主治】肝火上炎，目赤翳障，黄疸，尿赤，便秘，肺痨，疮疡肿毒。

【抗癌参考】肺癌、卵巢癌、上额窦癌、中耳癌等。

羊胆在体内有抗肿瘤的作用。有资料称，羊胆每日半只冲服，连服 7 天，休息 3 天再服，可抗肺癌；羊胆与血竭、麝香制成胶囊，用石见穿煎汤送服，可用于上额窦癌的治疗，该方亦可结合其他疗法，治疗卵巢癌；鲜羊胆与黄连、白矾共研匀为细末吹耳，并用全蝎、蜈蚣研末内服，治疗中耳癌。

【补充说明】现代药理研究表明，羊胆还具有利胆、促进消化吸收、镇咳、祛痰、抗菌和解热等作用。它可兼治百日咳、哮喘、食管结核、肺结核和胆道结石等疾病。

【用法用量】内服：煎汤，0.5~1.5g（或1~7枚）；也可熬膏、入丸散或研粉装胶囊。外用：适量，点眼、涂敷或灌肠。

羚羊角

【别名】羚角。

【药用部分】角。

【性味功效】咸，寒。归肝、心经。平肝息风，清肝明目，清热解毒。

【传统主治】肝阳上亢，头晕目眩，肝风内动，惊痫抽搐，肝火上炎，目赤头痛，高热神昏，热毒发斑，风湿热痹，肺热咳喘。

【抗癌参考】子宫癌、白血病、胆囊癌等。

保定验方：羚羊角研末（要研极细，能飞起的程度方可），一次口服1.5~3g，1天1次，开水冲服，防治子宫癌等妇科肿瘤病。另据报告，有人应用羚羊粉，预防癌症放疗后患者发热。

【补充说明】现代药理研究表明，本品还具有镇静、抗惊厥、镇痛、催眠、解热、降压、抑菌等作用。本品价格昂贵，且羚羊乃国家重点保护动物，故非急需患者，一般少用。山羊角可代替本品，但用量要大。

【用法用量】内服：煎汤，1~3g，宜单煎2小时以上；或磨汁、研粉服，每日1~3g；或入丸、散。外用：煎汤或磨汁涂敷。

鹿 茸

【别名】斑龙珠。

【药用部分】雄鹿之幼角。

【性味功效】甘、咸，温。归肾、肝经。补肾阳，益精血，强筋骨，调冲任，托疮毒。

【传统主治】阳痿滑精，宫冷不孕，消瘦乏力，畏寒眩晕，耳鸣耳聋，腰膝酸痛，筋骨痿软，小便频数，崩漏带下，阴疽不敛。

【抗癌参考】宫颈癌、乳腺癌、白血病、前列腺癌、肾癌、骨髓瘤、胃癌等。

给腹腔接种S180型小鼠口服鹿茸蛋白提取物，其生存时间显著延长。鹿茸多糖腹腔注射，对肉瘤180有明显抑制作用。在免疫功能低下的机体内，其还可激活免疫机制，而杀伤肿瘤细胞。有资料称，本品可用于治疗患有肾阳虚、精血不足之证的各种癌症。

【补充说明】现代药理研究表明，本品还具有增强免疫功能、促进发育生长、增加红细胞、抗衰老、修复骨折、加强子宫收缩、抗损伤、抗脂质过氧化及抗应激等作用。本品适用于治疗久病体弱、倦怠、怕冷，并伴有低血压的慢性循环障碍及再生不良性溃疡和创伤等疾病。

【用法用量】内服：研末吞服，1～2g；或入丸、散；或泡酒服。

【附药】鹿角、鹿角胶、鹿角霜

鹿角：为雄鹿的老角。味咸，性温。归肝、肾经。补肾助阳，强筋健骨。功同鹿茸，但效力薄弱，生用有活血、散瘀、消肿之功，可作鹿茸之代用品。传统多用于治疗疮疡肿毒、乳痈、产后瘀血腹痛、腰痛、胞衣不下等疾病。有资料称，本品具有抗癌活性。鹿角提取物，可抑制小鼠乳腺癌；鹿角末（研极细）和红皮鸡蛋用纯豆油炒食，对子宫癌有效；鹿角片可治白血病、卵巢癌、前列腺癌、骨髓瘤、乳腺癌、肾癌等。本品对阳虚阴寒体质所引起的癌症并发疾病，具有其他药品不可替代的作用。内服：6～15g，水煎服（酒剂同）；或研末制成片剂、胶囊服用。外用：适量，磨汁涂或剉末敷。

鹿角胶：为鹿角熬成的胶块。性味归经同鹿角。本品可补肝肾，益精血，亦可止血。传统用于治疗精血不足、体弱消瘦、吐衄便血、崩漏、子宫虚寒及阴疽内陷等疾病。鹿角胶常用于治疗白血病。用法用量：3～6g，用开水或煮酒加温烊化服；或入丸、散、膏剂。

鹿角霜：为鹿角熬膏所存残渣。性味归经同鹿角，功亦似鹿角，唯力较逊，但有涩精、止血，敛疮之功。传统内服治崩漏、遗精，外用治创伤出血及疮疡久溃不敛。有资料称，鹿角霜与乌梢蛇、螃蟹研细末服，可治血瘀血热型胃癌。鹿角霜也常用于骨肿瘤、白血病等癌症的治疗。内服：煎汤，9～15g。外用：适量。

阿　胶

【别名】阿胶珠。

【药用部分】胶块。

【性味功效】甘，平。归肺、肝、肾经。补血滋阴，润燥，止血，安胎，利尿。

【传统主治】血虚萎黄，眩晕心悸，肌痿无力，热病伤阴，心烦不眠，阴虚风动，手足瘛疭，肺燥咳嗽，劳嗽咯血，吐衄尿血，便血崩漏，妊娠胎漏，小便不利。

【抗癌参考】肺癌、白血病、卵巢癌、宫颈癌、绒癌、膀胱癌等。

现代研究表明，阿胶具有抗肿瘤作用。阿胶的含药血清，可促使肺肿瘤细胞凋亡，并可使细胞分裂阻滞在 G0 期。复方阿胶浆对荷肺癌小鼠，具有一定的抑瘤作用。阿胶对细胞免疫有双向调节作用，并对 NK 细胞的活性有较好的增强作用，而 NK 细胞在抑制肿瘤的发生中起到一定作用。有资料称，阿胶对抑制和杀伤癌细胞具有明显效果，这是专家将阿胶直接作用于肿瘤进行实验观察后得出的结论。

【补充说明】现代药理研究表明，阿胶还具有抗疲劳、耐缺氧、生血、增强免疫功能、增强记忆、抗休克、改善体内钙质平衡、促进钙质吸收及平喘等作用。它可防治肌营养障碍，还可兼治再生障碍性贫血、血友病、肺结核咯血等疾病。阿胶至今仍为中医治疗血虚的首选药物，同时其也是民间常用的滋阴保健佳品。

【用法用量】内服：3 ~ 9g，烊化冲服；或用开水、黄酒化服；或入丸、散。炒成珠者也可后下同煎。

麝　香

【别名】元寸香。

【药用部分】成熟雄麝香囊中的干燥分泌物。

【性味功效】辛，温。归心、脾经。开窍醒神，活血通经，消肿止痛，催产下胎。

【传统主治】热病神昏，中风痰厥，气郁暴厥，血瘀经闭，癥瘕积聚，心腹暴痛，痈肿瘰疬，咽喉肿痛，跌打损伤，痹痛麻木，难产，死胎，胞衣不下。

【抗癌参考】食管癌、胃癌、肝癌、肠癌、肺癌、鼻窦癌、鼻腔癌、喉癌、白血病、脑肿瘤、乳腺癌、宫颈癌、卵巢癌、阴道癌、睾丸癌、膀胱癌、皮肤癌、脊髓肿瘤等。可缓解癌性疼痛。

本品在人体食管鳞癌、胃腺癌、结肠癌、膀胱癌的组织匀浆培养液中，均显示对肿瘤细胞有抑制作用，且浓度大则作用强。动物实验证明，本品对 S37、S180、U14、小鼠肝癌，有抑制作用。体外实验发现，天然麝香对 Hela 细胞及腹水癌细胞有较强的杀灭作用；人工麝香对离体肿瘤细胞亦具有较强的抑制作用。在绵羊身上的试验表明，麝香可增强机体对肿瘤的免疫，破坏癌细胞外围防护因子，从而有利于捕捉残余癌细胞的作用。由麝香、牛黄、乳香、没药组成的犀黄丸，对小鼠梭形细胞肉瘤有明显的抑制效果。同含上述药物的西黄胶囊，被国家确定为是治癌的基本药物，可用于各种癌症。近年研究发现，含麝香的紫金锭也有肯定的抗癌作用。

【补充说明】现代研究表明，本品还具有抗痴呆、耐缺氧、抗脑组织损伤、强心、抗血小板聚集、抗炎、抗着床、抗早孕、抗蛇毒、抗组胺、抗菌、解热、发汗、利尿和舒张支气管等作用。麝香注射液治疗淋巴结结核有明显疗效，且无不良反应。

【用法用量】内服：入丸、散，0.03 ~ 0.1g，大剂量可至 1g，一般不入汤剂。外用：适量，研末掺、调敷或入膏药中敷贴。

【使用注意】孕妇禁用。

熊 胆 粉

【药用部分】干燥胆汁。

【性味功效】苦，寒。归肝、胆、心经。清热解毒，息风止痉，清肝明目。

【传统主治】热极生风，惊痫抽搐，目赤翳障，黄疸疮痈，痔疮肿痛。

【抗癌参考】食管癌、胃癌、肝癌、白血病、淋巴瘤等。

本品对白血病细胞有分化诱导作用。0.4mg/mL 引流熊胆作用 5 天，可使人早幼粒白血病细胞系 HL – 60 的 80% 以上细胞，分化为具有单核巨噬细胞特征和功能的细胞。其还有自发形成集落的能力，同时可使细胞增殖受到明显抑制。熊胆粉对人组织细胞淋巴瘤细胞系 U937 细胞，也有分化诱导作用。熊胆粉腹腔注射，可延长 S180 腹水癌小鼠的存活时间。

【补充说明】现代药理研究表明，本品还具有解热、抗菌消炎、利胆保肝、溶解胆石、降血脂、预防肝脂肪变性、镇静、镇痛、抗惊厥、解痉、抗过敏、镇咳、祛痰、平喘、降血压、降血糖、助消化、降低心肌耗氧量、抗心律失常和抗衰老等作用。

【用法用量】内服：0.25 ~ 0.5g（有资料称可用至 1.5 ~ 2.5g），多入丸、散或胶囊中服。外用：适量，研末调涂或点眼。

狗 宝

【别名】狗结石。

【药用部分】狗胃、胆、肾中的结石。

【性味功效】甘、咸，平。归脾、胃、心经。降逆气，开郁结，消积，解毒。

【传统主治】噎膈反胃，胸胁胀满，痈疽疮疡。

【抗癌参考】食管癌、胃癌等。

据《实用抗癌验方》介绍，用狗宝为末，每服 0.5g，以威灵仙 100g、盐 10g，捣泥，加水搅匀，去渣后冲服狗宝，每日 2 次，可治胃癌。有资料称，狗宝对胃癌、食管癌有独特疗效。

【补充说明】狗宝为我国传统中医药材，自古与牛黄、马宝并誉为"三宝"。它对恶疮亦有独特疗效。

【用法用量】内服：研末，0.9～1.5g；或入丸、散。外用：适量，研末撒。

五 灵 脂

【别名】寒雀粪。

【药用部分】鼯鼠类粪便。

【性味功效】苦、咸、甘，温。归肝经。活血化瘀，消肿止痛，止血解毒。

【传统主治】胸胁、脘腹刺痛，痛经，经闭，产后腹痛，崩漏经多，跌仆损伤，蛇虫咬伤。

【抗癌参考】食管癌、胃癌、肝癌、肠癌、扁桃体癌、肾癌、白血病、绒毛膜癌等。可缓解癌性疼痛。

动物实验证明，本品有抗肿瘤作用。本品所含的 7 种三萜成分，具有细胞毒性作用，对细胞培养的 P388 型粒细胞白血病的毒性作用效果明显。本品所含维生素 A，有预防上皮细胞癌的功效，还具有将已癌变的细胞恢复为正常细胞的作用。有资料称，在五灵脂与人参的配伍关系研究方面，尚有"临床上两者相配用于治疗肿瘤"的情况。

【补充说明】现代药理研究表明，本品还有抑制血小板聚集、抗炎、抗溃疡、清除自由基、提高机体免疫功能、缓解平滑肌痉挛、镇痛、抑制结核杆菌及多种真菌等作用。

【用法用量】内服：煎汤，5～10g；宜包煎或入丸、散。外用：适量，研末撒或调敷。

【使用注意】孕妇慎用。前人的"十九畏"认为本品畏人参，故一般不宜与人参同用。

刺猬皮

【别名】猬皮。

【药用部分】皮。

【性味功效】苦、涩，平。归肾、胃、大肠经。化瘀止痛，收敛止血，固精缩尿。

【传统主治】胃脘疼痛，反胃呕吐，便血，痔血，遗精遗尿。

【抗癌参考】胃癌、肠癌、肺癌、胸膜间皮瘤、膀胱癌、前列腺癌等。可缓解癌性疼痛。

刺猬皮对胃癌细胞有抑制活性。本品复方应用，对癌变因子 C4－F 有较好的抑制作用。本品对癌性疼痛有直接镇痛效果。《抗癌秘验方》载：制附子9g、肉桂6g、熟地黄15g、牡丹皮10g、山茱萸12g、淫羊藿10g、仙茅10g、炮山甲15g、鸡内金10g、刺猬皮10g，水煎服，每日1剂，可防止前列腺癌。

【补充说明】现代药理研究表明，本品还有止血和促进平滑肌蠕动的作用。

【用法用量】内服：煎汤，10～15g；或入散、丸剂。外用：适量，研末调敷。

第六章 金石与其他部

第一节 食物、药物及药食两用物品

麦饭石

【别名】豆渣石。

【药用部分】矿石。

【性味功效】甘，温。归肝、胃、肾经。解毒散结，去腐生肌，除寒祛湿，益肝健胃，活血化瘀，利尿化石，润肤美容。

【传统主治】痈疽发背，风湿痹痛。

【抗癌参考】食管癌、胃癌、肠癌、肝癌、乳腺癌、皮肤癌等。

饮用麦饭石浸液66日的纯系小鼠，被动接种乳腺癌细胞（Ca761/L）系后，出瘤时间比对照组晚3.8日，而且带瘤小鼠平均存活时间比对照组延长18.6日。研究证实，麦饭石可以净化水质，对水中致癌的有毒物质具有较强的吸附能力，其还可以通过离子交换作用，将蓄积人体内的铅、汞、砷、镉、锡等有致癌性的物质排出体外，因而常饮麦饭石茶可防癌抗癌。另据分析，麦饭石所含的铁、硒、锰、钙、镁、钼、锌和矾等元素，都已被科学证明具有防治癌症的作用。其中，被誉为防癌"四大金刚"之一的铁，能防止亚硝胺的形成，可防治胃癌；被称为"防癌女神"的硒，是防治肠癌和乳腺癌的功臣；锰在防治肝癌方面也有独特之处。有专家称，麦饭石为癌症的天敌。

【补充说明】现代研究表明，麦饭石还具有加快人体新陈代谢、促进机体生长发育、改善血液循环、增强免疫功能、保肝、延年益寿等作用。本品浴用，能增强人体毛细血管收缩机能，增强皮肤弹性。麦饭石有"健康药石""长寿石""细胞洗涤剂"之称。它可防治慢性肝炎、胃炎、痢疾、糖尿病、高血压、神经衰弱、尿路结石、口腔溃疡、湿疹、痱子、手指皮肤皲裂、痤疮、黄褐斑、白发、脱发等疾病。

【用量用法】内服：适量，放入杯内，用沸水冲沏，便可饮用（一般1份麦饭石，加6~8份开水）；也可与茶叶制成茶饮；或提取其微量元素作酱油、醋、啤酒、糖果等食品的添加剂。外用：适量，研末涂敷，或泡水外洗，或制成化妆品用。

料姜石

【别名】姜石。

【药用部分】钙质结核。

【性味功效】咸，寒。归心、胃经。清热解毒，止血利痰，软坚散结，重镇降逆，止痛消肿。

【传统主治】疗疮痈肿，乳痈，瘰疬，跌打损伤。

【抗癌参考】食管癌、胃癌、肝癌、胰腺癌、肠癌、乳腺癌、卵巢癌、喉癌、甲状腺癌、白血病等。

料姜石所含的硒、锌、钼、镁、铁、锰、锗等元素，均具有防癌抗癌作用。料姜石还能降低水中亚硝胺含量，亦在防癌抗癌上具有一定作用。有资料称，本品在临床中用于治疗肿瘤，且具有一定的疗效。有专家不仅在治疗癌症汤剂中喜用料姜石，还建议用料姜石改善水源，或用料姜石水泡绿茶温饮以防癌。

【补充说明】现代研究表明，料姜石还具有杀菌消炎等作用。

【用量用法】内服：煎汤，60g；或入丸、散；或泡饮。外用：适量，研末敷。

紫河车

【别名】胎盘。

【药用部分】健康人的胎盘。

【性味功效】甘、咸，温。归肺、肝、肾经。补肾益精，养血益气。

【传统主治】虚损瘦弱，气血不足，骨蒸盗汗，咳嗽气喘，食少气短，阳痿遗精，头晕耳鸣，不孕少乳。

【抗癌参考】胃癌、肝癌、大肠癌、白血病、宫颈癌、乳腺癌、网状细胞肉瘤、淋巴肉瘤、肺癌、甲状腺癌等。

现代药理研究证明，从胎盘分离出具有抗癌活性的蛋白质，对小鼠肉瘤 37 和艾氏腹水癌的抑制率达 73% 和 60%，对小鼠肉瘤 S180 的抑制率在 50% 以上。有资料称，胎盘可作为治疗肿瘤的常用辅助药物，尤其适用于癌症晚期气血双亏者，其还可对抗癌症患者放、化疗所致的骨髓抑制之不良反应。有人曾以胎盘粉 10g，每日 3 次，配合辨证用药，治疗 1 例右肺中心型肺癌伴肺门淋巴结转移患者，仅治 4 个月，患者的临床症状及右肺 X 线肿块影均消失。但因胎盘含多种激素，故对乳腺癌等与激素有关的肿瘤应慎用。

【补充说明】紫河车为良好的滋补强壮之品。现代研究表明，它还有增强免疫功能、增加机体抵抗力、促进生长发育、抗感染、抗过敏、抗贫血和升高白细胞等作用。它可以预防麻疹、肝炎，还能防治胃溃疡、贫血、白细胞减少症、神经衰弱、肺结核、支气管哮喘、慢性气管炎、肝硬化腹水、子宫发育不良、子宫萎缩、子宫肌瘤、功能性无月经和希思综合征等疾病。

【用量用法】内服：煎汤，10～15g；或研粉分冲，1.5～3g；或入丸剂、胶囊；或鲜品水煮服食，每次 0.5～1 个。

脐　带

【别名】坎气。

【药用部分】全脐带。

【性味功效】甘、咸，温。归脾、胃、肺、肾经。补益气血，温肾纳气，平喘敛汗，解胎毒。

【传统主治】虚劳羸弱，气血不足，肾虚喘咳，盗汗，胎毒。

【抗癌参考】胃癌、肠癌、子宫癌、白血病等。

日本学者研究发现，脐带中含有一种 POU 激素，该物质对癌细胞有抑制作用，可以防治子宫癌、肠癌、胃癌。有研究发现，新生儿的脐带血中充满了治疗白血病及各种血液有关疾病的干细胞，研究人员采用脐带血移植疗法对 44 个白血病患儿进行治疗，取得了令人满意的效果。

【补充说明】现代药理研究表明，脐带提取物有激素样作用。美国医药工作者发现，新生儿的脐带血是对抗白血病和其他免疫系统绝症的无价之宝。为此，美国当局拨款成立了"脐带血银行"。

【用量用法】内服：煎汤，1~2条；研末冲服，1.5~3g。

灵 芝

【别名】菌灵芝。

【药用部分】子实体。

【性味功效】甘，平。归心、肺、肝、肾经。补气益血，养心安神，止咳平喘，补脾化痰。

【传统主治】心神不宁，失眠多梦，健忘惊悸，咳喘痰多，不思饮食，久病体虚。

【抗癌参考】食管癌、胃癌、肠癌、肝癌、肺癌、鼻咽癌、甲状腺癌、宫颈癌、白血病等。可辅助癌症手术、放疗、化疗后的康复。

研究发现，从灵芝子实体、灵芝孢子中，分离出来的三萜类化合物均有抗肿瘤作用。灵芝对小鼠肉瘤 180 有抑制作用，腹腔注射的抑瘤率为 83.9%。灵芝孢子粉灌胃，可明显抑制昆明种小鼠移植性 S180 肉瘤的生长；腹腔注射可明显抑制小鼠 HAC 肝癌的生长。灵芝孢子的醇提物，对一些体外培养的肿瘤细胞系有直接的细胞毒作用。灵芝所含的三萜类、多糖、酶类、肽类、灵芝酸、有机锗等成分，都能明显破坏癌细胞中的端粒酶的活性，其中有机锗含量是人参的十几倍。癌细胞一旦缺乏端粒酶的保护，其 DNA 就会分裂一次缩短一次，直到衰亡。灵芝孢子的药效是灵芝的 75 倍，但必须破壁后才能被人体吸收，破壁的灵芝孢子对治疗癌症疗效显著。

【补充说明】现代研究表明，灵芝还有镇静、抗惊厥、抗癫痫、强心、抗心律失常、降压、降血脂、降血糖、增强免疫、保肝、解毒、抗放射、抗氧化、清除自由基、抗衰老、镇咳平喘、抗缺氧、抑菌、抗艾滋病毒、抑制胃溃疡、抗凝血、抑制血小板聚集及抗过敏等作用。其可兼治神经衰弱、溃疡病、气管炎、肝炎、关节炎、高血压、高血脂、冠心病、过敏性哮喘及鼻炎等疾病。

【用法用量】内服：煎汤，6~12g；研末吞服，1.5~3g；或作浸膏片、糖浆。已有注射液等制剂，按其说明书使用。

冬 虫 夏 草

【别名】 虫草。

【药用部分】 干燥的子座与虫体。

【性味功效】 甘，平。归肾、肺经。补肺益肾，止血化痰，止咳平喘，益精壮阳。

【传统主治】 久咳虚喘，劳嗽痰血，阳痿遗精，腰膝酸痛，自汗盗汗。

【抗癌参考】 肺癌、乳腺癌、宫颈癌、肝癌、胃癌、鼻咽癌、前列腺癌、白血病、恶性淋巴瘤、骨瘤等。

虫草水、醇提取物均可抑制小鼠 S180 肉瘤、小鼠 Lewis 肺癌、小鼠 mA－737 乳腺癌等肿瘤的生长，对 6－巯基嘌呤的抗肿瘤作用有增强效果。本品水提物还能增强环磷酰胺的抗癌作用。虫草素可以抑制细胞分裂，对人鼻咽癌细胞（KB）的生长有抑制作用，它可代替腺苷参与肿瘤细胞的代谢过程，直接影响肿瘤细胞的生长发育。虫草具有非特异性刺激免疫反应，从而能够提高机体抗癌能力，延长艾氏腹水癌小鼠的存活时间。据报告，有人用虫草合剂分别治疗右髂骨坐骨及耻骨恶性肿瘤、肺癌和前列腺癌各 1 例，均取得较好疗效。国内外许多临床病例均表明，虫草制剂对中晚期癌症患者有显著疗效，其中包括肺癌、肝癌、前列腺癌、胃癌、鼻咽癌、白血病等。

【补充说明】 现代药理研究表明，虫草还有镇静催眠、抗惊厥、降温、抑菌、扩张支气管、祛痰平喘、增强免疫、耐缺氧、抗疲劳、抗衰老、促进造血功能、增加心肌供血、抗烟碱、抗流涎等作用。其可兼治急、慢性肾衰竭，肺结核。其还可防治肝纤维化，对急性病毒性心肌炎有明显保护作用。虫草祛病强身，功效卓著，故被人们誉为"功与人参同"的佳品。健康人常服虫草制剂能增强体质，益寿延年。

【用法用量】 内服：煎汤，3～9g，或 3～5 个；或入丸、散；或与鸭同煮。已有口服液、袋泡茶等制剂，按其说明书服用。

蛹 虫 草

【别名】 蛹草，北冬虫夏草。

【药用部分】 菌核及子座。

【性味功效】甘，平。补肺益肾，止血化痰。

【传统主治】肺痨，咯血，盗汗，腰痛，病后虚损，阳痿遗精。

【抗癌参考】胃癌、贲门癌、肝癌、肺癌、喉癌、鼻咽癌、白血病等。可辅助癌症放、化疗后遗症的康复。

蛹虫草水煎剂每日 5g/kg 灌胃，连续 10 日，可明显抑制小鼠肉瘤 S180 瘤块生长，延长荷瘤小鼠寿命，降低小鼠荷瘤率；还能明显抑制小鼠 Lewis 肺癌原发灶的生长，降低自发肺部转移率。其作用机制是通过提高机体免疫力，促进小鼠脾淋巴细胞转化率，进而激活腹腔巨噬细胞的吞噬活性。体外实验表明，蛹虫草水煎剂对喉癌细胞的增殖性生长，有明显的抑制作用。在组织培养中，蛹虫草对人鼻咽癌细胞（KB）的生长有抑制作用。蛹虫草有效成分虫草素的含量为冬虫夏草的 3～5 倍，该物质能激活巨噬细胞产生细胞毒，进而直接杀伤癌细胞。有研究发现，蛹虫草可以合成喷司他丁，而喷司他丁早在 1991 年就已经被 FDA 批准为抗白血病药物。

【补充说明】现代药理研究表明，本品还具有镇静、抗突发性心律失常、抗氧化、抗菌、抗疟、抗炎等作用。有资料将本品别名也称为"冬虫夏草"，其实两者为同科植物的不同品种。

【用法用量】内服：煎汤，5～10g；或泡酒；或炖鸡、鸭。

第二节　临床常用中药

秋　石

【别名】秋丹石，秋冰。

【药用部分】人中白和食盐的加工品。

【性味功效】咸，寒。归肺、肾经。滋阴降火，止血消瘀。

【传统主治】虚劳羸瘦，骨蒸劳热，咳嗽，咯血，咽喉肿痛，遗精，尿频，白浊，带下。

【抗癌参考】白血病、宫颈癌、舌癌、喉癌等。

有资料称，秋石有抗癌作用，对 JTC26 癌细胞的抑制率可达 50%～70%。有专家治疗慢性骨髓性白血病采用的基础方（蒲辅周方）中，即含有秋石。

【补充说明】秋石为传统中药，分为淡秋石和咸秋石 2 种，内服多用淡秋石，咸秋石多作外用。淡秋石还可治疗口腔及喉头慢性炎症。英国学者将中药"秋石"列为中国古代科技的 26 项发明之一，其称秋石是一种从童男、童女尿液中萃取提炼的药物，古代方士常以此药进贡皇上，据说服之可以"长生不老"。

【用法用量】内服：入丸、散，4.5～9g。外用：适量，研末撒。

白　矾

【别名】矾石，明矾。

【药用部分】结晶品。

【性味功效】酸、涩，寒。归肺、脾、肝、大肠经。清热化痰，止泻止血，解毒杀虫，燥湿止痒。

【传统主治】风痰癫痫，久泻久痢，便血，衄血，崩漏，白带，口疮，痔疮，湿疹，疥癣。

【抗癌参考】皮肤癌、鼻腔癌、中耳癌、食管癌、胃癌、肝癌、胰腺癌、直肠癌、乳腺癌、子宫癌、阴道癌、恶性葡萄胎、膀胱癌、阴茎癌、白血病等。

白矾水溶液能使癌细胞变性，有细胞毒作用。体外实验表明，用明矾热水浸出物，以 500μg/mL 给药，对人子宫癌细胞 JTC26 的抑制率达 90% 以上。

【补充说明】现代研究表明，白矾还具有抗菌、收敛止汗、消炎、防腐、促进溃疡愈合、抗早孕、抗阴道滴虫和降血脂等作用。白矾可兼治胃及十二指肠溃疡、黄疸型肝炎、子宫脱垂、鼻息肉、酒渣鼻、睾丸鞘膜水肿等疾病。

【用法用量】内服：煎汤，0.5～1.5g（有人以其与白醋一起治胃癌，用至 15g）；或入丸、散。外用：适量，研末撒或吹喉调敷；或化水熏洗。

硼　砂

【别名】月石。

【药用部分】矿石加工品。

【性味功效】甘、咸，凉。归肺、胃、肝、大肠经。解毒防腐，清热化痰。

【传统主治】咽喉肿痛，口舌生疮，目赤翳障，痰热咳嗽。

【抗癌参考】喉癌、舌癌、食管癌、胃癌、乳腺癌、子宫癌、阴道癌、恶性淋巴瘤、皮肤癌等。

有资料称，硼砂具有抗肿瘤作用。有专家称硼砂、硇砂和朱砂为"抗癌三砂"。他在用汤剂治疗食管癌（髓质型）的同时，配用了含有硼砂的具有抗癌作用的成药"将军散"，疗效较好。

【补充说明】现代研究表明，硼砂还可抗菌、抗惊厥、抗癫痫，对皮肤黏膜有消炎、防腐及保护作用。硼砂能防治尿路感染。外用本品，可治霉菌性阴道炎。

【用量用法】内服：1.5～3g，入丸、散用。外用：适量，研末撒或调敷。

硇 砂

【别名】北庭砂，白硇砂。

【药用部分】卤化物类矿物硇砂的晶体。

【性味功效】咸、苦、辛，温。有毒。归肝、脾、胃、肾经。消积祛瘀，软坚散结，去腐蚀疮。

【传统主治】噎膈反胃，癥瘕，痰饮，喉痹，目翳，积痢，经闭，瘰疬，疣赘，痈肿，疔疮。

【抗癌参考】食管癌、贲门癌、胃癌、大肠癌、鼻咽癌、乳腺癌、宫颈癌、皮肤癌、骨肉瘤等。

硇砂体外对人 L7721 肝癌细胞系有抑制作用，且强度与药物浓度相关。动物试验表明，本品对小鼠肉瘤 S180、大鼠 WK256 及腹水癌都有一定抑制作用，其中对 S180 尤为明显。

【补充说明】现代研究证明，本品还具有祛痰、利尿作用。

【用量用法】内服：0.3～1g，入丸、散，不入煎剂。外用：适量，研末点、撒或调敷；或入膏药贴。

【使用注意】内服宜慎，不宜过量。孕妇忌服；肝、肾功能不全及溃疡病患者慎服。

儿　茶

【别名】孩儿茶，乌爹泥。

【药用部分】干浸膏。

【性味功效】苦、涩，微寒。归肺经。清热化痰，活血疗伤，止血生肌，收湿敛疮。

【传统主治】肺热咳嗽，咯血，腹泻，诸疮溃烂，牙疳口疮，下疳阴疮，跌打伤痛，外伤出血。

【抗癌参考】食管癌、胃癌、直肠癌、肝癌、肺癌、鼻咽癌、唇癌、舌癌、喉癌、扁桃体癌、乳腺癌、宫颈癌、阴道癌、阴茎癌、睾丸癌、骨癌、恶性淋巴瘤、皮肤癌、黑色素瘤等。

本品具有抗肿瘤活性，在体外有较强的杀死腹水癌细胞作用。本品所含的儿茶素有抗肿瘤作用，并因其能抑制瘤细胞与纤维蛋白粘连，进而可以阻止瘤细胞扩散。不同剂量的儿茶素都具有防癌作用，其机制可能与诱导超氧化物歧化酶等抗氧化剂的活性，消除有害自由基有关。

【补充说明】现代药理研究表明，本品尚有抗菌、抗病毒、护肝利胆、止泻、降压、降血糖、降血脂、抗血小板聚集、抗氧化、镇痛等作用。它可兼治鼻炎、鼻窦炎、扁桃体炎等疾病。

【用法用量】内服：煎汤，1～3g（可适当加量），宜布包；多入丸、散。外用：适量，研末撒或调敷。

木　蹄

【别名】桦菌芝。

【药用部分】菌体。

【性味功效】微苦、淡，平。消积，化瘀。

【传统主治】小儿食积。

【抗癌参考】食管癌、胃癌、子宫癌等。

实验研究表明，桦菌芝多糖有明显抗肿瘤作用，该作用可能是通过提高机体免疫功能实现的。桦菌芝多糖可明显抑制小鼠 HepA 瘤，抑瘤率可达 39.39%，并且能够提高荷瘤小鼠免疫器官重量。

【补充说明】现代药理研究表明，木蹄尚有抗缺氧作用。

【用法用量】内服：煎汤，12~15g。

云 芝

【别名】杂色云芝。

【药用部分】子实体。

【性味功效】甘、淡，微寒。归肝、脾、肺经。健脾利湿，止咳平喘，清热解毒，滋补强壮。

【传统主治】咳嗽气喘，咽喉肿痛，风湿痹痛。

【抗癌参考】白血病、淋巴瘤、肝癌、胃癌、肠癌、乳腺癌、宫颈癌、卵巢癌、膀胱癌、肺癌、鼻咽癌、甲状腺肿瘤、皮肤纤维瘤等。

云芝对子宫颈癌 U14、小鼠肉瘤 S180、艾氏腹水癌、淋巴细胞白血病 L7212、白血病 P388、腺癌 755 等多种实验动物肿瘤，有抑制作用。肿瘤移植前 10 天给小鼠用云芝提取物，结果表明该提取物对小鼠移植后 12 天的腹水型肉瘤 S180 有明显抑制作用，至移植后 22 天抑瘤作用减弱。从云芝中得到的云芝多糖蛋白（PSK）口服或腹腔注射，可延长肝癌腹水型 AH-13 大鼠的存活期。PSK 的抗瘤谱广。其对实验性动物肿瘤，如肉瘤 180、肝癌、白血病 7212、白血病 388、腺癌 755 等均有抑制作用，对烷化剂呈抗药性的肿瘤亦有效。PSK 与一些抗癌药合用，可增强其疗效，亦能增强机体免疫功能。云芝内的多糖体阿特索（ATSO）各种途径给药，均对小鼠肉瘤 S180 有明显抑制作用，可使肿瘤消失。其对 AST42、AST127、肺癌 7432、艾氏腹水癌、N-F 肉瘤等实体瘤亦是如此，对小鼠自发性乳腺癌也有抑制作用，与化学药物合用可增强疗效。云芝菌丝体多糖的抗癌作用较强，不但强于云芝体内多糖体，而且比灵芝、猪苓中的多糖效价均高，其对小鼠肉瘤 S180 的抑制率为 99.9%，对小鼠肺癌的抑制率为 80.9%。《抗癌植物药及其验方》载：云芝 15~30g，水煎服，每日 3 次，可防治多种癌症。

【补充说明】现代药理研究表明，本品尚有提高机体免疫功能、抗动脉粥样硬化、改善记忆功能、镇静、降血糖、抗肝炎等作用。它可兼治慢性气管炎、肝炎、肝硬化、肾炎、类风湿关节炎等疾病。

【用量用法】内服：煎汤，20~30g，宜煎 24 小时以上（因其细胞壁很坚固）；或入片剂、冲剂。已有注射液制剂，按其说明书使用。

血余炭

【别名】发灰。

【药用部分】人发制成的炭化物。

【性味功效】苦，平。归肝、胃经。收敛止血，化瘀利尿。

【传统主治】出血，小便不利，痈肿，烫伤。

【抗癌参考】乳腺癌、肺癌、鼻咽癌、鼻腔癌、胃癌、直肠癌、肛管癌、肾癌、膀胱癌、绒毛膜癌、血管肉瘤、恶性黑色素瘤、皮肤癌等。

现代研究表明，本品在体内有抗肿瘤的作用。据《癌症秘方验方偏方大全》载，血余炭 25g、雄黄 35g，醋泛为丸，如梧桐子大，口服，每次 2g，每日 1 次，白酒送下，可防治乳腺癌。

【补充说明】实验证明，本品能明显缩短出、凝血时间及血浆复钙时间，并具有抗炎、抑菌等作用。本品可兼治慢性声带炎，声音嘶哑。

【用法用量】内服：煎汤，6～10g；或入丸、散。外用：适量，研末掺或调敷。

芒硝

【别名】芒消，玄明粉。

【药用部分】结晶体。

【性味功效】咸、苦，寒。归胃、大肠经。泻热通便，润燥软坚，清火消肿。

【传统主治】实热积滞，大便燥结，咽喉肿痛，口舌生疮，目赤肿痛，痈肿疮毒。

【抗癌参考】食管癌、胃癌、脑瘤、喉癌、胆囊癌、皮肤癌、卵巢肿瘤、肛门癌、眼部肿瘤等及肝癌腹水。

本品能抑制癌细胞生长。玄明粉可使致癌剂的促癌和诱癌率明显下降。本品抗癌机制与酸化肠内环境，减少脱氧胆酸含量，抑制直肠上皮细胞 DNA 合成，降低其对致癌物的敏感性有关。

【补充说明】现代药理研究表明，本品还有泻下、利尿、抗感染、消炎、利胆及增强网状内皮系统吞噬功能等作用。它可兼治阑尾炎、肝胆结石等疾病。

【用法用量】内服：煎汤，6～12g，冲入药汁内或开水溶化后服；或入丸剂。外用：适量，化水涂洗或研末敷。

【使用注意】孕妇及哺乳期妇女忌用或慎用。

雄　黄

【别名】石黄。

【药用部分】矿石。

【性味功效】辛，温。有毒。归肝、大肠经。解毒杀虫，燥湿祛痰，祛风定惊，截疟消肿。

【传统主治】疮疡疥癣，蛇虫咬伤，虫积腹痛，惊痫，疟疾。

【抗癌参考】食管癌、胃癌、肠癌、肝癌、胰腺癌、乳腺癌、宫颈癌、阴道癌、滋养细胞肿瘤、白血病、恶性淋巴瘤、鼻窦癌、肛门癌、鼻咽癌、喉癌、舌癌、唇癌、耳癌、脑肿瘤、骨肿瘤、皮肤癌、黑色素瘤、血管肉瘤、脊髓肿瘤等。可缓解癌性疼痛。

体内实验表明，本品有抗动物肿瘤活性的作用，对小鼠肉瘤 S180 有抑制作用。本品热水浸出物，体外实验对人子宫颈癌 JTC26 的抑制率达 90% 以上。荷瘤小鼠的雄黄含药血清及正常大鼠的雄黄含药灭活血清，均可抑制人食管癌细胞株 Ec9706 的生长，且在用药后 48 小时抑制作用达到最强。雄黄能够体外诱导人多发性骨髓瘤细胞凋亡。雄黄对肝癌细胞 BEL－7402 的生长有抑制作用。雄黄的抗肿瘤作用主要是通过诱导肿瘤细胞凋亡，促进肿瘤细胞成熟分化，抑制肿瘤细胞核酸的合成，抑制血管内皮细胞的生长及直接杀瘤而达到的。药理研究显示，在不同剂量雄黄的刺激下，白血病、宫颈癌等多种恶性肿瘤细胞，均出现凋亡现象。据《实用肿瘤学》载，雄黄研粉，每次 0.3～0.9g，吞服，每日 1～2 次，可治疗慢性粒细胞白血病。据《癌症秘方验方偏方大全》载，明雄黄 30g，研细末，口服，每次 0.3g，每日 3 次，可治疗恶性淋巴瘤。

【补充说明】现代药理研究表明，本品还有抗菌、抗寄生虫、增强机体细胞免疫功能等作用。

【用法用量】内服：研末，每次 0.05～0.1g；或入丸、散。本品不入汤剂。外用：适量，研末撒、调敷或烧烟熏。

【使用注意】内服宜慎，不可久服。孕妇忌服。

轻　粉

【别名】水银粉。

【药用部分】氯化亚汞结晶。

【性味功效】辛，寒。有毒。归大肠、小肠经。外用杀虫攻毒，止痒敛疮。内服祛痰消积，逐水通便。

【传统主治】外治疮疡溃烂，疥癣痒疹，梅毒下疳。内治痰涎积滞，水肿胀满，二便不利。

【抗癌参考】食管癌、贲门癌、胃癌、直肠癌、肛门癌、乳腺癌、宫颈癌、恶性葡萄胎、阴茎癌、淋巴肉瘤、皮肤癌、恶性黑色素瘤、唇癌、脑瘤等。

现代研究表明，本品具有抗癌活性，对癌细胞有破坏作用。红升丹（主要成分 HgO）对荷瘤小鼠有抑制肿瘤的作用。五虎丹（主要成分为 Hg_2Cl_2）对皮肤癌细胞有破坏作用。

【补充说明】本品现代药理还有泻下、利尿、抑菌、抗螺旋体等作用。它可兼治酒渣鼻、痤疮、狐臭等疾病。

【用法用量】内服：每次 0.06 ~ 0.15g，每日 1 ~ 2 次，入丸、散或胶囊服。外用：适量，研末调敷或干撒，或制膏外贴。

【使用注意】内服宜慎，服后应漱口。孕妇忌服。

卤　碱

【别名】卤盐，卤水。

【药用部分】矿物盐凝结而成的结晶。

【性味功效】苦、咸，寒。归心、肺、肾经。清热解毒，化痰软坚，下气消食，理血祛痰。

【传统主治】大热烦渴，目赤涩痛，咳嗽痰喘，痰核瘿瘤，宿食不化，脘腹胀痛。

【抗癌参考】食管癌、胃癌、肝癌、肺癌、宫颈癌、绒毛膜上皮癌、阴茎癌、骨肉瘤等。

体外实验表明，本品能直接使癌细胞凝缩，对癌细胞有破坏作用。本品的主要化学成分为氯化镁，而实验发现，镁的缺乏会使淋巴细胞活力锐减，从而使大鼠易患恶性肿瘤。有研究表明，被给予富含镁物质的大鼠，对癌的形成似乎有免疫作用。

【补充说明】现代药理研究显示，本品还有利尿、扩张冠脉、降血压、消炎、解痉、利胆等作用。它可兼治慢性克山病、甲状腺肿、大骨节病、慢性胃炎、慢性肾炎、肝炎、慢性气管炎、高血压、风心病、风湿性关节炎、鼻炎、宫颈炎、前列腺炎、再生障碍性贫血、血小板减少症、皮炎等疾病。

【用法用量】内服：粉剂，1.5~9g（开水溶化后或兑入煎剂冲服）；水剂，10%，6~60mL；片剂，1.5~9g。已有注射剂，按其说明书使用。外用：适量，制成膏剂涂搽，亦可制成溶液点眼或洗涤。

【使用注意】孕妇慎用。

砒 石

【别名】人言，信石。

【药用部分】砷华矿石。

【性味功效】辛，大热。有大毒。归肺、肝经。外用攻毒杀虫，蚀疮去腐。内服祛痰平喘，截疟止痢。

【传统主治】寒痰哮喘，疟疾，休息痢，恶疮腐肉不脱，瘰疬，顽癣，牙疳，痔疮。

【抗癌参考】皮肤癌、宫颈癌、乳腺癌、白血病、食管癌、胃癌、直肠癌、肝癌、鼻咽癌、鼻部基底细胞癌、口腔癌、唇癌、眼睑鳞状上皮癌、膀胱癌、阴茎癌、淋巴肉瘤、恶性网织细胞肉瘤、多发性骨髓瘤等。可缓解癌性疼痛。

现代研究表明，本品对多种肿瘤有抑制作用。本品对恶性肿瘤细胞有杀伤作用，体外试验对癌细胞显示明显的抗癌活性。本品对小鼠肉瘤180有抑制作用，对肿瘤细胞有原生毒作用。本品可通过诱导细胞凋亡，杀伤白血病细胞，且对急性早幼粒性白血病细胞有诱导分化作用。本品所含的三氧化二砷，还能诱导人肝细胞凋亡，且能明显抑制肝癌细胞繁殖，也可诱导多发性骨髓瘤细胞凋亡。有文献报道，用主药含砒石的"皮癌净"治疗各种皮肤癌209例，疗效较好。

【补充说明】现代药理研究表明，本品尚有抗哮喘、杀灭疟原虫及阿米巴原虫等作用。

【用法用量】内服：入丸、散，每次 1～3mg。外用：适量，研末撒敷、调敷或入膏药中贴。

【使用注意】本品有剧毒，用时宜慎。孕妇忌服。不可作酒剂服，忌火煅。

禹 余 粮

【别名】禹粮石。

【药用部分】矿石。

【性味功效】甘、涩，微寒。归胃、大肠经。涩肠止泻，收敛止血，止带。

【传统主治】久泻，久痢，崩漏，便血，带下。

【抗癌参考】直肠癌等。

将禹余粮与普通饲料混合制成的固体饲料给大鼠喂食，其中实验组的瘤重明显低于对照组，抑瘤率明显高于对照组，大鼠体重明显大于对照组（$P<0.01$），表明本品有一定的抗肿瘤作用。禹余粮在体内、外，对 S180 肿瘤细胞均有明显的抑瘤作用。

【补充说明】本品现代药理还有抑制肠蠕动、缩短凝血时间和出血时间、提高免疫等作用。

【用法用量】内服：煎汤，9～15g，先煎；或入丸、散。外用：适量，研末撒或调敷。

【使用注意】孕妇慎用。

食物与中药名汉语拼音索引

X

参 考 书 目

［1］骆和生，周岱翰．常用抗肿瘤中草药［M］．广州：广东科技出版社，1981.

［2］杨今祥．抗癌中草药制剂［M］．北京：人民卫生出版社，1981.

［3］郁仁存．中医肿瘤学（上册）［M］．北京：科学出版社，1983.

［4］王占玺．张仲景药法研究［M］．北京：科学技术文献出版社，1984.

［5］郁仁存．中医肿瘤学（下册）［M］．北京：科学出版社，1985.

［6］仇志荣，陆美英．果蔬食疗［M］．上海：上海中医学院出版社，1988.

［7］刘春和．生活良友［M］．成都：四川科学技术出版社，1989.

［8］陈亮光．防癌饮食趣谈［M］．广州：暨南大学出版社，1991.

［9］王冰．抗癌中药方选［M］．北京：人民军医出版社，1992.

［10］王健璋．癌症的初期警号及防治［M］．北京：知识出版社，1992.

［11］谢文伟．中医成功治疗肿瘤100例［M］．北京：科学普及出版社，1993.

［12］段可杰．肿瘤疾病家庭防治精选100问答［M］．天津：天津科技翻译出版公司，1993.

［13］翟范．抗癌食物中药［M］．南京：江苏科学技术出版社，1994.

［14］田凤鸣．百病自我速效疗法［M］．石家庄：河北科学技术出版社，1995.

［15］常敏毅．实用抗癌验方［M］．北京：中国医学科技出版社，1996.

［16］吴琪．癌症康复指南［M］．沈阳：辽宁科学出版社，1997.

［17］明·李时珍．本草纲目（金陵版排印本）（上、中、下）．北

京：人民卫生出版社，1999.

[18] 张宏才．防癌抗癌食品指南［M］．北京：人民卫生出版社，2000.

[19] 章永红．抗癌中药大全［M］．南京：江苏科学技术出版社，2000.

[20] 赖详林．古今治癌偏方精选［M］．广州：广东科技出版社，2005.

[21] 王惟恒．中医抗癌300问［M］．合肥：安徽科学技术出版社，2005.

[22] 周萍．中国民间百草良方［M］．第3版．长沙：湖南科学出版社，2006.

[23] 高学敏．中药学［M］．北京：中国中医药出版社，2007.

[24] 许爱华，陈华圣．抗肿瘤中医治法与方药现代研究［M］．北京：中国中医药出版社，2007.

[25] 齐元富．肿瘤病经方论治［M］．北京：人民卫生出版社，2007.

[26] 李进．肿瘤内科诊治策略［M］．上海：上海科学技术出版社，2007.

[27] 王梅．名医偏方大全［M］．北京：中医古籍出版社，2009.

[28] 何裕民．癌症只是慢性病：何裕民教授抗癌新视点［M］．第2版．上海：上海科学技术出版社，2009.

[29] 王三虎．中医抗癌临床新识［M］．北京：人民卫生出版社，2009.

[30] 梅全喜．简明实用中药药理手册2009［M］．北京：人民卫生出版社，2010.

[31] 静思之．肿瘤病防治一本通［M］．北京：中国中医药出版社，2010.

[32] 轩宇鹏．新编民间偏方大全［M］．西安：陕西科学技术出版社，2010.

[33] 百姓生活文库编委会．偏方、验方、秘方、经方家用全书［M］．北京：中国纺织出版社，2010.

[34] 熊苗．吃对食物营养百分百：188种食物的最健康吃法［M］.

北京：化学工业出版社，2011.

　　［35］程宜福．一百天学中医治疗肿瘤［M］.上海：上海科学技术出版社，2011.

　　［36］杨建宇．抗癌中草药［M］.第2版．北京：化学工业出版社，2013.

　　［37］杨建宇．抗癌秘验方［M］.第2版．北京：化学工业出版社，2013.

　　［38］南京中医药大学．中药大辞典［M］.第2版．上海：上海科学技术出版社，2014.

　　［39］杨建宇，王银燕．一本书读懂中草药抗癌［M］.郑州：中原农民出版社，2014.

　　［40］钟赣生．中药学［M］.北京：中国中医药出版社，2016.

　　［41］路臻．中草药抗癌速查手册［M］.太原：山西科学技术出版社，2016.

　　［42］理查德·贝利沃．抗癌食物百科［M］.于兰，译．北京：电子工业出版社，2017.